Anaesthesiologie und Intensivmedizin

für Schwestern und Pfleger

Redaktion: D. H. G. Keuskamp
Deutsche Bearbeitung: D. Kettler

Mit 143 Abbildungen und 17 Tabellen

Springer-Verlag
Berlin · Heidelberg · New York 1977

Professor Dr. Diederik Hendrik Gerard Keuskamp
Academisch Ziekenhuis, Afd. Anaesthesiologie
Dr. Molewaterplein 40, Rotterdam – 3002, Niederlande

Professor Dr. Dietrich Kettler
Institut für Klinische Anaesthesie
Goßlerstraße 10, D – 3400 Göttingen

Titel der holländischen Originalausgabe:
Anesthesiologie – Postoperatieve Zorg – Reanimatie – Beademing
Herausgegeben von der Nederlandse Anesthesisten Vereniging

ISBN 3-540-07706-5 Springer-Verlag Berlin Heidelberg New York
ISBN 0-387-07706-5 Springer-Verlag New York Heidelberg Berlin

Library of Congress Cataloging in Publication Data: Keuskamp, D. H. G. 1915. Anaesthesiologie und Intensivmedizin für Schwestern und Pfleger. Rev. translation of Anesthesiologie, postoperatieve zorg, reanimatie, beademing. Bibliography: p. Includes Index. 1. Anesthesiology. 2. Postoperative care. 3. Intensive care nursing. 4. Resuscitation. I. Kettler, D. II. Title. RD 81. K 4815. 1976. 617'.96. 76-22748.

Printed in Germany.

Satz- und Bindearbeiten: G. Appl, Wemding. Druck: aprinta, Wemding

Vorwort

Das vorliegende Buch ist die deutsche Bearbeitung des offiziellen Lehrbuchs der niederländischen Anaesthesisten-Vereinigung für Anaesthesie- und Intensivpflege-Schwestern und -Pfleger, Redaktion D. H. G. Keuskamp, Rotterdam. Es umfaßt das sogenannte Basiswissen in den naturwissenschaftlichen Disziplinen Mathematik, Physik und Chemie, Pharmakologie und Physiologie, soweit dieses für Anaesthesiologie und Intensivmedizin von Bedeutung ist.

Das Buch stellt somit eine wertvolle Ergänzung zur Reihe „Fachschwester und Fachpfleger“, Sektion „Anaesthesie – Intensivmedizin“ dar, die im Rahmen der Weiterbildung zur Fachschwester/Fachpfleger von unserer Fachgesellschaft im Springer-Verlag herausgegeben wird. In den einzelnen Kapiteln geht der angebotene Stoff zwar häufig über das zur Anerkennung geforderte Wissen hinaus, das Buch kann aber deshalb auch den Zweck eines Nachschlagewerkes in den Grundlagenfächern erfüllen. In vielen Aspekten kann dieser Band auch den ärztlichen Anfängern auf unserem Fachgebiet empfohlen werden.

In den einzelnen Kapiteln wurde besonderes Augenmerk auf die Anwendung des theoretischen Wissens in der täglichen Praxis gelegt. Dieses Ziel wird durch die zahlreichen ausgezeichneten Abbildungen wirkungsvoll unterstützt. Soweit möglich, wurde der einfache Sprachstil aus der niederländischen Fassung beibehalten. Wo es nötig erschien, wurde der Inhalt auf deutsche Verhältnisse zugeschnitten, woraus sich einige Veränderungen gegenüber der niederländischen Ausgabe ergeben.

Das Buch liefert einen wesentlichen Beitrag zur Weiterbildung unseres Pflegepersonals, ohne das gerade der Anaesthesist seine Aufgaben nicht erfüllen kann. Eine Anhebung des theoretischen Wissensniveaus unseres Fachpflegepersonals soll nicht nur der Anerkennung dieses wichtigen Berufszweiges in der Medizin dienen, sondern auch eine bessere Kommunikation mit dem ärztlichen Personal fördern.

Wesentlichen Anteil an der deutschen Bearbeitung haben Fräulein J. Oosterrink, Mainz, die die deutsche Erstübersetzung besorgte, und die Kolleginnen und Kollegen des Instituts für klinische Anaesthesie Göttingen, die die einzelnen Kapitel des Buches bearbeiteten. Herrn Prof. Dr. R. Frey, Mainz, gebührt Dank für die Vermittlungstätigkeit zwischen Bearbeiter und Verlag. Schließlich hat sich der Springer-Verlag mit seinen Mitarbeitern besondere Verdienste um die Herausgabe des vom verlegerischen Aspekt her sehr schwierigen Konzepts erworben. Ihnen sei an dieser Stelle besonders gedankt.

Allen Lesern dieses Buches ist der deutsche Herausgeber für Kritik und Verbesserungsvorschläge sehr dankbar. Es bleibt zu hoffen, daß dieses Buch für unser Fachpflegepersonal die bestehende Lücke im Unterricht in den Basisfächern der Anaesthesiologie und Intensivmedizin schließen hilft.

Göttingen, November 1976 D. Kettler

Vorwort der holländischen Ausgabe

Wie die Medizin als Ganzes, so hat sich auch die Krankenpflege weitgehend spezialisiert. Die zunehmende Bedeutung der Anaesthesiologie als klinisches Spezialgebiet macht es notwendig, daß auch das Pflegepersonal, das dem Anaesthesisten zur Seite steht und mit der prä- und postoperativen Betreuung und Überwachung der Patienten beauftragt ist, speziell ausgebildet wird. Eine solche Spezialausbildung muß – entsprechend den Tätigkeitsbereichen in der Anaesthesie – die verschiedenen Narkoseverfahren, die Wiederbelebung und die Intensivpflege einschließlich der künstlichen Beatmung in ihren theoretischen Grundlagen, der praktischen Anwendung und der dazu notwendigen technischen Hilfsmittel umfassen.
Der Komplex Anaesthesiologie – Wiederbelebung – Beatmung ist funktionell als ein Ganzes anzusehen. Die Kenntnisse und Fähigkeiten, die innerhalb dieses Gebietes notwendig sind, stellen auch den größten Teil des „know how" dar, das für jede Intensivstation unerläßlich ist. Detaillierte Einzelheiten, die für die Arbeit in einer Intensivpflegeeinheit notwendig sind, können jedoch nicht in einem Handbuch verarbeitet werden, da Arbeitsweise und Apparaturen sich von Krankenhaus zu Krankenhaus oft erheblich unterscheiden.
Von den Basiswissenschaften Chemie, Physik, Pharmakologie und Physiologie werden nur solche Ausschnitte behandelt, die die Probleme der Anaesthesiologie und Wiederbelebung direkt betreffen. Um das Personal der Anaesthesie- und Intensivpflegeabteilungen mit den für diese Fächer notwendigen Basiskenntnissen vertraut zu machen, ist es manchmal notwendig, detailliert auf spezielle Tatsachen einzugehen. Derartige Einzelkenntnisse sind aber allein deswegen notwendig, damit täglich benutzte Begriffe wie z. B. pH, Milliäquivalent, Partialdruck usw. keine inhaltlosen Worte bleiben. Weiterhin soll das Buch aber auch ein Nachschlagewerk sein, das insbesondere dem Pflegepersonal solcher Abteilungen dient, das keinen Zugang zu den meist in Fremdsprachen geschriebenen Handbüchern und Periodika hat.
Bestimmte Ausdrücke wie z. B. metabolische Azidose usw. kommen im Text wiederholt und immer dort vor, wo dies im Zusammenhang mit dem Thema erwünscht ist. Dadurch lassen sich Wiederholungen nicht vermeiden; sie ermöglichen jedoch das flüssige Weiterlesen im Text ohne lästiges Rückschlagen. Der behandelte Stoff ist kein Absolutmaßstab für die notwendigen Kenntnisse, sondern vielmehr als Stütze für den Ausbilder und die Auszubildenden gedacht. Die unterschiedliche Vorbildung des Pflegepersonals wurde im Sprachgebrauch und in der Art der Erklärungen berücksichtigt. Es wird beim Studium dieses Buches lediglich vorausgesetzt, daß Routinekenntnisse in der medizinischen Terminologie vorhanden sind.

Inhaltsverzeichnis

Kapitel 9

Kapitel 10

Kapitel 13

Kapitel 14

Kapitel 15

EINLEITUNG

Die Anaesthesiologie, die „Lehre von der Narkose", ist noch ein junger Sproß am Baum der vielen medizinischen Fächer.
Vor 150 Jahren war das Risiko einer Operation noch so groß, daß die Narkose als zusätzliche Todesursache kaum beachtet wurde.
Durch die Entwicklung der Operationstechnik und die Einführung der Asepsis wurde die Mortalität erheblich gesenkt, so daß auch nicht lebensnotwendige Operationen ausgeführt werden konnten. In diesem Stadium wurde es wichtig, nun auch narkosebedingte Zwischenfälle im Rahmen einer Operation zu verhindern.
In der Mitte des vorigen Jahrhunderts gab es nur wenige Substanzen, die für eine Narkose geeignet waren. Die wichtigsten waren Äther und Chloroform, und es war sehr schwierig mit diesen Substanzen eine sichere Narkose durchzuführen, die tief genug war, eine Operation zu ermöglichen und trotzdem dem Patienten so wenig wie möglich zu schaden. Es gab zu diesem Zeitpunkt weder Blutdruckmeßgeräte noch Beatmungsmaschinen; auch waren die Eigenschaften des Sauerstoffs nicht hinreichend bekannt. Außerdem war den damaligen „Anaesthesisten" meistens nur das Grundleiden des Patienten bekannt, das die Operation erforderlich machte. So konnte der Patient zusätzlich ein Leberleiden, eine schlechte Nierenfunktion oder eine Pneumonie haben, ohne daß dies dem Narkotiseur bekannt war. Schließlich gab es so gut wie keine Kenntnisse über den Einfluß der Narkose selbst auf die verschiedenen Organfunktionen. Die Narkose war also ein gefährliches – und weitgehend unbekanntes – Spiel, bei dem die Erfahrung und das klinische Auge des Anaesthesisten entscheidend waren.
Die rasche Entwicklung der Anaesthesiologie in den letzten 25 Jahren ist vor allem durch die Entwicklung der Physiologie (die Lehre von den normalen Funktionen der verschiedenen Organe), der Biochemie (die Lehre von den chemischen Prozessen im Körper) und der Pharmakologie (die Lehre von der Wirkung der Pharmaka im Organismus) ermöglicht worden. Parallel dazu kam es Anfang dieses Jahrhunderts zu einem stürmischen Aufschwung der Chemie. Dadurch wurde es möglich, bestimmte Substanzen eindeutig zu definieren und in reiner Form herzustellen. Sowohl aus Pflanzen isolierte als auch völlig neue synthetisch hergestellte Substanzen wurden in großer Zahl entwickelt, so daß heute dem Anaesthesisten ein breites Spektrum von Substanzen mit ähnlicher chemischer Zusammensetzung und Wirkung zur Verfügung steht, aus dem er dasjenige Präparat mit den für den speziellen Fall günstigsten Eigenschaften auswählen kann.
Im Rahmen der erwähnten Weiterentwicklung der Physiologie, der Biochemie und der Pharmakologie – den Basiswissenschaften der Anaesthesiologie – wurden auch die Effekte der Narkosemittel auf den Organismus studiert und bestimmte Nebenwirkungen auf die einzelnen Organe des menschlichen Körpers erkannt. Außerdem wurden anaesthesiologische Pharmaka entwickelt, die allein oder in Kombination mit anderen Präparaten weniger gefährlich sind, und deren Wirkung exakt steuerbar ist. Die gezielte Anwendung von Sauerstoff und Lachgas brachte einen weiteren Fortschritt. Ebenso wurden die für eine Narkose notwendigen technischen Hilfsmittel, wie geeichte Verdampfer (z. B. Äther und Halothane) und spezielle Beatmungsgeräte, entwickelt. Schließlich sind noch der Einsatz von muskellähmenden Substanzen und die Einführung der endotrachealen Intubation für die Anaesthesie wichtige Marksteine.
Die Erforschung der speziellen pathophysiologischen Vorgänge während und nach der Narkose, die Anwendung der Erkenntnisse der erwähnten Basiswissenschaften und die Ausnut-

zung der verbesserten technischen Möglichkeiten führten insgesamt zur Entstehung des Spezialgebietes Anaesthesiologie.

Die Betreuung des Patienten durch den Anaesthesisten beginnt schon vor der Narkose präoperativ am Krankenbett, wobei eine genaue Untersuchung vorgenommen und eine Krankengeschichte angelegt wird. Im Zusammenhang damit werden spezielle Untersuchungen angeordnet, die in Zusammenarbeit mit anderen Disziplinen das Narkose- und Operationsrisiko erkennen lassen. Jeder Patient hat in wechselndem Umfang Angst vor der Operation und noch mehr vor der Narkose. Durch die Narkose verliert der Patient den Kontakt zur Außenwelt und hat häufig das Gefühl, sich wehrlos dem Anaesthesisten anvertrauen zu müssen. In diesem Sinn erwächst dem Anaesthesisten eine besondere Aufgabe: nämlich dem Patienten die Gewißheit zu verleihen, daß er mit allen zur Verfügung stehenden Mitteln vor dem Operationstrauma und vor eventuellen Schäden durch die Narkose selbst beschützt werden wird. Während einer Operation und kurze Zeit danach besteht das Risiko für den Patienten nicht nur im operativen Eingriff, sondern vor allem in der Ausschaltung bzw. Herabsetzung lebenswichtiger Schutzreflexe und vitaler Funktionen. In diesem Zustand ist die ständige Aufmerksamkeit des Anaesthesisten und seiner Assistenten erforderlich. So müssen Atmung und Kreislauf nach der Operation noch solange gewissenhaft überwacht werden, bis die Wirkung der Narkosemittel abgeklungen ist, und operationsbedingte Blut-, Wasser- und Elektrolytverluste ausgeglichen sind. Diese Phase sollte der Patient möglichst auf einer Aufwachstation verbringen, bis er auf eine Allgemeinstation oder bei Komplikationen auf eine speziell eingerichtete Wach- und Intensivpflegestation verlegt werden kann. Ebensowenig wie der Chirurg ohne die Hilfe der Operationsschwester auskommt, kann der Anaesthesist all diese Aufgaben nicht ohne die Assistenz des Anaesthesie-Pflegepersonals erfüllen. Die Anaesthesieschwester oder der Anaesthesiepfleger ist im wahren Sinne des Wortes die „rechte Hand" des Anaesthesiearztes. Sie hat nicht nur für das fehlerlose Funktionieren der Narkoseapparatur, die Sterilisation des Instrumentariums, das Bereitstellen der benötigten Pharmaka, Infusionssysteme und der technischen Hilfsgeräte zu sorgen, sondern muß sich auch um den Patienten kümmern, sobald dieser in die Operationsabteilung gebracht wird bzw. später diese wieder verläßt. Dabei spielt die psychologische Betreuung des in den Vorbereitungsraum transportierten Patienten eine besondere Rolle. Ein intensiver beruhigender Einfluß auf den Patienten ist in diesen Minuten sehr wichtig.

Weiterhin kann der Fall eintreten, daß plötzlich bestimmte Medikamente oder technische Hilfsmittel benötigt werden, die dann durch das Anaesthesie-Pflegepersonal schnell herbeigeschafft werden müssen, weil der Anaesthesist seinen Posten nicht verlassen kann. Das gleiche gilt auch bei der Vorbereitung und Bereitstellung des Transfusionsblutes. Schließlich laufen auch häufig die Kontakte zwischen Anaesthesiearzt und Labor über das Anaesthesie-Pflegepersonal. Im Einzelfall wird es auch immer wieder vorkommen, daß Anaesthesieschwester oder -pfleger vorübergehend die Überwachung einer Narkose übernehmen müssen. Diese Aufgabe erfordert selbstverständlich ein besonders hohes Verantwortungsbewußtsein und Können.

Aus dieser Aufzählung geht hervor, daß Anaesthesieschwester und -pfleger solide Grundkenntnisse über die Narkosewirkung, die Narkosetechniken und die apparativen Einrichtungen in der Anaesthesie besitzen müssen. Das Anaesthesie-Pflegepersonal muß die Vitalfunktionen, insbesondere Atmung und Kreislaufverhältnisse, beurteilen können, um rechtzeitig ärztliche Maßnahmen zu veranlassen. Darüber hinaus werden immer wieder Situationen entstehen, in denen bei Notfällen das Pflegepersonal selbst handeln muß. Dabei ist insbesondere an die endotracheale Notintubation, das Anlegen einer Infusion und die Durchführung von Reanimationsmaßnahmen, wie äußere Herzmassage, zu denken. Alles in allem müssen also hohe Anforderungen an die Ausbildung des Anaesthesie-Pflegepersonals gestellt werden. Dies bezieht sich selbstverständlich auch in gleichem Umfang auf das in der Intensivpflege tätige Personal. In der Intensivpflege ist darüber hinaus die Kenntnis der Arbeitsweise komplizierter elektronischer Apparate, wie Defibrillatoren, Pacemaker und Monitore notwendig, um auftretende Mängel so schnell wie möglich zu erkennen und beheben zu lassen.

Die Arbeit des Anaesthesie- und Intensivpflege-Personals ist also eine verantwortungsvolle Aufgabe, die eine erhebliche theoretische und praktische Schulung erfordert. Das Ziel der Ausbildung muß sein, daß das in unserem Fachgebiet tätige Personal kritische Situationen beim Patienten beurteilen lernt und aufgrund von Sachwissen genügend Selbstvertrauen erlangt, um in Notsituationen sicher und richtig handeln zu können.

Deshalb ist die beste Schulung der tägliche und intensive Kontakt mit dieser Materie unter fortwährender Anleitung des Anaesthesisten. Neben dem eigentlichen Unterricht sollte diese Schulung in dauernder Zusammenarbeit mit dem Anaesthesisten bei der Einleitung der Narkose, während der Narkose und in der unmittelbaren postoperativen Phase zur täglichen Routine werden.

Wovor jeder Angst hat . . .

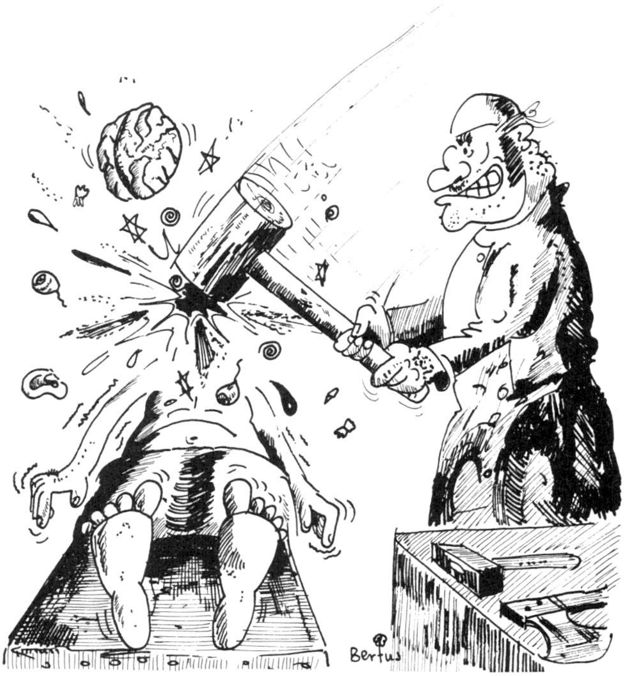

Wie es sein sollte . . .

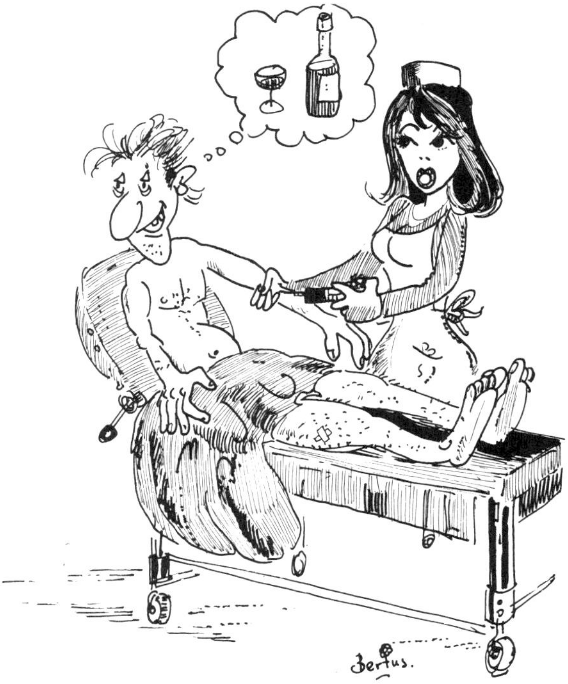

KAPITEL 1

GESCHICHTE DER ANAESTHESIE

Die Menschheit hat immer wieder nach Mitteln gesucht, die Schmerz und Angst beeinflussen. Es ist anzunehmen, daß der primitive Mensch solche Substanzen aus pflanzlichen oder tierischen Grundstoffen durch Zufall entdeckt hat. Die Kenntnis von derartigen Substanzen verschaffte ihm Macht und Ansehen und wurde auch meistens streng geheim gehalten und von Geschlecht zu Geschlecht mündlich überliefert. Heutzutage findet man dies noch bei den Medizinmännern der primitiven Völker, und es ist gut möglich, daß diesen Menschen Pflanzenstoffe bekannt sind, deren Heilwirkung noch heute nicht Gegenstand der Medizin der modernen Industriegesellschaft ist. Aus diesem Grund ist vielleicht auch erklärlich, warum in der Geschichte so wenig über den Gebrauch von schmerzlindernden und betäubenden Mitteln bekannt ist.
Die ältesten Angaben finden sich in Keilschrift auf Bleitafeln aus der babylonischen Zeit (2250 v. Chr.). Hier wurde erwähnt, daß Zahnschmerzen durch die Füllung des hohlen Zahnes mit einer Art Zement, in den ein Extrakt aus Hyoscyamus niger (schwarzer Nachtschatten oder Bittersüß) verarbeitet wurde, gelindert werden können. Bei der Besetzung von Troja (1500 v. Chr.) wurde ein aus Opium gewonnener Weinextrakt als schmerzlinderndes Mittel an die Verwundeten verteilt. Herodot erwähnt, daß die kriegssüchtigen Volksstämme der Thraker und Skythen vor dem Kampf einen Aufguß von Cannabis indica (Marihuana) tranken, wodurch Furcht und Schmerzen verschwanden.
Zu Beginn der christlichen Zeitrechnung war vor allem Alexandria ein Zentrum der medizinischen Wissenschaft. Ägyptische Ärzte führten hier viele Operationen durch. Zur Betäubung wurden Extrakte aus Opium, schwarzem Nachtschatten, Wasserschierling und der Mandragorawurzel verwendet.
Diese Methoden wurden durch römische Armeeärzte nach Italien überliefert. Ein Schwamm wurde mit den genannten Extrakten getränkt und dann getrocknet, wobei die Wirkstoffe im Schwamm zurückblieben. Mußte ein Patient betäubt werden, so wurde ein Stückchen Schwamm in seine Nase gebracht. Der betäubende Stoff löste sich dann im Nasensekret und wurde über die Nasenschleimhaut resorbiert. Berühmte Ärzte aus jener Zeit, wie Galen und Celsus, warnten schon damals vor den Nebenwirkungen dieser Art der Betäubung, die oft verhängnisvolle Folgen hatte. Die Möglichkeit einer gezielten Dosierung bestand nicht; zum Teil waren auch die einzelnen betäubenden Substanzen und ihre Stärke nicht bekannt. Trotzdem hat dieses Verfahren sich bis zum Mittelalter gehalten, wie aus den Chroniken der damals berühmten Universitäten von Bologna und Salerno hervorgeht.
Während des Mittelalters gab es sowohl in der Entwicklung der Naturwissenschaften wie auch der Medizin einen allgemeinen Stillstand. Es war die Zeit der Hexenverfolgungen und jeder, der etwas mit Kräutern zu tun hatte oder Kenntnisse über Mittel mit betäubender oder „geheimnisvoller" Wirkung besaß, lief Gefahr, zur Hexe oder zum Zauberer erklärt und auf dem Scheiterhaufen verbrannt zu werden.
Bis zum 19. Jahrhundert war von einer speziellen Anaesthesie noch keine Rede. In der napoleonischen Zeit wurde noch auf dieselbe Art betäubt, wie wir es schon von den Ägyptern her kennen. Da man die Gefahren der Narkose inzwischen besser kannte, betäubte man entweder gar nicht oder mit einer großen Menge Alkohol. Durchaus gebräuchlich war auch eine örtliche Betäubung durch Abbinden oder Einfrieren der Extremitäten. Im 18. und 19.

Jahrhundert kam es dann zu einer gewaltigen Entwicklung der Naturwissenschaften. Es ist dies die Zeit des Suchens nach chemischen Strukturen und des Entdeckens von Elementen, aber auch die Zeit einer intensiven Untersuchung der Anatomie und der Funktionen der Organe und des Körpers (Physiologie). Die Entdeckungen auf dem Gebiet der Physik, der Chemie und der Physiologie folgten schnell aufeinander und legten die Grundlagen für die naturwissenschaftliche Medizin in ihrer heutigen Form. Auch der Begriff Narkose – die vorübergehende Ausschaltung des Bewußtseins zur Erzielung eines schmerzlosen Eingriffes, jedoch ohne bleibende Folgen – ist erst in dieser Zeit entstanden.
In Tabelle 1 sind die wichtigsten Entdeckungen aufgeführt.

Tabelle 1

1628	William Harvey in England entdeckt den Blutkreislauf.
1665	Richard Lower führt an einem Hund die erste Bluttransfusion durch.
1667	Robert Hooke, in Weiterführung der von Vesalius begonnenen Untersuchungen, hält einen Hund mit geöffnetem Thorax am Leben, indem er durch ein Rohr Luft in die Trachea bläst (erste endotracheale Beatmung)!
1672	Boyle entdeckt, daß eine Kerze ausgeht und ein Vogel bewußtlos wird, wenn man sie unter eine Glasglocke legt (Entdeckung der Asphyxie).
1754	Van Helmont entdeckt die Kohlensäure.
1776	Priestley entdeckt den Sauerstoff und das Lachgas.
1778	Lavoisier entdeckt das Prinzip der Atmung: Sauerstoff wird aufgenommen und Kohlensäure wird abgegeben. Beide Prozesse verlaufen bei Anstrengung und Fieber schneller.
1766	Cavendish entdeckt den Wasserstoff.
1772	Rutherford entdeckt den Stickstoff.
1800	Davy entdeckt durch Zufall die schmerzlindernde Wirkung des Lachgases. Er litt an Zahnschmerzen und atmete während eines Versuches Lachgas ein. (In jener Zeit bestand ein chemischer Versuch zum größten Teil aus „Kosten“ und „Riechen“ und der Beobachtung, was dann geschah.) In diesem Fall verschwanden die Zahnschmerzen und traten erst wieder auf, als er das Einatmen von Lachgas wieder einstellte.
1818	Faraday entdeckt die narkotischen Eigenschaften des Äthers.

Durch diese Entdeckungen wurde das medizinische Denken erheblich befruchtet. Im Gegensatz zu dem unwiderruflichen Schlucken und Einspritzen von unbekannten Stoffen war das Einatmen von Gasen und Dämpfen ein ungefährlicheres Experiment, und es wurden schon bald wichtige Ergebnisse davon erwartet.
Trotz all dieser Aktivitäten ist in diesem Zusammenhang die narkotische Wirkung von so potenten Stoffen wie Lachgas und Äther, die schon bekannt waren, übergangen worden. Merkwürdigerweise erfolgte die praktische Anwendung von Äther und Lachgas in der Anaesthesie erst im neuzeitlichen Amerika.

Lachgas

Die schmerzlindernde Wirkung von Lachgas wurde durch Zufall wiederentdeckt. Es war bekannt, daß durch das Einatmen von Äther und Lachgas die Versuchsperson in eine Art Rausch gerät und dann allerlei komische Bewegungen macht, zu lachen anfängt und verworrenes Zeug schwätzt, zum Spaß der Zuschauer. Man konnte dieses „Gesellschaftsspiel“ sogar zu Hause betreiben, und es gab Lachgasgeräte für diesen Zweck zu mieten. Auch wurden diese „frolics“ auf Jahrmärkten und Gesellschaftsabenden vorgeführt. Der Zahnarzt Horace Wells war es, der bemerkte, daß eine Person unter Lachgaseinwirkung sich verletzte, aber keine Reaktion auf den Schmerz zeigte. Wells hat dann diesen Lachgasrausch bei der Extraktion von Zähnen angewendet.

Äther

Auch die erste Äthernarkose wurde von einem Zahnarzt durchgeführt, der diese Methode bei größeren Extraktionen anwendete. Der Name dieses Zahnarztes ist William Thomas Green Morton, der für kurze Zeit mit Wells zusammenarbeitete. Die erste Äthernarkose wurde 1846 im Massachussetts General Hospital durchgeführt, das noch heute eine der berühmtesten Kliniken in den USA ist. Nach der Operation sagte der Chirurg Warren die historischen Worte: „Gentlemen, this is no humbug!"
Die Äthernarkose breitete sich dann schnell über Amerika, England und Kontinental-Europa aus.

Chloroform

Die Chloroformnarkose ist zum ersten Mal mit Erfolg in England angewendet worden. Chloroform überzeugte besonders durch seinen raschen Wirkungseintritt, das Fehlen von Irritationen der Schleimhäute und durch die Tatsache, daß die Patienten das Einatmen nicht als unangenehm empfanden. Aber gerade durch diese rasche Wirkung war Chloroform ein gefährliches Mittel, das mit großer Vorsicht gegeben werden mußte. Die Durchführung einer sicheren Chloroformnarkose war eine Kunst für sich, und schon bald spezialisierten sich einige Ärzte auf diesem Gebiet. Der berühmteste war wohl John Snow, der bei der Entbindung von Königin Victoria eine Chloroformnarkose anwendete (Narkose à la Reine). Dies geschah auf ausdrücklichen Wunsch der Königin und ohne Wissen der Medizinischen Fakultät, die die Anwendung zu jener Zeit sicher abgelehnt hätte.
Leider stieg die Zahl der Unfälle durch Chloroform derart, daß sogar ein Sonderausschuß gebildet wurde, der die Ursache zu untersuchen hatte. Heute können wir feststellen, daß diese Unfälle nicht so sehr durch das Chloroform selbst verursacht wurden, als vielmehr durch die Tatsache, daß man in jener Zeit noch nicht imstande war, Sauerstoff zuzuführen oder künstlich zu beatmen. Insbesondere war es auch schwierig, diesen schnell wirkenden potenten Stoff exakt zu dosieren. Mittlerweile verwendet man das Chloroform wegen seiner schlechten Reputation nicht mehr. Es wurde durch den Äther verdrängt.
Etwa um 1900 war es möglich, Sauerstoff und Lachgas in Vorratszylindern zur Verfügung zu stellen. Nun war man imstande, während der Narkose Sauerstoff und Lachgas über ein Schlauchsystem und über eine Maske dem Patienten zuzuführen. Für Äther und andere Inhalations-Anaesthetika wurden spezielle Verdampfer in den Nebenschluß dieses Schlauchsystems geschaltet. Lachgas und Sauerstoff strömten nun über die Flüssigkeitsoberfläche des Äthers und nahmen Ätherdampf in Gasform mit. Damit war das Prinzip unserer heutigen Inhalationsnarkose geboren. In der Folgezeit wurden lediglich weitere Narkosemittel entdeckt und in diesem System verwendet.
Die wichtigsten sind: Äthylchlorid (Chloräthyl), ein dem Chloroform chemisch verwandter Stoff, der anfangs nur für örtliche Vereisungen verwendet wurde. Der Narkoseeffekt wurde 1895 durch Zufall entdeckt. 1935 führte Waters das ebenfalls gasförmige Cyclopropan ein. 1941 wurde Trichloräthylen (Trilen) und 1948 schließlich das Halothane (Fluothan) eingeführt; letzteres ist das heute am meisten verwendete Inhalationsanaesthetikum. Halothane wurde genau 100 Jahre nach der ersten Anwendung der Inhalationsnarkose überhaupt entwickelt.

Intravenöse Narkose

Die intravenöse Narkose ist erst viel später entstanden, obwohl schon viele Vorversuche in der Geschichte der Medizin dazu vorlagen. Die Schwierigkeit war, daß die injizierten Stoffe manchmal Hämolyse verursachten, daß für eine tiefe Narkose große Mengen der Substanz injiziert werden mußten und daß die Bewußtlosigkeit zu lange andauerte.

1903 wurde das Veronal erfunden, eine Barbitursäureverbindung, die der Vorläufer von so bekannten Mitteln wie Luminal, Somnifen usw. ist. All diese Mittel hatten jedoch eine zu lange Wirkungsdauer. 1932 synthetisierte Weese das Evipan. Es handelt sich um ein Barbiturat, das im Gegensatz zu den bisherigen Stoffen schnell vom Körper abgebaut wird. Nun war es möglich, auf intravenösem Wege den Patienten in eine tiefe Narkose zu versetzen, aus der er aber schnell wieder erwachte.

Weitere verwandte Stoffe mit noch günstigerer Wirkung wurden später hinzugefügt, so daß die intravenöse Narkose mit einer Barbitursäureverbindung heute mehr oder weniger zu einer Standard-Methode geworden ist.

Muskelerschlaffende Mittel (Relaxantien)

Die intravenöse Einleitung der Narkose und die Weiterführung mit Lachgas/Sauerstoff und Äther war ein enormer Fortschritt. Dieses Verfahren wurde allgemein bis zum letzten Weltkrieg angewendet. Jedoch hatte diese Methode einen Nachteil: eine leichte Narkose war zwar ausreichend, um den Patienten in Schlaf zu versetzen und ihn keine Schmerzen spüren zu lassen, jedoch kam es während größerer Operationen häufig zu Abwehrreaktionen (Pressen). Die Muskulatur war also nicht ausreichend erschlafft. Eine vollständige Muskelerschlaffung wird – wie wir wissen – erst in einem sehr tiefen Narkosestadium erreicht, das wesentlich tiefer als das analgetische Stadium liegt. Jedoch bedeutet eine extrem tiefe Narkose ein erhebliches und manchmal lebensgefährliches Risiko.

Es war schon lange bekannt, daß die Indianer in Südamerika einen bestimmten Stoff als Pfeilgift benutzten, der imstande war, die willkürlichen Muskeln total erschlaffen zu lassen, ohne den anderen Organen des Körpers zu schaden. Dieser Stoff war das Curare. Die klinische Anwendung wurde durch Laewen in Leipzig 1908 zum ersten Mal versucht. Er benutzte das Curare, um Tetanuskrämpfe zu unterdrücken. Die erste Anwendung in der Narkose fand 1942 durch Griffith und Johnstone statt. Nun konnte man große Operationen unter relativ oberflächlicher Narkose und zusätzlicher Muskelerschlaffung durchführen. Die Konsequenz war jedoch, daß durch diese Muskelrelaxation auch die Atemmuskeln gelähmt wurden. Die Anwendung von Curare machte also auch eine künstliche Beatmung notwendig. Wegen der Probleme der Maskenbeatmung wurde so bald die endotracheale Intubation als Routinemaßnahme eingeführt, die über den Endotrachealtubus eine kontinuierliche Verbindung mit dem Beatmungsgerät ermöglicht.

Jetzt war man imstande, den Patienten sicher und kontrolliert zu beatmen. Die muskelerschlaffenden Präparate konnten nun ohne vitale Gefährdung des Patienten angewendet werden. Durch die endotracheale Intubation waren somit auch Operationen am geöffneten Thorax ohne Verwendung einer Unterdruckkammer möglich.

Ausgewogene Anaesthesie (Balanced anesthesia)

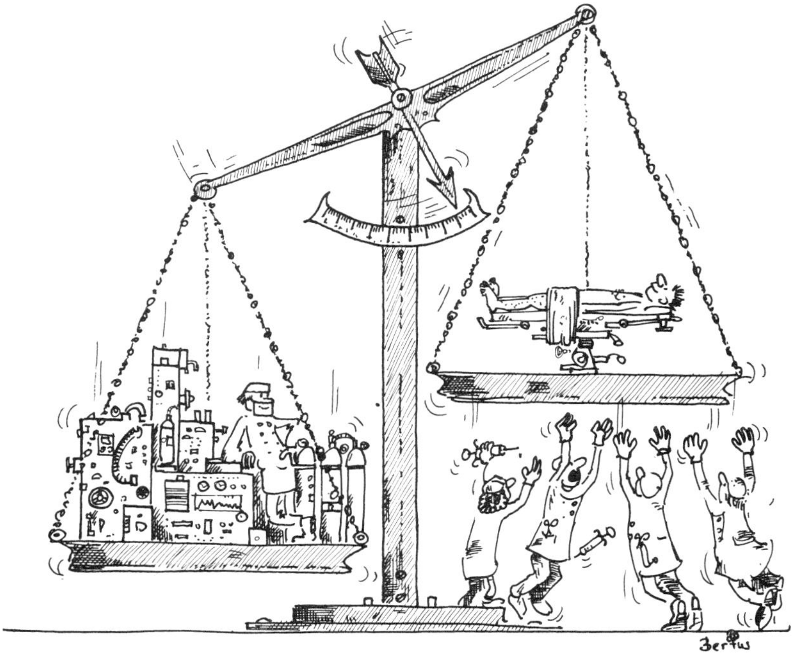

Die moderne Anaesthesie wird zunehmend „gewichtiger".

„Narkose" in der guten alten Zeit: 2000 v. – 1846 n. Chr.

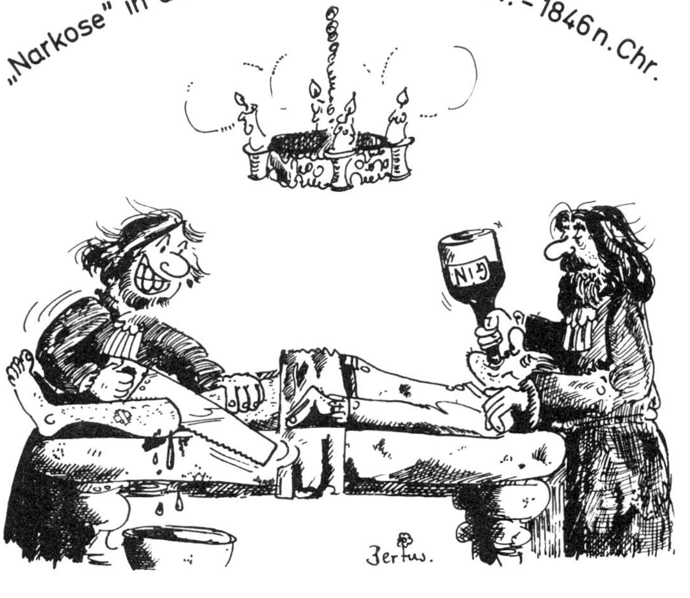

KAPITEL 2

NARKOSE UND ANAESTHESIE

Der Begriff „Narkose“

Im täglichen Sprachgebrauch werden die Begriffe Narkose und Anaesthesie häufig synonym verwendet. Wörtlich heißt Anaesthesie: die Empfindungslosigkeit. Es ist damit ein Zustand gemeint, in dem man seine Umgebung nicht mehr wahrnimmt und der also eher einer Bewußtlosigkeit entspricht. In diesem Zustand kann man zwar noch auf bestimmte Reize wie z. B. Geräusche, Berührung und Schmerz reagieren, dies geschieht jedoch in Form von ungezielten Abwehrreaktionen wie Schreien, Schlagen oder Muskelverkrampfung. Man ist sich dieser Reaktionen aber nicht bewußt. Ein bewußtloser Mensch kann unter Umständen sogar sehr gut Fragen beantworten, er kann sich aber später nicht daran erinnern.

Wenn ein Patient operiert wird, müssen diese unwillkürlichen Abwehrreaktionen, z. B. auf einen Schmerzreiz, unterdrückt werden. Es muß also ein Zustand von Schmerzlosigkeit hinzukommen, den man Analgesie nennt. Dieser kombinierte Zustand, bei dem sowohl das Bewußtsein als auch die Schmerzreaktionen ausgeschaltet sind, wird Narkose (wörtlich: die Betäubung) genannt. Im modernen Sprachgebrauch haben die Begriffe Anaesthesie und Anaesthesiologie (Lehre von der Anaesthesie) das Wort Narkose zum Teil verdrängt. Das beruht darauf, daß sich die Entwicklung der modernen Narkosetechnik und das Entstehen der Anaesthesiologie als spezielle Wissenschaft hauptsächlich in England und den USA vollzogen hat. In diesen Ländern wird der Sachverhalt, den wir unter Narkose verstehen, mit dem Begriff Anaesthesie benannt. Das Wort Narkose hat einen etwas altmodischen Klang bekommen und ist durch das modernere Wort Anaesthesie verdrängt worden, obwohl das letztere die tatsächliche Situation weniger gut beschreibt.

Das Wesen der Narkose

Die Narkose ist eine durch Injektion oder Inhalation bestimmter Pharmaka erzielte vorübergehende tiefe Bewußtlosigkeit ohne negative Folgen für den Patienten. Wegen der schlechten Resorption der Pharmaka wird eine Narkoseeinleitung per os oder rektal nicht angewendet.

Das Bewußtsein und die Schmerzempfindlichkeit sind Funktionen des zentralen Nervensystems. An ein ideales Narkosemittel müßte man deshalb die Forderung stellen, daß sich seine Wirkung nur auf das zentrale Nervensystem erstreckt und andere Organfunktionen nicht beeinflußt. Derartig spezifische Präparate sind bis heute nicht bekannt. Alle bisher bekannten in der Anaesthesie verwendeten Pharmaka beeinflussen in mehr oder weniger starkem Maße die Funktionen des Herzens, der Leber, der Nieren usw. Derartige Nebenwirkungen sind manchmal sehr diskret und kaum wahrnehmbar. Außerdem haben alle Organe – außer dem Gehirn – eine große physiologische Reserve. Dennoch ist uns z. B. bekannt, daß unter der Einwirkung von anaesthesiologischen Pharmaka die Kontraktionskraft des Herzens und der Tonus der Blutgefäße verringert sind. Im Ergebnis messen wir einen reduzierten arteriellen Blutdruck. Wir bemerken auch häufig, daß die Atmung oberflächlicher wird, und mittels biochemischer Untersuchungsmethoden können wir feststellen, daß auch die Leberfunktion reduziert ist. Allein das Gehirn hat keine „Bewußtseinsreserve“: schon eine geringe Abnahme der Funktion der Hirnzellen äußert sich unmittelbar in einem Bewußtseinsverlust. Darüber hinaus hat das Hirngewebe im Vergleich zu anderen Organen des Körpers schon in Ruhe den höchsten Sauerstoffverbrauch und Stoffwechsel.

Der Effekt eines Medikamentes hängt ganz erheblich von seiner Konzentration in einem bestimmten Organ ab. Nach dem Eintritt eines Medikamentes in den Körper wird sich dieses in diesem verteilen und sich vor allem in den Organen anhäufen, in denen die Substanz am leichtesten löslich ist. Nervengewebe und Hirnzellen sind besonders reich an Lipiden (fettartige Stoffe), die zusammen mit den Eiweißen die wichtigsten Bestandteile der Zellwände sind. Die meisten Narkosemittel haben die Eigenschaft, daß sie sich leichter in Fett als in Wasser lösen. Deshalb findet sich im Gehirn und im Nervengewebe eine relativ hohe Konzentration und ein entsprechend ausgeprägter Effekt der Pharmaka.
Eine wesentliche Funktion des Nervensystems besteht im Vermitteln von Reizen: Organreize der Außenwelt gelangen zum Gehirn (afferente Reize) und umgekehrt vom Gehirn zu den Muskeln und den anderen Organen (efferente Reize). Diese Reizübertragung verläuft nicht nur über eine einzige Nervenzelle und ihre Ausläufer, sondern über mehrere miteinander in Verbindung stehende Nervenzellen. Dabei wird der Reiz von der einen Nervenzelle auf die andere übertragen. Die Kontaktstelle, an der diese Übertragung stattfindet, wird Synapse genannt. Auf seinem Weg von und zum Gehirn durchläuft ein Reiz verschiedene Synapsen. Um den Reiz von der Synapse weiterzuleiten, wird zusätzliche Energie benötigt, die durch den Stoffwechsel erzeugt werden muß. So führt die Hemmung des Stoffwechsels auch zu einer

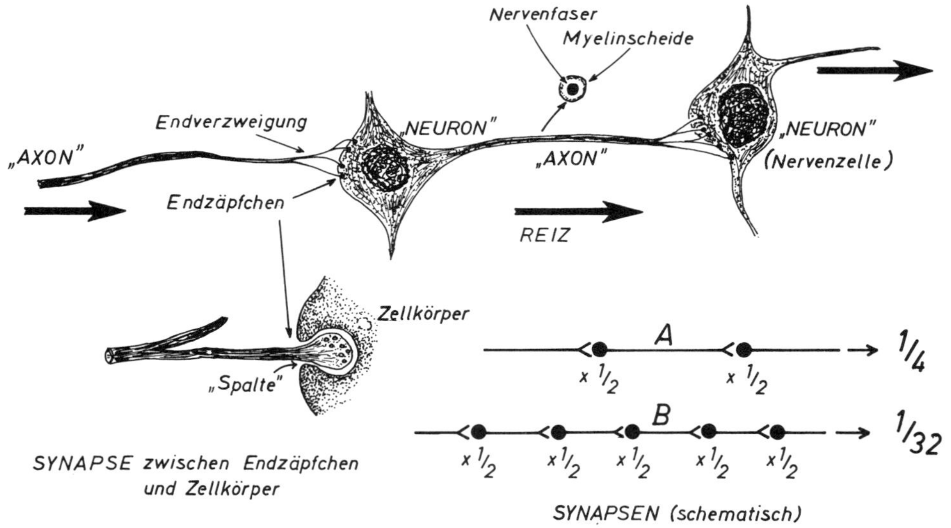

Abb. 1. Reize von einer zur anderen Nervenzelle werden entlang von feinen endständigen Ausläufern (Dendriten) weitergegeben. Die Dendriten tragen am Ende kleine Knöpfchen (Endknöpfchen), die in der Wand der folgenden Nervenzelle eingebettet sind. Diese Kontaktstelle heißte Synapse. Zwischen Endknöpfchen und Zellwand bleibt ein schmaler Spalt bestehen. In den Endknöpfchen ist in kleinen Bläschen das Acatylcholin gespeichert, das bei Ankunft eines Reizes in der Zellmembran verändert, so daß der Reiz passieren und die nächste Zelle erreichen kann. Diese wiederum sendet den Reiz entlang ihrer Fasern und Dendriten in die nächste Zelle usw. (A) Durch Einwirkung eines Anaesthetikums wird der Reizstrom jeder Synapse gehemmt und bis auf die Hälfte zurückgedrängt: :b1/2 $\times$ $^1/_2$ = $^1/_4$. Die Stärke des Reizes beträgt also nur noch $^1/_4$ der ursprünglichen Stärke. (B) Legt man 5 Synapsen zugrunde, wird die Reizstärke sogar auf $^1/_{32}$ vermindert

Verzögerung der Reizübertragung. Je mehr Synapsen ein Reiz auf seinem Weg durchlaufen muß, desto mehr wird er abgeschwächt, und man spricht von einem sogenannten Steigerungs-(Kumulations-)Effekt. Auch aus diesem Grund ist der Stoffwechseleffekt bestimmter Pharmaka auf die Funktion des Nervensystems stärker ausgeprägt als auf die der anderern Organe (Abb. 1). Die Situation wird dadurch kompliziert, daß es auch innerhalb des Nervensystems erhebliche Unterschiede bezüglich der Anzahl der vorhandenen Synapsen gibt, so daß der Reiz auf seinem Weg zum und vom Gehirn unterschiedlich stark abgeschwächt wird. Die Leitung eines Schmerzreizes zum Gehirn verläuft auf zwei Wegen: einmal über einen direkten Weg über zwei Synapsen in das Gebiet der Schmerzempfindung und zum zweiten über ein Gebiet, das sich durch einen großen Synapsenreichtum und Verzweigungen auszeichnet. Letztere sind in der Lage, den Reiz auch an andere Zentren des Nervensystems (Atmungs- sowie Herz- und Kreislauffunktion) und zum „limbischen System", einem Teil des Gehirns, weiterzugeben. In diesem System entstehen auf bestimmte Reize vor allem emotionelle und primitive Reaktionen wie Angst, Abwehr und Flucht. Diese Verbindungsstelle zu anderen Zentren liegt in einem bestimmten Teil des Gehirnstammes, der mikroskopisch dicht miteinander verflochtene Nervenzellen und -fasern zeigt und deshalb den Namen Formatio reticularis (netzartige Formation) erhalten hat (Abb. 2).

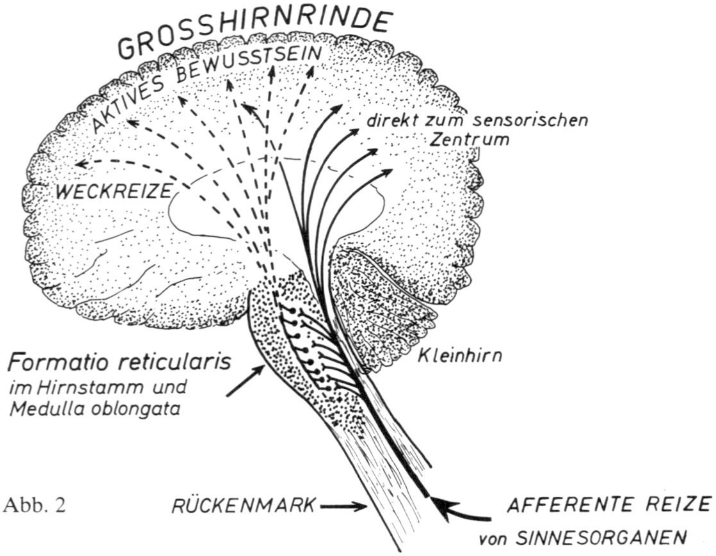

Abb. 2

Gelangt irgendein Reiz auf dem beschriebenen zweiten Weg zur Formatio reticularis, so breitet sich von dieser eine Reizwelle zum ganzen Gehirn aus. Dieses wird dann aktiviert, um den Reiz wahrzunehmen und zu verarbeiten. Die Reizwelle von der Formatio reticularis hält gleichsam das Gehirn in einem ständigen Wachzustand (Abb. 3). Der von uns verfolgte Weg des peripheren Reizes muß sehr viele Synapsen in der Formatio reticularis durchlaufen. Unter dem Einfluß eines Narkosemittels wird er eher gehemmt werden können, wodurch das Gehirn nicht mehr aktiviert wird, und das Bewußtsein verlorengeht. Der Schmerzreiz wird dann nicht mehr bewußt wahrgenommen, jedoch laufen von seiten des autonomen Nervensystems noch eine Reihe nachweisbarer Reaktionen (z. B. Pulsbeschleunigung, Schwitzen) ab. Paradoxerweise können manchmal sogar abnormale heftige Reaktionen auftreten, die wir ohne Narkose nicht beobachten können.

Die verschiedenen Sinnesreize laufen durch das Rückenmark zum Großhirn, wo das Bewußtsein „produziert" wird. Das geschieht über zwei Wege, einmal direkt über wenige Synapsen zum Bewußtseinszentrum des Gehirns und zum zweiten indirekt über Abzweigungen der Formatio reticularis. Von der Formatio reticularis geht eine Reizwelle zum Gehirn, so daß dieses „wachbleibt" und somit direkte Signale wahrnehmen kann.

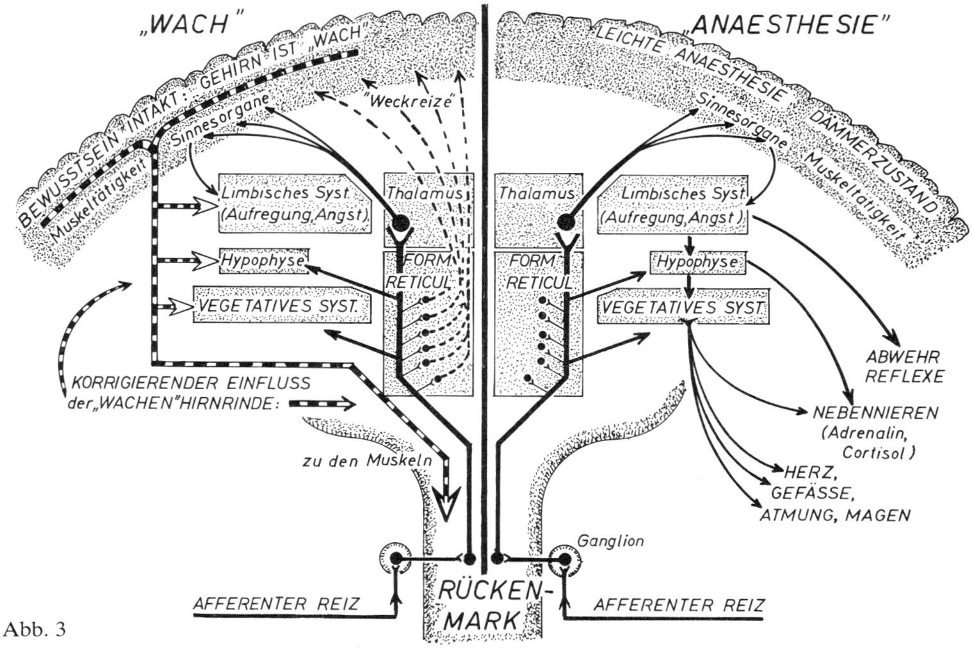

Abb. 3

Die Beeinflussung des Bewußtseins durch die Anaesthesie kann man sich wie folgt vorstellen: ein Sinnesreiz erreicht über ein Ganglion, das eine Nervenzelle enthält, das Rückenmark (erste Synapse). Der Reiz wird von hier aus über das Rückenmark zu einem großen Zentrum im Gehirn, dem Thalamus (TH), weitergeleitet. Hier liegt die 2. Synapse. Schließlich erreicht er das Bewußtseinszentrum im Gehirn. Auf seinem Weg erreicht der Reiz darüber hinaus über Abzweigungen die Zentren des autonomen Nervensystems. Im Rückenmark verlaufen Parallel-Bahnen, die den Reiz parallel zur Formatio reticularis (FR) leiten. Hier passiert der Reiz eine Reihe von Synapsen. Von der FR aus werden „Weckreize" zum Gehirn gesandt. Das Gehirn seinerseits sendet korrigierende und hemmende Reize aus – unterbrochene Linie – zum limbischen System (emotionelle und primitive Reaktionen), zum Zentrum des autonomen Nervensystems und zum Zentrum, das die Muskelreflexe regelt. Die linke Hälfte der Abb. 3 zeigt die Situation eines Menschen bei Bewußtsein, die rechte Hälfte unter dem Einfluß der Anaesthesie. Unter dem Narkosezustand fallen die Weckreize von der FR aus, das Gehirn „schläft", die Sinnesreize werden nicht mehr bewußt wahrgenommen, erreichen jedoch noch das Zentrum des autonomen Nervensystems. Der korrigierende Einfluß des Gehirns ist ausgefallen, und es können überproportionale Reaktionen des autonomen Nervensystems und unkontrollierte Muskelreflexe entstehen. Bei erhaltenem Bewußtsein kommt es auf einen Schmerzreiz hin zu gezielten Abwehrreaktionen, bzw. werden diese unterdrückt, wenn dies erforderlich ist. Dieser korrigierende Einfluß des Gehirns verschwindet, wenn die Bewußtseinslage reduziert ist. Ein Beispiel dafür finden wir im täglichen Leben, ohne daß hierbei eine Narkose vorliegt. Jeder kennt die sogenannte Schrecksekunde, die auftreten kann, wenn jemand, der intensiv ein Buch liest, plötzlich berührt oder angerufen wird. Auch hier liegt ein leicht reduzierter Bewußtseinsgrad vor, der eine solche übertriebene Reaktion möglich macht. Einen ähnlichen Effekt kann man erwarten, wenn durch eine Narkose das Bewußtsein vermindert oder aufgehoben ist. Leitet man einen Patienten mit einen langsam anflutenden Narkosemittel wie Äther ein, so ist es manchmal schwierig zu entscheiden, in welchem Stadium wir uns befinden. Am Anfang wird das Bewußtsein ausgeschaltet. Dabei wird aber auch der korrigierende Einfluß des Bewußtseins auf die durch periphere Reize erfolgenden Reaktionen ausgeschaltet. Letzteres geschieht jedoch erst in tiefer Narkose. Das Narkosemittel hemmt also auf die eine oder andere Art die Funktion der Hirnzellen. Wie dies genau vor sich geht, ist leider noch nicht bekannt. Für die Aufrechterhaltung ihrer Funktion benötigt die Hirnzelle Energie, die sie aus der Verbrennung der Nahrungsstoffe mittels Sauerstoff erhält. Diese komplizierten Stoffwechselprozesse gehen innerhalb der Zelle unter dem Einfluß von Enzymen und anderen Stoffen vor sich. Die Zufuhr von Brennstoffen und der Abtransport von Stoffwechselendprodukten erfolgen durch die Zellwand. Das Narkosemittel kann den Stoffwechsel einmal dadurch hemmen, daß die Enzymaktivität in der Zelle vermindert wird, zum anderen aber auch direkt durch eine Blockierung des Transportes durch die Zellmembran selbst. Heute wird vor allem letzteres Phänomen für die Erklärung des Phänomens „Narkose" herangezogen, weil die Verbindung des Narkosemittels mit den Zellen offenbar sehr locker ist. Wenn das Narkosemittel in die Zelle eindringen müßte, um dort eine chemische Reaktion mit den Enzymen einzugehen, so würde dieses eine eingreifende Störung bedeuten, die wahrscheinlich nicht sehr schnell reversibel wäre. Im Endeffekt würde also eine Art Vergiftung resultieren. Es liegen wichtige Gründe für die Annahme vor, daß die Moleküle der Narkosemittel sich sehr locker mit der Außenwand der Zellmembran

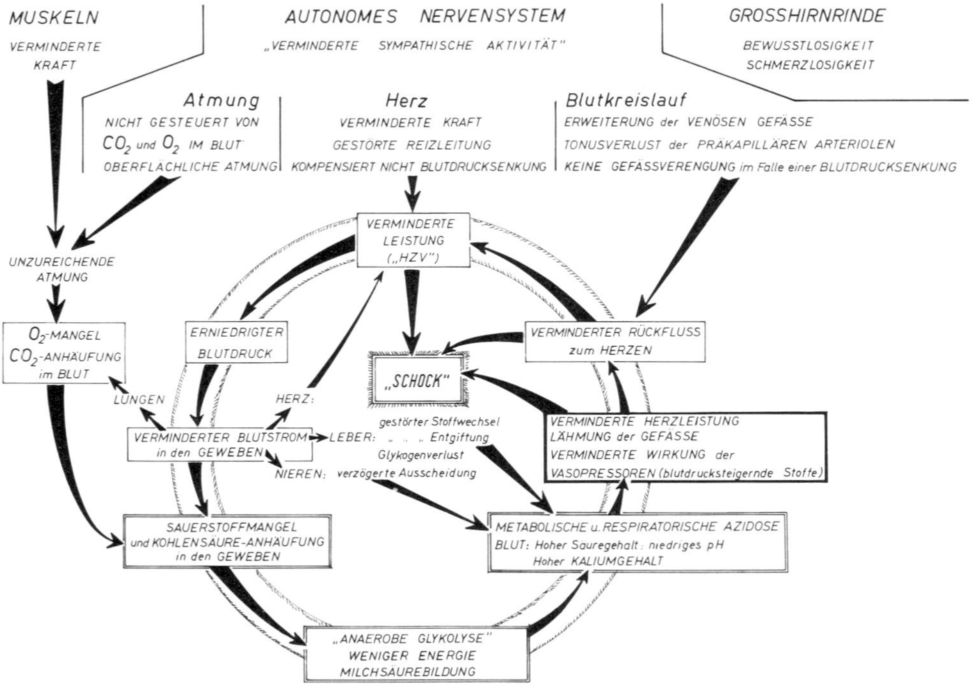

Abb. 4. Circulus vitiosus (Teufelskreis der Anaesthesie)

verbinden, wodurch der Transport von wichtigen Substraten durch die Membran gehemmt wird. Die Moleküle verstopfen gleichsam die Poren der Membran, durch die normalerweise der Austausch von Nahrungsstoffen und Ionen wie Natrium und Kalium vor sich geht. Das Innere der Zelle wird dadurch nicht betroffen. Bei der Aufhebung der Narkose räumen die Moleküle ihren Platz an der Zellmembran, und die Zelle kann ihre Funktion wieder aufnehmen. Diese Hypothese würde auch erklären, warum die meisten Narkosemittel keine bleibenden pathologischen Veränderungen im Körper verursachen. Dennoch bleibt zu bemerken, daß alle Narkosemittel auch toxische Stoffe für den Organismus sind. Man kann ihre Wirkung insbesondere an der Reaktion des zentralen Nervensystems beurteilen. Je tiefer die Narkose ist, desto mehr können auch andere Organe geschädigt und die komplizierten Stoffwechselreaktionen beeinflußt werden (Abb. 4).
Das Bestreben der modernen Anaesthesie ist es, die früher unvermeidlichen schädlichen Einflüsse einer tiefen Narkose (sogenannte Mononarkose) durch die moderne Kombinationsnarkose zu ersetzen, bei der verschiedene Pharmaka mit bestimmten spezifischen Wirkungen miteinander kombiniert werden, ohne daß der Organismus insgesamt wesentlich geschädigt wird. Eine Ausnahme bildet hinsichtlich der Stoffwechselwirkung die Äthernarkose, die die Nebennieren zur Ausschüttung von Adrenalin stimuliert, so daß eine im Vergleich zum Wachzustand höhere sympathische Aktivität vorliegt.

Der durch den Einfluß der Anaesthetika erzeugte Circulus vitiosus kann an verschiedenen Punkten beeinflußt werden:

1. Blutdrucksenkung. Niedrige Dosierung oder Vermeidung von Präparaten, die zu einer Blutgefäßerweiterung führen. Gabe von Infusionen (z. B. Macrodex 6% u. a. Plasmaexpander), um die erweiterten Blutgefäße aufzufüllen. Hierdurch wird ein verbesserter venöser Rückfluß zum Herzen erzielt.
2. Verminderte Gewebedurchblutung, Auffüllung der Zirkulation bei Störungen der Mikrozirkulation.
3. Sauerstoffmangel. Beatmung mit höherem Sauerstoffanteil und ausreichendem Atemvolumen.
4. Kohlensäureansammlung (Hyperkapnie). Wie Punkt 3. Die Nebenwirkungen der Anaesthetika auf das Atemzentrum sind ein gewichtiges Argument dafür, bei langdauernden Operationen grundsätzlich zu beatmen. Das gilt auch, wenn der Patient nicht relaxiert ist.
5. Pathologische Blutgas- und Säure-Basen-Werte. Sie sind immer die Folge einer Hypoxie und/oder verminderten Durchblutung (vermindertes Herzminutenvolumen).

Bemerkung: Eine eventuelle Verminderung der Herzfunktion bedarf unserer besonderen Aufmerksamkeit. Das Herz soll so wenig wie möglich belastet werden. Das bedeutet, daß sowohl die Herzfrequenz als auch der Blutdruck optimiert werden müssen, um die Koronardurchblutung und die Sauerstoffversorgung für das Herz zu sichern. Zu hohe Herzfrequenz und zu hoher Blutdruck sind jedoch auch ungünstig, da sie den Sauerstoffbedarf des Herzens erhöhen.

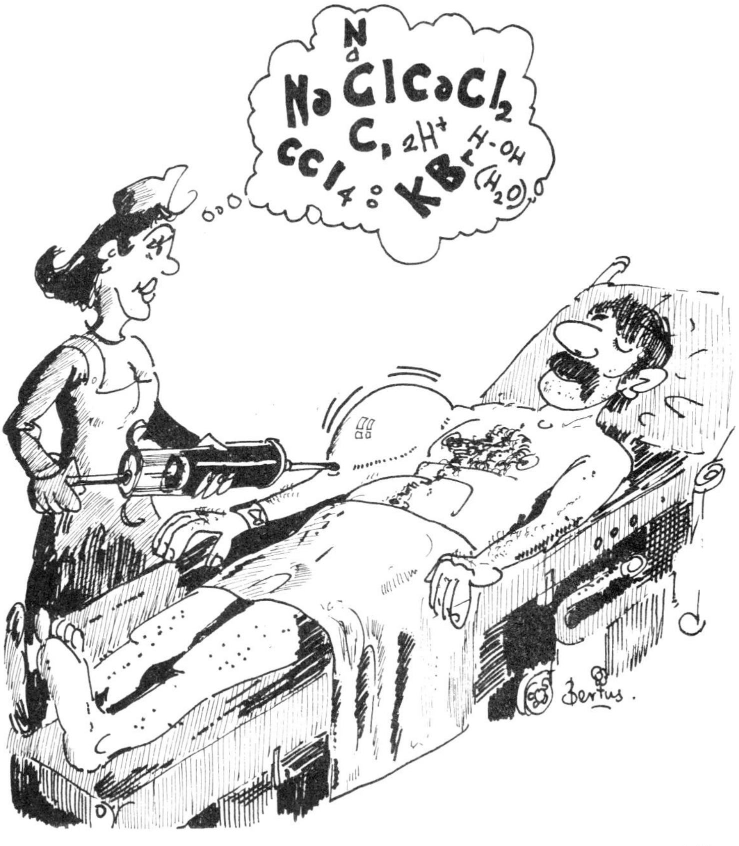

„Wissen Sie eigentlich, was Sie da spritzen?"

KAPITEL 3

CHEMISCHE BEZEICHNUNGEN UND GRUNDBEGRIFFE

Die Materie unserer Welt besteht aus hunderttausenden Arten von Stoffen, die alle aus spezifischen Molekülen, den kleinsten stoffspezifischen Teilchen, aufgebaut sind. Moleküle entstehen durch Verbindung der Elementarteilchen der Materie, den Atomen. Es gibt mehr als 100 verschiedenen Atome, die lange Zeit als unteilbar galten (Abb. 5).
Die Elemente haben lateinische Bezeichnungen und werden meistens durch Abkürzungen angedeutet, die den ersten Buchstaben des lateinischen Namens entsprechen:

Wasserstoff, Hydrogenium:	H	Natrium:	Na
Sauerstoff, Oxygenium:	O	Kalium:	K
Stickstoff, Nitrogenium:	N	Calcium:	Ca
Schwefel, Sulfur:	S	Ferrum:	Fe (Eisen)
usw.			

Einzelne Atome kommen praktisch nicht vor. Sie verbinden sich mit gleichartigen oder mit anderen Atomen zu Molekülen. In Gasen verbinden sich immer 2 Atome zu einem Molekül, also z. B. Sauerstoff: O_2, Wasserstoff: H_2 und Stickstoff: N_2.
Es gibt schwere Atome wie Blei oder Quecksilber und leichtere wie Wasserstoff. Manche Atome verbinden sich leicht mit andersartigen Atomen, wie z. B. die Metalle Magnesium, Natrium und Kalium. Dagegen gibt es andere, die niemals eine Verbindung eingehen (z. B. Helium).
Die verschiedenen Eigenschaften der Atome werden durch ihren Aufbau bestimmt. Ein Atom besteht erstens aus dem Atomkern und zweitens aus den Elektronenschalen. Der Atomkern besteht aus positiv geladenen Teilchen mit einer bestimmten Masse (Protonen) sowie Teilchen mit einer bestimmten Masse ohne Ladung (Neutronen)[1]. Um den Atomkern herum sind praktisch masselose Teilchen mit negativer elektrischer Ladung – die Elektronen – in bestimmter Weise angeordnet.
In einem neutralen Atom ist die Anzahl der Protonen (+) im Kern gleich der Anzahl Elektronen (−), die sich in den Schalen befinden.
Die Elektronen bewegen sich in bestimmten Abständen zum Kern auf Bahnen (Schalen) wie Planeten um eine Sonne herum.
Das einfachste Atom − Wasserstoff − hat nur eine Schale. Schwerere Atome haben mehrere Schalen, wobei die verschiedenen Schalen mit Buchstaben bezeichnet werden: z. B. K-, L-, M- und N-Schale. Jede Elektronenschale kann nur eine bestimmte Menge von Elektronen aufnehmen. Die erste (K-Schale) ist mit 2 Elektronen, die nächste (L-Schale) mit 8 Elektronen besetzt. Bei mehreren Schalen spricht man auch von einer um den Kern befindlichen Elektronenwolke. Ein Atom ist meistens dann besonders stabil (verbindet sich schlecht mit anderen Atomen), wenn die äußere Schale voll besetzt ist. Fehlen dort dagegen Elektronen, dann zeigt das Atom Bindungsneigungen zu anderen Atomen. Die chemischen Eigenschaften

[1] Unterschied zwischen Masse und Gewicht: Eine Masse von 1 kg wiegt auf der Erde tatsächlich 1 kg, auf dem Mond jedoch viel weniger und im Weltraum gar nichts. Dabei bleibt die Masse jedoch gleich.

BENENNUNG Deutsch	Englisch / Französisch	Lateinisch	SYMBOL	ATOMMASSE	abger.	VALENZ	FUNKTION
WASSERSTOFF	Hydrogen / Hydrogène	Hydrogenium	H	1,0080	1	+1	→ Kohlenwasserstoffe ← / ↳ Fette } Vorrat / ↱ Zucker } Brennstoff
KOHLENSTOFF	Carbon / Carbone	Carboneum	C	12,0000	12	± 4 ±2	Kohlenhydrate ←
STICKSTOFF	Nitrogen / Azote	Nitrogenium	N	14,0067	14	-1 -2 -3 +1 +2 +3 +4 +5	Elektrisch aktive Gruppen NH_3, NH_4^+, Aminosäuren
SAUERSTOFF	Oxygen / Oxygène	Oxygenium	O	15,9994	16	-2	Eiweiße
FLUOR	Fluorine / Fluor	Fluorinum	F	18,9984	19	-1	→ Zahnschmelz
NATRIUM	Sodium / Soude	Natrium	Na	22,9898	23	+1	Extrazelluläres Kation
MAGNESIUM	Magnesium / Magnésium	Magnesium	Mg	24,312	24	+2	Chlorophyll. Enzyme für Eiweiß- und Zuckerstoffwechsel, Muskelarbeit, Reizübertragung
PHOSPHOR	Phosphorus / Phosphore	Phosphorus	P	30,9738	31	+5 -3 -5	Knochen, Nervensystem, Zellmembran, Energieübertragung ATP!
SCHWEFEL	Sulphur / Souffre	Sulphur	S	32,064	32	-2 +6 +4	Intrazelluläres Anion; Eiweiße (Cystin) Wasserstoffträger
CHLOR	Chlorine / Chlore	Chlorinum	Cl	35,453	35	-1	Extrazelluläres Anion
KALIUM	Potassium / Potassium	Kalium	K	39,102	39	+1	Intrazelluläres Kation
CALCIUM	Calcium / Calcium	Calcium	Ca	40,08	40	+2	Knochen, Muskeltätigkeit, Zellmembranstoffwechsel
CHROM	Chromium / Chrome	Chromium	Cr	51,996	52	+3 +2 +6	Bildung der Erythrozyten und Hämoglobin
MANGAN	Manganese / Manganèse	Manganium	Mn	54,938	55	+3 +2 +4 +7	→
EISEN	Iron / Fer	Ferrum	Fe	55,847	56	+3 +2 +4 +6	→ Hämoglobin, Myoglobin
KOBALT	Cobalt / Cobalt	Cobaltum	Co	58,933	59	+2 +3	→ Vit. B12
KUPFER	Copper / Cuivre	Cuprum	Cu	63,546	64	+2 +1	→
JOD	Iodine / Iode	Jodium	I	126,904	127	-1	Schilddrüsenhormon

Abb. 5. Daten der für das Leben unentbehrlichen Elemente

eines Atoms werden also vor allem durch den Grad der Besetzung der äußeren Elektronenschale bestimmt.

Das einfachste Atom, das Wasserstoffatom, hat als Kern ein Proton, um den sich in der ersten Schale ein Elektron dreht (Abb. 6). Gelangt ein zweites Elektron in die erste Schale, dann ist diese voll besetzt und es entsteht das nächste Element: Helium. Der Kern hat in diesem Fall auch zwei Protonen mit positiver Ladung, zusätzlich aber noch zwei Neutronen (ohne Ladung). Das Helium-Atom hat also insgesamt eine viermal so große Masse wie das Wasserstoffatom.

Das Helium-Atom ist so stabil, daß es sich nicht mit anderen Atomen verbindet. Das Helium-Gas kommt darum auch in reiner Atomform vor und ist nicht aus Molekülen

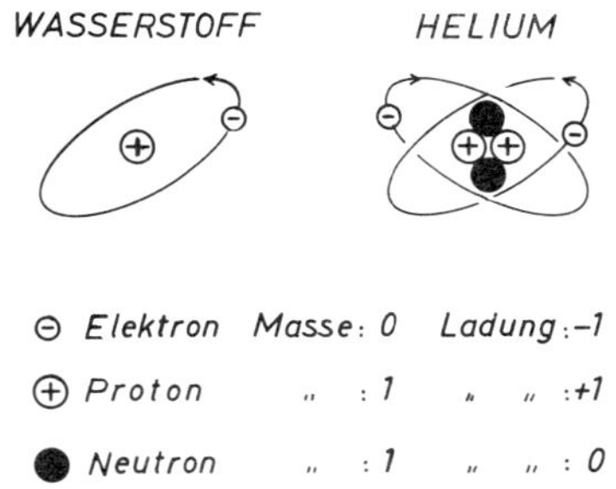

Abb. 6

aufgebaut, wie wir das vom Sauerstoff und Stickstoff her kennen. Man nennt derartige Gase, die keine Verbindungen eingehen, auch Edelgase.

Ist die äußere Schale nicht voll besetzt, so hat das Gas das Bestreben, den Edelgaszustand zu erreichen. Fehlen einem Atom also ein oder mehrere Elektronen, dann wird es sich bemühen, „umherschweifende“ Elektronen aufzunehmen und damit die Schale aufzufüllen. Damit nimmt es aber gleichzeitig einige negative elektrische Ladungen auf, und es bildet sich ein negativ geladenes Ion.

Hat ein Atom nur ein oder wenige Elektronen in der äußeren Schale, so gibt es diese leichter an andere Atome ab. Obwohl die darunterliegenden Schalen voll besetzt sind, bedeutet der Verlust von einigen Elektronen auch den Verlust von negativen elektrischen Ladungen, und das Atom bekommt so eine insgesamt positive Ladung (positiv geladenes Ion).

Elemente, die leicht Elektronen aufnehmen, also negative Ionen bilden, nennt man Elektronenempfänger (z. B. Fluor, Chlor usw.).

Elemente, die dagegen leicht Elektronen abgeben und damit positive Ionen bilden, nennt man Elektronenspender (Metalle, Natrium, Kalium usw.). Diese speziellen Eigenschaften bedingen auch die gute Leitung des elektrischen Stroms durch Metalle, da der elektrische Strom auch als Elektronenfluß verstanden werden kann.

Wenn ein Atom zu einem Ion geworden ist, wird dies durch ein + oder − Zeichen angedeutet:

Cl^-: Chlorion, Br^-: Bromion, Na^+: Natriumion, K^+: Kaliumion.

Ionen können nicht nur aus Atomen, sondern auch aus Molekülen entstehen, wenn diese ein oder mehrere Elektronen verlieren bzw. gewinnen, oder sich in zwei entgegengesetzt geladene Bestandteile spalten. Letzteres geschieht, wenn ein Salz in Wasser gelöst wird. Z. B. spaltet sich Kaliumnitrat (KNO_3), eine Verbindung von Kalium und Salpetersäure, in ein K^+-Ion und ein NO_3^--Ion (Nitrat-Ion).

Betrachtet man alle Elemente im Zusammenhang, so findet sich, daß vom einfachsten bis zum kompliziertesten Element durch die Bildung neuer Elektronenschalen vergleichbare Eigenschaften periodisch wiederkehren. Man hat deshalb die Elemente in bestimmten Reihen geordnet, die jeweils mit der Bildung neuer Elektronenschalen beginnen. Die ersten Reihen sind hier als Beispiel in Abb. 7 abgebildet. Die Schalen werden von links nach rechts aufgebaut. In der linken Reihe sehen wir die Elemente, die nur wenige Elektronen in der neuen Schale haben, diese somit leicht verlieren und so positiv geladene Ionen entstehen lassen. Ganz rechts stehen die Edelgase mit einer vollbesetzten äußeren Schale. Die beiden untereinanderstehenden vorletzten Spalten rechts enthalten die Halogene, Elemente, denen gerade ein Elektron fehlt, und die deshalb das Bestreben haben, dieses zu ergänzen.

Die aktivsten Elektronenspender und Elektronenempfänger sind einwertige Metalle und Halogene. Sie bilden darum auch die am häufigsten vorkommenden Salze in der Natur, wie z. B. das Kochsalz (NaCl). Daher rührt auch der Name Halogene: Salzbildner. In der Mitte jeder Reihe befinden sich Elemente, die vier Elektronen in der äußeren Schale haben. Sie

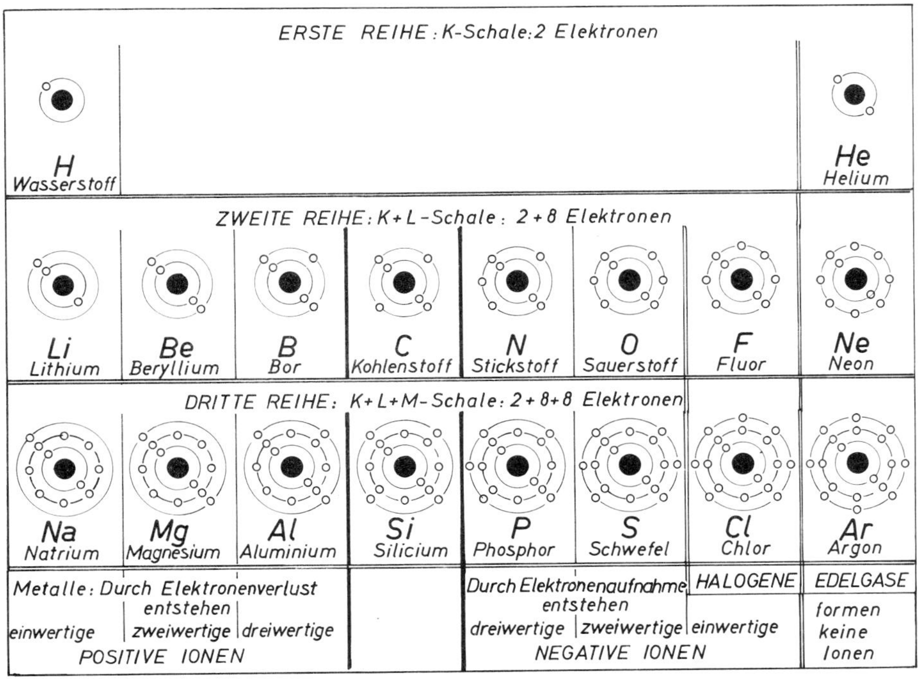

Abb. 7

nehmen eine Zwischenposition ein und können sowohl vierwertige positive Ionen bilden (durch Verlust von 4 Elektronen) als auch vierwertige negative Ionen (durch Aufnahme von 4 Elektronen). Dies kommt normalerweise nicht vor, da sie meistens andersartige Verbindungen eingehen.

Das periodische System der Elemente (Abb. 8)

Der Physiker Mendelejew hat die Elemente in einem Schema geordnet, wobei die Reihenfolge durch das Atomgewicht und die Anzahl der Elektronen in den Schalen bestimmt wird. Es stellte sich dabei heraus, daß ähnliche Elemente in diesem Schema nahe beieinanderliegen, und daß bestimmte Eigenschaften in diesem Schema periodisch wiederkehren. Dieses Ordnungssystem heißt daher auch Periodisches System der Elemente. In dem hier wiedergegebenen Schema finden wir diese Perioden von links nach rechts angeordnet: jede neue Reihe beginnt mit einer zusätzlichen Elektronenschale, deren Besetzungsgrad von unten nach oben ansteigt.

Links unten finden wir das leichteste Element (Wasserstoff) mit nur einem Elektron in der ersten Schale, links oben das Edelgas Helium mit voller Besetzung der ersten Schale (2 Elektronen). Dann beginnt die zweite Periode links unten mit Lithium, das in der zweiten Schale ein Elektron enthält und darüber Beryllium mit zwei Elektronen in dieser Schale. Beim Argon schließlich ist die maximal mögliche Elektronenzahl von 8 in dieser Schale erreicht. Argon ist wieder ein Edelgas.

Außerdem sehen wir in dieser Reihenfolge ein zunehmendes Atomgewicht. Mit ansteigender Elektronenzahl nimmt auch der Umfang des Atomkerns und die Masse oder das Gewicht zu,

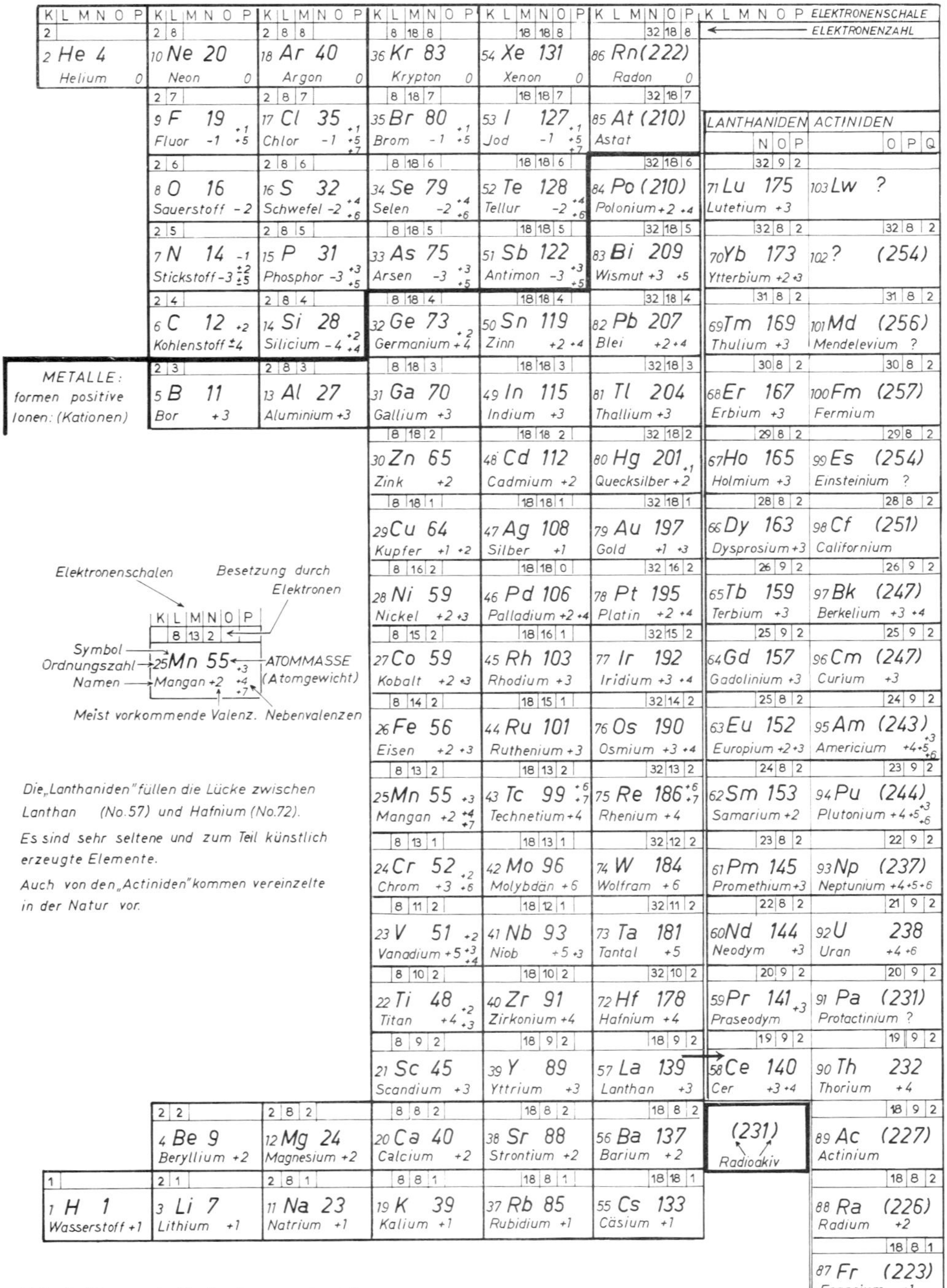

Abb. 8. Das periodische System der Elemente

weil auch die Zahl der Protonen im Kern zunimmt. Somit finden sich oben rechts die schwersten Atome.
Im Periodischen System stehen die Edelgase ganz oben, da sie eine vollbesetzte äußere Schale haben und dadurch so stabil sind, daß sie sich mit keinem anderen Element verbinden. Darunter erkennen wir eine Reihe Elemente, denen in der äußeren Schale ein Elektron fehlt (7 statt maximal 8): die Halogene. In der unteren Reihe stehen die Elemente, die in der äußeren Schale nur ein Elektron besitzen und dieses leicht unter Bildung positiver Ionen abgeben. Elemente, die nur positive Ionen bilden, nennt man Metalle. Die Metalle nehmen den weitaus größten Teil der Elemente ein.
Zwischen den Edelgasen und Metallen finden wir eine wichtige Gruppe von Elementen, die sowohl positive als auch negative Ionen bilden können. Dies wird durch ein + oder − Zeichen vor der Valenz angedeutet. Schwefel kann z. B. sowohl ein zweiwertiges negatives Ion als auch ein positives vierwertiges oder ein sechswertiges Ion bilden.
Elemente, bei denen das Atomgewicht in Klammern gesetzt ist, sind radioaktive Elemente, die nur eine beschränkte Lebensdauer haben. Im Grunde ist die Anzahl der Elemente größer als hier wiedergegeben. Fehlende Elemente sind aber sehr schwere und seltene Elemente, die meistens in der Natur nicht frei vorkommen und für unsere Belange nicht sehr wichtig sind.
Wasserstoff verhält sich nicht wie ein Metall. Wir sehen, daß Wasserstoff sowohl eine negative als auch eine positive Valenz haben kann. Meistens haben wir es jedoch mit einem positiven Ion zu tun. Wasserstoff nimmt eine Zwischenstellung ein: er kann sowohl ein Elektron abgeben (Elektronendonator) als auch ein Elektron aufnehmen (Elektronenakzeptor); im letzteren Fall entsteht eine negative einwertige Valenz (sehr selten!).
Außer nach dem Atomgewicht werden die Atome auch nach der Atomnummer geordnet. Die Numerierung beginnt bei Wasserstoff mit der Nummer 1, Helium hat die Nummer 2; die nächste Reihe beginnt mit Lithium (Nr. 3) usw. Wir erkennen, daß die Atomnummer mit der Anzahl der um den Kern kreisenden Elektronen übereinstimmt. Sie entspricht damit auch der Anzahl im Kern befindlicher Protonen, da bei einem neutralen Atom die Zahl der Protonen gleich der Zahl der Elektronen ist. So hat z. B. Sauerstoff die Atomnummer 8, jedoch das Atomgewicht 16. Außer den 8 Protonen enthält der Kern nämlich noch 8 Neutronen, die sich zum Atomgewicht addieren.

Isotope

Das Wort Isotop heißt: am gleichen Platz befindlich. Ein Isotop unterscheidet sich von dem Atom des gleichen Elementes dadurch, daß es eine andere Masse besitzt. Dies kommt dadurch zustande, daß die Isotope zwar die gleiche Zahl von Protonen, aber eine unterschiedliche Zahl von Neutronen enthalten.
Die Isotope haben die gleichen chemischen Eigenschaften wie die Atome, da diese Eigenschaften durch die Zusammensetzung der Elektronenschalen bestimmt sind. Sie sind nicht stabil und neigen dazu, in ein anderes stabiles Element überzugehen. Hierbei wird Energie in Form von Strahlung frei. Die meisten Isotope sind deshalb radioaktiv.
Vom Kohlenstoff (Atomgewicht 12, C-12) besteht z. B. ein Isotop C-14 mit einem Atomgewicht von 14. Normalerweise gibt es von den meisten Elementen auch Isotope. So befinden sich in der Luft nicht nur reiner Sauerstoff (Atomgewicht 16) und Stickstoff (Atomgewicht 14), sondern auch Isotope von diesen Elementen, wenn auch in sehr kleinen Mengen. Die in der aufgeführten Tabelle genannten Atomgewichte sind zu glatten Zahlen aufgerundet. Tatsächlich haben diese Zahlen noch einige Ziffern hinter dem Komma. Dies rührt daher, daß beim Errechnen der Atomgewichte auch der geringe Prozentsatz an Isotopen mit eingeht.

Chemische Bindung

Die Elemente kommen fast nie in reiner Form vor. Zwar gibt es einige reine Gase, wie Stickstoff, Sauerstoff und Wasserstoff bzw. die Edelgase, sowie auch einige Edelmetalle, wie Gold, Silber und Platin. Alle anderen Elemente bilden jedoch fast immer Verbindungen miteinander. Viele Salze (Verbindung zwischen Metall und Säure) zerfallen in entgegengesetzt geladene Ionen, wenn sie in Wasser aufgelöst werden und ihre Kristallform verlieren. So zerfällt Kochsalz (NaCl) im Wasser in positive Na^{+}-Ionen und negative Cl^{-}-Ionen. Die Verbindung zwischen Natrium-Ionen und Chlor-Ionen beruht wieder auf der gegenseitigen Anziehungskraft zwischen positiver und negativer Ladung. Diese Verbindung nennt man

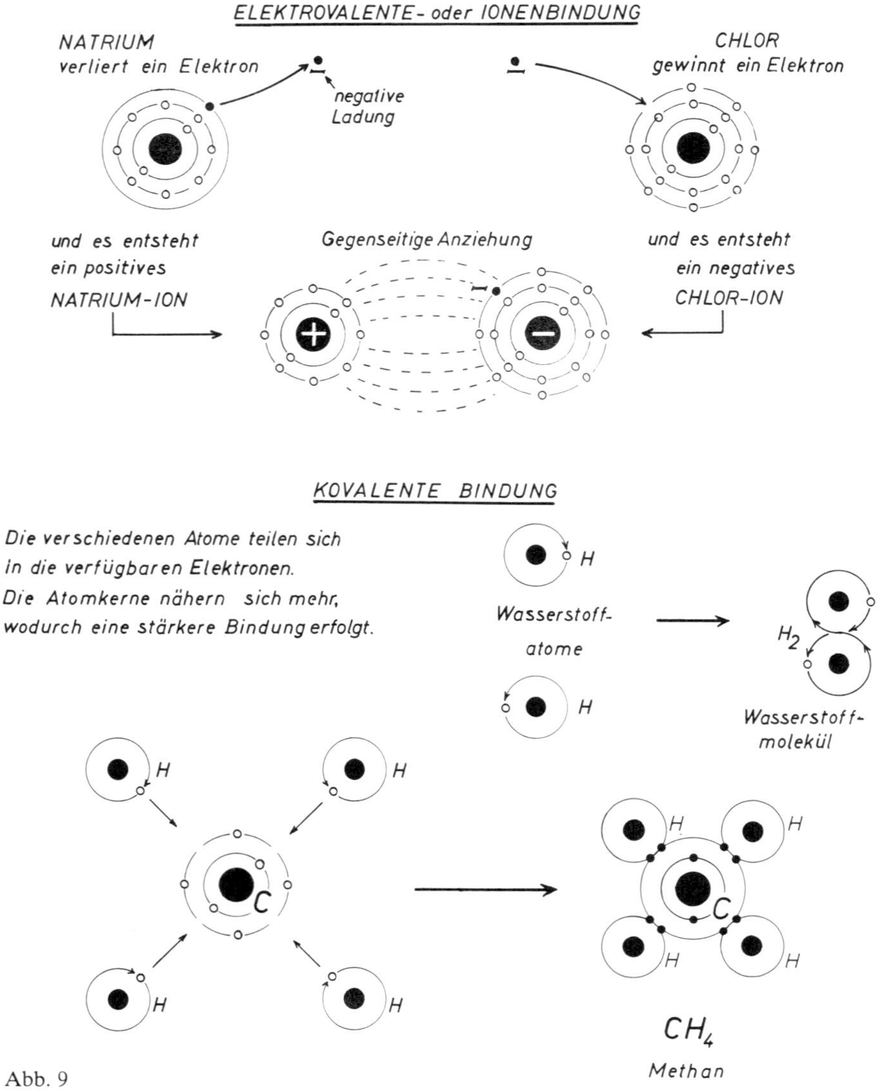

Abb. 9

auch eine Ionen-Verbindung, und es bedarf wenig Energie, diese Verbindung zu lösen. Die Kerne der beiden Atome bleiben durch gegenseitiges Abstoßen der beiden Elektronenschalen weit voneinander entfernt. Die am häufigsten vorkommende und viel intensivere Bindung zwischen den Elementen entsteht jedoch dadurch, daß sich der Abstand zwischen den Atomen verringert, weil sich einige Elektronen der äußeren Schale eines Atoms in offene Stellen der äußeren Schale eines anderen Atoms einfügen. Auf diese Weise verbinden sich ein Elektronenspender und ein Elektronenakzeptor. Beide Atome teilen sich nach der Verbindung gemeinschaftlich die verfügbaren Elektronen. Letztere sind dann in einer Wolke um beide Kerne angeordnet. Im Ergebnis sind die beiden Kerne einander so nahe gekommen, daß ihre Masse sich gegenseitig anzieht. Diese Bindung nennt man eine „kovalente" Bindung. Die kovalente Bindung ist viel intensiver und energieaufwendiger (es wird Energie in Form von Wärme oder Hochdruck benötigt), um eine kovalente Bindung herzustellen.
Ein Beispiel für eine kovalente Bindung ist das Gas Methan (CH_4). Methan ist eine Verbindung zwischen einem Atom Kohlenstoff und 4 Atomen Wasserstoff. Im Kohlenstoff fehlen 4 Elektronen in der äußeren Schale, die durch die 4 Elektronen der 4 Wasserstoffatome ergänzt werden. Das Kohlenstoffatom hat hierdurch eine voll besetzte äußere Schale – Edelgaszustand – und ist stabiler geworden, während die Wasserstoffatome durch die Anwesenheit der Elektronen des Kohlenstoffatomes jetzt über ein Elektronenpaar verfügen und somit ebenfalls den stabilen Edelgaszustand aufweisen (Abb. 9).

Chemische Formeln

Die Zusammensetzung eines Moleküls aus verschiedenen Atomen wird dargestellt, in dem man die Symbole der Atome hintereinander aufführt. Eine tief gestellte Ziffer gibt die Anzahl gleicher Atome an:
NaCl: Natrium (Na) Chlorid (Cl): Verbindung von Natrium mit Chlor.
KBr: Kalium (K) Bromid (Br): Verbindung von Kalium mit Brom.
$CaCl_2$: Calcium (Ca) Chlorid (Cl): Verbindung von Calcium mit 2 Atomen Chlor.
CCl_4: Tetrachlor (Cl_4) Kohlenstoff (C): Verbindung von Kohlenstoff mit 4 Atomen Chlor.
Man kann eine chemische Verbindung auch so darstellen, daß die einzelnen Atome durch Striche miteinander verbunden werden. Dabei entspricht jeder Strich einer Valenz. Die auf diese Weise dargestellten Formeln nennt man auch Strukturformeln, weil sie in etwa die Struktur eines Moleküls wiedergeben.

Beispiele:

$$NaCl: Na{-}Cl, \quad CaCl_2: Cl{-}Ca{-}Cl \quad \text{und} \quad CCl_4: \begin{array}{c} Cl \\ | \\ Cl{-}C{-}Cl \\ | \\ Cl \end{array}$$

Vor allem bei komplizierten Molekülen in der Kohlenstoffchemie ist es notwendig, eine solche strukturelle Darstellung zu wählen, weil sonst die Art des Stoffes nicht zu erkennen ist.

Beispiel:
Butan (Butangas). Die Summenformel ist

$$C_4H_{10}: \begin{array}{c} \;\;H\;\;H\;\;H\;\;H \\ \;\;|\;\;\;|\;\;\;|\;\;\;| \\ H{-}C{-}C{-}C{-}C{-}H \\ \;\;|\;\;\;|\;\;\;|\;\;\;| \\ \;\;H\;\;H\;\;H\;\;H \end{array}$$

Kohlensäuregas (Kohlendioxyd):

$$CO_2: O{=}C{=}O$$

Wertigkeit, Valenz

Aus Atomen, die nur ein Elektron verlieren oder gewinnen, entstehen positive oder negative Ionen. Man nennt diese Ionen einwertig, sie haben eine Valenz von 1. Man spricht auch von einwertigen oder zweiwertigen Elementen, weil die Elemente Ausgangspunkt für das Entstehen von ein- oder zweiwertigen Ionen sind. So sind z. B. Natrium, Kalium, Chlor und Brom einwertige Elemente. Calcium und Sauerstoff sind zweiwertig.
Auch für die kovalenten Bindungen gilt diese Valenz. Beim Kohlenstoff fehlen in der äußeren Schale 4 Elektronen. Deswegen nennt man Kohlenstoff auch ein vierwertiges Element. Ein zweiwertiges Element kann sich nur mit 2 einwertigen Elementen ($CaCl_2$) oder mit einem zweiwertigen Element (CaO) verbinden. Der vierwertige Kohlenstoff kann sich mit vier einwertigen Elementen (CH_4 = Methan) oder mit 2 zweiwertigen (CO_2 = Kohlendioxyd) verbinden.

Übersicht der wichtigsten Elemente mit ihren Valenzen:

Einwertig:	Wasserstoff, Natrium, Kalium	(positive Ionen)
	Fluor, Chlor, Brom, Jod	(negative Ionen)
Zweiwertig:	Magnesium, Calcium	(positive Ionen)
	Sauerstoff, Schwefel	(negative Ionen)
Dreiwertig:	Bor, Aluminium	(positive Ionen)
	Stickstoff, Phosphor	(negative Ionen)
Vierwertig:	Kohlenstoff, Silizium	(meist in kovalenten Bindungen)

Wenn Ionen gebildet werden, wird die Valenz durch die Anzahl der hochgestellten + oder − Zeichen wiedergegeben:
Na^+, K^+, Cl^-, Br^-, Ca^{++}, Mg^{++} usw. oder Ca^{2+}, Mg^{2+} usw.

Atomgewicht, Grammatom, Gramm-Molekül, Grammäquivalent

Das Gewicht eines einzelnen Atoms ist für uns eine unvorstellbar kleine Zahl. Wichtiger ist aber das Verhältnis der Atomgewichte. Wollen wir z. B. zwischen Element A und B eine Verbindung herstellen, und ist das Element A zweimal so schwer wie B, dann müssen wir zweimal so viel Gramm von A als von B nehmen, um in beiden Mengen dieselbe Anzahl Atome zu haben.
Beispiel: Das Atomgewicht von Chlor ist 35mal so groß wie das von Wasserstoff. Um Chlorwasserstoff (Salzsäure) herzustellen, benötigt man also 35mal so viel Gramm Chlor als Wasserstoff: also 35 g Chlor + 1 g Wasserstoff = 36 g Salzsäure.
Die hier genannten Zahlen, also Atomgewicht in Gramm, nennt man ein Grammatom. Ein Grammatom Wasserstoff ist also 1 Gramm, 1 Grammatom Chlor ist 35 g.
Sobald sich ein Molekül gebildet hat, sprechen wir analog von einem Gramm-Molekül, d. h. Molekulargewicht in Gramm. Die Summe aller Grammatome des Moleküls entspricht dem Gramm-Molekül. 1 Gramm-Molekül Salzsäure ist also 36 g. 1 Gramm-Molekül Kochsalz ($NaCl$) entspricht also 23 g + 35 g = 58 g, da das Atomgewicht von Natrium 23 und das von Chlor 35 ist. Bei der Verbindung zweier einwertiger Elemente benötigt man also von beiden Elementen je 1 Grammatom, um die Verbindung herzustellen. Sollen dagegen 1 zweiwertiges und 1 einwertiges Element miteinander verbunden werden, dann benötigen wir von dem einen Element 1 Grammatom und vom zweiten Element 2 Grammatome. In diesem Ver-

hältnis sind dann die Mengen „gleichwertig"; man bezeichnet dieses Verhältnis der Mengen dann als „äquivalent", weil die Anzahl der Valenzen (Wertigkeiten) in jeder Menge gleich ist.
Beispiel:
Wir wollen zwischen Calcium und Chlor eine Verbindung herstellen. Calcium ist zweiwertig und Chlor einwertig, also für jedes Calcium-Atom müssen 2 Chlor-Atome bereitgestellt werden. Die entstandene Verbindung ist $CaCl_2$.

1 Grammatom Calcium	= 40 g	40 g
2 Grammatome Chlor	= 2 × 35 g	70 g
1 Gramm-Molekül Calciumchlorid		110 g.

In diesem Fall ist also 40 g Calcium äquivalent mit 70 g Chlor oder 20 g Calcium mit 35 g Chlor. ½ Grammatom Calcium ist also äquivalent mit 1 Grammatom Chlor. Für einwertige Elemente ist 1 Grammatom = 1 Grammäquivalent. Für zweiwertige Elemente ist ½ Grammatom = 1 Grammäquivalent. Daraus ergibt sich, daß 1 Grammäquivalent sich aus Atomgewicht : Valenz (Wertigkeit) errechnet.

Molare Lösungen, äquivalente Lösungen

Die meisten Reaktionen zwischen verschiedenen Stoffen finden in wäßriger Lösung statt. Auch im Körper befinden sich alle Stoffe mehr oder weniger in der Körperflüssigkeit innerhalb oder außerhalb der Zellen in Lösung.
Bei den in Lösung ablaufenden chemischen Reaktionen ist die Menge der gelösten Moleküle, die der Stärke der Lösung entspricht, entscheidend. Von großer Bedeutung ist dabei die Spaltung in Ionen (Ionenspaltung in wäßriger Lösung = Dissoziation). Wenn z. B. Kochsalz in Wasser gelöst wird, spaltet es sich in einzelne positive Natrium-Ionen und negative Cl^--Ionen. Für die Reaktion zwischen verschiedenen Stoffen ist deshalb die Konzentration dieser Ionen wichtig. So finden wir im Blutplasma zahlreiche Ionen in Lösung: Natrium$^+$-Ionen, Kalium$^+$-Ionen, Calcium$^+$-Ionen, Magnesium^{++}-Ionen, Cl^--Ionen, HCO_3^--Ionen (Bikarbonat), PO_4^{3-}-Ionen (Phosphat) sowie Eiweiße, die sich elektrochemisch wie Ionen verhalten können.
Das Blutplasma besteht also nicht nur aus Kochsalz, Natriumbikarbonat und Calciumchlorid. Die freien Ionen spielen eine unabhängige Rolle. Um eine bestimmte Lösung mit einem quantitativ definierten Ionengehalt herzustellen, können wir keine Ionen isoliert hinzufügen, da die dazu notwendigen Stoffe nur in der Salzform existieren. Wollen wir also Calcium-Ionen hinzufügen, dann müssen wir dafür ein Calcium-Salz, z. B. Calcium-Chlorid ($CaCl_2$) in Lösung bringen. Geben wir diese Lösung hinzu, dann ist es unvermeidlich, daß wir außer den Ca^{++}-Ionen auch Cl^--Ionen mit in die Lösung geben.
Bezüglich der Ionen-Reaktionen ist es notwendig, die Anzahl der Ionen pro Liter zu kennen. Eine bestimmte Grammzahl einer Substanz pro Liter sagt uns nichts. Wir müssen dabei jedoch von dem ungespaltenen Molekül, das als Salz vorliegt, ausgehen. Für die Lösungen – was die Anzahl der Moleküle (also auch der Ionen) betrifft – ist hier wieder der Begriff des Gramm-Moleküls von Bedeutung. Zwei Lösungen sind vergleichbar, wenn in jeder Lösung dieselbe Anzahl von Gramm-Molekülen pro Liter aufgelöst sind: sie sind dann äquimolar. Löst man in 1 Liter Wasser 1 Gramm-Molekül NaCl (58 g) und in einem anderen Liter Wasser 110 g Calciumchlorid, dann sind beide Lösungen äquimolar.
Die Lösung von 1 Gramm-Molekül eines Stoffes in 1 Liter Wasser wird daher eine „molare" Lösung genannt.
58 g Kochsalz ist eine Konzentration von 1 Mol/l (Mol = Abkürzung von Gramm-Molekül).
58 mg Kochsalz/Liter entspricht einer Lösung von 1 mMol/l (1/1000 Mol/l).

Zwei äquimolare Lösungen müssen nicht äquivalent sein. Wir sehen das in dem obigen Beispiel: in der Kochsalzlösung spaltet sich das NaCl in einwertige Na^+- und Cl^--Ionen, das Calciumchlorid jedoch in ein zweiwertiges Ca^{++}-Ion und 2 einwertige Cl^--Ionen. In der Calciumchlorid-Lösung ist die Anzahl der Valenzen also zweimal so groß: die beiden Lösungen waren also äquimolar aber nicht äquivalent.

Zur Herstellung äquivalenter Lösungen müssen die Valenzen der aufzulösenden Teilchen berücksichtigt werden. In dem obengenannten Beispiel ist also die Kochsalzlösung äquivalent mit der Calciumchlorid-Lösung, wenn in 1 Liter Wasser zweimal soviel Gramm-Moleküle Kochsalz im Vergleich zum Calciumchlorid aufgelöst wurden.

Bei Reaktionen zwischen Molekülen und Ionen werden Verbindungen zerstört bzw. neue Verbindungen aufgebaut. Dies erfolgt aufgrund der verschiedenen Valenzen der Teilchen. Deswegen wird die Konzentration der aufgelösten Stoffe auch besser in „Äquivalent pro Liter“ anstatt in „Gramm-Moleküle pro Liter“ ausgedrückt. Die Konzentration der in den Körperflüssigkeiten befindlichen Stoffe ist relativ gering. Deswegen wird diese in „mÄq/l“ (1/1000) oder mval (mval/l) angegeben.

Beispiele:

1. 58 g NaCl pro Liter bedeutet 1 Gramm-Molekül pro Liter. NaCl spaltet sich in wäßriger Lösung in Natrium$^+$-Ionen und Cl^--Ionen. In der Lösung sind also 1 Grammatom Natrium und 1 Grammatom Chlor enthalten. Da es sich hierbei um Ionen handelt, können wir auch von 1 Gramm-Ion Na^+ und 1 Gramm-Ion Cl^- sprechen. Es handelt sich hier um einwertige Ionen, also befinden sich in der Lösung 1 Äquivalent Na^+-Ionen und 1 Äquivalent Cl^--Ionen. Die Konzentration der Na^+-Ionen ist: 1000 mÄq/l (mval/l). Die Konzentration für Cl^--Ionen ist: 1000 mÄq/l (mval/l). 1 g NaCl pro Liter enthält also $1/58 \times 1000$ mÄq/l oder: 17 mÄq/l.

   Die physiologische 0,9%ige Kochsalzlösung enthält 9 g NaCl/l. In dieser Lösung sind also $9 \times 17 = 153$ mÄq Na^+-Ionen und
   153 mÄq Cl^--Ionen enthalten.

   Bemerke, daß beide Zahlen gleich sind und nichts mit dem Atomgewicht zu tun haben. Sie geben nur die Anzahl der verfügbaren Valenzen an. Gewichtsmäßig entsprechen die 153 mÄq Na^+ 153/1000 von 23 g, die 153 mÄq Chlor dagegen 153/1000 von 35 g.

2. 110 g Calciumchlorid pro Liter bedeutet 1 Gramm-Molekül Calciumchlorid pro Liter. Die Konzentration ist also 1 Gramm-Molekül/Liter. Das Salz spaltet sich aber in:
   1 Calcium^{++}-Ion: 2 Valenzen und in
   2 Cl^--Ionen: 2 Valenzen.

   1 Gramm-Molekül pro Liter bedeutet hier 2 Äquivalenzen pro Liter = 2000 mÄq/l Calcium$^+$-Ionen und 2000 mÄq/l Cl^--Ionen. Wollen wir auch eine Lösung von Calciumchlorid herstellen, die 1000 mÄq/l enthält, so müssen wir vom Calciumchlorid im Vergleich zum Natriumchlorid die Hälfte in Lösung bringen: also 55 g statt 110 g.

3. Die Konzentration von Na^+ im Blutplasma beträgt 140 mÄq/l. Eine Lösung, die gleichviel mÄq Natrium enthält, müßte also 140/1000 Grammatom Natrium (= 140/1000 Gramm-Molekül Natriumchlorid) enthalten. Dafür wären $140/1000 \times 58$ g oder 140×58 mg = 8,1 g NaCl/l notwendig. Wir sehen also, daß physiologische Kochsalzlösung (9 g NaCl/l) mehr Natrium enthält als das Blutplasma.

4. Der Kalium-Gehalt im Blutplasma beträgt 4 mÄq/l. Kalium ist einwertig, also entspricht diese Konzentration 4/1000 von 39 g. Wollen wir eine solche Kalium-Konzentration in einer Lösung herstellen und dafür Kaliumchlorid (KCl) in Lösung bringen, dann benötigen wir pro Liter 4/1000 von 1 Gramm-Molekül KCl (74 g) oder 4×74 mg KCl = ca. 300 mg KCl. Da die gebräuchliche Lösung von KCl 1000 mg in 10 ml enthält, ergäbe die Zugabe dieses KCl-Konzentrates eine etwa dreimal so starke Kalium-Konzentration pro Liter (etwa 13,5 mÄq statt 4 mÄq/l).

5. Das Blutplasma enthält unter physiologischen Bedingungen 24 mÄq/l HCO_3^--Ionen (Bikarbonat). Will man eine vergleichbare Lösung zubereiten, so müssen wir Natriumbikarbonat ($NaHCO_3$) auflösen. Auch hier handelt es sich um einwertige Ionen.
Für 1 Äquivalent benötigen wir 1 Gramm-Molekül $NaHCO_3$. Letzteres ergibt sich aus $23 + 1 + 12 + (3 \times 16) = 84$ g Natriumbikarbonat. Für 1 mÄq benötigen wir also 84 mg $NaHCO_3$. Für 24 mÄq werden folglich 24×84 mg $= 2000$ mg $= 2$ g benötigt. 2 g $NaHCO_3$ pro Liter ergeben also 24 mÄq/l HCO_3^--Ionen und 24 mÄq/l Na^+-Ionen. Die gewöhnliche 5%ige Lösung (50 g/l) hat also eine 25mal so starke Konzentration und enthält 600 mÄq/l.

Säuren

Säuren schmecken auf der Zunge sauer. Sie haben alle gemeinsam, daß sie in Lösung dissoziieren und H^+-Ionen abspalten. Eine starke Säure dissoziiert fast vollständig, eine schwache Säure weniger stark. Eine Säure ist also ein Protonen-Spender, und die H-Ionen können gegen ein positiv geladenes Metall-Ion ausgetauscht werden. Im Ergebnis entsteht ein Salz.
Die einfachsten Säuren entstehen dadurch, daß sich ein Halogen (es fehlt ein Elektron!) oder einige aktive Elemente, bei denen 2 Elektronen fehlen (Sauerstoff und Schwefel), mit Wasserstoff verbinden:

Fluor (F)	bildet mit Wasserstoff (H):	Fluorwasserstoff (HF): spaltet sich in H^+ und F^-
Chlor (Cl)	bildet mit Wasserstoff (H):	Chlorwasserstoff (HCl = Salzsäure): spaltet sich in H^+ und Cl^-
Schwefel (S)	bildet mit Wasserstoff (H):	Schwefelwasserstoff (H_2S): spaltet sich in $2H^+$ und S^{--}
Sauerstoff (O)	bildet mit Wasserstoff (H):	Wasser (H_2O): spaltet sich in H^+ und OH^-

Säuren, die nicht durch eine Verbindung mit Wasserstoff entstehen, werden aus einem Oxyd (Sauerstoffbindung) gebildet, wenn dieses in Wasser gelöst wird. Die meisten Säuren entstehen aus dieser Sauerstoffverbindung, daher rührt der Name Sauerstoff. Wird Schwefel z. B. mit Sauerstoff verbrannt, dann entsteht zuerst Schwefeldioxyd (Schwefel ist hier vierwertig):

$S + O_2$ bildet SO_2 (O=S=O).

SO_2 ist eine gasförmige Verbindung und bildet mit Wasser schweflige Säure:

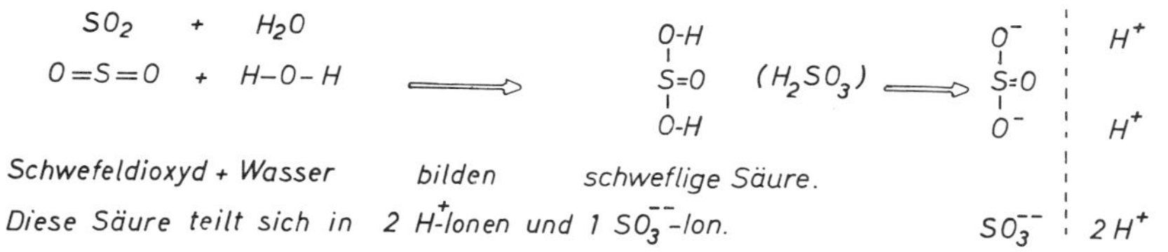

Diese spaltet sich in 2 H^+ und SO_3^{--}.
Schwefel kann sich auch wie ein sechswertiges Element verhalten und verbindet sich dann mit einem zusätzlichen Atom Sauerstoff, wodurch Schwefeltrioxyd entsteht:

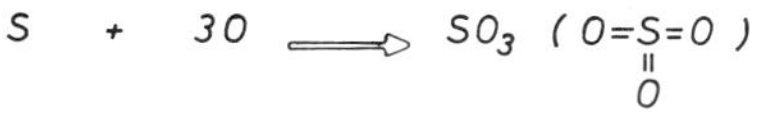

Löst sich dieses Gas in Wasser, dann entsteht Schwefelsäure.

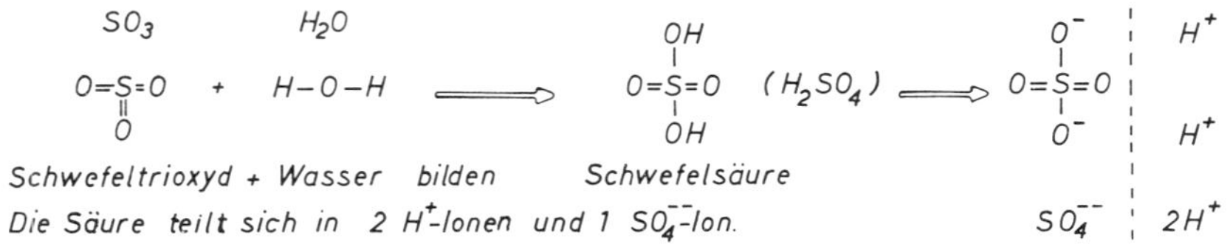

Werden die H-Ionen einer Säure durch positiv geladene Metall-Ionen (z. B. Na^+, K^+ oder Ca^{++}) ersetzt, dann entstehen Salze. Die Bezeichnung der Salze beginnt mit dem Namen des Metalles; die Nachsilbe wird vom Namen der Säure abgeleitet:
von einer Säure ohne Sauerstoff: Nachsilbe „id"
von einer Säure mit maximalem Sauerstoffanteil: Nachsilbe „at"
von einer Säure mit geringem Sauerstoffanteil: Nachsilbe „it".
In Tabelle 2 ist immer das Kation Natrium als Beispiel verwendet worden:

Tabelle 2

Säure	Salz
Fluorwasserstoff (HF)	Natriumfluorid (NaF)
Chlorwasserstoff (HCl)	Natriumchlorid (NaCl)
Schwefelwasserstoff (H_2S)	Natriumsulfid (Na_2S)
Schweflige Säure (H_2SO_3)	Natriumsulfit (Na_2SO_3)
Schwefelsäure (H_2SO_4)	Natriumsulfat (Na_2SO_4)
Salpetersäure (HNO_3)	Natriumnitrat ($NaNO_3$)
Phosphorsäure (H_3PO_4)	Natriumphosphat (Na_3PO_4)

Säuren, die durch Verbindung mit Sauerstoff entstanden sind, weisen folgende typische Gruppen auf:

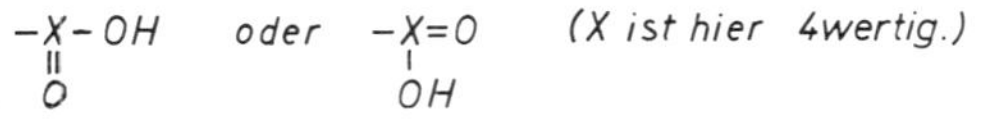

Von dieser Gruppe kann das Wasserstoffatom als H^+-Ion abgespalten werden, wodurch ein negativ geladener Säurerest zurückbleibt:

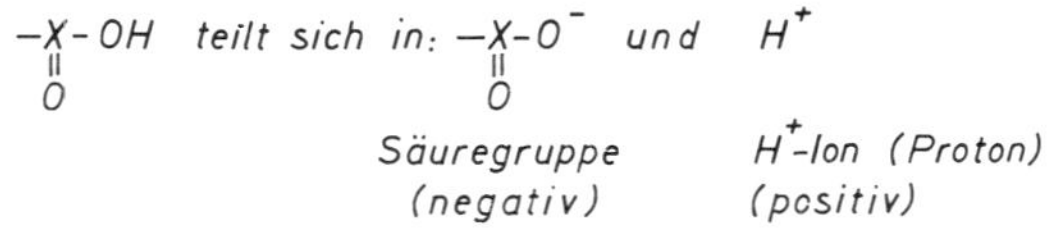

Beispiele:

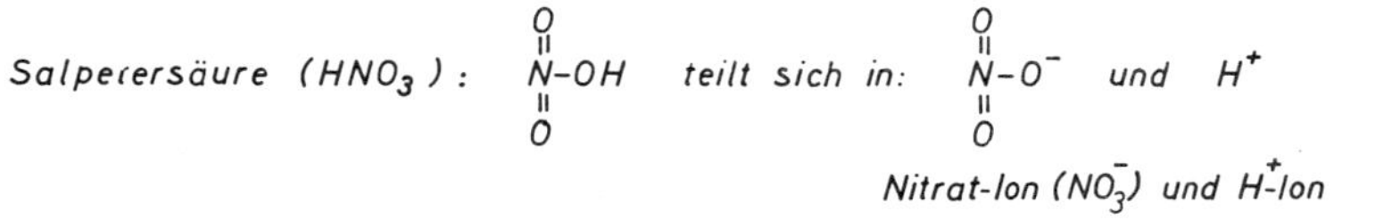

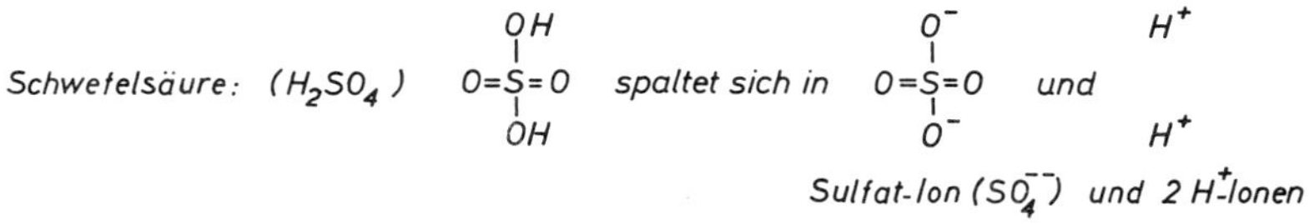

Auf dieselbe Weise dissoziieren die mit dem Säurerest gebildeten und im Wasser gelösten Salze in die negativ geladene Säuregruppe und ein positives Kation.
Beispiel: Kochsalz (NaCl) dissoziiert in Na^+ und Cl^-
Natriumnitrat ($NaNO_3$) dissoziiert in Na^+ und NO_3^-.
Die am häufigsten vorkommenden „anorganischen" (ohne Kohlenstoff!) Säuren sind in Tabelle 3 aufgeführt.

Tabelle 3

Gebildet durch Halogene		gespalten in	Salz
HF: Fluorwasserstoff		H^+ und F^-	Fluorid
HCl: Chlorwasserstoff (Salzsäure)		H^+ und Cl^-	Chlorid
HBr: Bromwasserstoff		H^+ und Br^-	Bromid
HJ: Jodwasserstoff		H^+ und J^-	Jodid
Gebildet mit Sauerstoff aus Oxyden:			
HNO_3: Salpetersäure		H^+ und NO_3^-	Nitrat
H_2SO_3: Schweflige Säure		$2H^+$ und SO_3^{--}	Sulfit
H_2SO_4: Schwefelsäure		$2H^+$ und SO_4^{--}	Sulfat
H_3PO_4: Phosphorsäure		$3H^+$ und PO_4^{---}	Phosphat
	oder	$2H^+$ und HPO_4^{--}	Hydrophosphat

Basen

Auch die Basen (Laugen) entstehen durch eine Verbindung von Sauerstoff mit Metallen. Es entsteht ein Metalloxyd, das sich mit Wasser verbinden kann. Diese Verbindung wird eine Base genannt.
Die Verbindung von Calcium mit Sauerstoff ist Calciumoxyd: Ca=O. Wird dieses in Wasser gelöst, dann entsteht Calciumhydroxyd (Hydro heißt Verbindung mit Wasser oder mit der OH-Gruppe von H_2O).

Calciumoxyd: + Wasser bilden Calciumhydroxyd:

$$Ca{=}O \quad + \quad H{-}O{-}H \longrightarrow HO{-}Ca{-}OH \quad (Ca(OH)_2)$$

Die Base $Ca(OH)_2$ teilt sich in ein Ca^{++}-Ion und $2OH^-$-Ionen (Hydroxyl-Ionen).

Calcium ist zweiwertig und trägt nun zwei einwertige OH^--Gruppen. Weitere Beispiele sind das Natriumhydroxyd (NaOH, Natronlauge) und das Kaliumhydroxyd (KOH, Kalilauge). Im Gegensatz zu den Säuren spaltet sich hier nicht das H-Atom, sondern die ganze OH-Gruppe (negative Ladung!) ab.
Eine Base dissoziiert also in eine OH^--Gruppe und ein positives Metall-Ion: $NaOH \rightarrow Na^+$ und OH^-. Die OH^--Gruppe nennt man das Hydroxyl-Ion. Das typische Merkmal einer Base ist, daß OH^--Ionen gebildet werden. Ein Hydroxyl-Ion (OH^--Ion) verbindet sich weiter mit einem freien H^+-Ion zu Wasser.

$$OH^- + H^+ = H_2O \; (H{-}O{-}H)$$

Hydroxyl-Ionen sind typische Protonenakzeptoren.
Die bekanntesten Basen sind:

Kalilauge	KOH dissoziiert in:	1 K^+-Ion und 1 OH^--Ion
Natronlauge:	NaOH dissoziiert in:	1 Na^+-Ion und 1 OH^--Ion
Calciumhydroxyd:	$Ca(OH)_2$ dissoziiert in:	1 Ca^{++}-Ion und 2 OH^--Ionen

Wasser. Wasser (H_2O) kann in ein H^+-Ion (typisch für eine Säure) und ein OH^--Ion (typisch für eine Base) dissoziieren. Wasser kann sich also sowohl wie eine Säure als auch wie eine Base verhalten. Das freie H^+-Ion wird jedoch von einem anderen Wassermolekül aufgenommen, wodurch ein positiv geladenes „Hydronium“-Ion entsteht: H_3O^+. Im Wasser sind gleiche Mengen OH^--Ionen und H_3O^+-Ionen vorhanden. Darum verhält sich das Wasser chemisch „neutral“. Bezüglich des Säuregrades spricht man in der Praxis immer von H^+-Ionen-Konzentrationen, obwohl die H^+-Ionen (Protonen) nicht frei vorkommen.

Salze

Aus dem bisherigen Text ist uns das Kochsalz (NaCl) schon bekannt. Es ist eine Verbindung zwischen einem Metall (Na) und einem Säurerest (Cl). Es bildet sich leicht, wenn wir Natrium dem Chlorgas aussetzen. Diese Bildung gilt für die typischen Halogene (Salzbildner) Fluor, Brom, Chlor und Jod.
NaCl entsteht jedoch auch, wenn wir Natronlauge (NaOH) der Salzsäure (HCl) zufügen. Dann entsteht neben NaCl außerdem Wasser (H_2O):

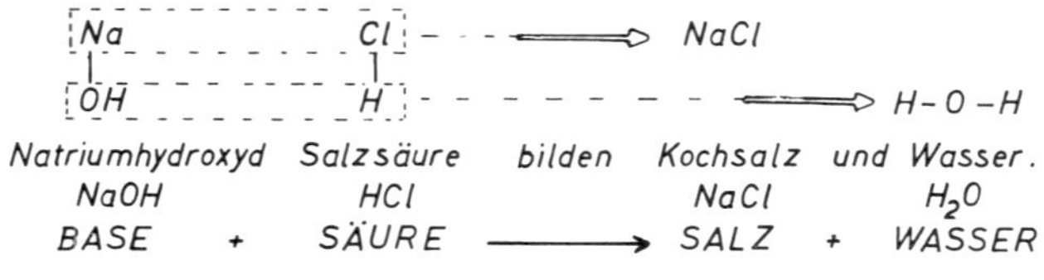

Auf die gleiche Art entstehen Kaliumsulfat und Wasser aus Kaliumhydroxyd und Schwefelsäure:

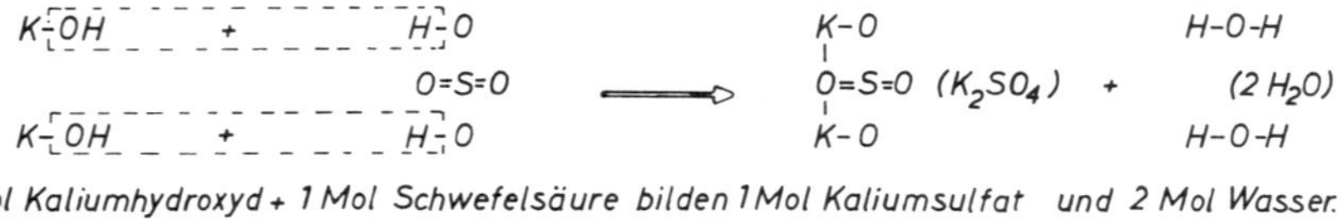

2 Mol Kaliumhydroxyd + 1 Mol Schwefelsäure bilden 1 Mol Kaliumsulfat und 2 Mol Wasser.

Da das Kalium-Ion einwertig und das SO_4^{--}-Ion zweiwertig ist, benötigen wir hier 2 Moleküle KOH und 1 Molekül H_2SO_4. Im allgemeinen entsteht also durch das Hinzufügen von einer Base zu einer Säure ein Salz und Wasser, wobei das H^+-Ion der Säure sich mit dem OH^--Ion der Base zu Wasser und der Säurerest der Säure mit dem Metall-Ion der Base zum Salz verbindet.

Neutralisieren einer sauren oder einer basischen Lösung

Der Säuregrad einer Lösung wird durch die Menge freier H^+-Ionen bestimmt. Je mehr freie H^+-Ionen vorhanden sind, desto saurer ist die Flüssigkeit. Wollen wir den Säuregrad einer Flüssigkeit vermindern, so müssen H^+-Ionen entfernt oder gebunden werden. Dies kann durch Zufügen von OH^--Ionen erreicht werden, die sich mit den H^+-Ionen zu Wasser (neutral) verbinden. Da wir OH^--Ionen nicht isoliert zur Verfügung haben, müßten wir zur Neutralisation eine Base geben. Eine Säure kann also durch Hinzufügen einer Base und eine Base durch Zugabe mit einer Säure neutralisiert werden. Dabei kommt es in beiden Fällen auf die OH^-- und H^+-Gruppe und nicht auf das Metall und den Säurerest an. Die Neutralisierung geht schneller vor sich, wenn wir eine stark dissoziierte Säure verwenden, also mit viel freien H^+-Ionen arbeiten. HCl neutralisiert eine Base viel schneller als z. B.Essigsäure, die weniger stark dissoziiert ist und weniger freie H^+-Ionen liefert.

Dissoziation

In wäßriger Lösung zerfällt eine starke Säure in einen Säurerest und H^+-Ionen, eine starke Base in einen Metallrest und OH^--Ionen. Auch ein Salz spaltet sich in wäßriger Lösung in einzelne Ionen, also einen Säurerest als negatives Ion und ein Metall als positives Ion. Diese Spaltung in wäßriger Lösung in elektrisch geladene Teilchen nennt man Dissoziation.
Eine starke Säure (Salzsäure) dissoziiert praktisch vollständig, und es werden viel freie H^+-Ionen gebildet. Eine starke Base (Kalilauge) dissoziiert ebenfalls vollständig, und es werden viel freie OH^--Ionen gebildet. Das Chlor-Ion als Säurerest hat nur eine geringe Tendenz sich in wäßriger Lösung mit den im Wasser vorhandenen H^+-Ionen zu einem Molekül Salzsäure (HCl) zu verbinden, da es sofort wieder in Cl^-- und H^+-Ionen dissoziieren würde. Ebensowenig geht das Kalium-Ion eine Verbindung mit den im Wasser vorhandenen OH^--Ionen ein.
Wird also ein Salz wie KCl, das aus einer starken Base und einer starken Säure entstanden ist, gelöst, so finden wir in der wäßrigen Lösung freie K^+-Ionen, freie Cl^--Ionen und auch die H^+-Ionen und OH^--Ionen des Wassers, ohne daß eine feste Verbindung zwischen ihnen auftritt.

Schwache Säuren und Basen

Die Definition „schwach" in diesem Zusammenhang heißt, daß in Folge geringgradiger Dissoziation nur wenige freie H^+-Ionen bzw. OH^--Ionen abgespalten werden. Ein Teil der Säure oder Base liegt auch in ungespaltenem Molekülzustand in der Lösung vor. Kohlensäuregas (Kohlendioxyd, CO_2) bildet zusammen mit Wasser Kohlensäure: H_2CO_3. Kohlensäure wird auch im Körper gebildet. H_2CO_3 ist eine schwache Säure und dissoziiert nur teilweise in ein H^+-Ion und 1 HCO_3^--Ion. Ein bestimmter Anteil bleibt also als ungespaltene H_2CO_3 bestehen. Zwischen dem Ausgangsprodukt – in diesem Fall H_2CO_3 – und den dissoziierten Anteilen – in diesem Fall H^+- und HCO_3^--Ionen – besteht unter konstanten äußeren Bedingungen ein Gleichgewicht:

$H_2CO_3 \rightleftarrows H^+ + HCO_3^-$

Die Pfeile deuten an, daß die Reaktion sowohl in die eine als auch in die andere Richtung verläuft. Dabei bleibt das Verhältnis zwischen links und rechts jedoch unverändert. Erhöhen wir z. B. auf der rechten Seite die H^+-Ionen-Konzentration, dann wird die rechte Seite der Gleichung überwiegen und das Gleichgewicht nach links verschieben. Das bedeutet, daß mehr H_2CO_3-Moleküle gebildet werden, indem HCO_3^--Ionen nach links wandern. Wenn wir also eine Lösung, in der sich eine Säure und deren Salz gleichzeitig befinden, durch Zugabe von H^+-Ionen ansäuern, dann werden die hinzugefügten H^+-Ionen aufgefangen und in ungespaltene H_2CO_3 überführt. Dies geschieht so lange, wie der Vorrat an HCO_3^--Ionen reicht. Wenn die HCO_3^--Ionen aufgebraucht sind, steigt die Anzahl der H^+-Ionen und die Lösung wird erst jetzt saurer. Die Eigenschaft der schwachen Kohlensäure, durch Auffangen von H^+-Ionen die Veränderung des Säuregrades zu vermindern, wird Pufferung genannt.
Diese Pufferwirkung tritt auch auf, wenn das Salz einer schwachen Säure (z. B. $NaHCO_3$, Natriumbikarbonat) gelöst wird. $NaHCO_3$ zerfällt in Na^+-Ionen und HCO_3^--Ionen. Das Natrium-Ion hat jedoch eine geringe Tendenz, sich mit OH^- zu Wasser zu verbinden, da NaOH eine starke Base ist. Im Gegensatz dazu hat das HCO_3^--Ion als Anion einer schwachen Säure eine große Tendenz, sich mit freien H^+-Ionen zu undissoziierter H_2CO_3 zu verbinden. Bei der Lösung von Natriumbikarbonat in Wasser passiert im einzelnen folgendes:

$NaHCO_3$ teilt sich in:	Na^+-Ionen	und	HCO_3^--Ionen.
H_2O enthält:	OH^--Ionen	und	H^+-Ionen.
	Na^+ und OH^- bleiben frei.		H^+ und HCO_3^- vereinigen sich teilweise zu H_2CO_3.

Die Folge ist, daß eine Anzahl H^+-Ionen des Wassers durch Bildung von H_2CO_3 abgefangen werden und ein Überschuß von OH^- entsteht. Daher reagiert eine Natriumbikarbonat-Lösung alkalisch. Durch die Pufferwirkung von H_2CO_3 werden im Körper Störungen des Säuregrades aufgefangen.
Diese Pufferwirkung wird dadurch verstärkt, daß ein Teil der HCO_3^--Ionen als gasförmige Kohlensäure vorliegt, die durch die Lunge abgeatmet werden kann. Ziehen wir CO_2 von HCO_3^- ab, so bleibt OH^- übrig (Protonen-Akzeptor). Durch die Eliminierung der Kohlensäure aus der Lunge entstehen also OH^--Ionen, die sich mit dem Überschuß an H^+-Ionen zu neutralem Wasser verbinden und somit die Übersäuerung des Blutes verhindern.

Säuregrad, pH

Der Säuregrad einer Flüssigkeit ist durch die Anzahl der freien H^+-Ionen bestimmt. Wir haben gesehen, daß auch Wasser (H_2O) in ein H^+-Ion und ein OH^--Ion dissoziiert. Wasser ist gleichzeitig eine schwache Säure und eine schwache Base. Auch hier spielt der Dissoziationsgrad (eine stoffspezifische Konstante) eine wichtige Rolle. Er gibt z. B. an, wieviel Wasser in Ionen gespalten ist.
Man hat Berechnungen angestellt, wieviel Äquivalent H^+-Ionen in 1 Liter reinem Wasser vorhanden sein müssen. Diese Zahl ergibt 1/10 000 000 Äquivalent. Da das Atomgewicht von Wasserstoff 1 ist, stimmt dies überein mit 1/10 000 000 g. 10 000 000 kann man auch schreiben als 10^7: in einem Liter reinem Wasser befinden sich also

$$\frac{1}{10\,000\,000} \text{ oder } \frac{1}{10^7} \text{ oder } 10^7 \text{ Äquivalent } H^+\text{-Ionen.}$$

Der Exponent der Zahl 10, also hier die Zahl 7, wurde als Maßeinheit für den Säuregrad – pH genannt – angenommen. Er entspricht dem negativen Logarithmus der Wasserstoff$^+$-Ionen-Konzentration: $-\log(H^+) = -7$, pH $= +7$.
Eine stärkere Säure enthält mehr H^+-Ionen, z. B.
der pH ist in diesem Fall 6.

$$= \frac{1}{10^6} \text{ oder } 10^{-6},$$

Eine stärkere Säure-Lösung hat also einen niedrigeren pH und eine schwächere Säure-Lösung einen höheren pH. Für eine neutrale Lösung gilt ein pH von 7. Das arterielle Blut des Menschen hat normalerweise einen pH von rund 7,4. Es ist also eine schwach basische Lösung.

Kohlenstoffverbindungen – organische Chemie

Die Chemie ist in die anorganische und organische Chemie unterteilt. Die anorganische Chemie umfaßt das Stoffgebiet der Metalle, Metallsalze und Säuren sowie der Minerale, kurzum diejenigen Stoffe, die keinen organischen Ursprung haben, also nicht aus Pflanzen, pflanzlichem oder tierischem Material entstanden sind.
Die organische Chemie befaßt sich mit den Stoffen, die durch Lebewesen aufgebaut werden. Die Unterteilung ist willkürlich, da beide Zweige der Chemie zahlreiche Berührungspunkte miteinander haben.
Da die organischen Stoffe fast immer Kohlenstoff enthalten, wird die organische Chemie auch Kohlenstoff-Chemie genannt. Alle Stoffe, aus denen Heilmittel und auch Narkosemittel gewonnen werden, bzw. auch die Gewebe des Körpers, gehören in den Bereich der Kohlenstoff-Chemie. Sie sind von den Kohlenwasserstoffen, den Verbindungen zwischen Kohlenstoff und Wasserstoff, abgeleitet. Die einfachste Verbindung ist das gasförmige Methan. In Methan ist der vierwertige Kohlenstoff mit 4 Wasserstoffatomen über eine kovalente Bindung verbunden. Die Formel für Methan lautet: CH_4.
Kohlenstoffatome können lange Ketten mit und ohne Verzweigungen geschlossene Ringe und komplizierte räumliche Moleküle bilden. Der Aufbau dieser komplizierten Verbindungen ist nur verständlich, wenn man einen Grundplan der Atomanordnung zugrunde legt. Diese Grundanordnung einer Verbindung nennt man eine Strukturformel. Im Gegensatz dazu gibt die gewöhnliche Schreibweise einer Verbindung nur die Art der Atome und die Häufigkeit ihres Vorkommens an. In der Strukturformel wird die gegenseitige Bindung zwischen den Atomen durch Striche dargestellt: ein Strich entspricht also einer Valenz.
Der vierwertige Kohlenstoff wird dargestellt durch:

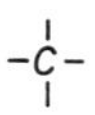

Analog ist die Strukturformel für Methan (CH_4):

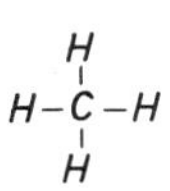

Dem Methan folgt das gasförmige Äthan mit 2 Kohlenstoffatomen (C_2H_6) oder

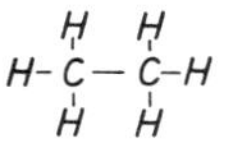

Wir sehen, daß jedes Kohlenstoffatom sich mit 3 Wasserstoffatomen verbindet; die vierte Valenz verbindet sich mit einer Valenz des anderen Kohlenstoffatoms. Die Reihe kann so fast beliebig ausgedehnt werden:

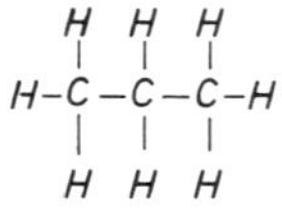

C_3H_8
Propan

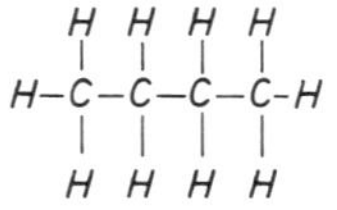

C_4H_{10}
Butan

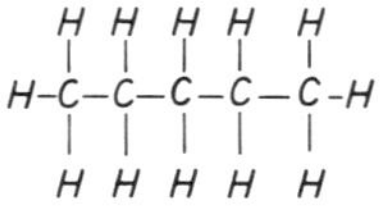

C_5H_{12}
Pentan

Die weiteren Verbindungen werden durch die Nachsilbe „an" oder „ane" benannt, die an die lateinische Kohlenstoffzahl angehängt ist: Hexan, Heptan, Octan, Nonan, usw. Mit steigender Kohlenstoffzahl werden die Verbindungen immer schwerer und sind schließlich nicht mehr gasförmig, sondern werden bei Raumtemperatur flüssig. So ist Benzin eine Mischung dieser schweren Kohlenwasserstoffe mit langen Ketten. Es gibt auch Verbindungen, in der zwei Kohlenstoffatome nicht durch eine, sondern durch zwei Valenzen miteinander verbunden sind. So entsteht eine Doppelbindung. Auch eine Dreifachbindung kommt vor. Es gibt in diesen Verbindungen also weniger Valenzen für Wasserstoff. Diese Stoffe sind weniger mit Wasserstoff gesättigt, und man nennt sie deshalb auch ungesättigte Verbindungen. Eine mehrfache Bindung wird allgemein durch einen doppelten oder dreifachen Strich angegeben:

Äthylen (Äthen)
C_2H_4

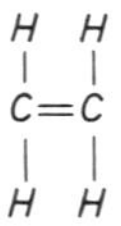

Propylen (Propen)
C_3H_6

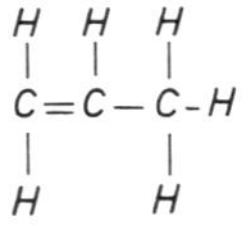

Acetylen (Äthin)
C_2H_2

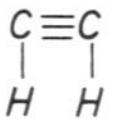

Allylen (Propin)
C_3H_4

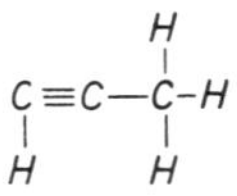

Im allgemeinen gibt also die Nachsilbe „an" die normale Verbindung, die Nachsilbe „en" eine Doppelbindung und die Nachsilbe „in" eine Dreifachbindung wider. Bei den einfachen Stoffen mit 2, 3 und 4 Kohlenstoffatomen hat man jedoch den historisch entstandenen Namen beibehalten. Außer den geradlinigen Ketten gibt es auch verzweigte Ketten. So kennen wir zwei Sorten Butan, beide mit derselben Anzahl von Kohlenstoff- und Wasserstoffatomen (für beide gilt die Formel C_4H_{10}). Butan in verzweigter Form wird auch Isobutan genannt.
Sobald drei oder mehr Kohlenstoffatome vorliegen, ist die Bildung eines Kohlenstoffringes möglich, um den herum dann die übriggebliebenen Valenzen mit Wasserstoffatomen besetzt werden. Derartige Verbindungen nennt man zyklische Verbindungen. Cyclopropan ist dafür das einfachste Beispiel. Auch in den zyklischen Verbindungen können Doppel- oder Dreifachbindungen zwischen Kohlenstoffatomen bestehen, die man durch die schon erwähnten Nachsilben „en" oder „in" andeutet.

Das Radikal

Ein Kohlenwasserstoff kann sich statt mit einem Wasserstoffatom auch mit einem anderen Element verbinden. Wenn eines der Wasserstoffatome entfernt wird, so entsteht eine Gruppe, die mit einem anderen Stoff eine Verbindung eingehen kann. Diesen Molekülrest nennt man auch ein Radikal (Radix = Wurzel).

Basismolekül: Methan, CH_4 : 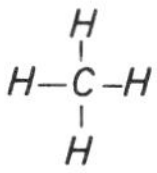 *Radikal: Methyl, CH_3– :* 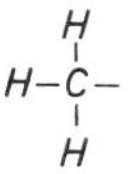

Der freibleibende Strich deutet die Valenz an, an die sich ein anderer Stoff binden kann. Das Radikal wird mit der Nachsilbe „yl“ bezeichnet: das Radikal von Methan heißt Methyl, das von Äthan Äthyl usw. Wird z. B. eines der Wasserstoffatome von Methan durch ein Chloratom ersetzt, dann hat das Radikal Methyl sich mit Chlor verbunden und es ist Methylchlorid oder Chlormethyl (CH_3Cl) entstanden.
Gleiches gilt für Äthan, woraus Chloräthyl entsteht:

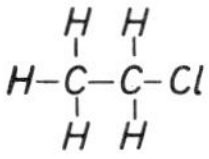

In ähnlicher Weise werden auch gegenseitige Verbindungen von Kohlenwasserstoffen benannt. Verbindet sich eine Methylgruppe mit Propan, dann heißt diese neue Verbindung Methylpropan und ihr Radikal Methylpropyl.

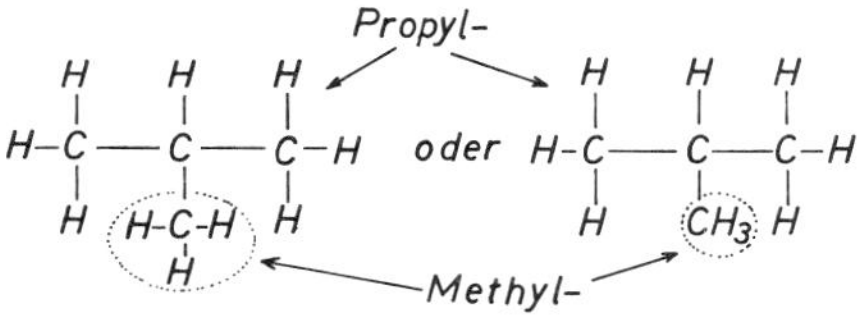

Zählt man in dieser Verbindung die Anzahl C- und H-Atome zusammen, so ergibt sich die Summenformel C_4H_{10}, die der des Butans entspricht.
Methylpropan ist also mit Butan bzw. Isobutan identisch. Die Anzahl der auf diese Weise möglichen Kombinationen ist praktisch unbegrenzt. Die Entwicklung neuer Stoffe, Plastikmaterialien und synthetischer Heilmittel in einer großen Varianz ist der spezielle Bereich der organischen Chemie (Abb. 10).

SCHREIBART CHEMISCHER VERBINDUNGEN

VALENZ (Bindungsmöglichkeit) angedeutet durch einen Strich:

„Einwertig": Na–, K –, H –, Cl–, usw.. „Zweiwertig": Ca= oder: –Ca–; O= oder: –O– .

„Dreiwertig": Al≡ oder –Al= ; N≡ oder : –N< oder: –N–; „Vierwertig": =C= oder : C=, –C– .

Einfachste Schreibart: totale Zahl der Atome pro Element: C_3H_7Cl (Propylchlorid)

Deutlicher: Folge der Atome angedeutet: $CH_3CH_2CH_2Cl$ " " "

„Strukturformel": Räumliche Anordnung dargestellt: 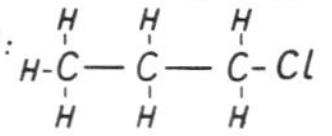 " " "

In der internationalen Schreibart ist „Ae" oder „Ä" allmählich durch „E" ersetzt worden: „Äthan" → „Ethan".

ALIPHATISCHE KOHLENWASSERSTOFFE

Verzweigte Ketten werden mit der Präposition „iso" angedeutet:

„Gesättigte Kohlenwasserstoffe" Ausgangsstoff:	Radikal:	„Ungesättigte Kohlenwasserstoffe" Ausgangsstoff:	Radikal:
METHAN: CH_4	Methyl: $CH_3–$		
ÄTHAN: C_2H_6 $CH_3–CH_3$	Äthyl–: $C_2H_5–$ $CH_3–CH_2–$	ÄTHEN: C_2H_4 $CH_2=CH_2$ (Äthylen) ÄTHIN $C_2H_2–$ $CH≡CH$ (Acetylen)	Äthenyl–: $C_2H_3–$ $CH_2=CH–$ (Vinyl–) Äthinyl–: $C_2H–$ $CH≡C–$
PROPAN: C_3H_8 $CH_3–CH_2–CH_3$	Propyl–: $C_3H_7–$ $CH_3–CH_2–CH_2–$ $CH_3–CH–CH_3$: Isopropyl–	PROPEN: C_3H_6 $CH_2=CH–CH_3$ (Propylen) PROPIN C_3H_4 $CH≡C–CH_3$ (Allylen)	Propenyl–: $C_3H_5–$ $CH_2=CH–CH_2–$ (Allyl–) Propinyl–: $C_3H_3–$ $CH≡C–CH_2–$
BUTAN: C_4H_{10} $CH_3–CH_2–CH_2–CH_3$ $CH_3–CH(CH_3)–CH_3$ (Isobutan)	Butyl–: $C_4H_9–$ $CH_3–CH_2–CH_2–CH_2–$ $CH_3–CH(CH_3)–CH_2–$ (Isobutyl–)	1-BUTEN: C_4H_8 $CH_2=CH–CH_2–CH_3$ 2-BUTEN: C_4H_8 $CH_3–CH=CH–CH_3$ 1-BUTIN: C_4H_6 $CH≡C–CH_2–CH_3$	1-Butenyl–: $C_4H_7–$ $CH=CH–CH_2–CH_2–$ 2-Butenyl: $C_4H_7–$ $CH_3–CH=CH–CH_2–$ 1-Butinyl–: $C_4H_5–$ $CH≡C–CH_2–CH_2–$
PENTAN: C_5H_{12} $CH_3–CH_2–CH_2–CH_2–CH_3$ $CH_3–CH(CH_3)–CH_2–CH_3$ (1-Isopentan)	Pentyl–: $C_5H_{11}–$ $CH_3–CH_2–CH_2–CH_2–CH_2–$ $CH_3–CH(CH_3)–CH_2–CH_2–$ (1-Isopentyl–)	1-PENTEN: C_5H_{10} $CH_2=CH–CH_2–CH_2–CH_3$ 2-PENTEN: C_5H_{10} $CH_3–CH=CH–CH_2–CH_3$ 1-Iso-2-PENTEN: C_5H_{10} $CH_3–{}^1C(CH_3)={}^2CH–{}^3CH_3$ 1 PENTIN C_5H_8 $CH≡C–CH_2–CH_2–CH_3$	1-Pentenyl–: $C_5H_9–$ $CH_2=CH–CH_2–CH_2–CH_2–$ 2-Pentenyl–: $C_5H_9–$ $CH_3–CH=CH–CH_2–CH_2–$ 1-Iso-2-Pentenyl–: $C_5H_9–$ $CH_3–{}^1C(CH_3)={}^2CH–{}^3CH_2–$ 1 Pentinyl–: $C_5H_8–$ $CH≡C–CH_2–CH_2–CH_2–$
HEXAN: C_6H_{14} $CH_3–CH_2–CH_2–CH_2–CH_2–CH_3$	Hexyl–: C_6H_{13} $CH_3–CH_2–CH_2–CH_2–CH_2–CH_2$	2-HEXEN: C_6H_{12} $CH_3–CH=CH–CH_2–CH_2–CH_3$	2-Hexenyl–: $C_6H_{11}–$ $CH_3–CH=CH–CH_2–CH_2–CH_2–$

UND SO WEITER

Abb. 10. Schreibart chemischer Verbindungen

Zyklische Verbindungen

Die Kohlenstoffatome können sich, wie wir gesehen haben, sowohl in Reihen als auch in Ringform anordnen. Die einfachste zyklische Verbindung ist das Cyclopropan:

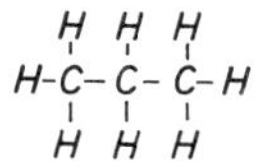

Propan C_3H_8

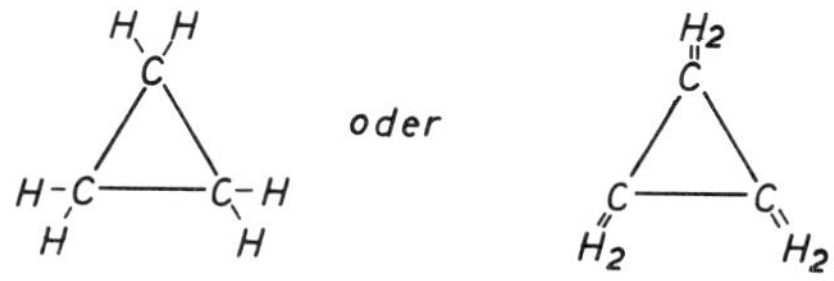

Cyclopropan C_3H_6

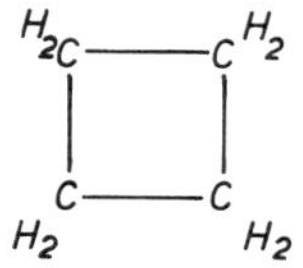

Cyclobutan C_4H_8

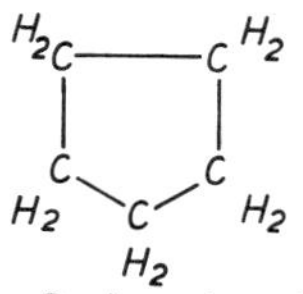

Cyclopentan C_5H_{10}

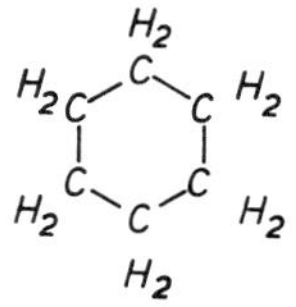

Cyclohexan C_6H_{12}

Radikale Cyclobutyl- Cyclopentyl- Cyclohexyl-

Auch in den zyklischen Verbindungen kann eine Doppelbindung vorkommen. Die entsprechende Nachsilbe ist dann wieder „en".

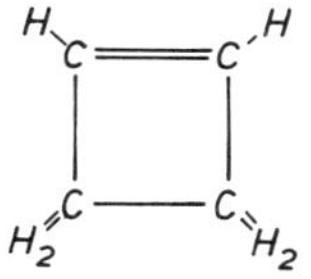

Cyclobuten C_4H_6
Cyclobutenyl-

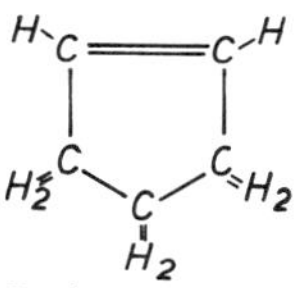

Cyclopenten C_5H_8
Cyclopentenyl-

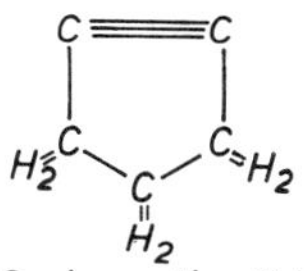

Cyclopentin C_5H_6
Cyclopentinyl-

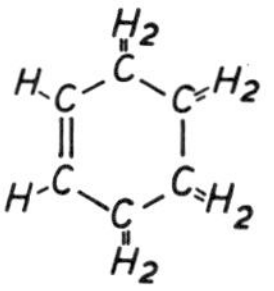

Cyclohexen C_6H_{10}
Cyclohexenyl-

Stoffe mit Mehrfachbindungen (ungesättigte Kohlenwasserstoffe) sind weniger stabil und werden deswegen leichter durch die Leber um- und abgebaut. Diese chemische Eigenschaft machen wir uns zunutze, wenn wir nach Medikamenten suchen, die eine kurze Wirkungsdauer haben sollen. Werden in das Molekül Radikale mit einer Doppelbindung eingefügt, dann ist die Wirkungsdauer kürzer. Vor allem das Cyclohexenyl wird dafür als Radikal verwendet.

Organische Säuren

In der anorganischen Chemie erkennt man Säuren, die nicht durch Halogene gebildet werden, an der Anwesenheit von Sauerstoff und zwar an typischer Stelle im Molekül:

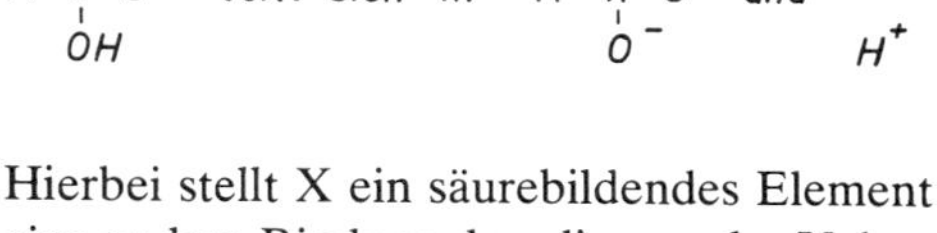

Hierbei stellt X ein säurebildendes Element wie Schwefel, Stickstoff oder Phosphor und R eine andere Bindung dar, die von der Valenz von X abhängig ist.
Wesentlich für eine Säure ist also wiederum die Gruppe:

$HO-X(=O)-$

Das Wasserstoffatom der OH^--Gruppe spaltet sich ab und hinterläßt sein Elektron: es entsteht ein H^+-Ion (Proton) während die zurückgebliebene Säuregruppe eine negative Ladung hat.
In der Kohlenstoff-Chemie finden wir Verbindungen, in denen das Kohlenstoffatom die Stelle von X einnimmt:

Die Gruppe: $-C(OH)=O$ *teilt sich also in* $-C(O^-)=O$ *und* H^+

Die Gruppe

$-C(OH)=O$ *oder:* $-C(=O)-OH$

wird Carboxylgruppe genannt und ist kennzeichnend für die organischen Säuren.

Abgeleitet vom einfachsten Kohlenwasserstoffmolekül, dem Methan, ist die einfachste Säure die Ameisensäure oder einfach Carbonsäure genannt:

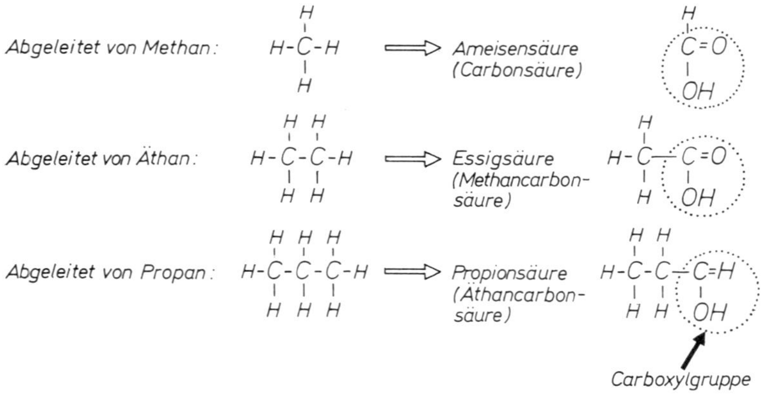

Eine Säure die nur eine einzige Carboxylgruppe besitzt, bildet nach Abspalten des H^+-Ions einen 1wertigen negativ geladenen Säurerest: es ist eine 1wertige Carbonsäure.
Es gibt aber Carbonsäuren mit 2 oder 3 Carboxylgruppen, welche dann 2- oder 3wertige Säuren genannt werden.

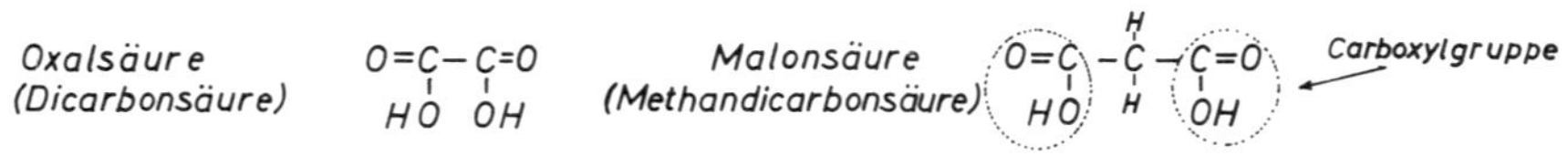

Die Fettsäuren, die ein Bestandteil der Körperfette sind, tragen ebenfalls am Ende von sehr langen Ketten (mehr als 20 Kohlenstoffatome) Carboxylgruppen. Kommt in diesen Ketten eine Doppelbindung vor, so spricht man von ungesättigten Fettsäuren.
Organische Säuren können mit anorganischen Basen Salze bilden. Dabei entsteht Wasser und das Metall-Ion nimmt die Stelle des Wasserstoffatomes der Säuregruppe ein:

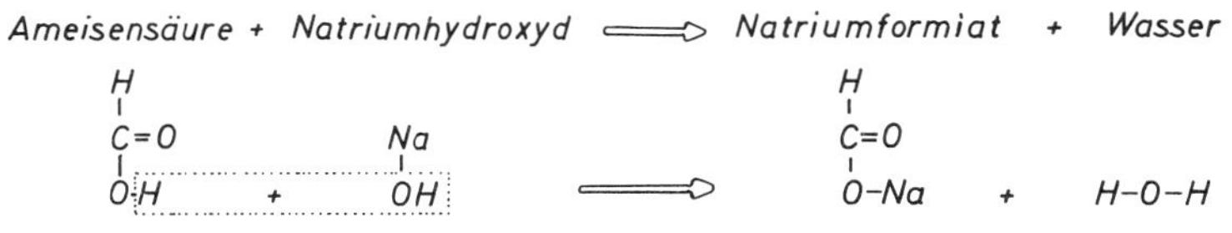

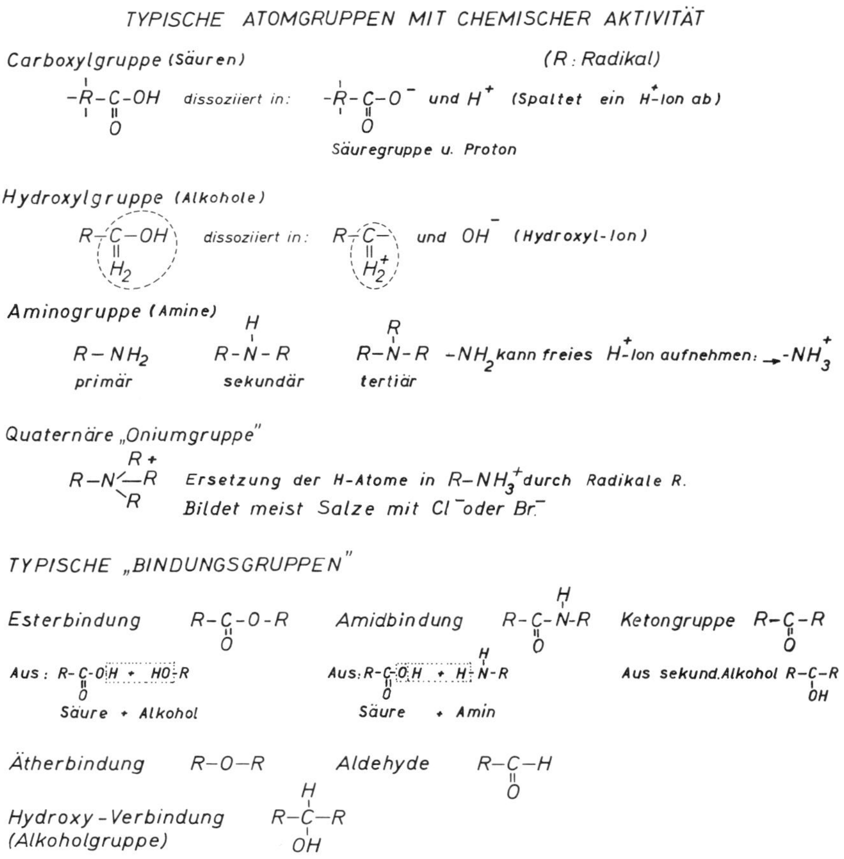
TYPISCHE ATOMGRUPPEN MIT CHEMISCHER AKTIVITÄT
Carboxylgruppe (Säuren)
(R: Radikal)
–R–C–OH dissoziiert in: –R–C–O⁻ und H⁺ (Spaltet ein H⁺-Ion ab)
Säuregruppe u. Proton
Hydroxylgruppe (Alkohole)
R–C–OH dissoziiert in: R–C– und OH⁻ (Hydroxyl-Ion)
Aminogruppe (Amine)
R–NH2 primär
R–N–R sekundär
R–N–R tertiär
–NH2 kann freies H⁺-Ion aufnehmen: → –NH3⁺
Quaternäre „Oniumgruppe"
Ersetzung der H-Atome in R–NH3⁺ durch Radikale R.
Bildet meist Salze mit Cl⁻ oder Br⁻
TYPISCHE „BINDUNGSGRUPPEN"
Esterbindung R–C–O–R
Aus: R–C–OH + HO–R
Säure + Alkohol
Amidbindung R–C–N–R
Aus: R–C–OH + H–N–R
Säure + Amin
Ketongruppe R–C–R
Aus sekund. Alkohol R–C–R OH
Ätherbindung R–O–R
Aldehyde R–C–H
Hydroxy-Verbindung (Alkoholgruppe) R–C–R OH

Alkohole (organische „Basen")

Die in der organischen Chemie bekannten Basen werden Alkohole (Alkanole) genannt. An die Stelle des Metalls, das durch Verbindung mit der Hydroxylgruppe (OH^-) eine Base bildet, tritt in der organischen Chemie ein Radikal der Kohlenwasserstoffe. Der einfachste Alkohol leitet sich vom Methan her. Die Methylgruppe verbindet sich mit der Hydroxylgruppe zu Methanol:

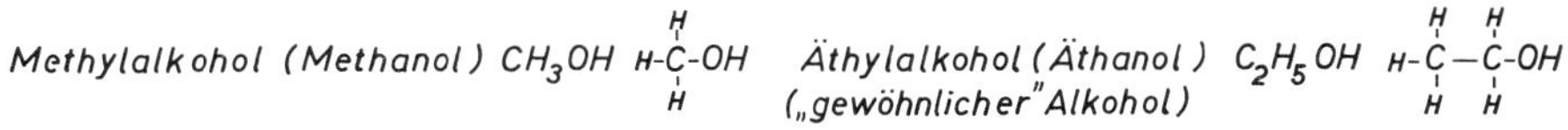

Entsprechend gibt es Alkohole mit zwei oder mehr OH^--Gruppen. Diese nennt man zwei- oder dreiwertige Alkohole.

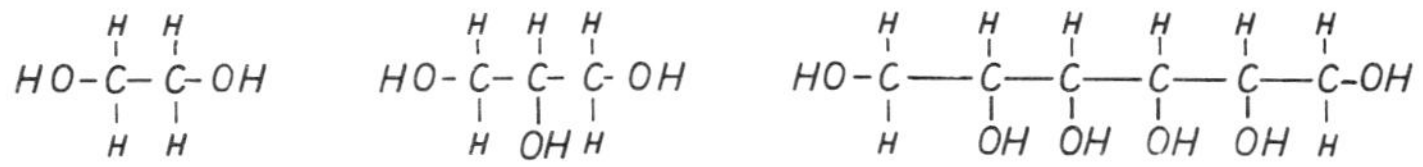

Glykol: 2wertig Glycerin: 3wertig Mannitin: 6wertig

Schließlich gibt es noch Verbindungen, die aus einer Säuregruppe und einer alkoholischen Hydroxylgruppe bestehen. Da in diesen Verbindungen der Säurecharakter überwiegt, nennt man sie auch Hydroxysäuren. Beispiele sind:

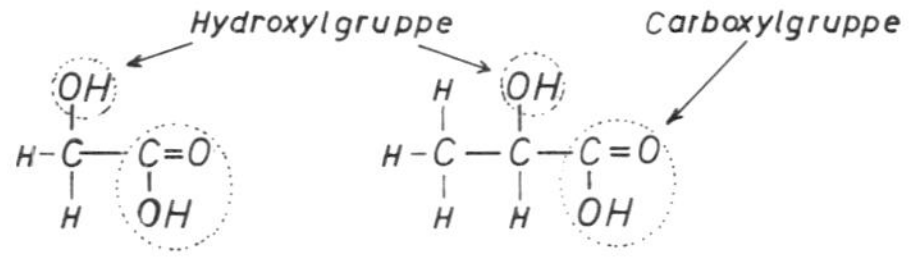

Glykolsäure Milchsäure

Die im Kohlenhydratstoffwechsel sehr wichtige Zitronensäure ist ein etwas komplizierteres Beispiel. Sie kann als Hydroxy-Tricarbonsäure geschrieben werden:

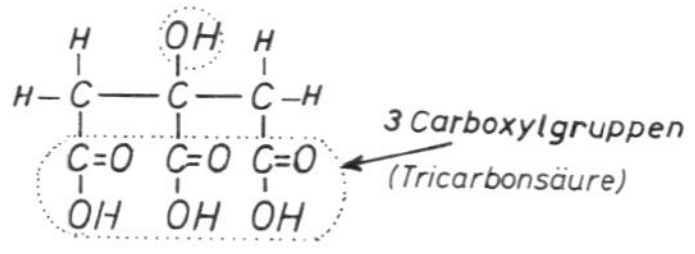

Citronensäure

Eigentlich ist die Zitronensäure vom Propan hergeleitet, das am mittleren C-Atom eine Hydroxylgruppe außerdem an jedem C-Atomen eine Carboxylgruppe aufweist. Entsprechend wäre der abgeleitete Name: Hydroxypropan-tri-Carbonsäure. Dieses Beispiel zeigt, daß die kompliziert erscheinende Strukturformel für die Erkennung der Zusammensetzung einer organischen Verbindung unentbehrlich ist.

Ester

Verbinden sich eine Base und eine Säure, so entsteht ein Salz und Wasser. Auch organische Säuren können mit anorganischen Basen Salze bilden. Entsprechend kann auch eine Verbindung zwischen einer organischen Säure und einer organischen Base (Alkohol) entstehen. Diese Verbindung ist dann kein Salz, sondern wird Ester genannt. Als Beispiel ist hier die Verbindung von Ameisensäure mit Äthylalkohol wiedergegeben:

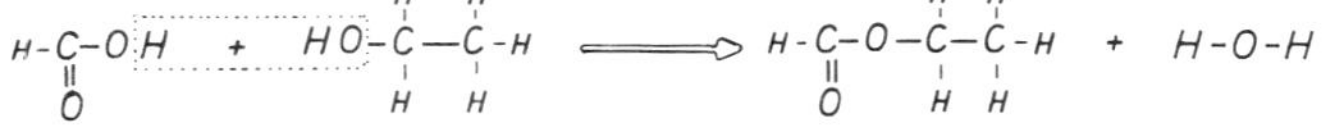

Ameisensäure + Äthylalkohol ⟹ Äthylformiat + Wasser

Auf die gleiche Weise kann sich Methylalkohol mit Essigsäure zu Methylacetat verbinden:

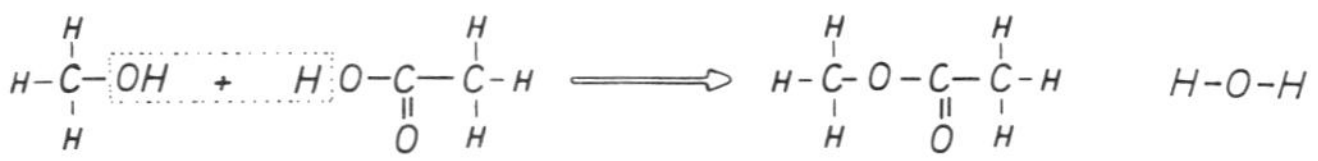

Methanol + Essigsäure ⟹ Methylacetat + Wasser

Die einfachsten Ester sind Flüssigkeiten mit einem fruchtartigen Geruch. Sie werden besonders in der Lösungsmittelchemie verwendet (z. B. Nagellack). Auch im Körper kommen zahlreiche Ester vor.

Äther

Im Äther sind zwei Radikale durch ein Sauerstoffatom miteinander verbunden. Wir können uns Äther als Wasser (H-O-H) vorstellen, in dem die beiden H-Atome durch ein Alkylradikal (C_2H_5-, Äthylgruppe) ersetzt worden sind. Diäthyläther, gewöhnlicher Narkoseäther, hat die folgende Formel:

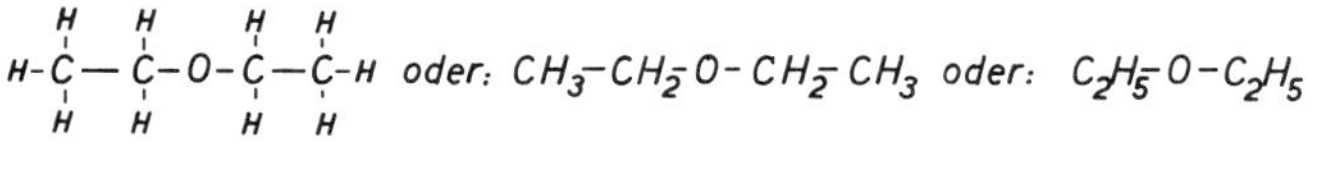

Bei Raumtemperatur ist Äther gasförmig. Analog gibt es auch einen Dimethyläther, der zu beiden Seiten des Sauerstoffatoms eine Methylgruppe enthält.

Aldehyde und Ketone

Aldehyde sind Verbindungen, die aus Alkohol durch Wasserstoffentzug entstehen. Der Name Aldehyde ist daher auch eine Abkürzung des Ausdruckes Alkohol dehydrogatus, also Alkohol, dem Wasserstoffatome entzogen worden sind. Im Fall des Formaldehydes enthält das C-Atom keine Hydroxylgruppe, sondern nur noch Sauerstoff in Doppelbindung.

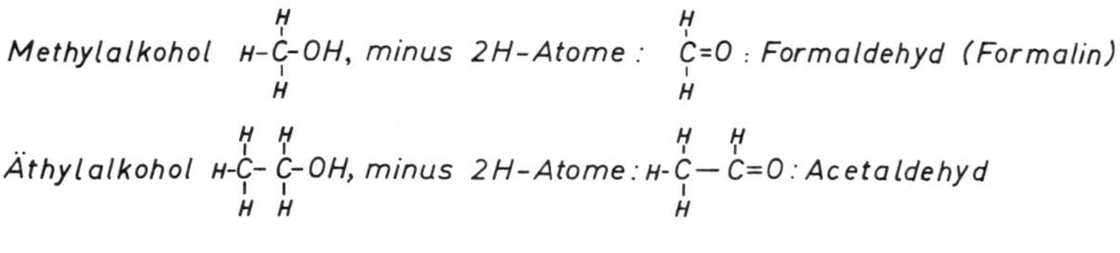

Der typische Grundkörper eines Aldehyds ist also: 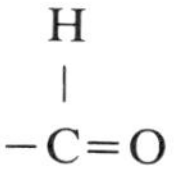

Ketone. Auf ähnliche Weise wird ein Keton gebildet, wenn die OH^--Gruppe des Alkohols nicht am Ende der Kette steht. In diesem Fall liegen sekundäre (OH-Gruppe am zweiten C-Atom) oder tertiäre (OH-Gruppe am dritten C-Atom) Alkohole als Ausgangsstoffe für die Ketonbildung vor:

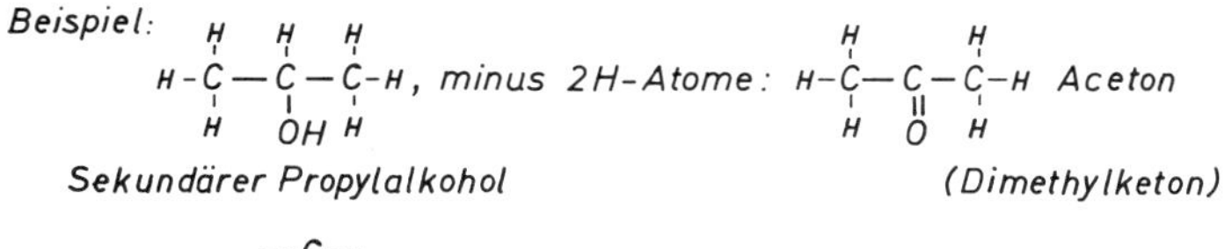

Die Gruppe 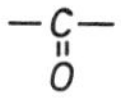 nennen wir eine Ketongruppe. Aceton ist also Dimethyl-Keton, eine Ketongruppe mit zwei Methylradikalen. Eine Aldehyd-Gruppe steht also immer am Ende der Verbindung: 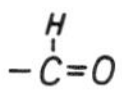

Die Grundstruktur eines Ketonkörpers ist dagegen: 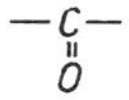

Stickstoffverbindungen: Amine

Stickstoff kommt als wichtiges Element in den organischen Verbindungen und praktisch bei allen im Körper wirksamen Substanzen sowie auch in vielen Heilmitteln neben Kohlenstoff, Wasserstoff und Sauerstoff vor.
Viele Stickstoffverbindungen entstehen aus einem Kohlenwasserstoff, der mit der einfachsten Stickstoff-Wasserstoff-Verbindung (Ammoniak) reagiert.
Ammoniak ist ein Gas mit der Formel NH_3 (3-wertiger Stickstoff):

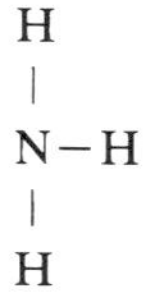

Werden ein oder mehr H-Atome des Ammoniaks durch ein Alkylradikal wie Methyl oder Äthyl ersetzt, so entsteht ein Amin.

$C_2H_5 - NH_2$, Äthylamin: *Beispiele*:

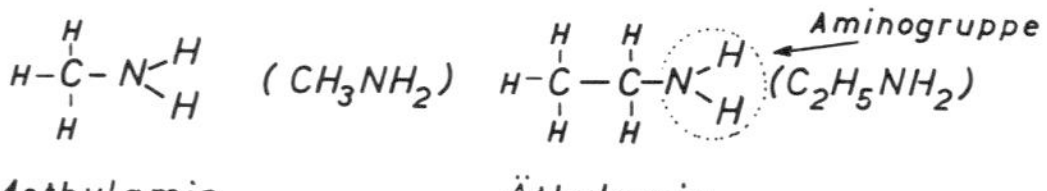

Methylamin *Äthylamin*

Je nachdem, ob ein, zwei oder drei H-Atome am Ammoniak durch ein Radikal ersetzt sind, spricht man von einem primären, sekundären oder tertiären Amin.

Ein tertiäres Amin ist z. B. Trimethylamin: 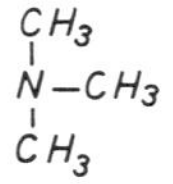

Aminosäuren

Die Aminosäuren sind der Hauptbestandteil der Eiweiße. Es sind Säuren, die außer der Carboxylgruppe

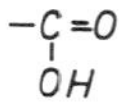

auch noch eine Aminogruppe (NH_2) an der Kohlenstoffkette enthalten.
Die einfachste Aminosäure ist Aminoessigsäure (Glycin):

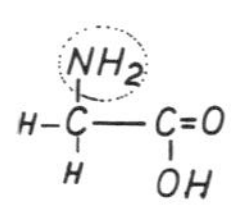

Aminoessigsäure

Eine andere Aminosäure ist das Alanin (Aminopropionsäure):

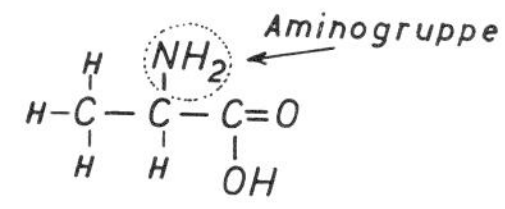

Aminopropionsäure

Valin und Leucin haben eine noch längere Kohlenstoffkette.
Es gibt auch Aminosäuren mit zwei Säuregruppen wie z. B. die Asparaginsäure und die Glutaminsäure. Schließlich existieren auch Aminosäuren mit zwei Aminogruppen wie Arginin und Lysin, die wichtige Elemente der Körpereiweiße sind. Aminosäuren können sich miteinander über eine sogenannte Peptidbindung verbinden. Dabei verbindet sich die Säuregruppe (—COOH) der einen Aminosäure mit der NH_2-Gruppe der anderen. Auf diese Weise können Eiweiße aus vielen verschiedenen Aminosäuren, die zu langen Ketten aneinandergereiht werden, gebildet werden (Abb. 12).

Amino-Alkohole

Wie bei einer Säure kann sich die Aminogruppe auch an das eine oder andere C-Atom eines Alkohols heften. Der einfachste Amino-Alkohol ist das Aminoäthanol:

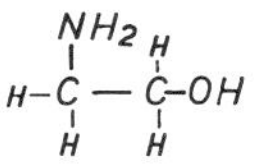

Aminoaethanol

Beim Aminoäthanol ist also ein H-Atom durch die NH_2-Gruppe ersetzt worden.

Quaternäre Ammonium-Basen

Die einfachste Stickstoff-Wasserstoff-Verbindung ist das Ammoniak-Gas (NH_3), das man sich als Ausgangspunkt für die Amine denken kann. Ammoniak verbindet sich leicht mit einem Proton (H^+-Ion), wodurch ein positiv geladenes Ion, das NH_4^+-Ion (Ammonium-Ion), entsteht. Dies geschieht auch, wenn sich Ammoniak-Gas in Wasser löst: das NH_3 verbindet sich mit den im Wasser vorhandenen H_+-Ionen, wodurch ein Überschuß an OH^--Ionen resultiert, und die Lösung stark basisch reagiert. Diese Lösung ist der Salmiakgeist, den man in der Drogerie kaufen kann. Sie kann wie alle Basen mit Säuren Salze bilden. Das bekannteste Salz ist das Ammoniumchlorid (Salmiak): NH_4Cl.
Am NH_4^+-Ion können die H-Atome wiederum durch Radikale ersetzt werden. Maximal können also 4 H-Atome ersetzt werden. Man spricht von einer quaternären Ammonium-Verbindung bzw., da die positive Ladung erhalten bleibt, auch von einer quaternären Ammonium-Base.
Ähnliche Verbindungen werden gekennzeichnet durch die Nachsilbe „onium", z. B. Methonium. Im Methonium sind die H-Atome durch Methyl-Radikale, im Äthonium durch Äthyl-Radikale ersetzt. Eine ähnliche Verbindung ist das Cholin, dessen Bildung wie folgt vor sich geht:

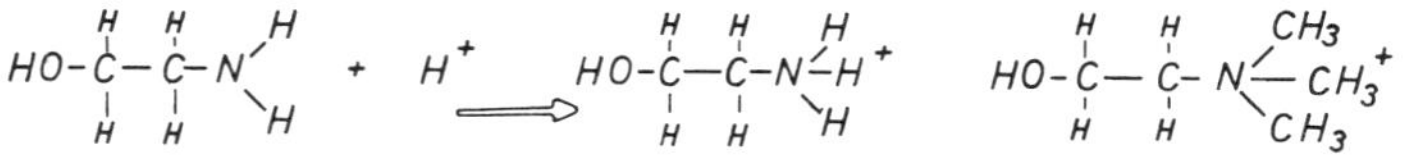

Äthanolamin + Proton *Äthanolammoniumion* *Trimethylaminoäthanol*
quartäres Amin *„Cholin"*

Aminoäthanol nimmt ein H^+-Ion auf, während die an den Stickstoff gebundenen H-Atome durch Methyl-Radikale ersetzt werden.
Cholin, ein Alkohol, kann sich mit Essigsäure zu einem Ester verbinden, und es entsteht das Acetylcholin. Acetylcholin behält seinen Charakter als quaternäre Verbindung. Es ist in der Biologie ein besonders wichtiger Stoff, da es die Reizübertragung von den Nerven zu den Muskeln und in den Synapsen bewirkt.

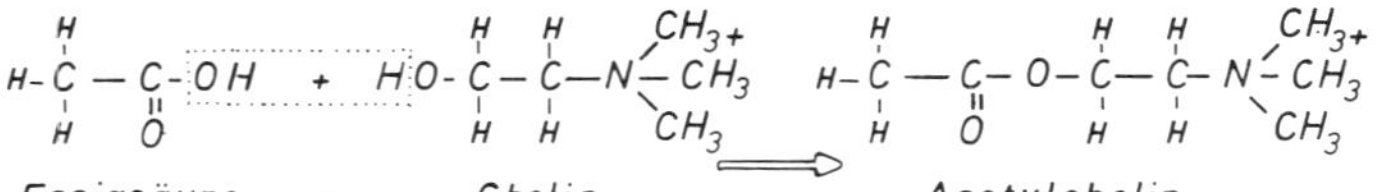

Essigsäure + Cholin *Acetylcholin*

Halogen-Verbindungen

Zu den Halogenen gehören die stark wirksamen Elemente Fluor, Chlor, Brom und Jod. Diese einwertigen Elemente können einen oder mehrere am Kohlenwasserstoff durch H-Atome besetzte Plätze einnehmen. So entstehen die Halogen-Kohlenwasserstoffe.
Methan (CH_4) kann sich z. B. mit Chlor zu folgender Reihe verbinden: Monochlormethan (CH_3Cl), Dichlormethan (CH_2Cl_2), Trichlormethan ($CHCl_3$, Chloroform) und schließlich Tetrachlorkohlenstoff (CCl_4).
Zu den Halogen-Kohlenwasserstoffen gehören auch eine Reihe der bekannten Narkosemittel.
Wird im Äthan ein Wasserstoffatom durch ein Chloratom ersetzt, so entsteht Äthylchlorid oder Chloräthyl:

C_2H_5Cl, *oder:* CH_3CH_2Cl, *oder:* 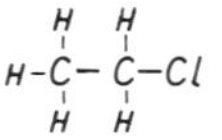 *Monochloräthan*

Wenn im Äthylen ($CH_2{=}CH_2$) um drei H-Atome durch Chlor ersetzt werden, entsteht Trichloräthylen oder Trilen:

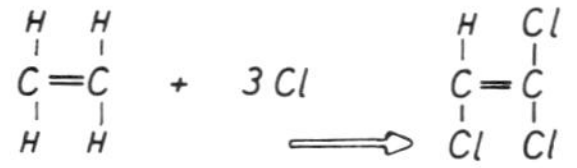

Äthylen + 3 Chlor ⇨ Trichloräthylen (Trichloräthen)
(Äthen) = „Trilen"

Wenn Äthylen sich mit Chlor verbindet, so entsteht Vinylchlorid (Radikal von Äthylen: Vinyl). Polivinylchlorid enthält ein vielfaches derartiger Molekülverbindungen (Polymerisat) und ist der Grundstoff für viele Plastikverbindungen.
Schließlich soll noch das Fluothan oder Halothan erwähnt werden. Halothan ist ein Äthan, in dem 3 verschiedene Halogene an die Stelle des Wasserstoffs getreten sind:

Trifluor-chlor-brom-äthan
Halothane

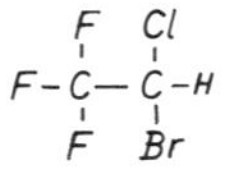

Aromatische Kohlenwasserstoff-Verbindungen

Bis jetzt haben wir Verbindungen besprochen, die als langverzweigte oder auch nicht verzweigte Ketten und manchmal auch als ringförmige Strukturen vorlagen. Gelegentlich lag eine Doppelbindung (ungesättigte Kohlenwasserstoffe) vor.
Diese Art von Kohlenwasserstoffen wurden auch aliphatische Kohlenwasserstoffe (al-eife = Öl) genannt, weil sie besonders in den Fetten vorkommen.
Demgegenüber gibt es eine große Gruppe von Verbindungen, bei der das Basiselement eine aus 6 C-Atomen bestehende Ringverbindung ist, die 3 Doppelbindungen in diesem Ring enthält. Der Unterschied zu dem uns schon bekannten Cyclohexan-Ring (C_6H_{12}) besteht darin, daß in diesem Ring keine Doppelbindung vorkommt:

Cyclohexan

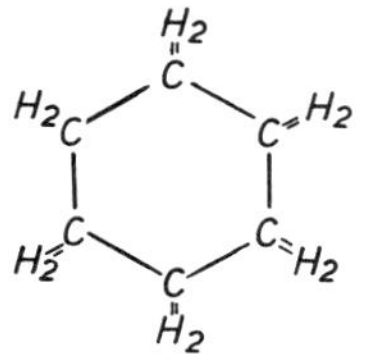

Verbindungen mit einem aromatischen 6er Ring hat man zuerst bei bestimmten Geruchsstoffen entdeckt. Die Grundformel lautet: C_6H_6.

In diesem Ring gibt es 3 Doppelbindungen, so daß alle 4 Valenzen jedes C-Atoms gesättigt sind, obwohl nur 6 H-Atome vorhanden sind:

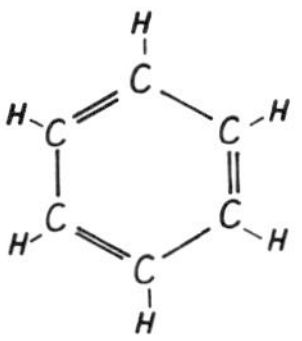

Benzol
(Benzen)

Diese Basisverbindung heißt Benzol (eigentlich müßte der Name Benzen sein). Jedes der 6 Wasserstoffatome kann durch eine andere Gruppe ersetzt werden. Um die Strukturformel nicht zu sehr zu komplizieren, läßt man meistens den Buchstaben C, der für die Kohlenstoffatome steht, weg und stellt den Benzolkern durch ein Sechseck dar. Entfernen wir am Benzolring ein H-Atom, dann entsteht wie bei den andern Kohlenwasserstoffen ein Radikal, das sich mit anderen Gruppe verbinden kann. Das Radikal von Benzen (Benzol) hat den Namen Phenyl: $C_6H_5^-$:

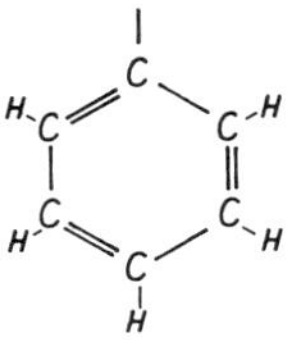

Phenyl
(Rad.)

Wird ein H-Atom durch eine saure Carboxylgruppe 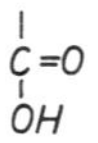 *Corboxylgruppe* ersetzt, so entsteht eine aromatische Säure. Die einfachste Säure ist die Benzoesäure:

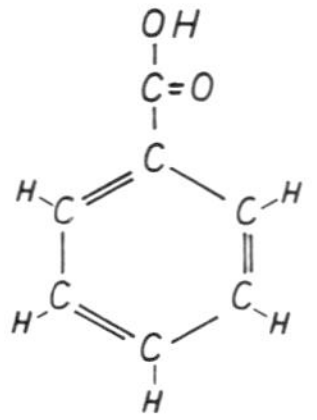

Phenylcarbonsäure
(Benzoesäure)

Ersetzen wir ein H-Atom am 6er Ring durch eine Hydroxylgruppe, so entsteht wiederum ein Alkohol. Der einfachste derartige Alkohol hat den Namen Phenol. Werden 2 H-Atome durch eine Hydroxylgruppe ersetzt, so heißt die Verbindung Catechol. Wichtige Catechol-Verbindungen sind z. B. Adrenalin und Noradrenalin.
Wird ein H-Atom durch eine Aminogruppe ($-NH_2$) ersetzt, so entsteht wiederum ein Amin, in diesem Fall also Phenyl-Amin (Anilin).

Ortho-, Meta- und Para-Verbindungen

Werden an einem C-Atom zwei nebeneinanderliegende H-Atome ersetzt, so spricht man von einer „Ortho"-Verbindung. Liegt die zweite ausgetauschte Gruppe dagegen ein C-Atom weiter, so liegt eine „Meta"-Verbindung und bei zwei gegenüberliegenden Gruppen eine „Para"-Verbindung vor. Es kann vorkommen, daß ein oder mehr C-Atome des 6er Ringes durch ein anderes Element, z. B. Stickstoff oder Schwefel, ersetzt werden (alizyklische oder heterozyklische Verbindungen). Außerdem kommen in der Kohlenstoff-Chemie komplizierte Verbindungen mehrerer 6er Ringe untereinander vor.

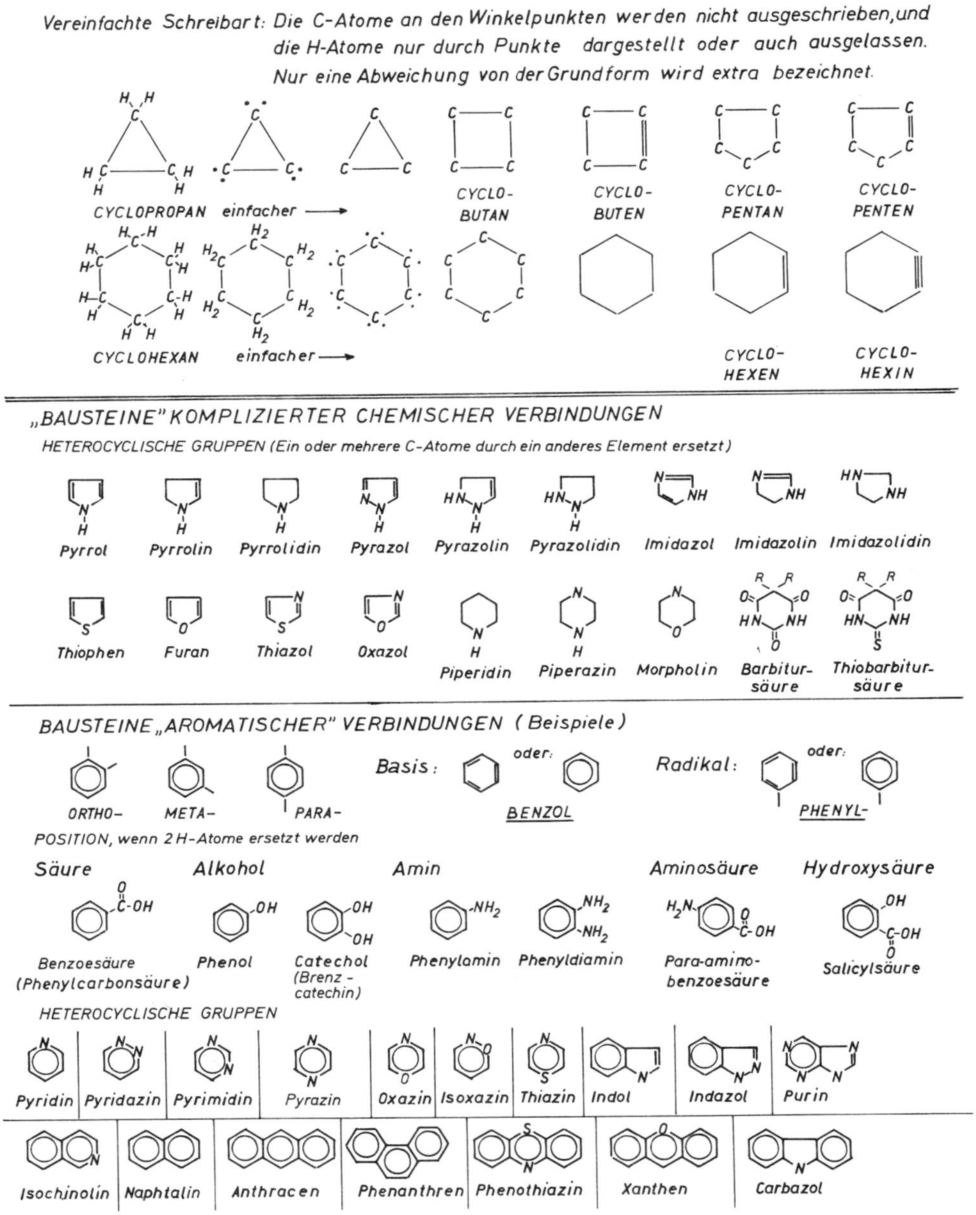

a

Abb. 11 a–c. Kohlenstoffchemie. (a) Cyclische Verbindungen, (b) Organische Säuren, (c) Aliphatische Verbindungen

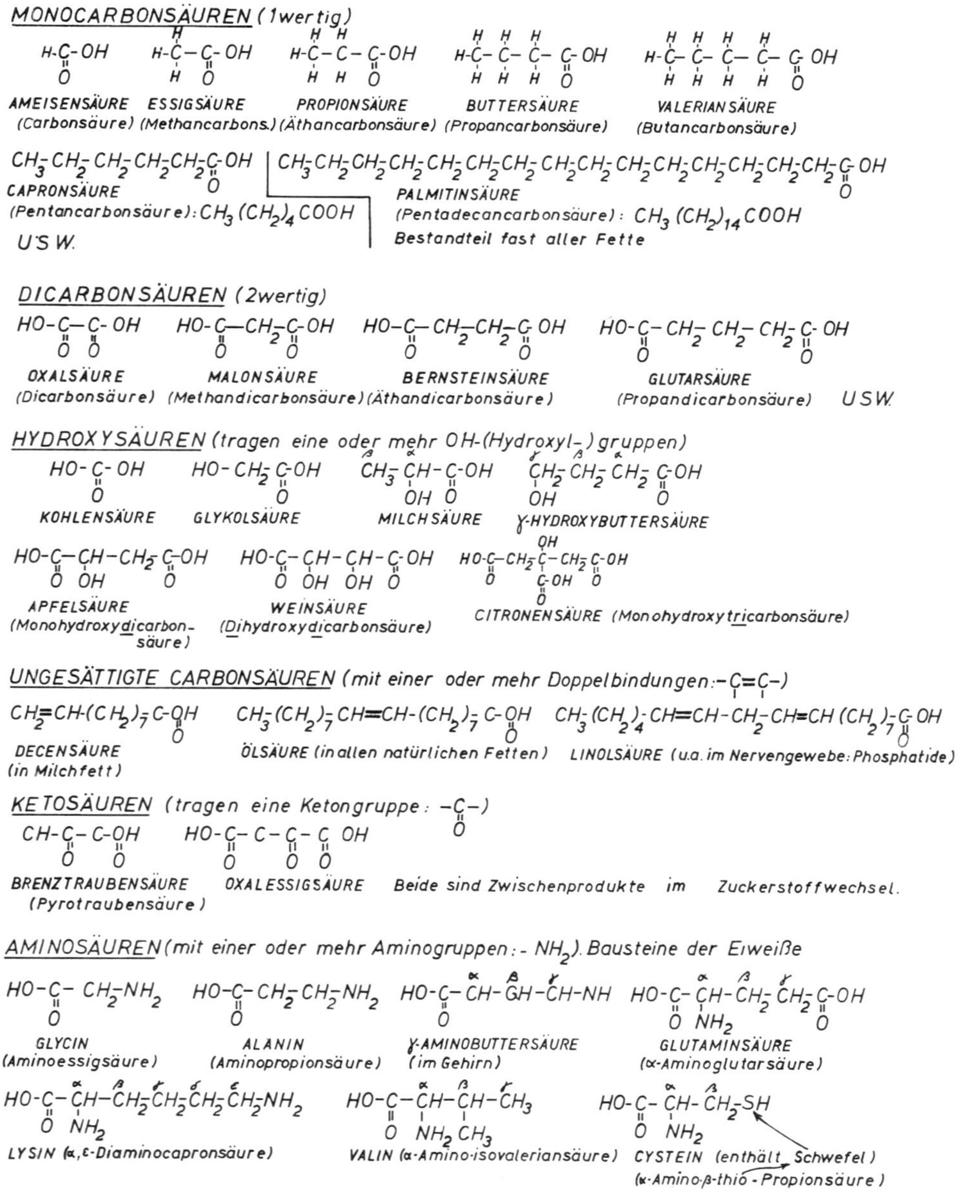
MONOCARBONSÄUREN (1wertig)
AMEISENSÄURE (Carbonsäure)
ESSIGSÄURE (Methancarbons.)
PROPIONSÄURE (Äthancarbonsäure)
BUTTERSÄURE (Propancarbonsäure)
VALERIANSÄURE (Butancarbonsäure)
CAPRONSÄURE (Pentancarbonsäure): CH3 (CH2)4 COOH
USW.
PALMITINSÄURE (Pentadecancarbonsäure): CH3 (CH2)14 COOH
Bestandteil fast aller Fette
DICARBONSÄUREN (2wertig)
OXALSÄURE (Dicarbonsäure)
MALONSÄURE (Methandicarbonsäure)
BERNSTEINSÄURE (Äthandicarbonsäure)
GLUTARSÄURE (Propandicarbonsäure)
USW.
HYDROXYSÄUREN (tragen eine oder mehr OH-(Hydroxyl-)gruppen)
KOHLENSÄURE
GLYKOLSÄURE
MILCHSÄURE
γ-HYDROXYBUTTERSÄURE
APFELSÄURE (Monohydroxydicarbonsäure)
WEINSÄURE (Dihydroxydicarbonsäure)
CITRONENSÄURE (Monohydroxytricarbonsäure)
UNGESÄTTIGTE CARBONSÄUREN (mit einer oder mehr Doppelbindungen: -C=C-)
DECENSÄURE (in Milchfett)
ÖLSÄURE (in allen natürlichen Fetten)
LINOLSÄURE (u.a. im Nervengewebe: Phosphatide)
KETOSÄUREN (tragen eine Ketongruppe: -C-)
BRENZTRAUBENSÄURE (Pyrotraubensäure)
OXALESSIGSÄURE
Beide sind Zwischenprodukte im Zuckerstoffwechsel.
AMINOSÄUREN (mit einer oder mehr Aminogruppen: - NH2). Bausteine der Eiweiße
GLYCIN (Aminoessigsäure)
ALANIN (Aminopropionsäure)
γ-AMINOBUTTERSÄURE (im Gehirn)
GLUTAMINSÄURE (α-Aminoglutarsäure)
LYSIN (α,ε-Diaminocapronsäure)
VALIN (α-Amino-isovaleriansäure)
CYSTEIN (enthält Schwefel) (α-Amino-β-thio-Propionsäure)

Abb. 11 b

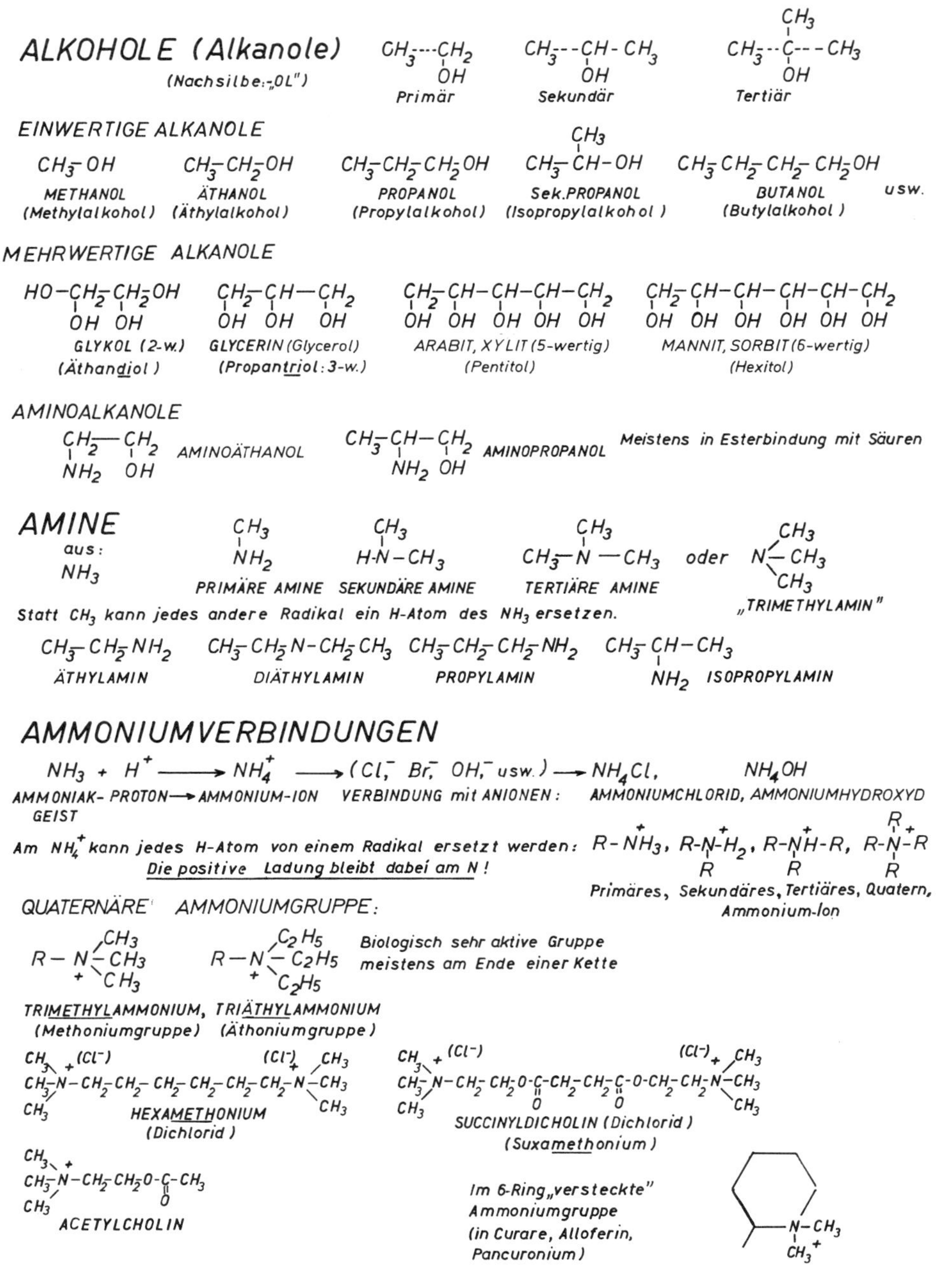
ALKOHOLE (Alkanole)
(Nachsilbe: „OL")
Primär
Sekundär
Tertiär
EINWERTIGE ALKANOLE
METHANOL (Methylalkohol)
ÄTHANOL (Äthylalkohol)
PROPANOL (Propylalkohol)
Sek.PROPANOL (Isopropylalkohol)
BUTANOL (Butylalkohol)
usw.
MEHRWERTIGE ALKANOLE
GLYKOL (2-w.) (Äthandiol)
GLYCERIN (Glycerol) (Propantriol: 3-w.)
ARABIT, XYLIT (5-wertig) (Pentitol)
MANNIT, SORBIT (6-wertig) (Hexitol)
AMINOALKANOLE
AMINOÄTHANOL
AMINOPROPANOL
Meistens in Esterbindung mit Säuren
AMINE
aus: NH3
PRIMÄRE AMINE
SEKUNDÄRE AMINE
TERTIÄRE AMINE
oder
„TRIMETHYLAMIN"
Statt CH3 kann jedes andere Radikal ein H-Atom des NH3 ersetzen.
ÄTHYLAMIN
DIÄTHYLAMIN
PROPYLAMIN
ISOPROPYLAMIN
AMMONIUMVERBINDUNGEN
AMMONIAK-GEIST
PROTON
AMMONIUM-ION
VERBINDUNG mit ANIONEN:
AMMONIUMCHLORID, AMMONIUMHYDROXYD
Am NH4+ kann jedes H-Atom von einem Radikal ersetzt werden:
Die positive Ladung bleibt dabei am N!
Primäres, Sekundäres, Tertiäres, Quatern, Ammonium-Ion
QUATERNÄRE AMMONIUMGRUPPE:
Biologisch sehr aktive Gruppe meistens am Ende einer Kette
TRIMETHYLAMMONIUM, TRIÄTHYLAMMONIUM
(Methoniumgruppe) (Äthoniumgruppe)
HEXAMETHONIUM (Dichlorid)
SUCCINYLDICHOLIN (Dichlorid) (Suxamethonium)
ACETYLCHOLIN
Im 6-Ring „versteckte" Ammoniumgruppe (in Curare, Alloferin, Pancuronium)

Abb. 11 c

Kohlenhydrate (Verbindung von Kohlenstoff mit Wasser $(CH_2O)_n$ Eigenschaft wie Alkohole

Hexosen $C_6H_{12}O_6$

Beispiel: GLUCOSE

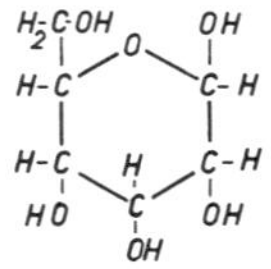

Pentosen $C_5H_{10}O_5$

Beispiel: RIBOSE

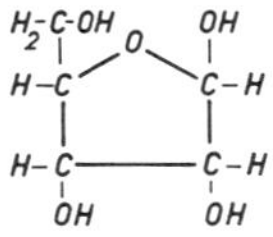

Bei den Zuckern finden sich bei gleicher Summenformel unterschiedliche räumliche Anordnungen der Atome im Molekül: sog. Stereoisomere. Wenn polarisiertes Licht, dessen Wellen nur in einer bestimmten Ebene schwingen, eine wässrige Zuckerlösung durchquert, so verdreht sich die „Polarisationsebene" rechts- oder linksum. Die Drehrichtung ist vom Bau des Zuckermoleküls, ihre Grösse von der Konzentration der Zuckerlösung abhängig.

GLUCOSE ist „rechtsdrehend" und heißt daher auch: DEXTROSE (dexter (lat.): rechts).

FRUCTOSE ist „linksdrehend" und heißt daher auch: LAEVULOSE (laevus (lat.): links).

SACCHAROSE (der gewöhnliche Zucker) ist eine Verbindung von gleichen Teilen Glucose und Fructose.

Viele andere Stoffe sind in derselben Weise „optisch aktiv" (z.b. Aminosäuren), und eine Vorsilbe „dextro" oder „laevo" deutet an, um welche Isomere es sich handelt, abgekürzt: „d-" oder „l-".
So ist „d-Tubocurarin" die „rechtsdrehende" Komponente der Curaremischung.

Fette („Lipide")

ESTER des GLYCERINS mit langkettigen FETTSÄUREN (18-23 C-Atome)

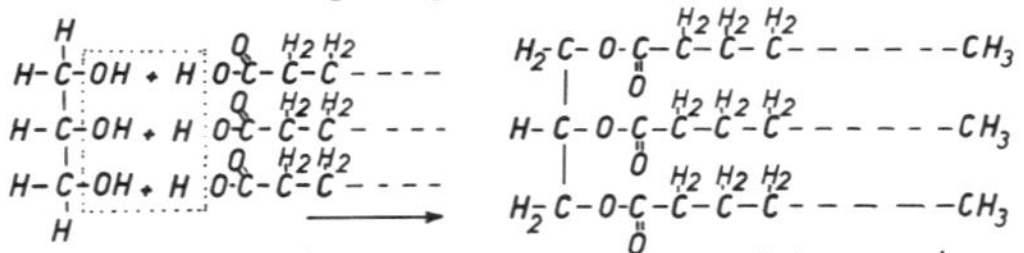

Glycerin + 3 Fettsäuren : ⟶ sog. Triglycerid

Fettartige Stoffe („Lipoide")

Die Fettsäuren sind statt mit Glycerin mit phosphorhaltigen Alkoholen, Aminoalkoholen oder mit einem Zucker (z.b. Glucose) verbunden. Diese „Lipoide" finden sich besonders im Nervengewebe und in der Zellmembran : PHOSPHOLIPIDE, SPHINGOLIPIDE (Sphingomyelin, Cerebroside).

Steroide

Die Hormone der Hypophyse, Geschlechtshormone, der Nebennierenrinde und der Galle.

Das Gerüst ist ein System von 3 Cyclohexanringen und einem Cyclopentanring:

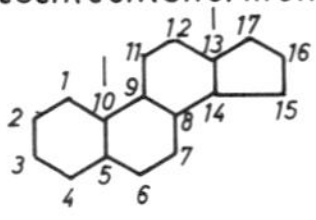

Die Winkelpunkte sind numeriert, und besonders die Besetzung des Winkelpunkts 17 durch verschiedene Atomgruppen ist artbestimmend (sog. 17-Steroide).

Eiweiße (Proteine)

Bestehen aus Aminosäuren, welche mittels der „Peptidbindung" zu langen Ketten verbunden sind. Auch verzweigte Ketten entstehen. Die Bindung findet statt zwischen der Aminogruppe der einen Aminosäure und der Carboxylgruppe der nächsten Aminosäure:

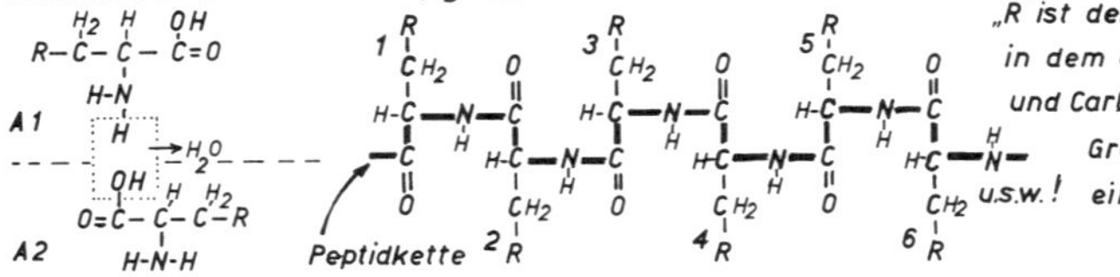

„R" ist der „Rest" jeder Aminosäure, in dem auch noch NH_2-Gruppen, OH-Gruppen und Carboxylgruppen oder SH-(sulfhydryl-) Gruppen zur gegenseitigen Bindung einzelner Peptidketten führen können.

Abb. 12. Grundformen der wichtigsten Körperstoffe

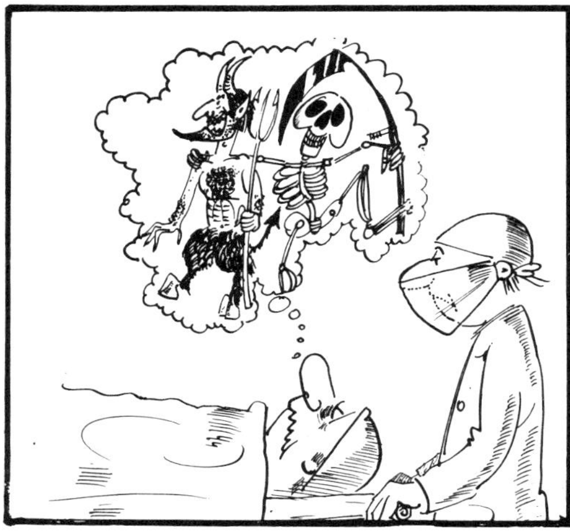

schlechte Prämedikation

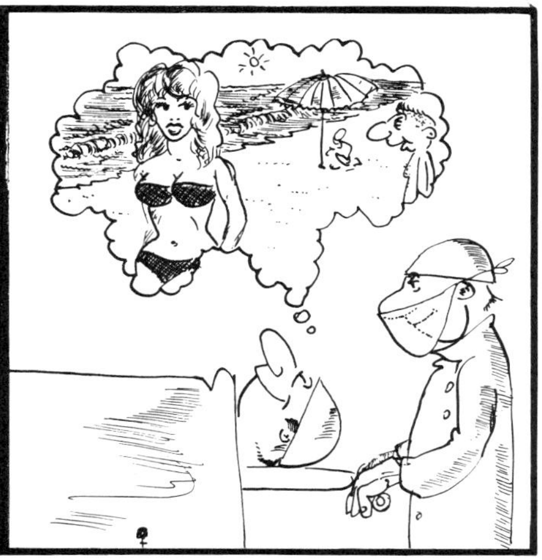

gute Prämedikation

KAPITEL 4

BERECHNUNGEN UND GRAPHISCHE DARSTELLUNGEN

Verhältnisse und Formeln

In einer Formel wird das Verhältnis festgelegt zwischen Faktoren, die im Wert – der Zahl – wechseln können. Deshalb wird die Zahl durch einen Buchstaben dargestellt, für den eine beliebige Zahl eingesetzt werden kann.
Beispiel:
Von einem Rechteck ist die lange Seite (A) zweimal so lang wie die kurze Seite (B). Also: $A = 2 \times B$ oder $A = 2\,B$ oder $B = {}^1\!/_2\,A$.
Für B kann jede Zahl eingesetzt werden und dann folgt daraus direkt der Wert von A:
Ist B = 10 m, dann ist $A = 2 \times 10$ m = 20 m.
Ist A = 40 m, dann ist $B = {}^1\!/_2 \times A = 20$ m.
Die Fläche eines Rechteckes ist Länge × Breite, oder als Formel dargestellt: $F = L \times B$.
Wenn 2 Faktoren bekannt sind, errechnet man daraus den Wert des unbekannten Faktors. Gewöhnlich wird eine Formal so geschrieben, daß der unbekannte Faktor links des Gleichheitszeichens steht und die anderen Faktoren rechts davon.
Wollen wir die Fläche aus der Länge und der Breite berechnen, dann ist die Formel $F = L \times B$.
Wollen wir die Länge errechnen aus Breite und Fläche, dann ist die Formel $L = \frac{F}{B}$.

Wollen wir die Breite ermitteln aus Fläche und Länge, dann ist die Formel $B = \frac{F}{L}$.

Logarithmen

In vielen Formeln wird anstelle der Zahl der Logarithmus der Zahl verwendet (abgekürzt: log). So können Multiplikationen und Divisionen umgesetzt werden in viel schneller zu rechnende Additionen und Subtraktionen.
Zwar machen die neuzeitlichen elektronischen Taschenrechenmaschinen den Gebrauch von Logarithmen kaum mehr notwendig, der Begriff Logarithmus oder log kommt aber wiederholt vor und daher ist eine Auseinandersetzung notwendig.
Den Logarithmus einer Zahl findet man durch Errechnung der Potenz, wozu eine bestimmte Grundzahl erhoben werden muß, um die bestimmte Zahl zu bekommen.
Nehmen wir als Grundzahl z. B. 5 an, dann zeigt sich bei einer gewissen Zahl z. B. 25, daß dies 5^2 ist, dann ist der Logarithmus von 25 = 2.
Als Formel ausgedrückt: Ist die Grundzahl A und ist $B = A^n$, dann ist $\log B = n$.
Die am meisten verwendeten Logarithmen sind die sogenannten „Briggschen" Logarithmen, für die als Grundzahl die Zahl 10 genommen worden ist.
Die Logarithmen der Zahlen werden nun also die Potenz, zu der die Zahl 10 erhoben werden muß, um eine bestimmte Zahl zu bekommen:
$10 = 10^1$ (10 zur ersten Potenz): log 10 = 1.
$100 = 10^2$ (10 zur zweiten Potenz): log 100 = 2.
$1000 = 10^3$ (10 zur dritten Potenz): log 1000 = 3 usw.

log 10 = 1, also der Logarithmus von Zahlen kleiner als 10 wird kleiner als 1 sein.
log 1 = 0, und die Logarithmen von Zahlen kleiner als 1 (Brüche) sind dann negative Zahlen.

Multiplizieren (hier mit aufgerundeten Zahlen)

Beispiel: 10 × 1000 = 10000 oder $10^1 \times 10^3 = 10^4$
(der Exponent von 10^4 ist die Summe von 10^1 und 10^3).
Schreiben wir dies als Logarithmus, dann ist: log 10 = 1
log 1000 = 3
log 10000 = 4.
Die Multiplikation wird dann: log 10 + log 1000 = log 10000
oder 1 + 3 = 4.

Dividieren

Biespiel: 100000 : 100 = 1000 oder $10^5 : 10^2 = 10^3$
(der Exponent von 10^3 ist hier der Unterschied zwischen dem von 10^5 und 10^2).
Die Division wird dann: log 100000 – log 100 = 1000
oder 5 – 2 = 3.
Beim Multiplizieren bekommen wir den Logarithmus des Produktes dadurch, daß wir die Logarithmen der Faktoren addieren. Beim Dividieren bekommen wir den Logarithmus der Brüche dadurch, daß wir den Logarithmus des Nenners von dem des Zählers abziehen. In den obenstehenden Beispielen wurden bequemlichkeitshalber Zahlen genommen, bei denen die Potenz von 10 eine glatte Zahl ist. Von allen anderen Zahlen ist die Potenz, also der Logarithmus, eine Zahl mit vielen Ziffern hinter dem Komma und muß in einer Logarithmen-Tabelle nachgeschlagen werden. Ausgedehnte Tabellen geben sogar Logarithmen bis zu 9 Dezimalen an.

Logarithmen-Tabelle

In der einfachen Tabelle, die hier aufgezeichnet ist, werden auch Zahlen erwähnt, die größer als 10 sind. In den am meisten benutzten Tabellen ist dies nicht der Fall, und man findet dort nur die Logarithmen von Zahlen, die kleiner als 10 sind. Die Logarithmen sind dann kleiner als 1 und fangen mit 0,.... an.
Diese Zahlen, also der Logarithmus von einer Zahl kleiner als 10, nennt man die „Mantisse“ des Logarithmus.
Will man den Logarithmus von einer Zahl größer als 10 finden, dann muß man folgendermaßen arbeiten: eine Zahl größer als 10 kann als ein Produkt von einer Zahl kleiner als 10, multipliziert mit 10 oder einen Potenz von 10, betrachtet werden:
Beispiel:
24 kann betrachtet werden als: 10 × 2,4 oder $10^1 \times 2{,}4$
356 kann betrachtet werden als: 100 × 3,56 oder $10^2 \times 3{,}56$
9314 kann betrachtet werden als: 1000 × 9,314 oder $10^3 \times 9{,}314$.
Betrachten wir das letzte Beispiel, dann ist
9314 = 1000 × 9,314
log 9314 = log 1000 + log 9,314
oder log 9314 = 3 + log 9,314.
Wir suchen jetzt die Mantisse von log 9,314 und finden dann:0,96914.
log 9314 ist jetzt: 3,00 + 0,96914
log 9314 ist jetzt: 3,96914.
Im Grunde genommen haben wir bei der Zahl 9314 das Komma soweit nach links versetzt, bis vor dem Komma eine kleinere Zahl als 10 stehenblieb.

Statt des Logarithmus von 9314,0 suchten wir den Logarithmus von 9,314.
Das Komma ist also 3 Plätze nach links verschoben worden, und deshalb wird die Zahl 3 zu der gefundenen Mantisse addiert.
Umgekehrt können wir hier aus der abgebildeten Tabelle z. B. den Logarithmus von 1,7 finden, welcher an sich nicht in der Tabelle vermerkt ist.
1,7 ist nämlich 17 : 10 (17 geteilt durch 10),
dann ist log 1,7 = log 17 – log 10 oder log 17 – 1.
log 17 steht aber in der Tabelle: log 17 = 1,23045.
Dann ist log 1,7 = 1,23045 – 1 oder 0,23045.

„BRIGG-sche" LOGARITHMEN der ZAHLEN 1-100

Zahl	Log.	Zahl	Log.	Zahl	Log.	Zahl	Log.
1	0,000 00	26	1,414 97	51	1,707 57	76	1,880 81
2	0,301 03	27	1,431 36	52	1,716 00	77	1,886 49
3	0,477 12	28	1,447 16	53	1,724 28	78	1,892 09
4	0,602 06	29	1,462 40	54	1,732 39	79	1,897 63
5	0,698 97	30	1,477 12	55	1,740 36	80	1,903 09
6	0,778 15	31	1,491 36	56	1,748 19	81	1,908 49
7	0,845 10	32	1,505 15	57	1,755 87	82	1,913 81
8	0,903 09	33	1,518 51	58	1,763 43	83	1,919 08
9	0,954 24	34	1,531 48	59	1,770 85	84	1,924 28
10	1,000 00	35	1,544 07	60	1,778 15	85	1,929 42
11	1,041 39	36	1,556 30	61	1,785 33	86	1,934 50
12	1,079 18	37	1,568 20	62	1,792 39	87	1,939 52
13	1,113 94	38	1,579 78	63	1,799 34	88	1,944 48
14	1,146 13	39	1,591 06	64	1,806 18	89	1,949 39
15	1,176 09	40	1,602 06	65	1,812 91	90	1,954 24
16	1,204 12	41	1,612 78	66	1,819 54	91	1,959 04
17	1,230 45	42	1,623 25	67	1,826 07	92	1,963 97
18	1,255 27	43	1,633 47	68	1,832 51	93	1,968 48
19	1,278 75	44	1,643 45	69	1,838 85	94	1,973 13
20	1,301 03	45	1,653 21	70	1,845 10	95	1,977 72
21	1,322 22	46	1,662 76	71	1,851 26	96	1,982 27
22	1,342 42	47	1,672 10	72	1,857 33	97	1,986 77
23	1,361 73	48	1,681 24	73	1,863 32	98	1,991 23
24	1,380 21	49	1,690 20	74	1,869 23	99	1,995 64
25	1,397 94	50	1,698 97	75	1,875 06	100	2,000 00

Anmerkung:
log 43 ist 1,633 47
" 4,3 " 0,633 47
" 430 " 2,633 47
usw.

log $\frac{1}{5}$ ist – log 5
" " " – 0,69897

log 25 ist log 5^2, ist 2 · log 5

log 0,3 ist log $\frac{3}{10}$, ist log3 – log10
" 0,47712 – 1
" – 0,52288

Die Logarithmen von 1,1, 1,2 usw. bis zu 9,9 findet man wie folgt:

z.B. log 11 ist 1,04139
" 1,1 " 0,04139

MERKE:
log 1 : 0 (abgerundet)
" 2 : 0,3 ←
" 3 : 0,5 ←
" 4 : 0,6 (2 · log 2)
" 5 : 0,7 ←
" 6 : 0,8 (log2 + log3)
" 7 : 0,85 ←
" 8 : 0,9 (3 · log 2)
" 9 : 0,95 ←
" 10 : 1,0

Abb. 13. Briggsche Logarithmen der Zahlen 1–100

N.B. $\log 4 = 0{,}60206$ und also $2 \times \log 2$ (0,30103), denn $4 = 2^2$.
$\log 8 = 0{,}90309$ und also $3 \times \log 2$ ($3 \times 0{,}30103$), denn $8 = 2^3$.
So ist log 6 gleich log 2 + log 3, denn $6 = 2 \times 3$.
log 12 = 1,07918 log 1,2 ist dann 0,07918
log 15 = 1,17609 log 1,5 ist dann 0,17609.

Beispiel:

Wie rechnet man aus: $\frac{5 \times 18}{6}$ wobei $G = \frac{5 \times 18}{6}$,

wie groß ist G?

$$\begin{aligned} \text{Dann ist}\quad \log G &= \log 5 + \log 18 - \log 6 \\ &= 0{,}69897 + 1{,}25527 - 0{,}77815 \\ &= 1{,}95424 - 0{,}77815 \\ \log G &= 1{,}17609 \text{ (diese Zahl suchen wir nun in der Tabelle für G)} \end{aligned}$$

dann ist G = 15.

Wie rechnet man aus: $\frac{65 \times 37 \times 13}{27} = G$

Dann ist log G: log 65 + log 37 + log 13 − log 27

$$\begin{aligned} \log\ 65 &= 1{,}81291 \\ &+ \\ \log\ 37 &= 1{,}56820 \\ &+ \\ \log\ 13 &= \underline{1{,}11349} \\ &\ 4{,}49460 \\ &- \\ \log\ 27 &= \underline{1{,}43136} \text{ abziehen} \\ \log\ G &= \underline{\underline{3{,}06324}} \end{aligned}$$

Um das Endergebnis zu finden, werden wir die Mantisse von log G, also 0,06324, in einer ausgedehnten Logarithmen-Tabelle suchen müssen, um die dazugehörige Zahl für G zu finden. Wir finden dann die Zahl 11 579. Wo muß jetzt das Komma stehen? Der Logarithmus von G hatte die Zahl 3 vor dem Komma. Im Ergebnis kommen dann 4 (3 + 1) Ziffern vor das Komma. Die Antwort ist: 1157,9.

Siehe nach in der Tabelle:

log 8,0 (eine Ziffer vor dem Komma) ist:	0,90309
log 80,0 (zwei Ziffern vor dem Komma) ist:	1,90309
log 100,0 (drei Ziffern vor dem Komma) ist:	2,00000.

Logarithmen von einer kleineren Zahl als 1 sind negative Zahlen.

Beispiel: log 0,8 oder, was das gleiche ist: $\log \frac{8}{10}$

$\log \frac{8}{10} = \log 8 - \log 10$. $\log 8 = \log 2^3$ oder $3 \times \log 2$ ist $3 \times 0{,}301 = 0{,}903$

$$\begin{aligned} \log 0{,}8 &= 0{,}903 - 1 \\ &= -0{,}097 \end{aligned}$$

$\log {}^1\!/_2 = \log 1 - \log 2$. $\log 2 = 0{,}301$ und $\log 1 = 0$.

$$\begin{aligned} &= 0 - 0{,}301 \\ &= -0{,}301. \end{aligned}$$

Es gibt auch Logarithmen mit einer anderen Grundzahl, die sogenannten „natürlichen" Logarithmen. Die Abkürzung hier ist ln. Die „Briggschen" Logarithmen mit der Grundzahl 10 werden deutlichkeitshalber auch geschrieben als ${}^{10}\log x$, anstatt log x und die natürlichen

Logarithmen als $^{e}\ln x$ anstatt $\ln x$. Die Grundzahl für die natürlichen Logarithmen ist die Zahl „e“ = 2,7182818284 usw.

Der Rechenschieber

Dieser beruht auf dem Prinzip der Logarithmen: anstelle der Zahlen sind auf dem Lineal die Logarithmen der Zahlen in Millimetern aufgetragen. Verschiebt man die Zunge, dann addiert man zwei Strecken auf dem Rechenschieber oder man subtrahiert die eine Strecke von der anderen, d. h. man addiert Logarithmen oder man subtrahiert sie. Das erste ist eine Multiplikation, letzteres eine Division (Abb. 14).

Motto: „Wie war das eigentlich“?

ABZIEHEN und ADDIEREN

Bringt man ein Glied auf die andere Seite des „=-Zeichens“, dann wechseln + und −.

Ist ein Glied nicht bezeichnet, dann ist es positiv.

Multiplikation aller Glieder mit demselben Faktor ändert die Gleichung nicht.

$a+b=c$, dann ist $b=c-a$, $a=c-b$, $0=c-b-a$, $2\cdot(a+b)=2c$, $2a+2b=2c$.

MULTIPLIZIEREN und TEILEN

Bringt man ein Glied $\frac{\text{über}}{}$ oder $\frac{}{\text{unter}}$ dem Bruchstrich zur „anderen Seite“, dann kommt es $\frac{}{\text{unter}}$ resp. $\frac{\text{über}}{}$ den Bruchstrich.

Multiplikation aller Glieder mit demselben Faktor ändert die Gleichung nicht.

$a\cdot b=c$, dann ist $b=\frac{c}{a}$, $a=\frac{c}{b}$, $\frac{1}{c}=\frac{1}{a\cdot b}$, $2\cdot a\cdot b=2\cdot c$ oder $2ab=2c$, $\frac{a\cdot b}{2}=\frac{c}{2}$.

POTENZIEREN und WURZELZIEHEN (RADIZIEREN)

$a=a^1$ $a\cdot a=a^2$ $a\cdot a\cdot a=a^3$; $\frac{1}{a}=a^{-1}$, $\frac{1}{a^2}=a^{-2}$, $a^2=$ a-Quadrat, a zur zweiten Potenz.

$\sqrt[2]{a^2}=a$, $\sqrt[3]{a^3}=a$, $\sqrt[2]{a^4}=a^2$, $\sqrt[2]{a^{-2}}=\sqrt[2]{\frac{1}{a^2}}=\frac{1}{a}$, $\sqrt{a}\cdot\sqrt{b}\cdot\sqrt{c}=\sqrt{abc}$, $\frac{\sqrt{a}}{\sqrt{b}}=\sqrt{\frac{a}{b}}$.

LOGARITHMEN

$\log(a\cdot b)=\log a+\log b$, $\log\frac{a}{b}=\log a-\log b$, $\log a^2=2\log a$, $\log\frac{1}{a}=-\log a$.

Abb. 14. Rechenvorgänge in Formeln ausgedrückt

Graphiken, graphische Darstellungen

In einer Graphik können die Verhältnisse zwischen zwei Faktoren durch eine bestimmte Linie dargestellt werden, wodurch für jeden Wert von Faktor A der Wert von Faktor B gefunden werden kann, ohne daß ausgedehnte Tabellen aufgestellt werden müssen.
Beispiel: $A = 2 \times B$. Für jeden Wert von B können wir A berechnen, aber wir können diesen Vergleich auch in eine Graphik bringen (Abb. 15 a, gestrichelte Linie).
Wir zeichnen ein Rechteck, unterteilt in kleine Quadrate (Millimeterpapier). An der linken senkrechten Seite (Ordinate) und der unteren waagerechten Seite (Abszisse) werden Zahlen eingetragen. Wir suchen nun einen Punkt in dem Rechteck, von dem aus wir nach links gehen und auf der Ordinate den Wert für B finden, z. B. 2; gehen wir nach unten, dann finden wir auf der Abszisse einen dazugehörigen Wert für A, also in diesem Fall: 4 (denn $A = 2 \times B$). Verbinden wir diese Punkte, dann entsteht eine gerade Linie. Jeder Punkt auf dieser Linie

gibt nach linksgehend den Wert für B und nach untengehend den dazugehörigen Wert für A an. Die so entstandene Linie P ist gerade, die graphisch dargestellte Funktion nennt man deswegen „linear“: zwischen A und B besteht ein lineares Verhältnis. Wird A zweimal so groß, dann wird auch B zweimal so groß.

Anders wird dies z. B., wenn wir folgende Funktion betrachten: $A = B^2$. Ist $A = 1$, dann ist in diesem Fall auch $B = 1$, ist aber z. B. $B = 2, 3, 4$ usw., dann wird A. z. B. 4, 9, 16 usw. Der Wert von A steigt also viel schneller als der von B, und das Verhältnis ist nicht mehr

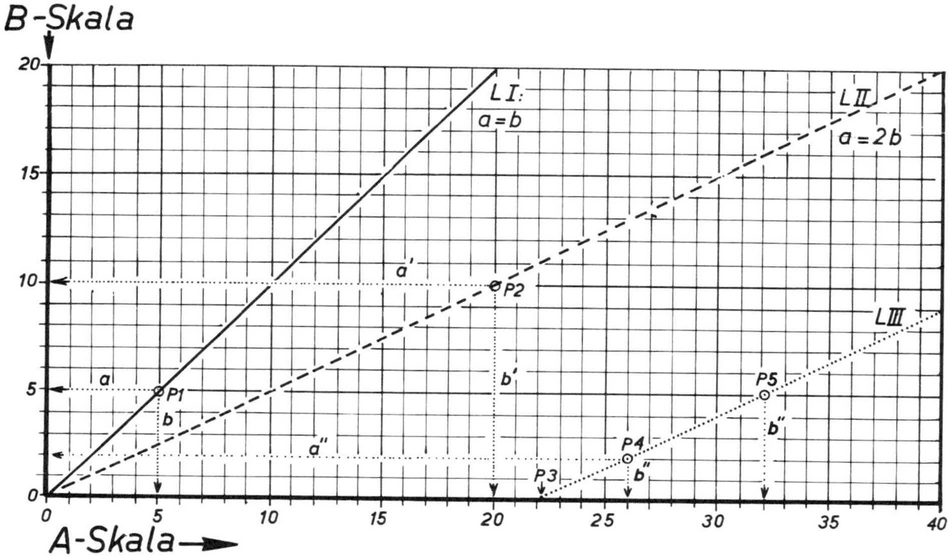

a

LINIE LI: Für alle Punkte auf LI ist der Abstand „a“ zu der B-Skala gleich dem Abstand „b“ zu der A-Skala. (s. Punkt P1). Linie LI ist die graphische Darstellung der Formel: a = b

LINIE LII: Für Punkt P2 ist der Abstand b' gleich 10, aber Abstand a' ist gleich 20. a' ist also 2 x b'. Linie LII ist die Graphik der Formel: a=2b.

LINIE LIII Die Sache ist hier komplizierter: In Punkt P3 ist b'' = 0, aber a'' hat schon den Wert 22. In Punkt P4 ist der Abstand b'' gleich 2, aber a'' ist jetzt 26 oder 22+4, oder 22 + 2x2.
„ „ P5 „ „ „ b'' „ 5, „ a'' „ „ 32 „ 22+10, „ 22+2x5.
Jedesmal ist also a'' gleich: 22+2xb''. Linie LIII ist die Graphik der Formel: a''= 22+2b''.
Im Prinzip ist LIII identisch mit LII (hat die gleiche Neigung), aber mit „verschobenem Nullpunkt“ für A.

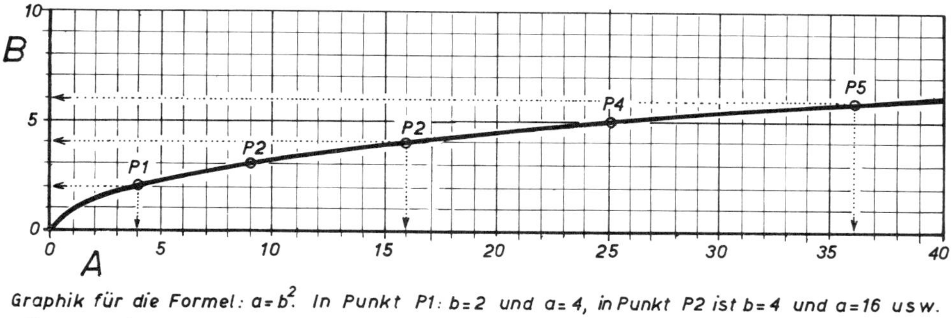

b

Graphik für die Formel: $a = b^2$. In Punkt P1: b=2 und a=4, in Punkt P2 ist b=4 und a=16 usw. Für b=7 wird a=49, und das Papier reicht nicht mehr aus. Die Kurve hat einen „exponentiellen Verlauf“

Abb. 15 a und b

linear, sondern exponentiell, weil B einen Exponenten hat. Es ist jetzt eine gekrümmte Linie entstanden, und bei höheren Werten von B wird A so groß, daß wir ein sehr großes Papier haben müßten, um die ganze Graphik zeichnen zu können (Abb. 15 b).
Auch hier kommen uns die Logarithmen zu Hilfe: Wir können nämlich anstatt der Zahlen von A die Loragithmen dieser Zahlen auf die Ordinate schreiben, und zwar auch in Millimetern wie auf dem Rechenstab.
Bei der Marke für log 2 steht nun die Zahl 2, bei log 3 die Zahl 3 usw. Jetzt wird die Graphik scheinbar wieder linear, denn wenn B = 1 ist, dann ist auch A = 1, wenn B = 2, würde A = 4 werden, aber diese Zahl steht bei der Marke für log 4, also bei 0,603. Wird B = 4, also zweimal so groß, dann wird A = 16, aber diese Zahl steht bei der Marke für log 16, also bei 1,204, d. h. zweimal 0,602 (Abb. 16 unten).
Um exponentielle Funktionen als gerade Linien zeichnen zu können, was viel einfacher ist, gibt es logarithmisches Papier. Man erkennt die logarithmische Einteilung an den immer kleiner werdenden Abständen. Für die nebenstehende Graphik ist sogenanntes doppelt-logarithmisches Papier benutzt worden, d. h. sowohl die Ordinate als auch die Abszisse ist logarithmisch eingeteilt worden.
Auch für die Gleichungen A = B und A = B^2 und sogar für A = B^3 sowie A = B^4 ergeben sich in der Graphik gerade Linien (Abb. 16, oben).

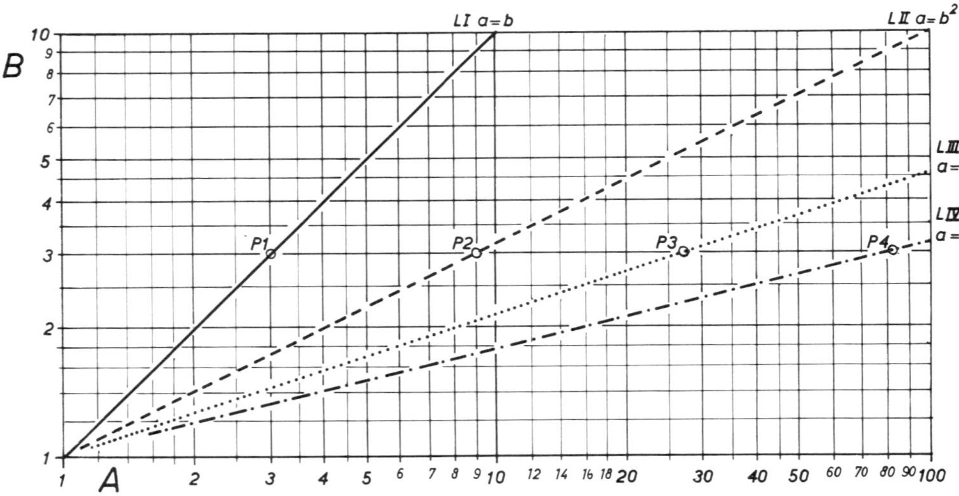

Logarithmische Aufteilung des Graphikpapiers: Die Graphiken exponentieller Gleichungen sind jetzt gerade Linien.
In den Punkten P1, P2, P3, und P4 korrespondiert der Wert von b=3 mit resp. 3, 9, 27 und 81 für den Wert von a. Die Linien LI, LII, LIII und LIV gelten für resp. a=b, a=b^2, a=b^3 und a=b^4.

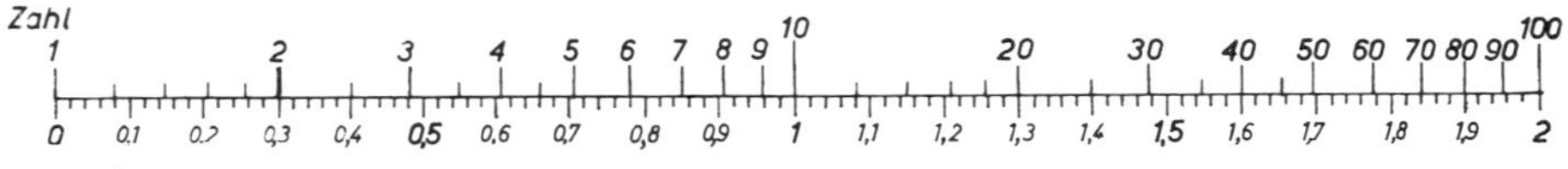

Logarithmen (auf einer Zentimeterskala aufgetragen)
Prinzip des Rechenschiebers

Abb. 16

Nomogramme

Ein Nomogramm wird benutzt, um die mathematische Beziehung zwischen mehr als zwei Faktoren ablesen zu können, ohne eine komplizierte Formel lösen zu müssen.
In einem Nomogramm finden wir dann auch meistens 3 oder mehr vertikale Skalen in geringen Abständen voneinander aufgetragen.
Auf jeder Skala sind die Werte für den betreffenden Faktor angegeben. Das Ablesen geschieht so: Man verbindet zwei Punkte, deren Werte bekannt sind, auf zwei von den drei Skalen durch einen geraden Strich miteinander (oder man legt ein Lineal an). Der Punkt, an dem die Linie oder das Lineal die dritte Skala schneiden, entspricht dann dem Wert für den dritten gesuchten Faktor.
Als Beispiel ist hier ein Nomogramm angegeben, das das Verhältnis zwischen Körperlänge, Körperoberfläche, Körpergewicht und Blutvolumen angibt (Abb. 17). Ein Nomogramm für physiologische Funktionen ist nie absolut genau, weil jeder Körper verschieden ist. In dem Nomogramm ist die unterbrochene Linie gezeichnet, die eine Körperlänge von 1,70 m mit einem Körpergewicht von 70 kg verbindet. Die Körperoberfläche ist in diesem Fall ca. 1,8 m^2 und das Blutvolumen ca. 5 Liter.

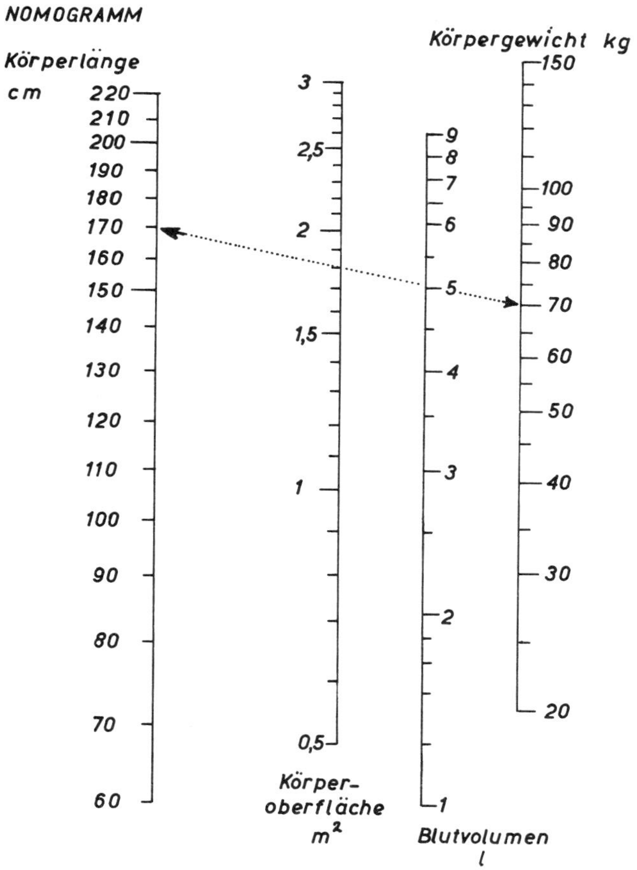

Anmerkung: Ein Nomogramm suggeriert eine Genauigkeit (Nomos [gr.]: Gesetz), welche in Betracht auf „physiologische" Daten immer nur relativ ist.

Abb. 17. Nomogramm

Die graphische Registrierung

Wenn wir ein physiologisches Geschehen registrieren, entsteht auch eine „Graphik". Meistens erfolgt dann die Aufzeichnung in horizontaler Richtung – entsprechend der Bewegungsrichtung des Papiers – ein Maß für die Zeit, abhängig von der Papiergeschwindigkeit. Senkrecht darauf wird die Größe des zu messenden Phänomens (z. B. Blutdruck, Atemvolumen usw.) registriert, und es entsteht so eine Kurve.

Möglichkeiten der Registrierung:

Die „analoge Registrierung": Ein Meßgerät nimmt die Ausschläge auf und gibt diese nach elektronischer Verstärkung direkt an den Schreiber weiter. Der Schreiber folgt also dem Geschehen so genau wie möglich, und die Größe der Ausschläge muß nach Eichung der Werte vom Papier abgelesen werden.

Die „digitale Registrierung": Das Meßgerät überträgt die Ausschläge auf einen Rechner (Computer), der im gleichen Augenblick den „Wert" der Ausschläge berechnet. Die aufeinanderfolgenden Werte werden einem Punktschreiber übermittelt, der die Schwankungen mittels einer Reihe von Punkten aufträgt.

Der Vorteil der digitalen Registrierung ist, daß die Daten in dieser Weise im Rechner gespeichert werden können und außerdem sofort als Grundlage weiterer Berechnungen zur Verfügung stehen. Abb. 18 zeigt dieselbe Kurve, die die Luftgeschwindigkeit während der Einatmung darstellt und die 1. als analoge Registrierung von einem einfachen Schreiber geschrieben, bzw. 2. durch einen Punktschreiber registriert wurde, der durch einen Computer gesteuert wurde.

Wir registrieren auch während der Anaesthesie verschiedene Werte, wie Pulszahl, Blutdruck usw.

Es ist dann üblich, die eingetragenen Punkte miteinander zu verbinden, wodurch eine Kurve entsteht. Man spricht auch von der „Temperaturkurve" oder „Blutdruckkurve".

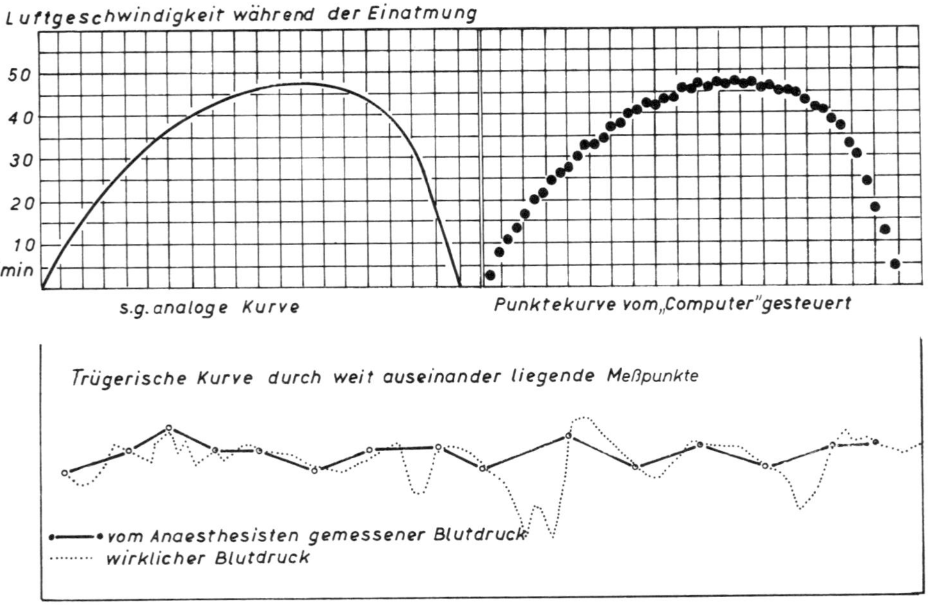

Abb. 18

Dieses Verbinden der Punkte suggeriert, daß sich der gemessene Wert zwischen den Punkten tatsächlich so verhalten hat. Dies ist aber meistens nicht der Fall, und vor allem wenn zwischen den einzelnen Messungen eine große Zeitspanne liegt, kann eine solche Kurve trügerisch sein und zu falschen Schlüssen führen.

KAPITEL 5

EINHEITEN IN DER PHYSIK

Nach dem jetzt akzeptierten internationalen Einheitensystem (IUS) werden für Einheiten von Masse, Länge und Zeit bzw. Kilogramm, Meter und Sekunde die Abkürzungen kg, m, sec verwendet. Es gibt noch einige Begriffe aus dem Zentimeter-Gramm-Sekunden-System (cm-g-sec-System), sowie „dyn" für Kraft und „erg" für Energie.

	Abk.				Abk.				Abk.		
Tera	T	10^{12}	(Billionen x)	Dezi*	d	10^{-1}	1 Zehntel	Mikro	µ	10^{-6}	1/Millionstel
Giga	G	10^{9}	(Milliarden x)	Zenti*	c	10^{-2}	1/100	Nano	n	10^{-9}	1/1000 Millionstel
Mega	M	10^{6}	(Millionen x)	Milli	m	10^{-3}	1/1000	Piko	p	10^{-12}	1/Billionstel
Kilo	k	10^{3}	(tausend x)					Femto	f	10^{-15}	1/1000 Billionstel
Hekto*	h	10^{2}	(hundert x)					Atto	a	10^{-18}	1/Millionbillionstel
Deka*	da	10	(zehn x)								

*Anmerkung: Die gewöhnliche Bezeichnung beschränkt sich auf 1000 x und 1/1000 als Faktor.

Die Tabellen sind von links nach rechts zu lesen! Die Benennungen Mikron (µ) u. Millimikron (mµ) sollen nicht mehr gebraucht werden.

LÄNGE Meter (m)

	Abkürzung	Å	nm	µm	mm	cm	m	mi	in	ft	yd
ÅNGSTROM	Å	1	0,1	1/10000	10^{-7}	10^{-8}	10^{-10}	394×10^{-8}	394×10^{-11}	33×10^{-11}	11×10^{-11}
NANOMETER	nm	10	1	1/1000	10^{-6}	10^{-7}	10^{-9}	394×10^{-7}	394×10^{-10}	33×10^{-10}	11×10^{-10}
MIKROMETER	µm	10 000	1000	1	1/1000	10	10	394×10^{-4}	394×10^{-7}	33×10^{-7}	11×10^{-7}
MILLIMETER	mm	10 million	1000000	1 000	1	01	1/1000	39,4	0,0394	0,0033	0,0011
ZENTIMETER	cm	100 millionen	10000000	10000	10	1	1/100	394	0,394	0,033	0,011
METER	m	10 000 million	1 000 000 000	1 000 000	1000	100	1	39 400	39,4	3,3	1,1
englisch:											
MIL	mi	254000	25 400	25,4	0,0254	0,00254	254×10^{-7}	1	1/1000	834×10^{-6}	69×10^{-6}
INCH	in	254000000	25400 000	25400	25,4	2,54	0,0254	1000	1	0,0834	0,0278
FOOT	ft	3048000000	304800 000	304800	304,8	30,48	0,3048	12000	12	1	0,333
YARD	yd	9144000000	914400000	914400	914,4	91,44	0,9144	36000	36	3	1

INHALT (Volumen) Kubikmeter (m^3) E: Englisch A: Amerikanisch

		cm^3	MINIM		FI.OUNCE		PINT		QUART		GALLON	
			E	A	E	A	E	A	E	A	E	A
MINIM	E	0,05919	1	0,963	0,00220	0,00218	0,0001	0,0001	0,000 05	0,000 05	0,0000125	0,0000125
MINIM	A	0,06161	1,040	1	0,00231	0,00220	0,0001	0,0001	0,00005	0,00005	0,0000125	0,0000125
FI.OUNCE	E	28,413	480	461	1	0,963	0,050	0,061	0,025	0,030	0,0062	0,0075
FI.OUNCE	A	29,574	498	480	1,04	1	0,052	0,062	0,026	0,031	0,0065	0,0078
PINT	E	568,26	9600	9320	20	19,3	1	1,2	0,50	0,60	0,125	0,151
PINT	A	473,76	7990	7660	16,7	16	0,833	1	0,42	0,50	0,108	0,125
QUART	E	1136,52	19200	18430	40	38,5	2	2,4	1	1,2	0,25	0,30
QUART	A	946,35	16000	15380	33,2	32	2,08	2	0,833	1	0,21	0,25
GALLON	E	4546,09	76800	73600	160	156	8	9,6	4	4,8	1	1,2
GALLON	A	3785,41	64000	61400	133	128	6,7	8	4 16	4	0,833	1
cm^3		1	16,909	16,222	0,03518	0,03891	0,00175	0,00216	0,000878	0,001105	0,000223	0,000264

$1\,ft^3$ (cub ft) = 1728 in^3 = 28.3 dm^3 (Liter)

$1\,in^3$ (cub in) = 16,4 cm^3

$1\,cm^3 = 0.061\,in^3$

„Liter" ist nicht mehr als Einheit zu benutzen (1 Liter = 1 000,028 cm^3). Also: statt Milliliter: cm^3
„ Mikroliter: mm^3

Abb. 19. Vielfache und Teile – Umrechnungstabellen – Einheiten

Für die Einheit der Masse wird noch immer die Masse eines Platin-Iridium-Zylinders angenommen, der in Sèvres bei Paris aufbewahrt wird. Die Einheiten von Länge und Zeit wurden abgeleitet von Naturkonstanten bzw. von der Wellenlänge eines bestimmten Lichtes (orange-rote Linie im Spektrum von Krypton-86) und der Frequenz (Schwingungen pro Sekunde) einer bestimmten Farbe, die das Zäsium ausstrahlt.
Wenn es sich um ein sehr großes Vielfaches oder um sehr kleine Teile von Einheiten handelt, wird von der Multiplikation mit 1000 oder $^1/_{1000}$ der Einheit Gebrauch gemacht.
Hierfür gibt es folgende Abkürzungen:

kilo-:	1000 ×	(10^3)	milli-:	$^1/_{1000}$	(10^{-3})
mega-:	Millionen ×	(10^6)	micro-:	1/Millionstel	(10^{-6})
giga-:	Milliarden ×	(10^9)	nano-:	1/Milliardstel	(10^{-9})
	= (1000 Millionen ×			= ($^1/_{1000}$ Millionstel)	
tera-:	Billionen ×	(10^{12})	pico-:	1/Billionstel	(10^{-12})

Die Worte „dezi" und „zenti" für $^1/_{10}$ und $^1/_{100}$ und die Worte „deca" und „hecto" für 10 × und 100 × sollen nicht mehr gebraucht werden. Leider wird nur für die Einheit der Masse das Kilogramm verwendet, wo der Faktor 1000 schon im Begriff selbst erkennbar ist.

Länge

Symbol: L
Einheit: Meter (1 650 763,73 × Wellenlänge der orange-roten Linie im Spektrum von Krypton 86)
Abkürzung: m

Tabelle 4

Maß	Abkürzung	Faktor	
Meter	m	1	
Millimeter	mm	10^{-3}	$^1/_{1000}$
Micrometer (Micron)	μ	10^{-6}	1/Millionstel ($^1/_{1000}$ mm)
Nanometer (Millimicron)	nm (mμ)	10^{-9}	1/Milliardstel ($^1/_{1000}$ μ)
Ångström-Einheit	Å	10^{-10}	$^1/_{10}$ Millardstel ($^1/_{10}$ Nanometer)

Volumen

Symbol: L^3
Einheit: m^3 (Kubikmeter)
Abkürzung: m^3

Tabelle 5

Maß	Abkürzung	Faktor
Kubikmeter	m^3	1
Kubikdezimeter	dm^3	10^{-3} $^1/_{1000}$ m^3
Kubikzentimeter	cm^3	10^{-6} 1/Millionstel m^3
Kubikmillimeter	mm^3	10^{-9} 1/Milliardstel m^3 1/1000 cm^3)

Anmerkung: Das „Liter" kann als exaktes Maß nicht mehr gebraucht werden, wird aber in der Praxis noch immer verwendet.

Hiervon wurden abgeleitet: Milliliter = 10^{-3} Liter (= 1 cm^3)
Mikroliter = 10^{-6} Liter (= $^1/_{1000}$ cm^3)

Masse (Abb. 20)

Symbol: M
Einheit: Kilogramm (Platin-Iridium-Zylinder in Sèvres)
Abkürzung: kg

Tabelle 6

Maß	Abkürzung	× kg
Kilogramm	kg	1
Gramm	g	10^{-3}g
Milligramm	mg	10^{-6}g ($^1/_{1000}$ g)
Mikrogramm (gamma)	γ	10^{-9} ($^1/_{1000}$ mg)
Nanogramm	ng	10^{-12} (1/Millionstel mg)
Pikogramm	pg	10^{-15}g

Anmerkung: Das „Gewicht" eines Gegenstandes wird bestimmt durch die Masse und die Anziehungskraft. Diese ist auf der Erde nicht überall dieselbe. Die Anziehungskraft wird bezeichnet mit g und beträgt auf der Höhe von Paris – „Normalbeschleunigung" – 9,80655 m/sec^2.

Die Einheit der Kraft ist das Newton (N).
1 Kilogramm Masse wiegt in Paris (drückt mit einer Kraft von) 9,80655 N.

(immer von links nach rechts lesen !)

MASSE (Gewicht): Kilogramm (kg)

	Abk.	g	mg	gr.	oz	lb	st	oz.ap.*	lb.ap.*
GRAMM	g	1	1000	15,432	0,03527	0,0022	0,000157	0,032151	0 002679
MILLIGRAMM	mg	1/1000	1	0,015432	564.10^{-6}	$35,3.10^{-6}$	10^{-7}	32.10^{-6}	$2,7.10^{-6}$
GRAIN	gr.	0,064799	64,799	1	0,00228	0,000141	$10,2\ 10^{-6}$	0,002083	$173,6.10^{-6}$
OUNCE	oz.	28,3495	28349,5	437,499	1	0,0625	0,004464	0,911457	0,075957
POUND	lb.	453,5923	453592,3	7000	16	1	0,071428	14,58332	1,215277
STONE	st.	6350,29	6350290	98013	224	14	1	204,1664	17,013867
Ounce	oz.ap.*	31,1035	31103,5	480	1,09714	0,06857	0,004898	1	0,083333
Pound	lb.ap.*	373,242	373242.	5760	13,16573	0,82285	0,058775	12	1

*Alte Englische Apothekergewichte

Anmerkung: gr. ist nicht Gramm, sondern Grain (nur 1/16 Gramm)!

KRAFT: Newton (N) $\frac{kg\ meter}{sec^2}$ ($kg\,m\,sec^{-2}$)

dyn $= g \cdot cm \cdot sec^2$

kgf : Kilogrammkraft

	N	dyn	kgf
Newton	1/ 1	100 000	0,1019716
dyn	1/100 000	1	0 000 0001
kgf	9,80665	980665,0	1

DRUCK: Newton/m^2 (Pascal: Pa)

			Pa	μbar	mbar	bar	atm	Torr	cmH_2O	lb/in^2
	PASCAL	Pa	1	10	1/100	1/100 000	$9,8 \times 10^{-6}$	0,0075075	0,0101974	0,0001450
dyn /cm^2	MIKROBAR	μbar	0,1	1	0,001	10^{-6}	98×10^{-7}	0,0007508	0,00101974	0,0000145
	MILLIBAR	mbar	100	1000	1	0,001	0,0009869	0,7500750	1,0197442	0,0145032
	BAR	bar	100 000	1 000 000	1000	1	0,9869232	750,07500	1019,7838	14,50326
	ATMOSPHÄRE	atm	101325	1013250	1013,250	1,013250	1	760	1034,0192	14,69576
	mm Quecksilber	Torr	133,3224	1333,224	1,333224	0,00133322	0,00131579	1	1,36055	0,019338
	cm Wassersäule	cmH_2O	98,0638	980,638	0,980638	0,0009806	0,00096714	0 7349960	1	0,014225
	pound/sq. inch	lb/in^2	6895	68950	68,95	0,06895	0,0680468	51,71	70,3	1

1 Pascal = 0,000010197 kg/cm^2

ENERGIE: Newton x Meter: Nm = Joule (J)

		erg	Ws	kWh	cal_{15}	J
ERG	erg	1	10^{-7}	$2,77 \times 10^{-14}$	$2,38 \times 10^{-8}$	10^{-7}
WATTSEKUNDE	Ws	10 000 000	1	$0,277 \times 10^{-6}$	0,238920	1
KILOWATTSTUNDE	kWh	36×10^{12}	3 600 000	1	860112	3 600 000
KALORIE (15 °C)	cal_{15}	41855 000	4,1855	$1,1623 \times 10^{-6}$	1	4,1855
JOULE	J	10×10^{6}	1	$0,2777 \times 10^{-6}$	0,238920	1

Abb. 20. Einheiten – Umrechnungstabellen

Zeit

Symbol: T

Einheit: Sekunde (9 192 631 770 × die Zeit, die vergeht zwischen zwei Veränderungen im Zustand des Zäsium-Atoms 133)

Tabelle 7

Abkürzung:	s	
Maß:	Abkürzung	× s:
Sekunde	s	1
Millisekunde	ms	10^{-3} s (1/1000 Sekunde)
Mikrosekunde	μs	10^{-6} s (1/Millionstel Sekunde)
Nanosekunde	ns	10^{-9}

Temperatur (Abb. 21)

Einheit: Grad Kelvin, Grad Celsius, Grad Fahrenheit
Abkürzung: °K, °C, °F
Nullpunkt für °K: –273,15 °C
Nullpunkt für °C: +273,15 °K, Skala gleich wie Grad Kelvin
Nullpunkt für °F: +241,13 °K, Skala: $1\ °F = \frac{5}{9}\ °K$
Umrechnung: $°C = (°F - 32) \times \frac{5}{9}$
$°F = \frac{9}{5} \times °C + 32$ (s. Abb. 12)

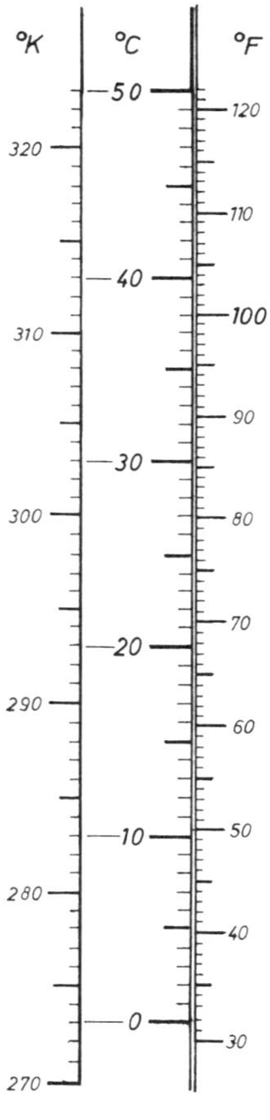

Abb. 21. Temperaturskalen nach Kelvin, Celsius und Fahrenheit

Geschwindigkeit

Symbol: LT^{-1}
Einheit: Meter pro Sekunde –
Abkürzung: m/s^{-1}
Beschleunigung:
Symbol: LT^{-2}
Einheit: meter pro Sekunde^2 (eine Beschleunigung, die pro Sekunde eine Geschwindigkeitszunahme von 1 m pro Sekunde hat)

Abkürzung: m sec^{-2}
1Gal. = 1 $cmsec^2$, also $^1/_{100}$ m/sec^2.
Die Normalbeschleunigung (g) durch die Schwerkraft beträgt 9,80655 m/sec^2 (aufgerundet 9,8 m/sec^2) = 980,655 Gal.
Ein fallender Gegenstand in der Luftleere hat nach einer Sekunde eine Geschwindigkeit von 9,8 m pro Sekunde.

Kraft (Abb. 20)

Symbol: MLT^{-2}
Einheit: Newton: kg m sec^{-2} (die Kraft, die der Einheit der Masse (kg) eine Beschleunigung von 1 m/sec^2 gibt)
Abkürzung: N
dyn: g cm sec^{-2}, also 1 dyn = $^1/_{10^5}$ Newton.
Die „technische“ Einheit Kilogramm-Kraft (kgf oder Kilopond) ist verlassen worden.
1 kp = 9,80655 Newton
1 N = 0,102 kgf.

Druck (Abb. 20)

Symbol: $\frac{LMT^{-2}}{L^2}$ ist Kraft pro Fläche
Einheit: $Newton/m^2$ (= 10 dyn/cm^2)
Abkürzung: Nm^{-2}

Andere Einheiten

1 atm: 101325 Nm^{-2} = 760 mm Hg = 760 Torr = 1013 mbar
1 torr: 1 mm Hg
1 bar: 1000 Millibar = 10^5 Nm^{-2} = 10^6 dyn/cm^2 = 750 mm Hg
1 mbar: 0,75 mm Hg

Energie (Abb. 20)

Symbol: ML^2T^{-2} oder NL
Einheit: Newtonmeter oder Joule (die Energie, die nötig ist, um eine Gegenkraft von 1 Newton über einen Meter zu versetzen)
Abkürzung: Nm oder J
1 erg = 1 dyncm = 10^{-7} Joule

Andere Einheiten

1 Wattsekunde = 1 Joule
1 Grammkalorie = 4,1868 Joule.

Arbeit

Symbol: ML^2T^{-3} oder NLT^{-1} (aufgebrachte Energie pro Sekunde)

Leistung

Einheit: Watt oder Joule pro Sekunde
Abkürzung: W
1 Pferdestärke = 745,7 Watt = 745,7 Joule pro Sekunde
Energie der Bewegung (kinetische Energie)
(Energie, enthalten in einer bewegten Masse)
$\frac{1}{2}\, m\, v^2$ (m = Einheit der Masse: kg, v = Einheit der Geschwindigkeit: m/sec)

Elektrische Einheiten

Spannung:	Volt	Abkürzung: V
Stromstärke:	Ampere	Abkürzung: A
Ladung:	Coulomb	Abkürzung: C
Widerstand:	Ohm	Abkürzung: Ω
Spezifischer Widerstand:	Ohm pro Meter	Abkürzung: Ω/m
Kapazität:	Farad	Abkürzung: F
Induktivität:	Henry	Abkürzung: H
Frequenz:	Hertz	Abkürzung: Hz (1 Hertz = 1 × pro Sekunde)

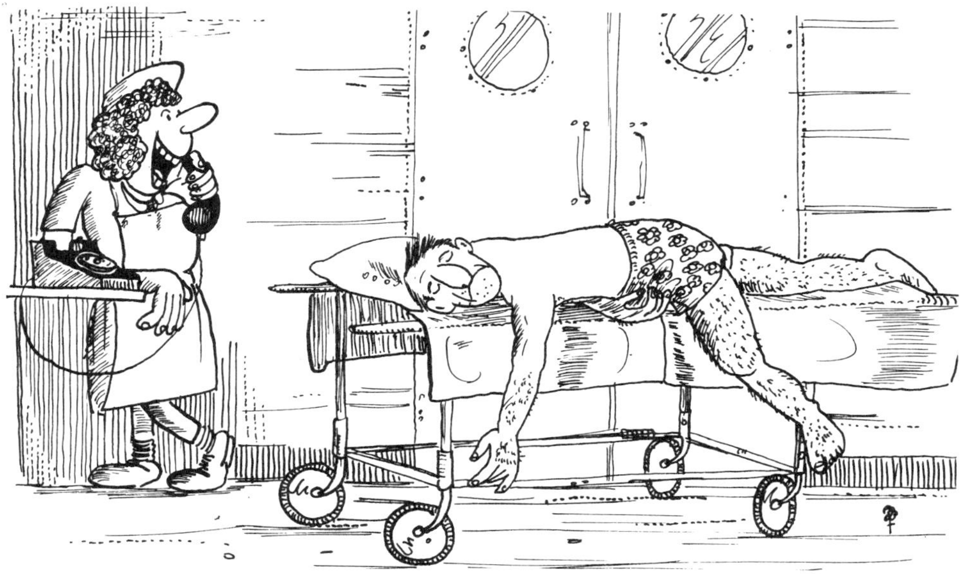

„Patient Jansen kann abgeholt werden!"

KAPITEL 6

PHYSIKALISCHE GRUNDBEGRIFFE UND IHRE ANWENDUNG

Masse, Gewicht, Kraft

Die Masse eines Gegenstandes wird erkennbar, wenn man den Gegenstand bewegen muß: je größer die Masse, um so mehr Kraft ist notwendig, um diesen Gegenstand bewegen zu können, auch wenn wir jede Reibung bei dieser Bewegung ausschließen würden.
Wenn der Gegenstand sich einmal bewegt, ist für eine größere Masse auch eine größere Kraft nötig, die Bewegung zu bremsen.
Die Masse eines Gegenstandes bestimmt die Trägheit, mit der er unter Einfluß einer bestimmten Kraft seine Bewegung verändert (Bewegung beginnt, Bewegung abbremst oder die Richtung verändert).
Als Einheit ist die Masse von einem Platin-Iridium-Zylinder angenommen worden, der in Sèvres in Frankreich aufbewahrt wird, und diese Einheit wird 1 Kilogramm (1 kg Masse) genannt.
Das Gewicht eines Gegenstandes wird dadurch bestimmt, in welchem Maße die Masse durch die Erde angezogen wird. Jede Masse übt auf eine andere Masse eine Anziehungskraft auf, die gleich ist mit der Masse von beiden Gegenständen, aber umgekehrt proportional dem Quadrat der gegenseitigen Entfernung zwischen den Schwerpunkten der Gegenstände.
Auf der Erde wird das Gewicht eines Gegenstandes durch die Masse und die Anziehungskraft der Erde bestimmt.
Diese ist aber auf der Erde nicht überall gleich und an den Polen stärker als am Äquator.
Das Gewicht ist die Kraft, die ein Gegenstand auf die Unterlage unter dem Einfluß der Schwerkraft ausübt.
Als Norm für die Schwerkraft hat man die Anziehungskraft, die der Höhe von Paris entspricht, angenommen; die in Sèvres aufbewahrte Kilogramm-Masse hat dort ein Gewicht von 1 Kilogramm. Die gleiche Masse hat an den Polen mehr und am Äquator weniger Gewicht.
Auf dem Mond, wo die Anziehungskraft noch geringer ist, wiegt die Kilogramm-Masse noch weniger.
In allen Fällen bleibt die „Masse“ aber die gleiche: man muß sich genauso anstrengen, um die Masse einen Meter zu bewegen.
Die Kraft ist der Einfluß, der einer bestimmten Masse eine Beschleunigungsänderung gibt (Beschleunigung oder Verzögerung).
Als Einheit für die Kraft hat man die Kraft angenommen, die pro Sekunde einer Masse von 1 Kilogramm eine Beschleunigung von 1 Meter pro Sekunde gibt. Diese Einheit heißt Newton.
Unter dem Einfluß der Schwerkraft drückt 1 Kilogramm Masse auf die Unterlage mit einer Kraft (Gewicht) von 9,80655 Newton:
1 kg Kraft = 9,80655 Newton
1 Newton = 0,102 Kilogramm Kraft.
Eine kleinere Einheit für die Kraft entsteht, wenn die Kraft bestimmt wird, die 1 Gramm Masse eine Beschleunigung von 1 cm pro Sekunde^2 gibt.
Diese Einheit ist:

1 dyn = $^1/_{10\,000}$ Newton
1 Newton = 10000 dyn.
Die Zahl 9,80655 (abgerundet 9,8) ist die Zahl für die Schwerkraft (G) auf der Meereshöhe von Paris und entspricht dem sogenannten Normalwert (Gn).
Ein in der Luftleere fallender Gegenstand hat eine Sekunde nach Beginn des Sturzes eine Geschwindigkeit (eine Beschleunigung) von 9,8 m/sec.

Energie

Es gibt verschiedene Formen, in der Energie (das Vermögen, Arbeit zu liefern) vorkommt.

Potentielle Energie

Jede Masse, die unter Einfluß einer Anziehungskraft festgehalten wird, hat eine potentielle Energie, die frei wird, sobald sie losgelassen wird. Ein Gewicht, das in eine gewisse Höhe gehoben wurde, oder eine Feder, die ausgedehnt wurde, hat eine potentielle Energie, die gleich ist mit der Masse und der Höhe, in welche die Masse gehoben wurde, ober bei der Feder gleich der Kraft der Feder und der Entfernung, bis zu der die Feder ausgedehnt wurde:
Potentielle Energie = Masse × Höhe
Potentielle Energie = Federkraft × Abstand.

Kinetische Energie

Ein bewegter Gegenstand stellt eine bestimmte Menge Energie dar, die frei wird, wenn er irgendwo anstößt.
Diese freiwerdende Energie bewegt einen zweiten Gegenstand und verursacht damit Beulen oder läßt Wärme entstehen.
Die Menge Energie, die dann frei wird, ist proportional der Masse des bewegten Gegenstandes, aber auch dem Quadrat der Geschwindigkeit:
Kinetische Energie = $^1/_2$ × Masse × (Geschwindigkeit)^2
E = $^1/_2$ m × v^2.
Wenn eine bestimmte Kraft über eine bestimmte Entfernung auf einen Gegenstand einwirkt, wird durch diese Kraft Arbeit geleistet (Energie geliefert).
Entsprechend der Definition „Energie" entspricht ihre Einheit dem Verhältnis von Kraft und Entfernung.
Die „große" Einheit ist: Joule (1 Joule = 1 Newtonmeter)
die kleine Einheit ist: erg (1 erg = 1 dyn-Zentimeter)
1Joule = 10^7 erg (10 Millionen erg).
Energie kommt jedoch auch in anderen Formen vor: elektrische Energie, Wärme usw.
Weil Energie im Prinzip nie verlorengeht und in eine andere Form umgesetzt werden kann (denke an die elektrische Energie, die Wärme in einem Heizofen liefert), ist als allgemeine Einheit für Energie das Joule angenommen worden:
Die Einheit für Wärme-Energie ist die Grammkalorie = 4,1868 Joule.
Die Einheit für elektrische Energie ist Wattsekunde = 1 Joule.

Leistung

Leistung bedeutet das Vermögen, eine bestimmte Menge Energie in einer bestimmten Zeit zu liefern:

Die Einheit ist das Watt (1 Watt = 1 Joule pro Sekunde).
Eine technische Einheit: Pferdestärke (1 PS = 745,7 Joule pro Sekunde).

Wärme

Wärme ist Energie, die in einem Gegenstand gespeichert ist. Den Wärmegrad gibt man mit der „Temperatur" an. Die Temperatur ist kein Maß für die in Form von Wärme vorliegende Energie, denn diese hängt von dem Material des Gegenstandes ab; man spricht von der sog. „spezifischen Wärme" des Materials.
Die Temperatur ist ein Maß für die Geschwindigkeit, mit der die Moleküle sich gegenseitig bewegen. Auch die Moleküle in einem festen Stoff sind stets in schwingender Bewegung. Bei einer bestimmten Temperatur hängt die Menge Energie, die in Wärme umgewandelt wird, von der Menge der Moleküle pro ccm (der Dichte des Stoffes) und der gegenseitigen Bindung zwischen den Molekülen ab.
Beispiel: 1 ccm Luft bei 100° C enthält weniger Wärme als 1 ccm Kupfer derselben Temperatur, weil in 1 ccm Luft viel weniger Moleküle vorhanden sind als in 1 ccm Kupfer und weil auch die Kupfermoleküle viel schwerer sind als die Luftmoleküle, also bei einer vergleichbaren Bewegungsgeschwindigkeit viel mehr Energie vorhanden ist (s. kinetische Energie), die ja gleichwertig mit der Masse ist.

Spezifische Wärme

Der eine Stoff wird mehr Energie (Wärme) verbrauchen als ein anderer, bevor eine bestimmte Temperatur erreicht ist. Der erste Stoff kann dann auch mehr Energie in Form von Wärme abgeben (bei einer gleichen Temperatursenkung).
Als Einheit für die Wärme ist die erforderliche Wärmemenge angenommen worden, um 1 g Wasser von 15° auf 16° C zu erwärmen.
Diese Einheit ist die Grammkalorie (Kalorie).
Tausend Kalorien ergeben eine Kilogrammkalorie (Kilokalorie).
Die Einheit 1 Kalorie entspricht 4,185 Joule (1 Joule = 0,2389 gKal).
Die spezifische Wärme ist die Menge Wärme, die für 1 g eines Stoffes benötigt wird, um sich um 1° C zu erwärmen. Die spezifische Wärme von Wasser ist also bei 15° C = 1,0.
Die spezifische Wärme von einigen Stoffen:

Aluminium	0,210	Gold	0,03	Wasser	1,00
Glas	0,200	Blei	0,03	Alkohol	0,58
Kupfer	0,094	Eisen	0,11	Quecksilber	0,03
Zinn	0,050	Silber	0,06	Petroleum	0,51

Die Metalle haben also eine spezifische Wärme, die kleiner als die von flüssigen Stoffen ist. Um eine konstante Wärme zu erzeugen, ist Wasser sehr geeignet; es kann viel Wärme aufnehmen bei einer geringen Temperatursteigerung. Daher wird Wasser als Kühlmittel benutzt (Autoradiator) und um Wärme festzuhalten (Wasserbad, Wärmflaschen, Zentralheizung).
(Flüssigkeiten haben im allgemeinen eine größere spezifische Wärme als die Metalle. Die meisten Flüssigkeiten haben jedoch eine kleinere spezifische Wärme als Wasser.)

Wärmeleitung, Wärmeleitfähigkeit

Wieviel Wärme durch einen Stoff geleitet wird, hängt von dem Temperaturunterschied zwischen zwei Punkten und der Art des Stoffes ab.
Die Leitfähigkeit (spezifische Leitfähigkeit) wird ausgedrückt in: Anzahl der Kalorien, die

pro Sekunde durch eine Oberfläche von 1 cm^2 gehen, bei einem Temperaturunterschied von 1° C pro Zentimeter:
Spezifische Leitfähigkeit = cal pro sec pro cm^2 für T_v von 1° C pro cm.
Spezifische Leitfähigkeit von einigen Stoffen siehe Tabelle 8.

Tabelle 8

Metalle		Nichtmetalle	
Silber	1,01	Kesselstein	0,00550
Marmor	0,00820	Asbest	0,00053
Kupfer	0,89	Papier	0,00031
Aluminium	0,48	Wolle	0,00028
Zinn	0,27	Kork	0,00013
Eisen	0,17		
Stahl	0,06		

Metalle leiten Wärme gut, vor allem Kupfer und Silber. Die Nichtmetalle leiten viel schlechter, d. h. sie „isolieren" die Wärme, vor allem Papier, Wolle und Kork.
Wärmeleitung durch Flüssigkeiten: Wenn eine Flüssigkeit örtlich erwärmt wird, treten stets Störungen auf, indem die erwärmte Flüssigkeit leichter wird und in die Höhe steigt (Konvektion). Dadurch verbreitet sich die Wärme viel schneller durch die ganze Flüssigkeit. Dasselbe gilt für Gase. Deshalb verwendet man Flüssigkeiten, um Wärme über ein großes Gebiet schnell und gleichmäßig zu verteilen (Wasserbad).

Ausdehnung durch Wärme

Ein Stoff, der erwärmt wird, dehnt sich aus: durch die größere Bewegungsenergie der Moleküle stoßen diese einander stärker ab, wodurch das Gesamtvolumen größer wird. Dieses „Abstoßen" geschieht entgegen der gegenseitigen Anziehung und wird bei festen Stoffen und Flüssigkeiten schwächer sein, dagegen sehr stark bei Gasen. Wieviel sich ein Stoff bei einem Temperaturanstieg ausdehnt, wird bestimmt durch das Ausdehnungsvermögen, das für jeden Stoff unterschiedlich ist.
Man unterscheidet das „lineare Ausdehnungsvermögen" (Zunahme an Länge) und das „kubische Ausdehnungsvermögen" (Zunahme an Volumen).
Beide Werte stehen natürlich in einem gegenseitigen Verhältnis.
Wenn eine bestimmte Masse eines Stoffes sich ausdehnt, sinkt das spezifische Gewicht (dieselbe Masse bekommt ein größeres Volumen), oder wenn der Stoff sich nicht ausdehnen kann, steigt der Druck (z. B. ein Gas in einem geschlossenen Raum).
Bei festen Stoffen und Flüssigkeiten ist das Ausdehnungsvermögen bei verschiedenen Temperaturen nicht gleich. Man spricht dann auch von einem „Durchschnitts-Ausdehnungsvermögen".
Das durchschnittliche lineare Ausdehnungsvermögen ist die Längenzunahme, die sich bei einem Temperaturanstieg von 1° C ergibt, dividiert durch die Länge bei 0° C.
Dehnt sich ein Eisenstab, der bei 0° C 100 cm lang ist, 1 cm aus, wenn er von 20° auf 21° C erwärmt wird, dann ist das Ausdehnungsvermögen bei 20° C: $^1/_{100}$ oder 0,01. (In Wirklichkeit viel kleiner.)
Das Ausdehnungsvermögen wird mit dem Buchstaben λ (Lambda) bezeichnet.
Vom Ausdehnungsvermögen machen wir täglich Gebrauch, wenn wir mit einem Quecksilberthermometer Temperaturen messen: beim Steigen der Temperatur nimmt das Volumen des

Quecksilbers zu. Da das Quecksilber nur in dem engen Rohr des Thermometers nach oben ausweichen kann, steigt das Quecksilber (N. B. wir messen hier nicht ein lineares, sondern ein kubisches Ausdehnungsvermögen!).
Durchschnittliches lineares Ausdehnungsvermögen von einigen Stoffen:

Aluminium:	0,000 022,8 (22,8 Millionstel)
Kupfer:	0,000 016,6
Platin:	0,000 008,9
Stahl:	0,000 010,0

Wasser zeigt das merkwürdige Phänomen, daß bei 4° C im Ausdehnungsvermögen ein Wendepunkt liegt: wird das Wasser noch weiter abgekühlt als 4° C, dann dehnt es sich wieder aus. Das spezifische Gewicht wird kleiner. Wasser von 2° C und auch Eis treiben auf der Wasseroberfläche von 4° C. Daher entsteht eine Eisschicht immer an der Wasseroberfläche.

Wärme-Übertragung

Wärme kann durch Leitung übertragen werden (s. oben), was noch durch die Konvektion (Strömung) in einem Gas oder einer Flüssigkeit gefördert werden kann (die Strömung, durch die Wärme transportiert wird).
Die dritte Form der Übertragung ist die Strahlung (Emission).
Wenn ein Gegenstand wärmer ist als die Umgebung, strahlt die Oberfläche Wärmeenergie aus, vergleichbar mit der Ausstrahlung von Licht durch eine Lichtquelle. Der Unterschied liegt nur in der Temperatur der Oberfläche und der Wellenlänge der Strahlung (Wärmestrahlung ist infrarote [nicht sichtbare] Strahlung).
Die Menge der Strahlung, die pro Oberfläche (cm^2) ausgestrahlt wird, hängt von der Art der Oberfläche ab und entspricht der vierten Potenz der absoluten Temperatur (Kelvin).
Das Emissionsvermögen: $e = s \times T^4$.
„s“ ist eine Konstante, die durch die Art der Oberfläche bestimmt wird. Eine tiefschwarze Oberfläche hat das größte „s“ und strahlt die meiste Wärme aus. (Sind darum die Öfen schwarz?)
Für die Absorption von Wärmestrahlung gilt dasselbe: eine schwarze Oberfläche absorbiert die meiste Wärme.
Deswegen sind Sommerkleider meistens von heller Farbe (Tropenkleidung). Eine glatte, lackierte Oberfläche strahlt weniger Wärme aus und absorbiert auch weniger Wärme.

Das Verhalten von Gasen, Dämpfen und Flüssigkeiten

Wir haben in der Anaesthesiologie mit Narkosemitteln zu tun, die in Dampf- oder Gasform verabreicht werden, sowie mit Gasen wie Sauerstoff, Kohlensäure, Stickstoff usw. Es ist also notwendig, daß wir etwas über das Verhalten dieser Stoffe wissen (Abb. 22).
Man spricht von einem Dampf, wenn das Gas durch das Verdampfen einer Flüssigkeit gebildet wurde, und zwar indem dieses Gas mit seiner flüssigen Form in Berührung bleibt.
Beispiel: Lachgas ist ein Dampf, solange es innerhalb des Zylinders in Kontakt mit dem flüssigen Lachgas bleibt. Sobald es den Zylinder verlassen hat, spricht man von einem Gas.
Die Gase bestehen im allgemeinen aus Molekülen, die aus zwei oder mehr Atomen aufgebaut sind: Sauerstoff O_2, Stickstoff N_2, Wasserstoff H_2, Kohlensäure CO_2.
Diese Moleküle bewegen sich mit großer Geschwindigkeit in alle Richtungen durcheinander.

GASE und DÄMPFE	He	O_2	N_2	CO_2	N_2O	C_3H_6	ÄTHER C_2H_5–O–C_2H_5	HALOTHAN CF_3–C(Br)(Cl)–H	ETHRANE HCF_2–O–CF_2–C(F)(Cl)–H	PENTHRANE CH_3–O–CF_2–C(Cl)(Cl)–H	FLUROXENE CF_3–CH_2–O–C(H)=C(H)–H	FORANE HCF_2–O–C(H)(Cl)–CF_3	TRILEN CCl_2=HCCl	LUFT
SPEZIF. GEW. in bezug auf Luft (20 °C)	0,14	1,1	0,9	1,5	1,5	1,4	2,5	6,8	6,3	5,6	4,3	6,3	4,5	1
DICHTE g/1000 cm^3 (20 °C)	0,18	1,43	1,25	1,96	1,96	1,88	3,3	8,8	8,2	7,3	5,6	8,2	5,8	1,3
MOLEKULARGEWICHT	4,002*	31,998	28,016	44,01	44,02	42,08	74,084	197,362	184,464	164,979	126,039	184,464	131,369	28,850
LÖSLICHKEIT Vol. % (cm^3/100 cm^3)														
in Wasser von 20 °C	0,93	3,1	1,64	105	150	25	17,5	0,6		0,22				1,87
in Wasser von 37 °C	0,87	2,3	1,26	57	39	18	8,8	0,34		0,195	0,4			
in Blut von 37 °C	0,91	2,4**	1,28	60	42	40	12,6	3,0						
ÖL/WASSER-KOEFFIZIENT (37 °C)	1,5		3,2	1,5	3,2	34	3,2	303	130	400				
VISKOSITÄT bei 20 °C (Mikropoise) △	165	200	174	146	146	83	72	103						181
" " " (i. Ba-Luft)	0,92	11	0,94	0,77	0,77	0,44	0,38	0,55						1
DAMPFDRUCK bei 20 °C (Atm.)				57	51	6,3	0,58 440 Torr	0,32 241 Torr	0,24 180 Torr	0,03 22,5 Torr	0,38 286 Torr	0,33 250 Torr	0,08 60 Torr	0,23 175 Torr
SIEDEPUNKT °C					−89	−33	35	50,2	56,5	104	43,1	48,5	86	
VERDAMPFUNGSWÄRME cal					90	114	84	35	7,7	58,5	61,7	7,6	57,2	
VERTEILUNGSKOEFFIZIENTEN														
Blut/Gas					0,47	0,46	12,1	2,3	1,8	13,0	1,4	1,4	9,15	
Gehirn/Blut					1,1	1,3	1,1	2,6	2,6	2,0	1,4	3,7		
Fett/Blut					3	21,3	5	60	105	63	48	95		
Öl/Gas					1,4	11,8	65	224	98,5	970	48	99	960	
MINIMUMKONZENTRATION für Anaesthesie					Vol %:	9,2	1,92	0,77	1,68	0,16	3,4	1,2	?	
KONZENTRATION: Vol %/Druck Torr — Höchste erreichbare						6 At.	58/440	32/241	24/180	3/22,5	38/286	33/250	8/60	
Anflutung, bis zu:						45/350	23/300	4/30	3,4/26	3/22,5	8/60	34/26	4/30	
Unterhaltung ±						15/100	5,3/70	0,75/10	0,9/12	0,6/5	3,4/26	0,9/12	0,5/4	

Benötigte Unterhaltungskonzentration ist abhängig von Atmung/Beatmung, und Wirkung der Analgetica oder Neuroleptica!

* Heliumgas besteht aus Atomen: „Molgewicht" ist hier Atomgewicht! | ** In Blut bei pO_2 = 100 Torr: 0,3 cm^3/100 cm^3

△ „Poise" (von Poiseuille): Benötigte Kraft (dyn /sec /cm^2), um eine Oberfläche von 1 cm^2 in einer Flüssigkeit oder einem Gas in einer Sekunde 1 cm parallel an dieser Oberfläche zu verschieben.

	Mol-Gew. (abger.)	Ionen + −	mVal pro Gramm	Gramm pro mVal	Konzentr. für isotone Lösung %	g/l	mOsmol pro Gramm
KOCHSALZ (NaCl)	58	Na^+, Cl^-	17,1	0,059	0,87	8,7	34,22
NATRIUMBICARBONAT ($NaHCO_3$)	84	Na^+, HCO_3^-	11,9	0,084	1,26	12,6	23,81
NATRIUMLACTAT ($NaOC_3H_5O_2$)	112	Na^+, $Lact^-$	8,9	0,112	1,68	16,8	17,84
NATRIUMCITRAT ($Na_3C_6O_7H_5H_2O$)	374	$3Na^+$, $Citr^{\equiv}$	10,2	0,098	2,20	22,0	13,60 *
KALIUMCHLORID (KCl)	74	K^+, Cl^-	13,4	0,074	1,12	11,2	26,83
KALIUMCITRAT ($K_3C_6O_7H_5 \cdot H_2O$)	404	$3K^+$, $Citr^{\equiv}$	9,3	0,18	2,44	24,2	12,33 *
CALCIUMCHLORID ($CaCl_2$)	147	Ca^{++}, $2Cl^-$	13,6	0,074	1,47	14,7	20,40
CALCIUMGLUCONAT ($Ca(C_6H_{12}O_7)_2 \cdot H_2O$)	448	Ca^{++}, $2Cl^-$	4,46	0,224	4,50	45,0	6,69 *
DEXTROSE (GLUCOSE) ($C_6H_{12}O_6$)	180				5,40	54,0	5,5
HARNSTOFF ($CO(NH_2)_2$)	60				1,8	18.	6,7

* Nur teilweise Dissoziation in Ionen

ONKOTISCHER DRUCK IN BEZUG AUF PLASMA

LÖSUNG:		
NaCl	10 %	11 x
$NaHCO_3$	5 %	4 x
"	8,4 %	6 x
Glucose	10 %	1,8 x
"	20 %	3,6 x
HARNSTOFF	20 %	11 x
Mannit	20 %	3,6 x

Onkotischer Druck im Plasma: 0,04 atm
300 mOsmol/l 30 Torr
± 40 cm H_2O

N.B.: Osmolarität: Osmol per Liter
Osmolalität: Osmol per Kilogramm

Abb. 22. Eigenschaften einiger einfacher in der Anaesthesie verwendeter Stoffe

Wenn die Moleküle größer und schwerer werden, ziehen sie sich gegenseitig stärker an und ihre Beweglichkeit nimmt ab. Die Gase werden dann zu Flüssigkeiten, und wenn schließlich die gegenseitige Beweglichkeit noch mehr eingeschränkt wird, zu festen Stoffen.

Wenn wir uns ein Gas vorstellen, das in einem Raum eingeschlossen ist, dann werden sich die schnell bewegenden Moleküle an der Wand dieses Raumes stoßen. Dieses Zusammenstoßen, milliardenmal pro Sekunde, übt auf die Wand eine gewisse Kraft aus, und diese Kraft nennen wir den Druck, den das Gas ausübt.

Dieser Druck hängt von der Anzahl der Moleküle ab (also der Anzahl der Zusammenstöße) und von der Geschwindigkeit der Moleküle (der Heftigkeit der Zusammenstöße). Die Geschwindigkeit der Moleküle steigt mit der Temperatur.

Wenn wir einem Gas in einem geschlossenen Raum Wärme zuführen, wird der Druck auf die Wand größer; kühlen wir das Gas dagegen ab, dann wird der Druck geringer.

Wenn wir umgekehrt bei konstanter Temperatur den Raum, in dem sich das Gas befindet, verkleinern, dann wird die Anzahl der Zusammenstöße auf die Wand zunehmen (pro cm^2), also wird auch der Druck größer, den das Gas auf die Wand ausübt. Machen wir den Raum größer, fällt der Druck.

Es besteht also ein Zusammenhang zwischen dem Raum, den ein Gas einnimmt, dem Druck, den das Gas ausübt und der Temperatur. Dieser Zusammenhang wird in den Gasgesetzen beschrieben.

Als Maß für den Druck nimmt man die Atmosphäre an. Dies ist der Druck (oder das Gewicht), den die Atmosphäre der Erde auf die Erdoberfläche ausübt (Abb. 23). Wir spüren diesen Druck nicht, da er außerhalb und innerhalb unseres Körpers gleich groß ist. Aber wir wissen, daß wir diesen Druck durch das Saugen mit einer Pumpe verringern können, und daß eine sog. Luftleere besteht, z. B. oberhalb der Quecksilbersäule eines Barometers.

In dieser Luftleere ist der Druck tatsächlich Null. Wir wissen, daß die Höhe der Quecksilbersäule in einem Barometer ungefähr 760 mm beträgt. Das heißt, daß die Außenluft auf das untere Ende der Quecksilbersäule einen Druck ausübt und dadurch dem Gewicht der Quecksilbersäule die Waage halten kann.

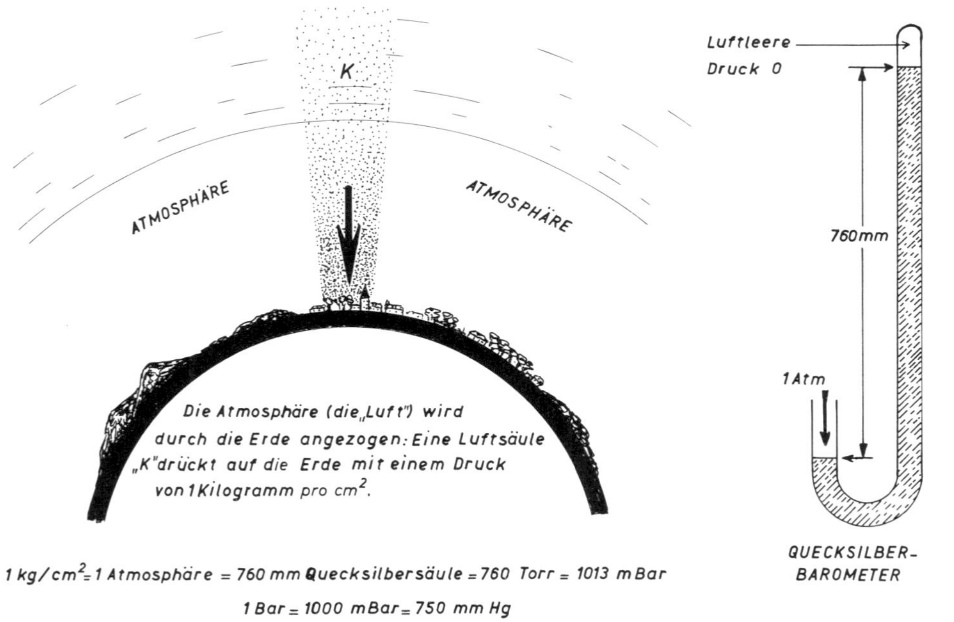

Abb. 23

Wenn der Querschnitt der Barometerröhre 1 cm^2 beträgt, dann sind also in der Röhre 76 ccm Quecksilber vorhanden. Das spezifische Gewicht von Quecksilber beträgt 13,6. Die Quecksilbersäule wiegt also 76 × 13,6 = '10336 g, also etwas mehr als 1 kg.

Dieser Druck von 1 kg/cm^2, oder auch als 760 mm Hg (pro cm^2!) ausgedrückt (Quecksilberhöhe), wird auch ein Druck von 1 Atmosphäre (Atm) genannt.

Der Druck kann auch folgendermaßen angegeben werden:

1 Atmosphäre = 760 mm Quecksilbersäule = 760 mm Hg = 1013 Millibar.

1 Torr = 1 mm Quecksilbersäule = 1 mm Hg.

1000 Millibar = 750 mm Quecksilbersäule.

Für einen Blutdruck von 130 mm Hg können wir auch 130 Torr sagen. Der Ausdruck Millibar wird nur in der Meteorologie verwendet.

Das Gesetz von Boyle (Abb. 24)

Bei konstanter Temperatur verändert sich der Druck eines Gases umgekehrt proportional dem Volumen.
Wird das Volumen halbiert, dann wird der Druck verdoppelt. Das Gesetz von Boyle gilt nur für die sogenannten „idealen Gase", d. h., solange durch das Steigen des Druckes keine Flüssigkeitsbildung auftritt. Eine Flüssigkeit kann man ja nicht zusammendrücken. Das Gesetz gilt z. B. für Lachgas nur, bis ein Druck von 50 Atm erreicht ist. Dann entsteht bei normaler Temperatur Flüssigkeit, und man kann N_2O nur noch soweit zusammenpressen, bis alles Gas flüssig geworden ist. Danach ist eine weitere Volumenverringerung nicht mehr möglich.

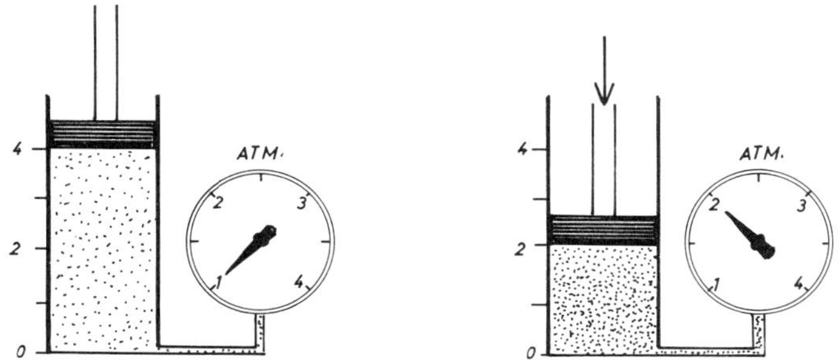

Das BOYLEsche GESETZ

Wird der Raum, in dem ein Gas eingeschlossen ist, auf die Hälfte verkleinert, so verdoppelt sich der Druck, vorausgesetzt, daß die Temperatur des Gases sich nicht ändert.

Abb. 24

Das Gesetz von Gay-Lussac (Abb. 25)

Das Volumen eines Gases bei konstantem Druck entspricht der absoluten Temperatur.
Der Druck eines Gases bei konstantem Volumen entspricht der absoluten Temperatur.
Beide Definitionen bedeuten natürlich dasselbe, denn wir wissen, daß nach dem Gesetz von Boyle Volumen und Druck sich umgekehrt proportional verhalten.
Die absolute Temperatur wird in ° C, ausgehend vom absoluten Nullpunkt, angegeben. Letzterer entspricht der niedrigsten Temperatur, die theoretisch zu erreichen ist. Diese absolute Temperatur beginnt bei 273° unter Null.
Null Grad C heißt also eigentlich 273° C oberhalb des absoluten Nullpunktes.
Man spricht bei Angabe der absoluten Temperatur nicht von Grad C, sondern von Grad Kelvin. Null Grad C ist also +273 Grad „Kelvin".
Wenn wir die Temperatur eines Gases von 0° bis 1° C erhöhen, dann erhöhen wir die absolute Temperatur von 273 auf 274° Kelvin, also um $^1/_{273}$.
Bei der Erhöhung der Temperatur eines Gases von 0° C auf 1° C wird also das Volumen um $^1/_{273}$ größer. Bei einer Temperaturerhöhung von 10° C um $^{10}/_{273}$ usw.
Dasselbe gilt für den Druck, wenn ein Gas in einem geschlossenen Raum erhitzt wird.

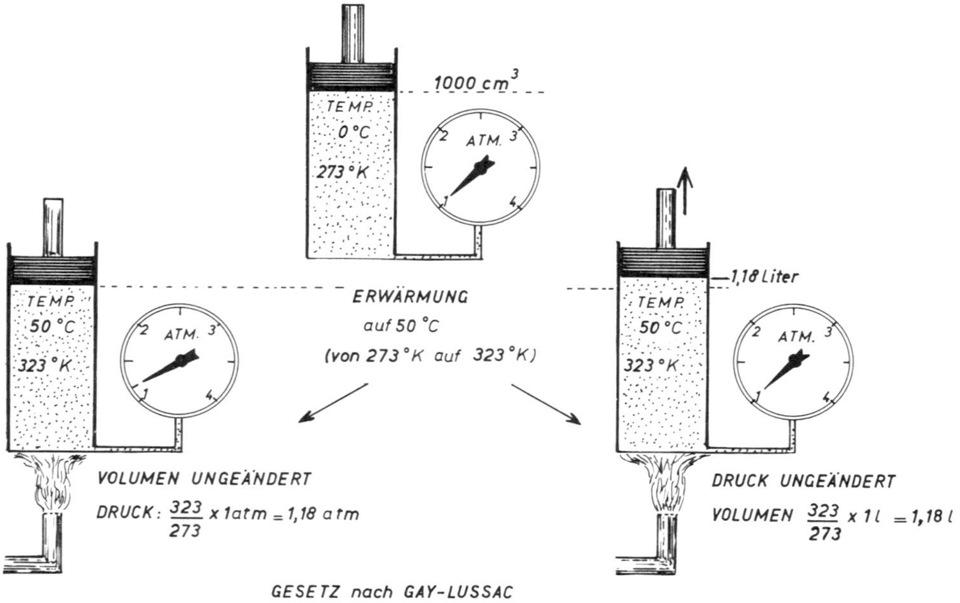

Wird ein Gas erwärmt oder abgekühlt, so ändert sich der Druck (bei gleichem Volumen) oder das Volumen (bei gleichem Druck) proportional zu der absoluten Temperatur.

Abb. 25

Das Gesetz von Avogadro

Von verschiedenen Gasen hat 1 Liter bei derselben Temperatur und bei dem gleichen Druck dieselbe Anzahl Moleküle.

Es wurde besprochen, daß der Druck, den ein Gas auf die Wand eines Raumes ausübt, durch die Zahl der Zusammenstöße, also durch die Anzahl der Moleküle, verursacht wird.

Wenn wir jetzt das Gewicht von 1 Liter Wasserstoff und von 1 Liter Sauerstoff bei gleichem Druck und gleicher Temperatur bestimmen, dann stellt sich heraus, daß 1 Liter Sauerstoff 16mal soviel wiegt wie 1 Liter Wasserstoff, wobei sich in jedem Liter die gleiche Anzahl von Molekülen befinden. Also muß 1 Molekül Sauerstoff auch 16mal so schwer sein wie 1 Molekül Wasserstoff. Nimmt man das Atomgewicht von Wasserstoff als 1 an, dann ist das von Sauerstoff 16 und das Molekulargewicht von H_2 und O_2 also 2 und 32.

D. h. also, wenn wir in einen Raum 2 g Wasserstoff bringen und in einen anderen Raum 32 g Sauerstoff, daß der Inhalt beider Räume (bei gleichem Druck und gleicher Temperatur) der gleiche sein muß.

Die Gramm-Angaben entsprechen jeweils dem Molekulargewicht.

Wir haben es also mit Gramm-Molekülen des Gases zu tun. Es stellt sich nun heraus, daß bei normaler Temperatur und normalem Druck 1 Gramm-Molekül aller Gase ein Volumen von 22,4 Litern einnimmt.

Also 22,4 Liter Sauerstoff wiegen 32 g und 22,4 Liter Luft wiegen ca. 29 g!

Wir haben immer den Ausdruck unter „Normalbedingungen" verwendet. In der Physik der Gase wird darunter ein Druck von 1 Atm (760 mm Hg) und eine Temperatur von 0° C verstanden.

Wieviel Moleküle befinden sich nun in 22,4 Litern? Dies hat man auf mathematischem Wege berechnet. Es ist eine unvorstellbar große Zahl, nämlich ca. 6×10^{23}, also 600000 × Million × Million × Million (Zahl von Avogadro).

Diffusion (Abb. 26)

Die Moleküle eines Gases bewegen sich mit großer Geschwindigkeit durch einen Raum. Ein Gas, das durch eine Öffnung in einen luftleeren Raum dringen könnte, würde sich sofort über den ganzen Raum ausdehnen: es diffundiert durch den Raum, bis überall gleichviel Moleküle vorhanden sind.
Auch wenn wir zwei Räume nehmen, die durch eine Öffnung miteinander verbunden sind, und wir füllen den einen Raum mit Stickstoff und den anderen mit Sauerstoff, dann werden beide Gase sich durch die Öffnung einen Weg zum anderen Raum suchen, bis in beiden Räumen Stickstoff und Sauerstoff gleichmäßig verteilt sind.
Die Geschwindigkeit, mit der diese Diffusion stattfindet, ist jedoch abhängig vom Gewicht des Gases. Je schwerer die Moleküle, um so schwerer können sie sich bewegen und um so langsamer findet die Diffusion statt.
Die Diffusion erfolgt schneller, wenn das Gas erhitzt wird, da sich die Moleküle dann schneller bewegen.

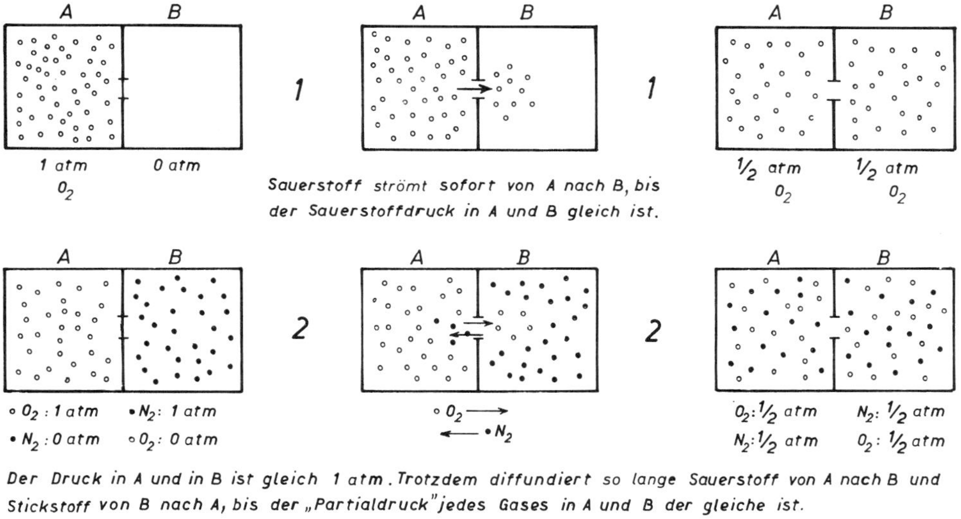

Abb. 26. Diffusion. (1) Raum A enthält Sauerstoff unter einem Druck von 1 atm. Raum B ist leer (Druck = 0 atm). Öffnet man die Trennwand zwischen A und B, so entsteht ein Druckunterschied (Druckgradient) von 1 atm, und der Sauerstoff strömt so lange mit roßer Geschwindigkeit nach B, bis in A und B der gleiche Druck herrscht (in jedem Raum $1/2$ atm). Dieser Druckausgleich entspricht noch nicht der Diffusion. (2) In Raum A und B herrscht der gleiche Druck (1 atm). In Raum A befindet sich jedoch Sauerstoff und in Raum B Stickstoff. Öffnet man wiederum die Trennwand, so ändert sich am Druckniveau in den Kammern nichts. Wohl aber erfolgt eine Umverteilung im Partialdruckverhalten der beiden Gase: vor dem Öffnen der Trennwand bestand in A ein Partialdruck für Sauerstoff von 1 atm und in B von 0 atm – für Stickstoff war das Verhältnis umgekehrt. Nach dem Öffnen der Trennwand findet eine Diffusion unter dem Einfluß der unterschiedlichen Partialdrucke statt: jedes Gas diffundiert in den anderen Raum, bis in beiden Räumen der gleiche Anteil Sauerstoff und Stickstoff vorhanden ist. Dabei bleibt der Absolutdruck von 1 atm unverändert, der Partialdruck von Sauerstoff und Stickstoff wird aber zur Hälfte reduziert, da jedes Gas nun einen doppelt großen Raum einnimmt

Außerdem spielt bei einer Diffusion natürlich die unterschiedliche Konzentration eine Rolle: im genannten Beispiel ist dieser Unterschied am Anfang groß und wird dann immer kleiner. Die Diffusion geht am Anfang schnell und später immer langsamer vonstatten. Die Diffusionsgeschwindigkeit ist somit abhängig von dem „Druckgradienten", dem Unterschied des „partiellen Druckes".

Partialdruck

Wenn wir in ein Volumen von 22,4 Liter 1 Mol (32 g) Sauerstoff bringen, dann herrscht in diesem Raum ein Druck von 1 Atm (760 mm Hg), jedenfalls bei einer Temperatur von 0° C. Bringen wir aber die Hälfte dieser Menge in denselben Raum, dann wird der Druck des Gases, das sich über den Raum ausdehnt, nur die Hälfte betragen, also $\frac{1}{2}$ Atm.
Dasselbe gilt, wenn wir die Probe mit Stickstoff wiederholen würden. Aber wenn wir jetzt in denselben Raum $\frac{1}{2}$ Mol Sauerstoff und $\frac{1}{2}$ Mol Stickstoff zusammenbringen, dann haben diese Mengen zusammen einen Druck von 1 Atm, aber jede für sich einen Druck von $\frac{1}{2}$ Atm.
Im letzten Fall übt also der Sauerstoff einen partiellen Druck von $\frac{1}{2}$ Atm aus, oder $\frac{1}{2} \times 760$ mm Hg = 380 mm Hg.
Es ist nicht so, daß sich in der einen Hälfte des Raumes der Sauerstoff und in der anderen Hälfte der Stickstoff befindet. Die Moleküle der beiden Gase sind überall gleichmäßig vorhanden, aber für den Druck auf die Wand des Raumes nimmt jedes der Gase die Hälfte für sich in Anspruch.

Das Gesetz von Dalton

Der Gesamtdruck einer Mischung von Gasen ist gleich der Summe der Drucke, die vorhanden wären, wenn jedes Gas einzeln denselben Raum ausfüllen würde.
Nehmen wir als Beispiel die Luft: diese enthält ca. 80% Stickstoff und 20% Sauerstoff. Der normale Luftdruck ist ja 760 mm Hg. Von diesen 760 mm Hg nimmt also der Stickstoff 80% für sich in Anspruch und der Sauerstoff 20%. Der Partialdruck von Stickstoff beträgt dann auch 80% von 760, also 608 mm Hg, und der Partialdruck des Sauerstoffes 20%, also 152 mm Hg.
Die Luft, die mit jedem Atemzug in die Lungen eindringt, vermischt sich in den Alveolen mit der dort vorhandenen Kohlensäure und dem Wasserdampf, der durch die feuchten Alveolenwände abgegeben wird.
Wir haben es in der Alveole also mit einer Mischung von vier Gasen zu tun: Stickstoff, Sauerstoff, Kohlensäure und Wasserdampf.
Der Wasserdampf nimmt 6% des Raumes ein und die Kohlensäure ca. $5\frac{1}{2}$%.
In den Lungen herrscht ein normaler Druck von 760 mm Hg.
Der Partialdruck des Wasserdampfes beträgt also

	6% von 760	= 47 mm Hg
der Partialdruck der Kohlensäure	$5\frac{1}{2}$% von 760	= 40 mm Hg
	zusammen	87 mm Hg

Für die einströmende Luft bleiben also 760–87 = 673 mm Hg übrig, und dieser Rest muß noch zwischen Stickstoff (80%) und Sauerstoff (20%) aufgeteilt werden.
20% von 673 mm Hg ist 134 mm Hg, also der Partialdruck des Sauerstoffs in den Alveolen beträgt nicht 152 mm Hg wie in der Luft, sondern nur 134 mm Hg.
Nun ist das in die Lungen rückströmende Blut sauerstoffarm, und der Partialdruck des Sauerstoffes beträgt darin nur 40 mm Hg.

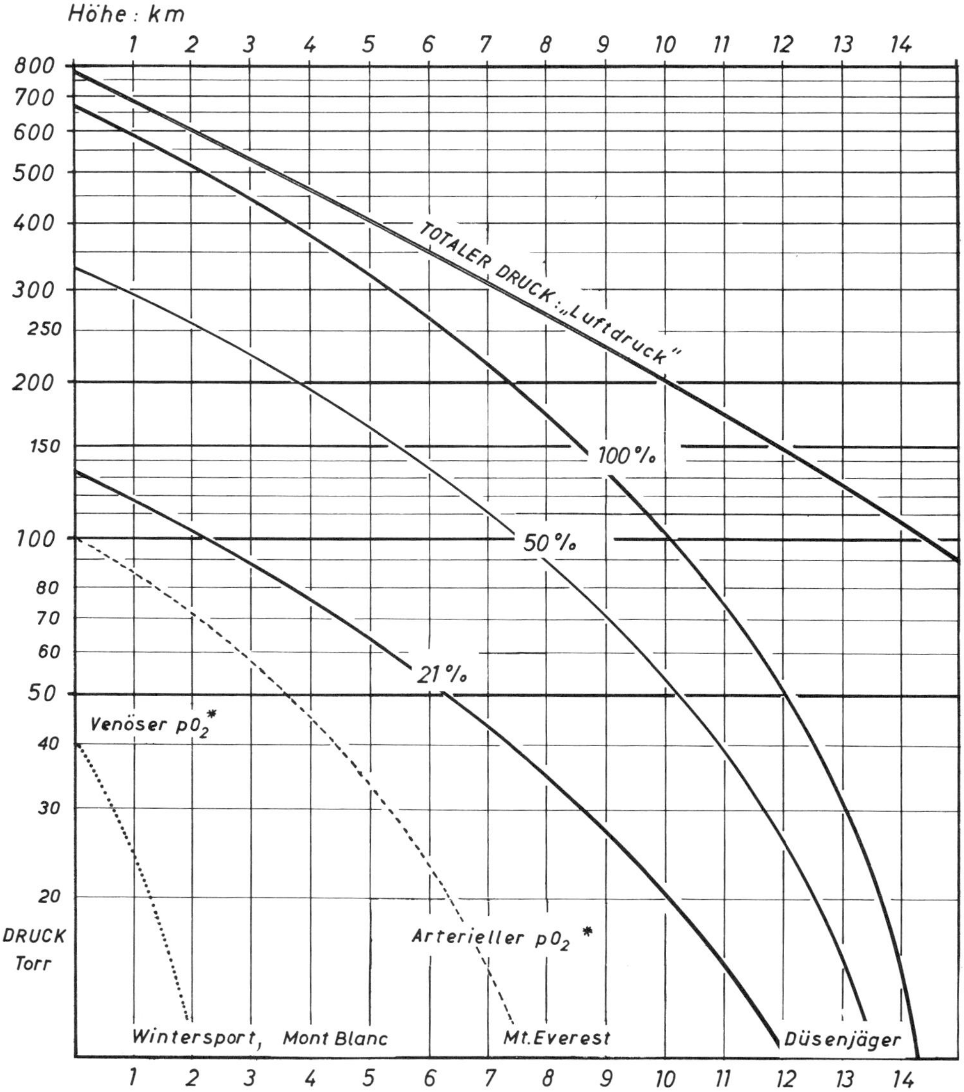

*Diese Kurven würden zutreffen falls Herzleistung und Atmung sich nicht ändern. Die benötigte Extraarbeit wird vor allem vom Herz geleistet: schnellerer Kreislauf des sauerstoffarmen Bluts und dadurch Abnahme der arteriovenösen pO_2-Differenz.

Abb. 27. Sauerstoffpartialdruck (pO_2) in den Lungen bei Luftatmung, 50% O_2 und 100% O_2 unter verschiedenen Höhen. Bemerkung: Wasserdampfdruck (47 mm Hg) und CO_2-Partialdruck (40 mm Hg) müssen zusätzlich berücksichtigt werden. Auf einer Höhe von 2000 m ist der Partialdruck auf 100 mm Hg abgesunken. Wenn die Herz- und Atmungsfunktion nicht kompensatorisch ansteigen würden, würde der pO_2 bis auf 70 mm Hg absinken. Auf 4000 m Höhe ist der pO_2 (in der Lunge) bis auf 78 mm Hg gesunken. In größerer Höhe ist darum eine Erhöhung der inspiratorischen Sauerstoffkonzentration erforderlich. Oberhab einer Höhe von 10000 m reichen sogar 100% Sauerstoff nicht aus, und es ist eine Druckkabine nötig (z. B. in Düsenjägern)

Zwischen dem Sauerstoff in den Alveolen und dem im venösen Blut findet sich somit ein Druckunterschied bzw. „Druckgradient" von 94 mm Hg (134–40).
Der Sauerstoff diffundiert auf Grund dieses Druckunterschiedes sofort durch den Alveolenwand in das Blut. Dabei sinkt die Sauerstoffspannung in der Alveole auf ca. 100 mm Hg und steigt in dem nun sauerstoffreichen Blut gleichfalls auf 100 mm Hg.
Dieser Austausch geschieht so schnell, daß wir es, wenn wir die Zusammensetzung der Gase in den Alveolen messen, eigentlich schon mit einer Gasmischung zu tun haben, die im Gleichgewicht mit dem arteriellen Blut steht.
Der Partialdruck wird mit dem Buchstaben „p" angedeutet.
So heißt pO_2 der Partialdruck von Sauerstoff, pCO_2 der von Kohlensäure usw.
Meistens wird nur von einem pO_2 (auch Sauerstoffspannung) gesprochen.
Das Hämoglobin in den Erythrozyten ist unter normalen Umständen erst hundertprozentig mit Sauerstoff gesättigt, wenn die Sauerstoffspannung (pO_2) 100 mm Hg beträgt. Ist die Sauerstoffspannung niedriger, dann ist auch die Sauerstoffsättigung niedriger, also auch der Sauerstoffvorrat im arteriellen Blut.
In großer Höhe ist der Luftdruck niedriger; in einer Höhe von 3000 m ist er z. B. schon auf 550 mm Hg erniedrigt.
Verringern wir diesen Betrag um den auch in der Höhe gleichbleibenden Druck des Wasserdampfes und der Kohlensäure in der Lunge, also um 87 mm Hg, dann bleibt für die Luft noch ein Gesamtdruck von 463 mm Hg übrig und für den Sauerstoff 20% davon, also 93 mm Hg (Abb. 27).
Entsprechend ist in dieser Höhe das Hämoglobin nicht mit 100% Sauerstoff gesättigt, nicht einmal bei vermehrter Atmung, und der Mangel an Sauerstoff wird bei Menschen, die in großen Höhen verbleiben, durch einen hohen Hämoglobingehalt und/oder einer größeren Anzahl roter Blutkörperchen ausgeglichen.

Dampfspannung

Flüssigkeiten und sogar feste Stoffe (Eis) können verdampfen. Dies geschieht, weil auch in Flüssigkeiten die Moleküle in Bewegung sind, an der Oberfläche der Flüssigkeit entweichen können und zu Dampfmolekülen werden.
Aber es kommen auch aus den über der Flüssigkeit befindlichen Dampfmolekülen wieder Moleküle in die Flüssigkeit zurück.
Die über einer Flüssigkeit vorhandenen Dampf- oder Gasmoleküle verdrängen die dort vorhandenen Luftmoleküle und üben einen gewissen Druck aus, der wieder den Partialdruck des Dampfes über der Flüssigkeit darstellt. Diesen Partialdruck nennt man jedoch „Dampfspannung".
Wenn die Flüssigkeit erwärmt wird, bekommen die Moleküle mehr Energie, bewegen sich schneller und können leichter aus der Flüssigkeit austreten. Es können immer mehr Moleküle die Luft über der Flüssigkeit verdrängen, der Partialdruck wird größer.
Beim Ansteigen der Temperatur steigt also auch die Dampfspannung.
Zuvor wurde festgestellt, daß der Wasserdampf in den Alveolen einen Partialdruck von 47 mm Hg besitzt. Dieses Wasser kommt aus dem Blutplasma, und wir können annehmen, daß der Partialdruck des Wasserdampfes in den Alveolen mit dem im Blut im Gleichgewicht ist; mit anderen Worten: die Alveolenluft ist mit Wasserdampf gesättigt.
Die Bluttemperatur beträgt 37° C. Die Dampfspannung des Wasserdampfes bei 37° C beträgt dann auch 47 mm Hg.
Was geschieht, wenn wir in einer halb mit Wasser gefüllten Flasche die Luft zusammenpressen?
Solange die Flasche offen ist, herrscht über der Flüssigkeit der atmosphärische Druck von 1

Atm, davon nimmt der Wasserdampf über der Flüssigkeit z. B. 17,5 mm Hg für sich in Anspruch, entsprechend der Dampfspannung bei einer Wassertemperatur von 20° C. Wenn wir nun den Inhalt dieser Flasche unter doppelt so hohen Druck bringen, also auf einen Druck von 2 Atm, dann wird sich auch der Partialdruck des Wasserdampfes verdoppeln.
Dadurch werden mehr Wassermoleküle wieder in die Flüssigkeit zurückgedrängt, und zwar soviel, bis die für die Temperatur von 20° C geltende Dampfspannung von 17,5 mm Hg wieder erreicht ist.

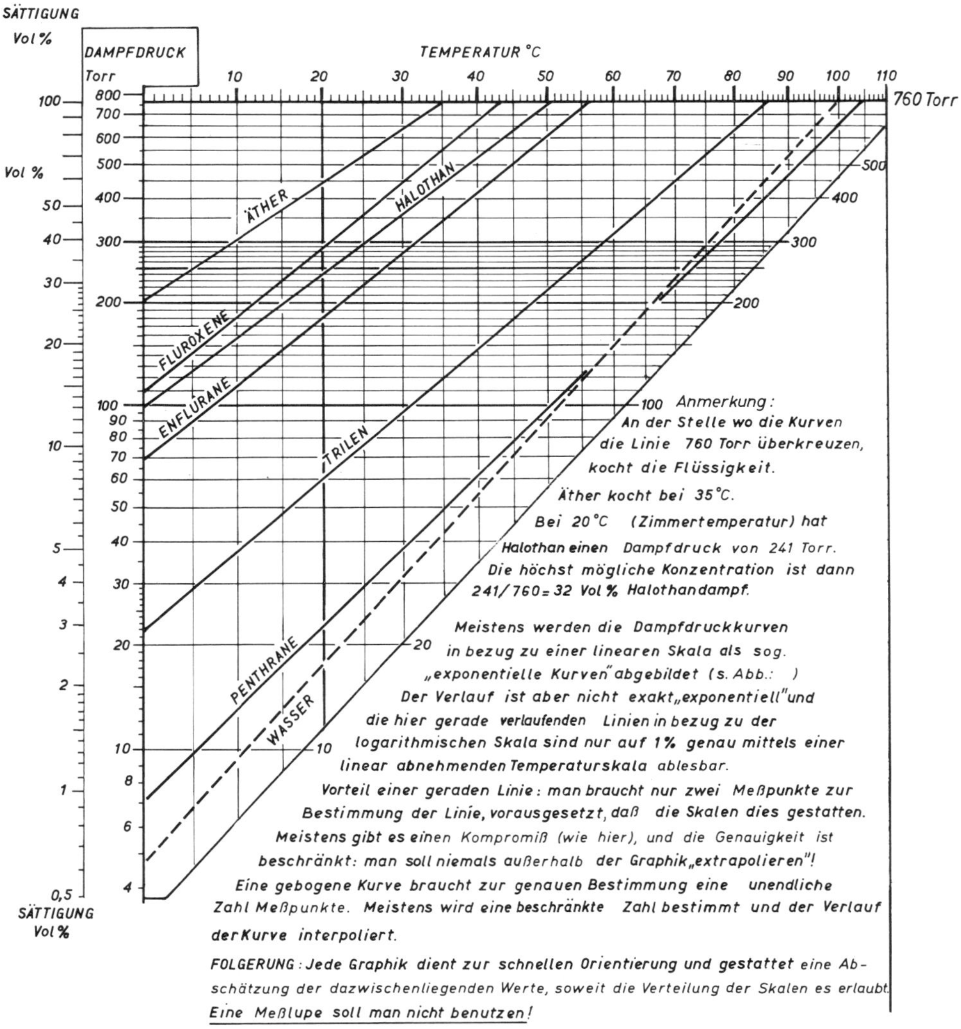

Abb. 28. (a) Dampfdruck einiger Inhalationsanaesthetika. *Bemerkung:* Am Schnittpunkt jeder Kurve mit der 760 mm Hg-Linie kocht die Flüssigkeit: Chloräthyl schon bei 12,5° C und Äther bei 35° C. Die Dampfspannung von Äther beträgt bei 20° C 460 mm Hg. Man kann also maximal 460/760 oder ca. 60% Ätherdampf verabreichen. Penthrane hat bei 20° C eine Dampfspannung von ca. 30 mm Hg. Die maximal mögliche Konzentration ist darum 30/760 = ca. 4%. (b) Dampfdruck von Lachgas bei unterschiedlicher Temperatur. *Bemerkung:* Bei minus 10° C beträgt der Dampfdruck 25 atm. Ein unter dieser Temperatur aufbewahrter Lachgaszylinder zeigt diesen Druck auf einem Manometer an. Er ist dann noch voll!

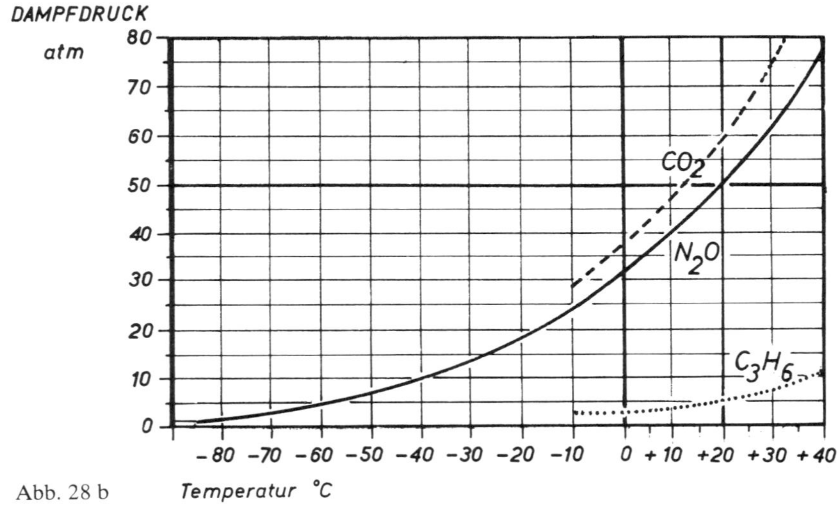

Abb. 28 b

Umgekehrt, wenn wir in der Flasche den Druck dadurch verringern, daß wir die Flasche an eine Vakuumleitung anschließen, dann verringern wir mit dem atmosphärischen Druck auch den Partialdruck des Wasserdampfes.
Es werden also jetzt mehr Wassermoleküle aus der Flüssigkeit entfliehen, um den Partialdruck wieder auf 17,5 mm Hg zu bringen. Dies erklärt, warum wir einen Stoff schneller trocknen können, wenn wir ihn in ein Vakuum bringen: wir saugen die Moleküle aus der Flüssigkeit in Form von Dampf ab.
Wenn wir eine Flüssigkeit erwärmen, steigt die Dampfspannung. Dies geschieht solange, bis die Dampfspannung gleich dem atmosphärischen Druck ist, also 1 Atm erreicht hat.
Wird die Dampfspannung noch etwas größer, dann werden die Dampfmoleküle die darüberliegende Luft verdrängen und mit großer Geschwindigkeit die Flüssigkeit verlassen. Der über der Flüssigkeit herrschende Druck ist dann nicht mehr imstande, die Moleküle in die Flüssigkeit zurückzudrängen und die Flüssigkeit kocht. Wir können also eine Flüssigkeit dadurch kochen lassen, daß wir sie entweder erhitzen oder den Druck über der Flüssigkeit soweit verringern, bis dieser niedriger ist als die für die Temperatur geltende Dampfspannung.
Flüssigkeiten, die leicht verdampfen (Äther, Chloräthyl), haben also bei normaler Temperatur immer eine hohe Dampfspannung.
Dies hat zur Folge, daß Äther z. B. als Narkosemittel in großer Höhe und bei hoher Temperatur nicht brauchbar ist.
Wenn eine Narkose in 3000 m Höhe (es gibt Städte, die so hoch liegen) durchgeführt werden muß, dann ist zu berücksichtigen, daß dort der Luftdruck nur noch 550 mm Hg beträgt. Äther hat bei normaler Temperatur (20° C) schon eine Dampfspannung von 450 mm Hg und bei 27° C sogar schon eine solche von 550 mm Hg, was einem atmosphärischen Druck einer Höhe von 3000 m entspricht.
In heißem Klima (30° C) und in großer Höhe fängt Äther an zu kochen – ohne erwärmt zu werden – und ist daher als Narkosemittel unbrauchbar.
In Meereshöhe siedet Äther bei 35° C (Abb. 28 a).

Relative Feuchtigkeit

Dies ist ein Ausdruck, der die Feuchtigkeit der Luft in Prozenten wiedergibt (Abb. 29).
Die Menge Wasserdampf, die die Luft fassen kann, hängt von der Temperatur und der Dampfspannung des Wasserdampfes ab.
Wasser von 20° C verdampft, bis der über der Flüssigkeit vorhandene Wasserdampf die 20° C entsprechende Dampfspannung von 17,5 mm Hg erreicht hat. Normalerweise wird der Wasserdampf durch die Luftströmung abtransportiert und daher die maximal erreichbare Dampfspannung nicht erreicht, so daß immer mehr Wasser verdampft. Wird die maximal mögliche Dampfspannung doch erreicht, dann ist die Luft über dem Wasser zu 100% gesättigt, und man spricht von einer „relativen Feuchtigkeit" von 100%. Wird die Temperatur höher, dann steigt auch die Dampfspannung, und es kann mehr Wasser verdampfen, bis die entsprechende maximale Dampfspannung erreicht ist und damit die Verdampfung aufhört.
Warme Luft kann mehr Wasser enthalten als kalte Luft. Wir wissen, daß, wenn feuchtwarme Luft abgekühlt wird, der Wasserdampf zu Wasser kondensiert (Beschlagen der Fenster im Winter).
Durch die sinkende Temperatur wird die Dampfspannung niedriger, und der Überschuß an Wasserdampf wird wieder flüssig.
Warme Luft mit einer relativen Feuchtigkeit von 80% ist also viel feuchter als kalte Luft mit dem gleichen Prozentsatz.
Das ist z. B. von Bedeutung, wenn einem Patienten angefeuchteter Sauerstoff gegeben werden soll. Der Sauerstoff kommt sehr kalt und „korktrocken" aus dem Zylinder und wird dann durch einen beheizten Spezialverdampfer geleitet. Dabei wird das Gas erwärmt und nimmt viel Wasserdampf auf. Anzustreben ist eine relative Feuchtigkeit von 80%. In der O_2-Zuleitung zum Patienten kühlt der Sauerstoff dann wieder bis zur Zimmertemperatur ab, und der Wasserdampf kondensiert aus. Die relative Feuchtigkeit ist dann auf 100% gestiegen (Abb. 29).

Verdampfungswärme

Um eine Flüssigkeit zu verdampfen, müssen wir Wärme zuführen: Verdampfung kostet Energie.
Die Moleküle, die bei der Verdampfung die Flüssigkeit verlassen, bekommen als Dampfmoleküle plötzlich eine größere Beweglichkeit und eine größere Geschwindigkeit, insgesamt also eine größere Energie.
Diese Energie wird in Form von Wärme der Umgebung, also der Flüssigkeit, entzogen. Dadurch kühlt die Flüssigkeit ab, eine Erscheinung, die wir spüren, wenn eine schnell verdampfende Flüssigkeit auf die Haut gebracht wird (z. B. Äther).
Während die Flüssigkeit kälter wird, sinkt die Dampfspannung: die Verdampfung wird also langsamer vonstattengehen, bis ein Gleichgewichtszustand erreicht ist, die verlorengegangene Wärme wiederum durch die Umgebung der Flüssigkeit (die Flasche oder die umgebende Luft) ergänzt wird.

Kompressionswärme

Wenn wir ein Gas zusammenpressen, kostet dies Energie, die durch das Gas aufgenommen wird, und das Gas wird dadurch erwärmt (beim Aufpumpen eines Reifens wird die Pumpe warm).
Hat das zusammengepreßte Gas jedoch diese Wärme an die Umgebung abgegeben und

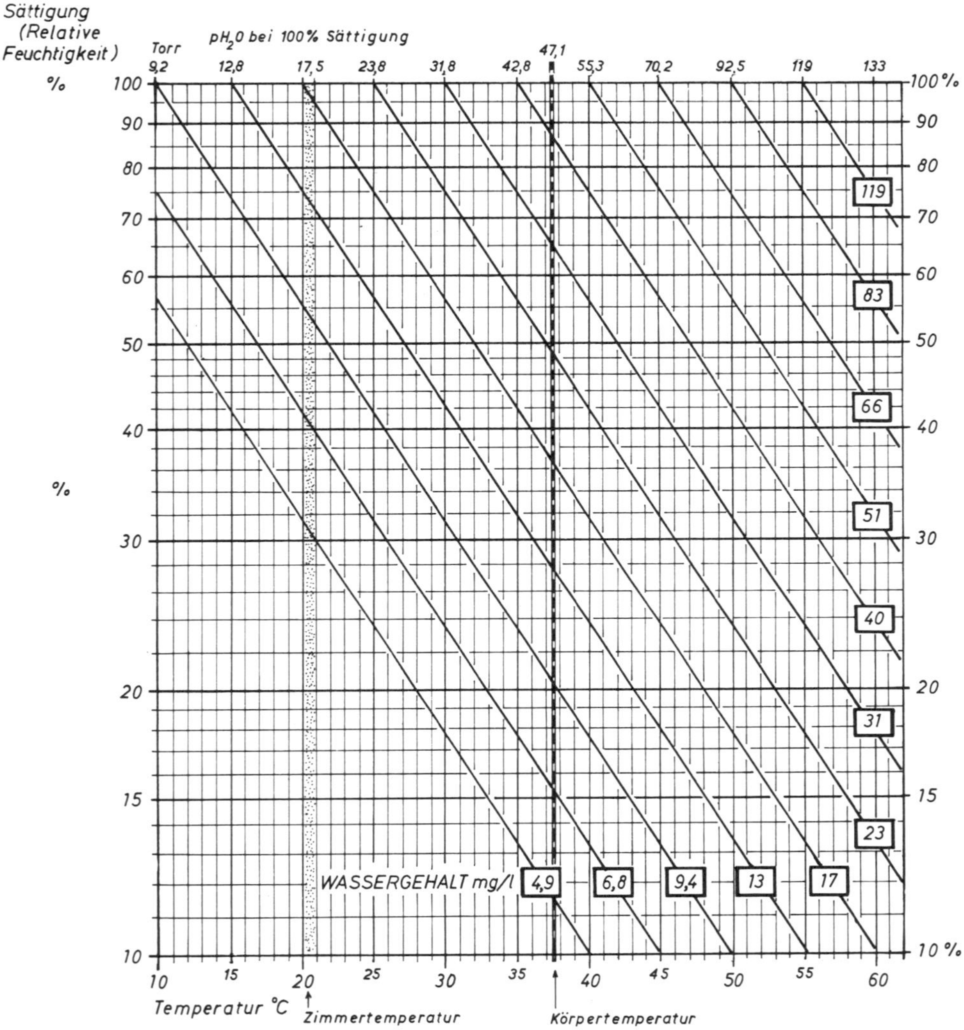

Abb. 29. Einfluß von Temperaturänderungen auf die relative Feuchtigkeit. Bei Veränderungen der Lufttemperatur verändert sich die relative Luftfeuchtigkeit entlang oder parallel zu den schräggezogenen Linien. Für jede Linie ist die absolute Feuchtigkeit angegeben. Diese bleibt konstant (außer wenn Kondensation auftritt). Die Zahlen an der oberen Begrenzung der Graphik geben die Dampfspannung – pH_2O – bei 100% Sättigung an

wieder eine normale Temperatur erreicht, und lassen wir es sich dann wieder ausdehnen, so wird die gespeicherte Energie der zusammengepreßten Moleküle plötzlich über einen viel größeren Raum verteilt, und das Gas kühlt sich stark ab. Darum sind die Reduzierventile der Gaszylinder stets kalt, speziel die von Lachgaszylindern, weil hier neben dem Druckabfall (Ausdehnung) auch Verdampfung von flüssigem Lachgas stattfindet.

Strömung von Gasen und Flüssigkeiten durch Rohre

Die Gesetzmäßigkeiten der Strömung von Gasen und Flüssigkeiten sind im Prinzip gleich. In der Anaesthesie haben wir mit beiden zu tun, sei es auch nur in einzelnen Fällen.
Ein Gas strömt durch ein Rohr, wenn der Druck des Gases an dem einen Ende des Rohres größer ist als am anderen. Es besteht eine „Druckdifferenz", vergleichbar mit dem Gefälle eines Flusses.
Das Strömen kostet Energie, da das Rohr dem Gasstrom einen gewissen Widerstand entgegensetzt.
Nun hat sich herausgestellt, daß dieser Widerstand der Länge des Rohres und der Stromstärke (Flüssigkeits- oder Gasvolumen pro Zeiteinheit) proportional ist.
Wollen wir also durch dasselbe Rohr das Gas oder die Flüssigkeit zweimal so schnell strömen lassen, dann müssen wir den Druck verdoppeln. Der Druck muß auch verdoppelt werden, wenn wir dieselbe Menge pro Minute durch ein zweimal so langes Rohr strömen lassen wollen.
Wenn also bei einer intravenösen Infusion der Regelhahn weit geöffnet ist und die Flüssigkeit doppelt so schnell einlaufen soll, dann können wir das dadurch erreichen, daß wir die Infusionsflasche doppelt so hoch hängen (natürlich von der Punktionsstelle der Vene aus gerechnet).

Viskosität

Wir wissen aus Erfahrung, daß bei gleicher Weite eines Rohres manche Flüssigkeiten schneller tropfen als andere.
Schließen wir z. B. an eine laufende Infusion, ohne den Regelhahn zu verdrehen, statt physiologischer Kochsalzlösung eine Flasche Blut an, dann sehen wir, daß das Blut viel langsamer tropft als die Salzlösung.
Blut ist eine weniger bewegliche Flüssigkeit, es ist zäher und hat eine sogenannte größere „Viskosität". Kaltes Blut hat eine größere Viskosität als warmes.
Der Widerstand gegen die Strömung ist also proportional der Viskosität, ebenso der Länge des Rohres und der Stromstärke:
W (Widerstand) $\sim$ L (Länge) $\times$ V (Viskosität) ($\sim$ heißt „entspricht"). $W \sim L \times V$.
Nun gibt es aber noch einen vierten Faktor, der einen viel größeren Einfluß hat, nämlich die Weite oder der innere Durchmesser des Rohres.
Wir wissen, daß wir – um eine Spritze gleichschnell zu entleeren – durch eine dünne Injektionskanüle viel kräftiger drücken müssen, als wenn wir eine dickere Nadel verwenden würden.
Nun stellt sich aber heraus, daß ein doppelt so enges Rohr den Widerstand nicht zweimal, sondern sechzehnmal größer macht! Der Widerstand eines Rohres entspricht also nicht der Enge, sondern der 4. Potenz der Enge, oder exakt ausgedrückt, er ist umgekehrt proportional der 4. Potenz des inneren Durchmesser.
Wird der Durchmesser zweimal so klein, dann wird der Widerstand 2^4 oder 16mal so groß.
Der Widerstand wird schließlich insgesamt durch die folgende Gleichung bestimmt:

$$W \sim \frac{L \times V}{D^4} \quad (D = \text{innerer Durchmesser})$$

Theoretisch könnten wir eine Infusion bei gleicher Höhe der Flasche 16mal so schnell laufen lassen, wenn wir eine Nadel nehmen würden, die zweimal so weit ist.
Die praktische Anwendung dieser theoretischen Erörterungen ergibt sich vor allem bei den

Fällen, wo der normale Luftweg verengt ist, sei es durch eine Krankheit (Laryngitis, Ödem, Struma, Schleim usw.) oder durch einen Endotrachealtubus bzw. eine Trachealkanüle.

Die Faktoren Länge, Luftgeschwindigkeit und Viskosität sind hier unabänderlich, wohl aber die Weite des „Atemrohres".

Nehmen wir als Beispiel den Fall, wo ein erwachsener Patient durch einen Tubus atmen muß: Der innere Durchmesser der Trachea beträgt bei einem Erwachsenen ca. 15 mm und der engste Durchmesser eines Endotrachealtubus, der gerade noch durch die Stimmritze geht, 10 mm, also 1,5mal so klein.

Der Widerstand für die Atemluft ist nun jedoch 1,5 × 1,5 × 1,5 × 1,5mal so groß, also um mehr als das Fünffache erhöht.

Ein Patient, der intubiert ist, muß also 5mal soviel Energie für die Spontanatmung aufbringen. Noch deutlicher kann man sich dies bei einem neugeborenen Baby vorstellen, welches aus dem einen oder anderen Grunde intubiert werden mußte.

Die Trachea eines neugeborenen Kindes hat einen inneren Durchmesser von ca. 6 mm und ein endotrachealer Tubus einen Durchmesser von 3 mm, also zweimal so eng. Das bedeutet, daß für das Baby der Atemwiderstand bei einer Intubation 16mal so groß wird! (Abb. 000).

Wir werden also in einem Beatmungsfall immer die weitesten Tuben und Verbindungsstücke benutzen.

Die beschriebenen Gesetzmäßigkeiten für den Strömungswiderstand beziehen sich auf ein Gas oder eine Flüssigkeit, die ruhig ohne Strudel durch ein glattes Rohr strömt.

Diese Strömung nennt man „laminare Strömung".

Wenn die Strömungsgeschwindigkeit eine kritische Grenze erreicht, vor allem aber, wenn in dem Rohr Unebenheiten vorhanden sind, rauhe Oberflächen, scharfe Kanten oder Knicke, dann treten in der Strömung Strudel auf, und man spricht von „turbulenter Strömung".

Im Falle einer turbulenten Strömung ist der Widerstand nicht umgekehrt proportional der 4. Potenz, sondern der 5. Potenz des Durchmessers. In diesem Fall würde bei einem intubierten Baby der Widerstand nicht 16mal, sondern 32mal so groß sein (2^5).

Der Widerstand drückt sich meistens im Druckunterschied der Flüssigkeit oder des Gases zwischen beiden Öffnungen des Rohres aus.

Findet sich am Anfang des Rohres ein Druck von 30 mm Quecksilber und am Ende ein Druck von 10 mm, dann beträgt der Druckverlust 20 mm Hg.

Bei einer Gasströmung, die während der Atmung auftritt, ist der Druckverlust kleiner und wird in cm Wassersäule ausgedrückt (cm H_2O).

Während der Atmung wird ein großer Gasstrom von ca. 30 Liter/min erzeugt. Ein endotrachealer Tubus Nr. 7 hat dann einen Widerstand (Druckverlust) von 4 cm H_2O, ein Tubus Nr. 5 jedoch schon einen von 10 cm H_2O (Abb. 30).

Wenn ein Patient beatmet wird, dann ist immer genug Kraft vorhanden, das Gas (Luft oder Sauerstoff) in die Lungen zu transportieren. Die Ausatmung geschieht passiv, d. h. durch die federnde Kraft des Brustkorbes. Wenn der Widerstand in dem endotrachealen Tubus groß ist, also vor allem bei einem engen Tubus, dann würde das Ausatmen zu lange dauern und daher ein „positiver" Druck zu lange in den Lungen bleiben, der wiederum den Blutstrom in den Lungen behindert.

Darum haben einige Beatmungsapparate eine Vorrichtung, die während des Ausatmens einen negativen Druck entstehen läßt und so gleichsam die Lungen leersaugt. Dieser Sog darf nicht größer sein als der Druckunterschied, der durch das enge Rohr selbst verursacht wird.

Je leichter ein Gas ist, um so leichter strömt es und um so kleiner ist der Widerstand, den das Rohr für das Gas aufweist.

Wird Gas zusammengepreßt, dann steigt die Viskosität. Menschen, die unter Druck arbeiten (Taucher), atmen schwerer, weil ihre Atemluft unter großem Druck steht.

Wenn nun der Stickstoff in der Luft durch das leichtere Helium ersetzt wird, erfordert das Atemholen weniger Arbeit.
Für Taucher, die in großer Tiefe arbeiten, verwendet man darum eine Helium-Sauerstoff-Mischung für die Atmung.

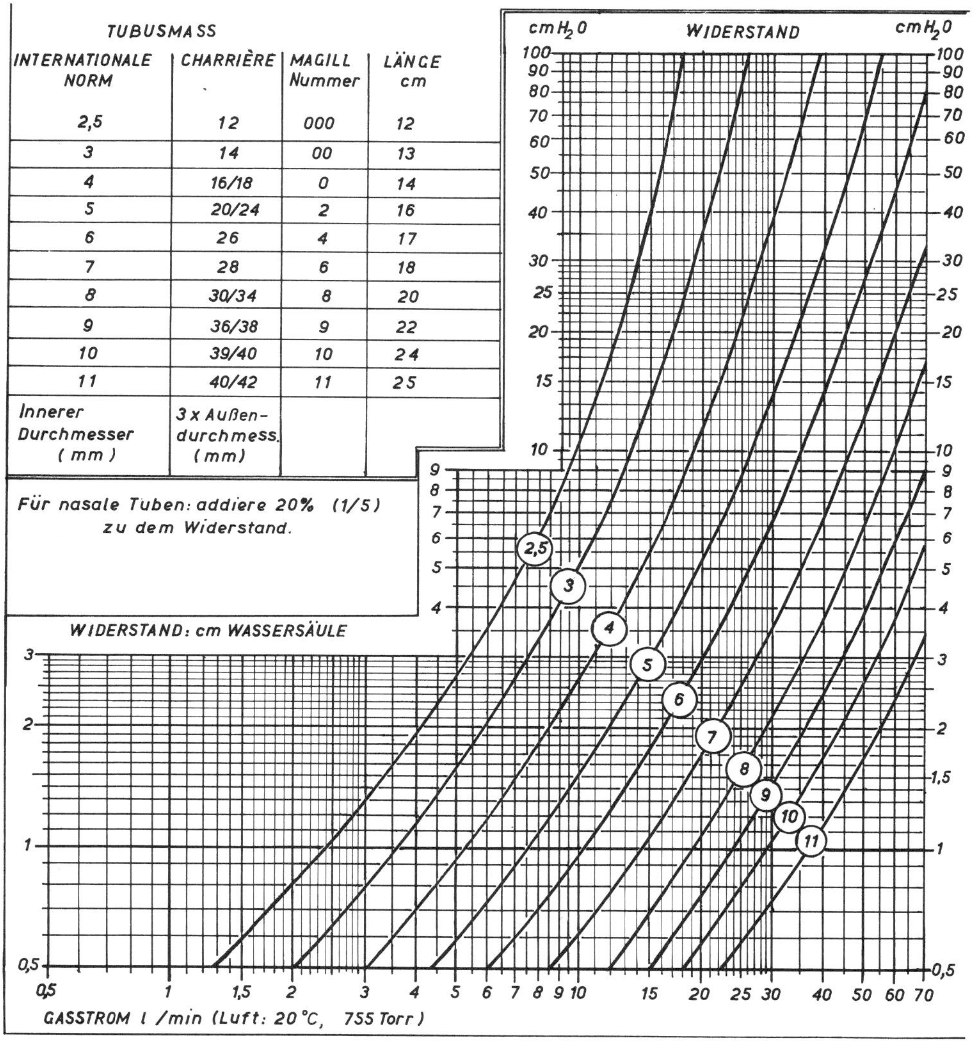

INTERNATIONALE NORM	CHARRIÈRE	MAGILL Nummer	LÄNGE cm
2,5	12	000	12
3	14	00	13
4	16/18	0	14
5	20/24	2	16
6	26	4	17
7	28	6	18
8	30/34	8	20
9	36/38	9	22
10	39/40	10	24
11	40/42	11	25
Innerer Durchmesser (mm)	3 x Außendurchmess. (mm)		

Exakte Messungen sind Grundlage dieser Kurven. Ziemliche Abweichung von berechneten Werten entstehen durch Turbulenz, verschiedene Glätte der inneren Tubuswand und Form der Verbindungsstücke.

Abb. 30. Strömungswiderstand (Druckabfall) in Endotracheal-Tuben. Der Widerstand wurde an Tuben normaler Länge und mit rechtwinkligen Verbindungsstücken gemessen. Während der Ein- und Ausatmung strömt das Gas unterschiedlich schnell. Während des Spitzenflusses (peak flow), dem stärksten Gasstrom zu Beginn der Ein- und Ausatmung, überschreitet die Gasgeschwindigkeit die kritische Grenze, oberhalb der eine turbulente anstelle laminarer Strömung auftritt

Diffusion und Osmose

Wenn ein Gas in einen Raum gebracht wird, dehnen sich die Gasmoleküle mit großer Geschwindigkeit aus und verteilen sich gleichmäßig über den ganzen Raum.
Wenn wir in einen mit Stickstoff gefüllten Raum eine bestimmte Menge Sauerstoff bringen, dann verteilt sich dieser Sauerstoff sofort über den ganzen Raum zwischen den Stickstoffmolekülen: der Sauerstoff „diffundiert" in den Stickstoff. Die Geschwindigkeit, mit der das geschieht, hängt von der Beweglichkeit der Moleküle ab, also von ihrem Gewicht, aber auch von der Temperatur. Je schwerer die Moleküle, desto langsamer bewegen sie sich und desto kleiner ist die Diffusionsgeschwindigkeit. Flüssigkeiten werden also viel langsamer diffundieren, und feste Stoffe tun dies praktisch überhaupt nicht.
Die Diffusionsgeschwindigkeit ist darum auch umgekehrt proportional dem Molekulargewicht.
Ein Gas und eine Flüssigkeit diffundieren immer in Richtung des Ortes, wo die Konzentration des betreffenden Stoffes geringer ist. Es ist immer das Bestreben der Moleküle, sich gleichmäßig über den Raum oder die Lösung zu verteilen.
Die Diffusionsgeschwindigkeit wird durch das Molekulargewicht und auch durch den Konzentrationsunterschied bestimmt.
So diffundiert der Sauerstoff, der mit dem Hämoglobin der Erythrozyten in die Kapillaren gebracht wird, durch die Wand der Blutzellen, durch das Plasma und die Wand des Blutgefäßes in die Gewebszellen, weil die Sauerstoffkonzentration in der Zelle niedriger ist als im Blut. Umgekehrt diffundiert die Kohlensäure der Zelle in das Blut, weil die Kohlensäurekonzentration in der Zelle höher ist als im Blut.
Die Diffusion geschieht frei, wenn die Moleküle auf keine Hindernisse treffen.
Es gibt jedoch Moleküle von unterschiedlichem Gewicht und Größe, und wir können uns vorstellen, daß, wenn wir zwei Räume durch eine Wand trennen, die kleinen Moleküle durchkommen, die großen aber nicht. Diese Wand nennen wir dann halbdurchlässig oder „semipermeabel".
Bringen wir z. B. in den einen Raum Helium und in den anderen Raum Sauerstoff, und sind die beiden Räume durch eine semipermeable Membran getrennt, die nur die Helium-Moleküle durchläßt, dann kann Helium durch diese Wand in den anderen Raum diffundieren, aber der Sauerstoff nicht, weil die Sauerstoff-Moleküle größer sind.
Wir sehen, daß das Helium imstande ist, sich über beide Räume gleichmäßig zu verteilen; auf diese Weise verläßt die Hälfte der Helium-Moleküle das Helium-Kämmerchen und vermischt sich mit dem Sauerstoff. In dem Helium-Raum wird der Druck sinken und in dem Sauerstoff-Kämmerchen wird der Druck steigen, denn der Druck im Raum wird durch die Anzahl der Moleküle und nicht durch die Art der Moleküle bestimmt.

Osmose

Auch hier tritt eine „semipermeable Membran" als Trennungswand zwischen zwei Räumen auf, jedoch benutzt man das Wort „Osmose" nur, wenn wir es mit Lösungen von Teilchen (Molekülen oder Ionen) in Flüssigkeiten zu tun haben.
So wie Gasmoleküle sich in den Räumen bewegen und diffundieren, so bewegen sich auch aufgelöste Moleküle in einer Flüssigkeit, auch wenn dies viel langsamer geschieht. Bringen wir z. B. in ein Glas Wasser eine Menge Zucker und rühren wir nicht um, dann löst sich der Zucker am Boden des Glases zwar auf, aber wir können doch sehen, daß das Wasser am Boden anders aussieht: es befindet sich dort eine gestättigte Zuckerlösung, also eine hohe Zuckerkonzentration. Von hier aus diffundieren die Zuckermoleküle in den Rest des Wassers, bis schließlich überall gleich viel Zucker vorhanden ist. Das kann sehr lange, sogar Monate dauern, wenn die Flüssigkeit nicht umgerührt wird.

Auch hier findet man also wieder das Bestreben der Moleküle, sich gleichmäßig über den verfügbaren Raum zu verteilen.
Auch in diesem Falle können wir die Diffusion behindern, indem wir in Form einer semipermeablen Membran eine Barriere in den Weg stellen. Stellen wir uns wieder zwei Räume vor, getrennt durch eine solche Membran, die dann in diesem Fall zwar durchlässig ist für die Wassermoleküle, aber nicht für die viel zu großen Zuckermokeküle, dann findet ein vergleichbarer Vorgang statt, den wir auch bei Helium und Sauerstoff gesehen haben.
In der Zuckerlösung nehmen die Zuckermoleküle einen Raum ein: es gibt also pro ml weniger Wassermoleküle als im reinen Wasser. Das Wasser, das frei durch die Membran gehen kann, möchte sich wieder so verteilen, daß die Anzahl Wassermoleküle pro cm^3, also die Wasserkonzentration, in beiden Räumen wieder die gleiche ist.
Wir sehen also Wassermoleküle durch die Membran in Richtung der Zuckerlösung gehen, wodurch diese immer mehr und mehr verdünnt wird.
In dem Raum, in dem sich die Zuckerlösung befindet, wird das Volumen durch das aufgenommene Wasser größer, das Niveau wird steigen, vor allem, wenn dieser Raum durch ein schmales hohes Rohr gebildet wird. Der Anstieg des Spiegels der Zuckerlösung bedeutet, daß auf die Trennwand zum Wasserraum ein immer höherer Druck lastet, der die Diffusion der Wassermoleküle immer mehr hemmt.
Wenn schließlich dieser Druck so groß geworden ist, daß keine Wassermoleküle mehr durch die Membran dringen, dann ist ein Gleichgewichtszustand eingetreten, und wir nennen diesen Druck den „osmotischen Druck" (Abb. 31).
Exakter wäre es, wenn wir von einer „osmotischen Saugkraft" sprechen würden, denn die Zuckerlösung saugt gleichsam die Wassermoleküle an, bis der Druck der Flüssigkeitssäule so hoch ist, daß dieser die Saugkraft überwindet.
Je größer der Konzentrationsunterschied, desto größer die Saugkraft.
Der osmotische Druck (Saugkraft) einer Lösung entspricht der Menge aufgelöster Teilchen (Moleküle oder Ionen).
Nun stellt sich heraus, daß, wenn von einem Stoff, der nicht in Ionen dissoziiert ist, also z. B. Zucker, 1 Mol in 22,4 Liter Wasser aufgelöst wird, diese Lösung einen osmotischen Druck von 1 Atm (760 mm Hg) bei 0° C hat.
Glukose ($C_6H_{12}O_6$) hat das Molekulargewicht 180, also eine Lösung von 180 g Glukose in 22,4 Liter Wasser besitzt einen osmotischen Druck von 1 Atm. Wenn wir jedoch ein Salz auflösen wollen, das in Ionen dissoziiert ist, dann bestimmt nicht die Anzahl der Moleküle, sondern die Anzahl der Teilchen, also die Anzahl der Ionen den osmotischen Druck.
NaCl, Kochsalz, dissoziiert in Na^+ und Cl^- Ionen.
1 Mol Kochsalz ergibt also zweimal soviel Teilchen wie 1 Mol Glukose.
Um den gleichen osmotischen Druck zu erzeugen wie bei einer Lösung von 1 Mol Glukose pro Liter, brauchen wir also nur $^1/_2$ Mol Kochsalz und von Natriumsulfat Na_2SO_4, das sich in 2 Na^+ Ionen und 1 $SO_4^=$ Ion spaltet, nur $^1/_3$ Mol.
Gerade im menschlichen Körper haben wir es mit Lösungen zu tun, die durch semipermeable Membranen getrennt sind: die Zellmembran, die zwar Cl^- Ionen durchläßt, aber keine K^+ Ionen und die Kapillarwand, die zwar die aufgelösten Salze, aber nicht die Plasma-Eiweiße durchläßt usw.

Die physiologischen oder isotonischen Lösungen

Wenn wir rote Blutkörperchen in destilliertes Wasser bringen, dann nehmen die Erythrozyten Wasser in sich auf, bis sie so angeschwollen sind, daß die Zellwand platzt. Es tritt eine Hämolyse auf.
Die Zellwand der Erythrozyten ist semipermeabel, und in der Zelle befindet sich eine große Konzentration von Ionen: K^+, Ca^{++}, Na^+, HCO_3^-, Cl^-, Eiweiße usw.

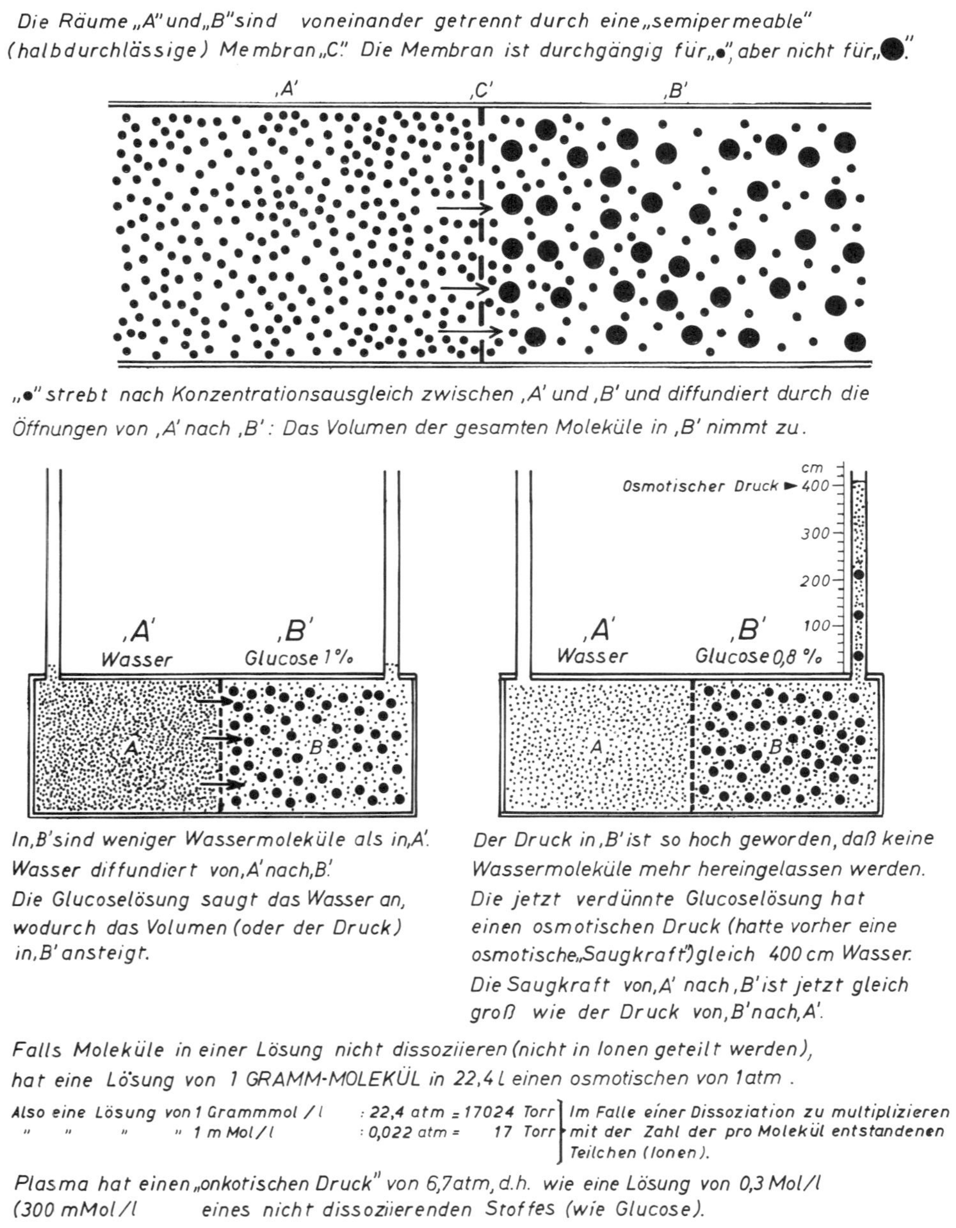

Abb. 31. Osmotischer Druck (onkotischer Druck)

Diese Lösung hat also einen bestimmten osmotischen Druck (Saugkraft) und zieht Wasser an. Umgekehrt, wenn wir Erythrozyten in eine Lösung bringen, in der die Zahl der Teilchen noch größer ist als in der Zelle, dann saugt die umgebende Lösung Wasser aus den Erythrozyten und diese schrumpfen ein.

Nun hat man festgestellt, daß in einer Kochsalzlösung von 0,9% die Erythrozyten nicht

verändert werden, da die Konzentration der Teilchen innerhalb und außerhalb der Zelle gleich groß ist.
Der osmotische Druck einer 0,9%igen NaCl-Lösung ist also gleich der innerhalb der Erythrozyten. Diese Kochsalzlösung ist „isotonisch“ mit der Lösung in der Zelle (isoton heißt: gleicher Druck).
Es spricht für sich, daß auch das Plasma, in dem die Zellen schwimmen, isotonisch mit der intrazellulären Flüssigkeit ist.
Darum nennen wir die 0,9%ige NaCl-Lösung „physiologische“ Salzlösung.
Aber das einzig physiologische an dieser Lösung ist, daß sie den gleichen osmotischen Druck wie das Plasma hat.
Wie muß nun die Zusammenstellung anderer Lösungen sein, wenn sie auch isotonisch mit dem Plasma sein sollen?
Wir wissen, daß der osmotische Druck der Anzahl der Teilchen pro Liter entspricht. 0,9% NaCl bedeutet 9 g NaCl pro Liter.
Das Molekulargewicht von NaCl beträgt 23 + 35 = 58 (58 g = 1 Mol).
In physiologischer Salzlösung sind also pro Liter 9/58 Grammoleküle oder 0,15 Mol/l. Von einem anderen einwertigen, dissoziierten Salz müssen wir also auch 0,15 Mol/l nehmen, um eine isotonische Lösung zu bekommen.
Also von $NaHCO_3$, Natriumbikarbonat (Mol-Gewicht = 84) 0,15 × 84 g = 12,6 g/l oder 1,26%.
(Die gebräuchliche Infusionslösung von 4,2% ist also nicht isotonisch, sondern „hypertonisch“, sie hat einen höheren osmotischen Druck, und die Erythrozyten schrumpfen in dieser Lösung.)
Eine isotonische Glukoselösung ist nicht dissoziiert. 1 Molekül Glukose stellt also nur 1 Teilchen dar. Um eine Lösung zu bekommen, die isotonisch mit dem Plasma ist, müssen wir also nicht 0,15 Mol Glukose pro Liter nehmen, sondern 0,3 Mol, also die doppelte Menge.
Das Molekulargewicht von Glukose $C_6H_{12}O_6$ beträgt 180, also 0,3 Mol sind 54 g. Eine isotonische Glukoselösung sind dann auch 54 g/l oder 5,4%.
Eine „hypertonische“ (hypertone) Lösung hat einen höheren osmotischen Druck, eine „hypotonische“ Lösung hat einen niedrigeren osmotischen Druck als das Plasma, bezogen auf das Verhalten der Lösung im Hinblick auf die Erythrozyten.
Insgesamt hängt also der osmotische Druck von der Menge bestimmter Teilchen ab, die nicht durch eine bestimmte semipermeable Membran dringen können.
Die Wände der Haargefäße (Kapillaren) z. B. lassen Wasser und die darin aufgelösten Salze frei durch. Wenn das Blutplasma nur aus Wasser und Salz bestehen würde, würde das Gefäßsystem schon bald seinen ganzen Inhalt durch die Durchlässigkeit der Gewebe verlieren.
Daß das Wasser trotzdem in den Blutgefäßen bleibt, verdanken wir der Tatsache, daß im Plasma größere Moleküle vorhanden sind, die nicht durch die Gefäßwand dringen können; das sind die Moleküle der Bluteiweiße Albumin, Globulin und Fibrinogen. Den osmotischen Druck, der durch die großen Eiweißmoleküle bestimmt wird, nennt man den „kolloid-osmotischen“ Druck. (Eiweiße sind Kolloide.)
Der kolloid-osmotische Druck des Plasmas wird also hauptsächlich durch die Menge der Eiweißteilchen bestimmt. Auf das Gewicht bezogen, liefert das etwas kleinere Albumin die größte Menge Teilchen. Es ist vor allem der Albumin-Gehalt, der das Wasser in den Blutgefäßen hält.
Dies erklärt auch, warum ein niedriger Albumin-Gehalt, wie dies bei Unterernährung und Auszehrung vorkommt, zur Entstehung eines sogenannten Hungerödems führt: das Plasmawasser tritt dann aus den Blutgefäßen aus, und das Gewebe schwillt an (Ödem).

Im Blutgefäßsystem spielt weiterhin der Blutdruck eine wichtige Rolle. Dieser Druck würde das Plasma durch die Gefäßwand in die Gewebe treiben, wenn der osmotische Druck das Wasser nicht in den Kapillaren halten würde.
Die Saugkraft des Blutplasmas mit einem normalen Eiweißgehalt beträgt ungefähr 25 mm Hg, also gerade noch größer als der statische Druck des Blutes in den Kapillaren, der ungefähr 15 mm Hg beträgt.
Im Falle eines erhöhten Blutdruckes (Hypertonie) kann jedoch dieser Druck in den Kapillaren größer werden und den osmotischen Druck im Plasma übersteigen. Bei Hypertonie können dann Ödeme entstehen, genauso wie durch eine Stauung im venösen System (Abflußbehinderungen, Thrombose, Herzschwäche mit Dekompensation), weil dann durch den gehemmten Abfluß der Druck in den Kapillaren retrograd erhöht wird.
Auch in den Lungen hat dieses Gleichgewicht große Bedeutung. Der Druck in den Lungenkapillaren beträgt ungefähr 15–20 mm Hg; auf der anderen Seite der Kapillaren befindet sich jedoch kein Gewebe, sondern Luft (Alveolen). Wenn wir jetzt in den Alveolen den Druck dadurch verringern, daß wir Luft aus den Lungen saugen (also durch übertriebene Anwendung des negativen Druckes während der Ausatmungsphase), dann kann, trotz des osmotischen Druckes des Plasmas, doch Flüssigkeit austreten, und es wird ein Lungenödem auftreten.
Auch in den Lungen kann durch Erhöhung des Blutdruckes ein Ödem entstehen, z. B. durch ein plötzliches Versagen der linken Herzkammer oder durch eine Übertransfusion, wobei das Gefäßsystem mit Blut überfüllt wird.
Vor allem bei Überinfusion von Flüssigkeiten mit ungenügendem kolloid-osmotischen Druck, wie physiologische Salzlösung und 5%ige Glukose, kann ein Lungenödem entstehen, da diese Infusionsflüssigkeiten das Plasma verdünnen, und der Albumingehalt und somit der osmotische Druck niedriger wird.
Ein Lungenödem kann lebensgefährlich sein, weil durch die in die Alveolen tretende Flüssigkeit diese von der Luftzufuhr abgeschnitten werden und dadurch die Sauerstoffaufnahme unmöglich wird.
Wir können durch eine Beatmung des Patienten mit einem auch während der Ausatmung bestehenbleibenden positiven Druck (PEEP) dem Austreten von Flüssigkeiten zuvorkommen oder sogar schon ausgetretene Flüssigkeiten wieder zurückdrängen.
Durch die Druckerhöhung in den Alveolen wird die vorhandene Flüssigkeit wieder in den Blutkreislauf zurückgedrängt, obwohl eine derartige Beatmung natürlich den Blutstrom in den Lungen selbst etwas hemmt.

Plasmaersatzmittel

Wenn ein Patient viel Blut verloren hat, versteht es sich von selbst, daß man am besten durch eine Transfusion das verlorene Blut wieder auffüllt. Dies ist jedoch nicht immer möglich, vor allem nicht in Notfällen, wenn eine sofortige Auffüllung des Kreislaufs erforderlich ist und man nicht warten kann, bis das Blut durch einen Blutspender gespendet und gekreuzt wurde.
Man kann dann den Volumenmangel mit einer anderen Infusionsflüssigkeit wie Glukose 5% oder Kochsalz 0,9% auffüllen und damit das zirkulierende Volumen auf das notwendige Niveau bringen, auch wenn hierdurch das Blut verdünnt wird.
Diese Verdünnung bedingt eine Anämie bzw. eine Verminderung der roten Blutkörperchen, so daß der Sauerstofftransport durch diese Infusion nicht sehr viel verbessert wird.
Außerdem wird der osmotische Druck verringert, so daß ein großer Teil der infundierten Lösung durch die Gefäßwände in den Extravasalraum gelangt und so wieder aus dem Gefäßsystem verschwindet.
Um das letztere zu verhindern, stellt man Infusionen mit Lösungen aus großmolekularen

Stoffen her, die ebenso wenig wie die Eiweiße durch die Kapillarwand dringen können. Diese Lösungen besitzen also selbst einen ausreichenden osmotischen Druck.
Es sind dies Flüssigkeiten wie Macrodex und Haemaccel, die auch Plasmaersatzmittel genannt werden, weil sie billiger und leichter zu bekommen sind als das echte Blutplasma, wozu ja eine Anzahl Blutkonserven verarbeitet werden müssen.
Diese Plasmaersatzmittel können also im Falle eines Blutverlustes das reduzierte Blutvolumen durch Aufbringen eines genügenden osmotischen Druckes wieder ausgleichen. Sie können jedoch nicht den Sauerstofftransport verbessern. Letzteres erreicht man nur durch das Verabreichen von Blut.

Elektrizität

Im Krankenhaus haben wir es täglich mit elektrischen Instrumenten zu tun, von meist einfachen (z. B. Taschenlampe) bis hin zu komplizierten (z. B. EKG-Gerät).
Wir verwenden Elektrizität als eine Energiequelle, gleichgültig ob diese Energie in Form von Licht, Wärme oder Bewegung ausgenutzt wird. Wir wissen, daß diese Energie auch gefährlich sein kann, wenn der elektrische Strom plötzlich durch den Körper strömt.
Deshalb ist es wichtig, etwas über Elektrizität zu wissen.
Elektrizität ist ein nicht greifbarer Begriff und beruht auf dem Vorhandensein von elektrischer Ladung. Diese Ladung wird durch Elektronen getragen. Wir bemerken das Vorhandensein von elektrischer Ladung eigentlich erst dadurch, daß sich die Elektronen bewegen und einen Strom erzeugen.
Ein Strom bewegt sich immer von einem Punkt mit höherer Energie nach einem anderen Punkt mit geringerer Energie, entsprechend dem Gefälle eines Flusses. Befindet sich am Ende eines elektrischen Leiters eine große Menge Elektronen und am anderen Ende nicht, dann werden die Elektronen mit ihrer Ladung zum anderen Ende strömen, bis der Unterschied ausgeglichen ist. Aus bestimmten Gründen hat man der Ladung eines Elektrons ein negatives Zeichen gegeben; das Elektron hat eine negative Ladung.
Der Strom bewegt sich also immer von einer Stelle mit viel negativer Ladung zu einer Stelle mit wenig oder keiner negativen Ladung; um den Unterschied noch deutlicher zu machen, hat man die letztere Stelle positiv geladen genannt.
Der Elektronenstrom bewegt sich also von einem negativ geladenen Punkt zu einem positiv geladenen. (Positiv heißt also eigentlich: Mangel an negativer Ladung.) Es ist etwas irreführend, daß aus Definitionsgründen die Elektronen von „negativ" nach „positiv" fließen, weil wir unbewußt etwas Positives mit „groß" und etwas Negatives mit „klein" identifizieren.
Ein elektrischer Strom tritt nur auf, wenn an einer Stelle mehr Elektronen angesammelt sind als an einer anderen und wenn zwischen diesen zwei Stellen sich eine leitende Verbindung für den Strom befindet. Je größer der Unterschied in der Anzahl der Elektronen ist, desto stärker wird natürlich der Strom sein; gerade so wie die Tropfgeschwindigkeit bei einer Infusion größer wird, je höher man die Flasche hängt.
Dieser Höhenunterschied wird in der Elektrizität „Potentialunterschied" oder „Spannung" genannt. Besteht ein großer Potentialunterschied, dann herrscht zwischen den Punkten eine hohe Spannung.
Einen Höhenunterschied mißt man in Zentimetern, den Potentialunterschied dagegen gibt man in der Maßeinheit „Volt" an.
Zwischen den Kupferplättchen einer flachen Taschenlampenbatterie herrscht ein Potentialunterschied, also eine Spannung von 4,5 Volt, zwischen den zwei Polen einer Steckdose eine Spannung von 220 Volt.
Wenn eine Infusionsflasche höher gehängt wird, wird der Strom (die Tropfgeschwindigkeit) größer. So wird der elektrische Strom in einer Leitung auch stärker sein, wenn der Potential-

unterschied größer ist. Die Stromstärke einer Infusion kann man in Tropfen pro Minute messen. Die elektrische Stromstärke wird in Ampere gemessen.
Zwischen der Spannung und der Stromstärke besteht ein regelrechtes Verhältnis: wird die Spannung zweimal so hoch, dann wird der Strom zweimal so stark. Legt man also an die beiden Enden einer Leitung eine Spannung von 2 Volt an, mißt man eine Stromstärke von 1 Ampere; erhöht man die Spannung auf 4 Volt, dann beträgt die Stromstärke 2 Ampere.
Außer der Potentialdifferenz gibt es jedoch noch einen weiteren Faktor, der die Stromstärke bestimmt, nämlich den Widerstand in der Leitung. Bei einer laufenden Infusion sind auch Widerstände vorhanden: der regelbare Widerstand der Klemme und die dünne Nadel, durch die die Infusion verabreicht wird.
So hat jeder elektrische Leiter für den elektrischen Strom einen gewissen Widerstand, der mit der Dicke, dem Material und der Länge des Leiters zusammenhängt.
Es gibt Stoffe, die den Strom gut leiten, also einen niedrigen Widerstand haben. Die meisten Metalle sind gute Leiter und Kupfer ist einer der besten. Deshalb bestehen elektrische Kabel und Drähte meist aus Kupfer, um so wenig Widerstand wie möglich zu bieten. Schlechte Leiter sind z. B. Porzellan, Plastik, Gummi und Luft.
Diese schlechten Leiter werden deshalb Isolatoren genannt, weil sie die negative Seite und die positive Seite des Stromkreises voneinander isolieren.
Überall wo wir verhindern wollen, daß der Strom den kürzesten Weg (Kurzschluß) nimmt, werden isolierende Stoffe gebraucht. Steckdosen, Stecker, Umhüllungen von elektrischen Drähten usw. bestehen aus einem isolierenden Material.
Der Widerstand in einer Leitung bestimmt also auch, zusammen mit dem Spannungsunterschied, auf einfache Weise die Stromstärke: wird der Widerstand zweimal so groß, dann wird die Stromstärke zweimal so klein, oder wenn wir dieselbe Stromstärke halten wollen, müssen wir in diesem Fall die Spannung zweimal so hoch machen.
Der Widerstand eines Leiters wird mit der Einheit „Ohm" angegeben.
Volta, Ampère und Ohm waren drei Physiker, die sich mit den ersten Untersuchungen über Elektrizität beschäftigt haben, und ihre Namen sind in diesen Begriffen verewigt.

Das Ohmsche Gesetz

Es besteht ein einfaches Verhältnis zwischen Spannung (Volt), Stromstärke (Ampere) und Widerstand (Ohm), das wir mit folgenden Gleichungen ausdrücken können:

Spannung = Stromstärke × Widerstand oder = $U = I \times R$

$$\text{Stromstärke} = \frac{\text{Spannung}}{\text{Widerstand}} \quad \text{oder } I = \frac{U}{R}$$

$$\text{Widerstand} = \frac{\text{Spannung}}{\text{Stromstärke}} \quad \text{oder } R = \frac{U}{I}$$

Beispiele:
Die Spannung einer Batterie beträgt 1 Volt. Der Widerstand einer Birne ist 1 Ohm. Dann beträgt die Stromstärke durch die Glühlampe: $I = \frac{U}{R}$ oder $\frac{1}{1}$ also 1 Ampere.

Die Spannung des Lichtnetzes beträgt 220 Volt.
Der Widerstand eines elektrischen Bügeleisens beträgt 100 Ohm. Dann ist die Stromstärke:

$$I = \frac{U}{R} \text{ oder } I = \frac{220}{100} = 2{,}2 \text{ Ampere.}$$

Der elektrische Strom liefert Energie, und die Menge der Energie entspricht der Stromstärke bzw. auch der Spannung, genauso wie die Gesamtenergie eines Flusses der Breite und der Geschwindigkeit des Flusses entspricht (in m/sec).

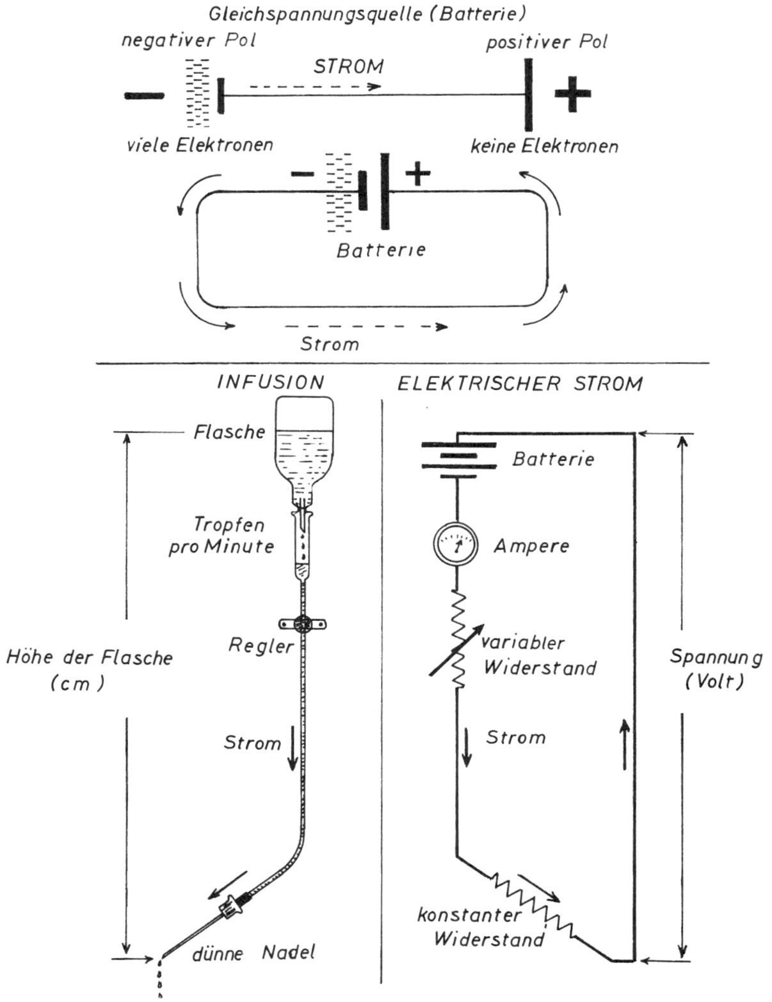

Abb. 32. Wird eine Infusionsflasche über dem Patientenniveau aufgehängt, so fließt zum Patienten ein Flüssigkeitsstrom. Die Höhe der Flasche oberhalb der Austrittsöffnung bestimmt den für den Flüssigkeitsstrom bestimmenden Druck. Dieses Beispiel ist zu vergleichen mit der Spannung („Druckunterschied"), die die Elektronen in einer elektrischen Leitung strömen läßt (Spannungsunterschied). Der Unterschied zwischen beiden Beispielen besteht darin, daß bei einer Infusion der Strom nur in eine Richtung fließt, dagegen beim elektrischen Strom zirkuliert

Dieser Energieertrag wird in Watt gemessen. Die Einheit für die elektrische Energie hat man als das Produkt aus der Einheit für die Stromstärke mit der Einheit für die Spannung angenommen.

Also: 1 Ampere × 1 Volt = 1 Watt oder A × V = W oder $A = \frac{W}{V}$.

Haben wir eine Glühlampe von 100 Watt und ist die Spannung 220 Volt, dann beträgt die Stromstärke durch die Glühlampe also $\frac{100}{220}$, oder ca. $\frac{1}{2}$ Ampere.

Ein elektrischer Heizofen hat jedoch 1000 Watt, und bei einer Netzspannung von 220 Volt fließen also $\frac{1000}{220}$ oder beinahe 5 Ampere durch das Kabel in den Ofen.

Eine gleiche Energiemenge (Watt) kann durch eine kleine Spannung mit einem großen Strom oder durch eine hohe Spannung mit einem kleinen Strom geliefert werden.

Beispiel: Glühlampe von 50 Watt: die Stromstärke beträgt $\frac{50}{220}$ oder 0,2 Ampere.

Autobirne von 50 Watt: die Stromstärke beträgt $\frac{50}{6}$ Watt oder ca. 9 Ampere.

Eine Autobirne, die mit 6 Volt brennt, braucht also fast 40mal soviel Strom, um dieselbe Energie zu liefern.
Ein Widerstand bedeutet für den elektrischen Strom Energieverlust, und diese Energie wird als Wärme abgegeben. Der elektrische Ofen ist das beste Beispiel.
Der Energieertrag (Energieverbrauch) wird pro Sekunde gemessen: ein Verbrauch von 1 Watt heißt Verbrauch von 1 Joule/Sekunde.
Ein Heizofen von 1000 Watt verbraucht 1000 Joule/Sekunde, und wenn der Ofen 1 Stunde gebrannt hat, dann hat er 3600 × 1000 Joule verbraucht. 1 Joule pro Stunde bedeutet 1 Watt-Stunde, 1000 Joule pro Stunde 1 Kilowatt-Stunde.
Die Elektrizitätsgesellschaft mißt die verbrauchte Energie in Kilowatt-Stunden.

Die Sicherung

Wir haben gesehen, daß die Energie der Stromstärke entspricht. Geht ein starker Strom durch ein Kabel, dann wird mehr Energie in Form von Wärme frei.
Bei einem zu starken Strom könnte sogar der Draht so heiß werden, daß das Metall schmilzt und die Isolation um den Draht beschädigt wird, so daß durch die Hitze ein Brand entstehen könnte.
Die elektrischen Leitungen sind, was ihre Dicke und Länge betrifft, für eine bestimmte Belastung berechnet; sie müssen gegen Überlastung, also gegen einen zu starken Strom, geschützt werden.
Wir wissen, daß bei Erniedrigung des Widerstandes der Strom stärker wird; Geräte, die wie ein elektrischer Heizofen viel Strom verbrauchen, haben einen niedrigen Widerstand.
Wird bei einem Kurzschluß der Widerstand plötzlich Null, z. B. dadurch, daß 2 Drähte in einem Kabel einander berühren und der Strom nun ohne Widerstand von dem einen Pol in der Steckdose zum anderen Pol fließen kann, dann wird die Stromstärke $I = \frac{U}{R}$ oder $I = \frac{220}{0}$, also unendlich groß. Letzteres ist natürlich undenkbar, weil das Elektrizitätswerk keinen unendlich großen Strom liefern kann; das Ergebnis wäre aber, daß die Zuleitung im Hause sofort schmelzen und verbrennen würde.
Einen derartigen Fall nennt man „Kurzschluß" (direkte Verbindung zwischen den Polen der Stromquelle ohne nennenswerten Widerstand). Wir wissen, daß, wenn wir in einer Taschenbatterie Kurzschluß herstellen, also die beiden Plättchen einander berühren lassen, ohne daß eine Birne dazwischengeschaltet ist, die Batterie sehr stark entladen wird. Sie kann dann durch einen zu starken Strom stark beschädigt werden.
Um Unfälle zu vermeiden, gibt es „Sicherungen". Die meisten im Hause verwendeten Sicherungen sind Schmelzsicherungen.
Innerhalb der Porzellansicherung befindet sich ein kleines Silberdrähtchen, durch das der Strom fließt. Wird nun der Strom zu stark, dann schmilzt das Drähtchen durch die Hitze, und die Verbindung ist unterbrochen. Durch Verändern der Dicke des Drähtchens kann man Sicherungen herstellen, die bei verschiedenen Stromstärken schmelzen: 6 Amp., 10 Amp., 25 Amp. usw.
Am Beispiel des Heizofens haben wir gesehen, daß ein 2-Stab-Heizofen, der 1000 Watt verbraucht, bei 220 Volt schon ca. 5 Amp. Strom fordert. Eine 6 Amp.-Sicherung ist gerade

ausreichend, um diese Stromstärke zu leiten. Wenn noch mehr elektrische Geräte, wie Lampe, Bügeleisen usw. verwendet werden, brennt die Sicherung durch.
Um ein Durchbrennen zu vermeiden, montiert man etwas stärkere Sicherungen. Dies kann man natürlich nicht unbeschränkt tun, wenn der Sinn einer „Sicherung" erhalten bleiben soll. Für die Hauptleitung vor dem Schaltkasten gibt es jedoch einen Extraschutz: die Hauptsicherung, die mit einer Plombe gesichert ist, die man nicht entfernen darf. Diese durch das Elektrizitätswerk angebrachte Sicherung ist als Extraschutz gedacht, nicht nur für die Hausbewohner selbst, sondern auch für die großen Zufuhrleitungen, die von der Straße in das Haus führen.

Die Gefahr eines elektrischen Schlages

Wenn ein starker Strom durch den Körper geht, kann das Herz stehenbleiben. Der Defibrillator, der bei der Defibrillation des Herzens eingesetzt wird, tut nichts anderes, als einen Strom durch den Körper zu leiten, jedoch gezielt durch das Herz. Die verwendete Spannung beträgt 200 bis 500 Volt und die Stromstärke einige Ampere.
Um den Strom durch den Körper zu leiten, ist eine Zuleitung und eine Ableitung des Stromes nötig: die 2 Pole des Defibrillators. Solange nur ein Pol Kontakt hat, kann der Strom nicht durchgehen, und es geschieht nichts.
Man kann einen elektrischen Schlag bekommen, wenn man entweder 2 Finger in die beiden Steckdosenöffnungen steckt oder auch wenn man nur einen Pol berührt, jedoch die Isolation an einem elektrischen Kabel defekt ist.

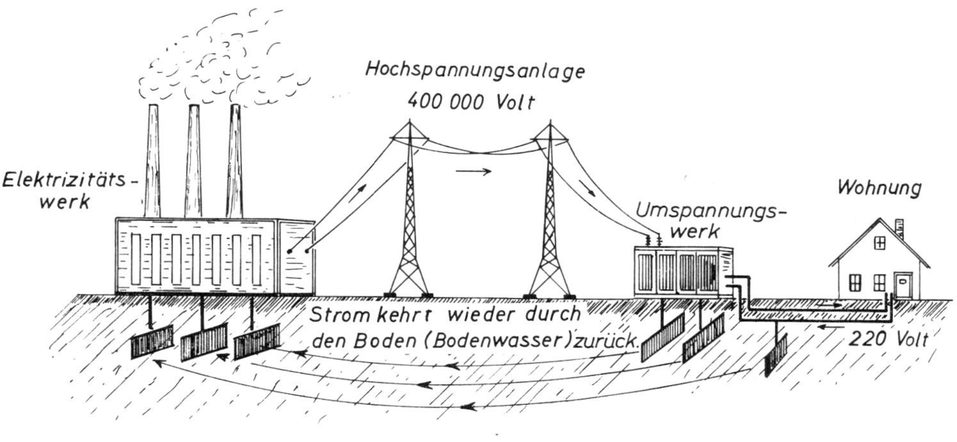

Abb. 33. Die Elektrizität wird im Elektrizitätswerk unter hoher Spannung erzeugt. Dadurch kann mehr Energie durch die Hochspannungsleitungen transportiert werden. Diese hohe Spannung (bis 400000 Volt) ist nicht für den normalen Verbrauch im Haushalt geeignet. Darum ist bei der Übertragung von Elektrizität eine Transformatorstation zwischengeschaltet, die die Spannung bis auf 220 Volt verringert. Um Material zu sparen, dient die Hochspannungsleitung nur für die Zuleitung des Stromes. Der Rücktransport geschieht über das Grundwasser (leitet). Jeder Draht der Hausleitung, der unter 220 Volt steht, ist auch mit der Erde verbunden. Dieser Draht wird auch Nulleitung genannt. Es besteht also nicht nur eine 220-Volt-Spannung zwischen den beiden Polen der Steckdose, sondern auch zwischen dem „Zufuhrdraht" und jedem anderen Gerät, das mit der Erde verbunden ist (Wasserhahn, Zentralheizung oder nasser Boden). An der Steckdose kann man nicht erkennen, welcher Pol Strom führt und welches die Nulleitung ist. Berührt man die Nulleitung, so geschieht nichts. Berührt man dagegen den Stromleitungspol, so bekommt man einen elektrischen Schlag. (Zur Feststellung, welches der stromführende Draht ist, benutzt man einen sogenannten Phasenprüfer: einen Schraubenzieher, der bei Kontakt mit dem stromleitenden Draht eine eingebaute Glimmlampe aufleuchten läßt)

Dies ist möglich, weil die Leitung des elektrischen Stromes von der Zentrale aus nicht durch 2 Drähte geht, also einen für „hin" und den anderen für „zurück." Die Leitung erfolgt über Hochspannungskabel. Für die Ableitung des Stromes wird die Erde gebraucht, die mit ihrem Grundwasser einen ausgezeichneten Leiter bildet, um den Strom in die Zentrale zurückzuführen (Abb. 33).

Der Strom, der vom Elektrizitätswerk kommt, hat eine sehr hohe Spannung. Dies ist nötig, um die Stromstärke in den Drähten so klein wie möglich zu halten. (Wir haben gesehen, daß dieselbe Energie durch eine niedrige Spannung mit großem Strom oder mit hoher Spannung und kleinem Strom transportiert werden kann.)

Die Hochspannungskabel transportieren darum auch Strom mit einer Spannung von 200000 bis 400000 Volt. Diese Spannung ist natürlich für den Bedarf im Hause nicht brauchbar und muß erniedrigt werden. Dies geschieht in Transformatorenstationen, in denen die Hochspannung in die Niedrigspannung von 220 Volt transformiert wird, die dann in die Haushalte gelangt.

Von den beiden Polen in der Steckdose ist also einer mit der zentralen Zuleitung, der andere aber mit der Erde verbunden. Es besteht somit eine Spannung von 220 Volt zwischen einem der Kontakte und der Erde. Deshalb können wir einen elektrischen Schlag bekommen, wenn wir nur einen Stromdraht berühren, da wir mit anderen Körperteilen immer auf die eine oder andere Weise mit der Erde verbunden sind. Viel schlimmer wird es, wenn diese Verbindung mit der Erde wenig Widerstand bietet, also wenn wir auf nassem Boden stehen oder den Wasserhahn bzw. einen Metallgegenstand berühren, der mit der Erdoberfläche in Verbindung steht (Zentralheizung, Metallspültische usw.) (Abb. 34).

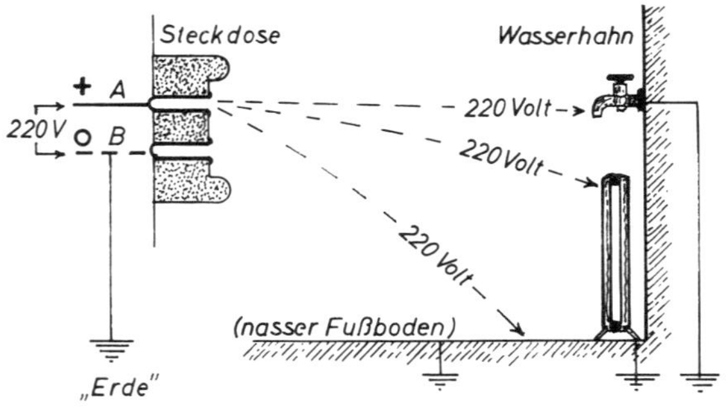

Abb. 34. Zwischen den Punkten A und B der Steckdose liegt eine Spannung von 220 Volt. Diese besteht aber auch zwischen A (stromführender Draht) und allen mit der Erde verbundenen Gegenständen: Wasserhahn, Zentralheizung, feuchter Boden usw. Draht B (Nulleitung) ist schon mit der Erde verbunden, hat also in bezug zur Erde keine Spannung

Unter diesen Umständen kann der Stromschlag tödlich sein, weil durch die gute Erdverbindung der Widerstand klein und der Stromfluß durch den Körper groß ist. Stehen wir auf einem trockenen, isolierten Boden oder haben wir isolierende Gummisohlen unter den Schuhen, dann ist der Strom schwächer, und wir kommen eventuell mit dem Schrecken davon.

Der Schutzkontakt

Die heute gebräuchlichen Steckdosen und Anschlußkabel sind mit einer separaten Erdung ausgerüstet. Außer den zwei Stromdrähten in dem Kabel gibt es einen 3. Draht, der mit den Metallplättchen an der Außenseite des Steckers verbunden ist. Diese haben Kontakt mit korrespondierenden Aussparungen in der Steckdose, die wiederum mit der Erde verbunden

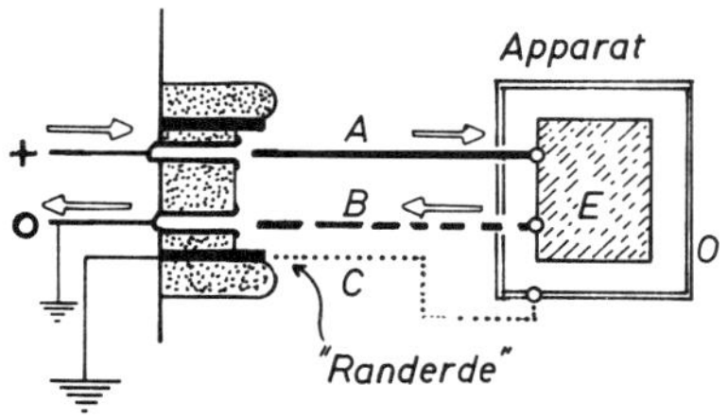

Abb. 35. A und B = Zuleitungs- und Ableitungsdraht. C = Verbindung mit der Erde. 0 = Metallumhüllung. Bei jedem elektrischen Gerät mit einer Metallumhüllung besteht die Gefahr, daß im Inneren des Gerätes einer der Drähte mit der Umhüllung in Berührung kommt: das Gerät steht dann unter Strom! Berührt man dann das Gerät, und ist man auf die eine oder andere Weise mit der Erde verbunden (z. B. barfuß auf feuchtem Boden), so kann man einen tödlichen elektrischen Schlag bekommen. Aus diesem Grund ist die Außenseite jedes Gerätes durch einen dritten Draht mit einem Metallplättchen in der Steckdose verbunden. Die Steckdose wiederum hat eine Verbindung mit der Erde (Randerde). Bei eventuellem Kurzschluß fließt dann der Strom durch diesen dritten Draht direkt und nicht durch die Person, die das Gerät berührt, zur Erde ab

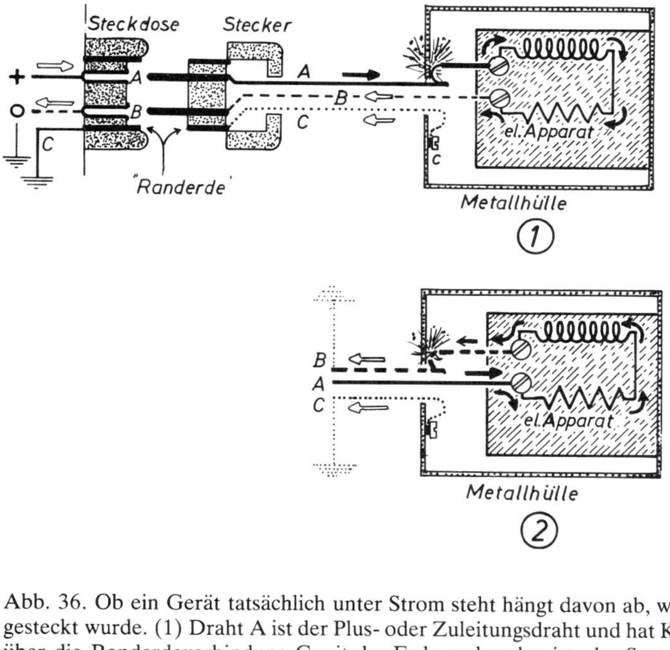

Abb. 36. Ob ein Gerät tatsächlich unter Strom steht hängt davon ab, wie der Stecker in die Steckdose gesteckt wurde. (1) Draht A ist der Plus- oder Zuleitungsdraht und hat Kontakt mit der Metallhülle, die über die Randerdeverbindung C mit der Erde verbunden ist: der Strom fließt zur Erde ab, ohne den elektrischen Apparat zu passieren. Eigentlich liegt nun ein Kurzschluß vor und die Sicherung brennt durch. (2) Der Stecker wird umgedreht in die Steckdose gesteckt. Die Randerdeverbindung C bleibt unverändert. Der Strom erreicht das elektrische Gerät nun auf anderem Wege und muß den Gesamtwiderstand des Gerätes passieren, bevor er die Kontaktstelle mit der Metallumhüllung erreicht. Auch hier kann der Strom über die Randerde C zur Erde fließen. Die Stromstärke ist jedoch nicht zu hoch, weil der Strom den Gerätewiderstand passiert hat und „verbraucht" worden ist. Die Sicherung wird also nicht durchbrennen. Bei intakter Randerde kann also nichts passieren. Ist die Randerde dagegen defekt, dann tritt im ersten Fall zwar kein Kurzschluß auf, aber wir bekommen einen elektrischen Schlag. Letzteres würde auch im zweiten Fall passieren, jedoch in leichterer Form

sind. Am anderen Ende des Kabels ist die Metallaußenseite des elektrischen Gerätes mit diesem 3. Draht verbunden. Die Metallaußenseite hat also eine Verbindung mit der Erde, sie ist geerdet (Abb. 35).

Wenn einer der Stromdrähte innerhalb des Gerätes mit Metallteilen Kontakt bekommt und daher das Gehäuse unter Spannung steht, dann fließt der Strom direkt über den 3. Draht in die Erde zurück, und wir selbst können keinen Schlag bekommen.

Wohl aber würde eine Sicherung durchbrennen, denn im Prinzip ist dies ein Kurzschluß, jedenfalls wenn der Zufuhrdraht Kontakt hat. Hat der Ableitungsdraht Kontakt, dann geschieht nichts. Dabei spielt jedoch die Steckerstellung eine wichtige Rolle: drehen wir den Stecker um 180 Grad, dann wird der Zufuhrdraht zum Ableitungsdraht und umgekehrt (Abb. 36).

Darum kann es geschehen, daß ein Gerät gut funktioniert, obwohl wir bei einer Berührung eine Art Schlag verspüren. Stecken wir den Stecker nun anders herum in die Steckdose, wird die Sicherung durchbrennen. Dies dient also als Schutz bei einem defekten Gerät. Darin liegt aber gleichzeitig eine Gefahr: wenn wir das Gerät berühren, haben wir über den Schutzkontakt des Gerätes Kontakt mit der Erde. Berühren wir mit einem Körperteil ein Gerät, das unter Strom steht, oder ein blankes Stück Draht an einem defekten Kabel, dann kann der volle Strom durch den Körper fließen.

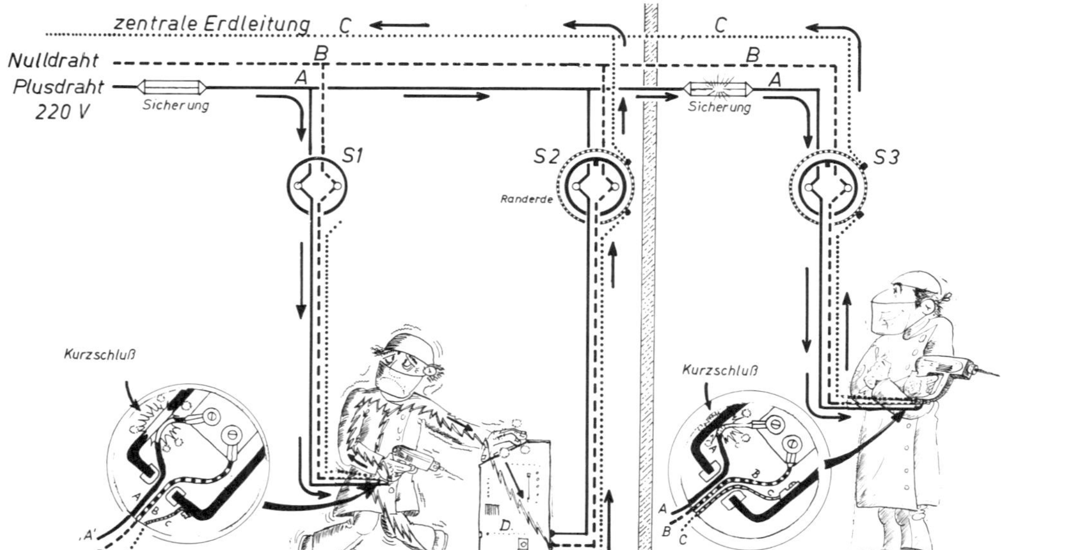

Doktor Gernwühler hat seine alte Bohrmaschine (mit provisorischer Erdleitung, E') an eine Steckdose ohne Erdverbindung -S1- angeschlossen. Einer der Drähte -A- hat Kontakt mit dem Metall des Handgriffs. Herr Gernwühler muß den Diathermie-Apparat verschieben, dessen Kasten aber richtig „geerdet" ist mittels Randerde-Steckdose S2. Herr Gernwühler bekommt einen Schlag: der Strom fließt vom Handgriff durch den Körper und den Diathermiekasten zur Erdleitung C zurück. Dank seines hohen Widerstandes - durch Gummihandschuhe oder trockene Haut - ist die Sicherung nicht geplatzt und Herr Gernwühler lebt noch immer.

ALSO: KEINE STECKDOSEN OHNE UND MIT ERDLEITUNG IM SELBEN RAUM!

Die Bohrmaschine ist repariert worden. Ein neuer dreiadriger Draht ist montiert und die Erdverbindung nach innen verlegt. Die Isolation des Drahtes A wurde aber zu weit abgestreift: es gibt wieder Kurzschluß!

Doktor Schnellschneider hat aber die Maschine mit der richtig geerdeten Steckdose S3 verbunden: er spürt selbst nichts, aber die Sicherung ist durch und die Bohrmaschine stoppt. Der Strom fließt via Erdleitung C zurück.

(Jetzt werden aber die Maschinen meistens durch Preßluft getrieben: keine Elektrizitätsgefahr, auch nicht für den Patienten!)

Abb. 37

Beispiel: Jemand hantiert mit einer elektrischen Bohrmaschine, die über den Schutzkontakt geerdet ist. Er will die Zufuhrschnur verlegen, aber diese ist beschädigt, da ein Stromdraht freiliegt. Berührt er diesen Draht, dann bekommt er einen tödlichen Schlag. Hätte er hingegen die Bohrmaschine erst hingelegt, dann wäre wahrscheinlich nichts passiert.
Ein anderes Beispiel: Die Hausfrau nimmt einen Mixer in die Hand und steckt mit der anderen, noch nassen Hand den Stecker in die Steckdose, Wassertropfen von dieser Hand bekommen Kontakt mit den Steckerstiften, und die andere Hand ist über den Mixer und den Schutzkontakt geerdet.
Deshalb: Beim Anschließen eines metallenen Gerätes an die Steckdose nie das Gerät selbst berühren.

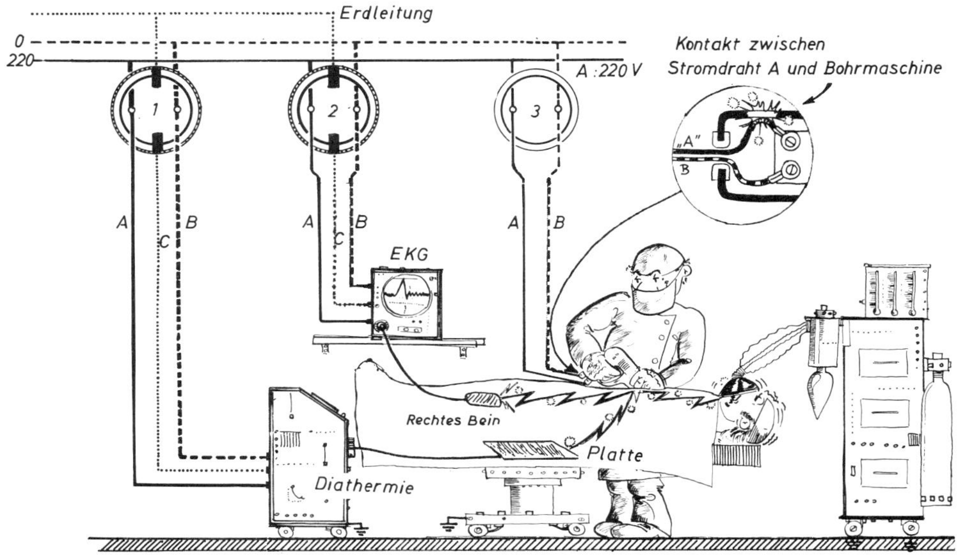

Die Bohrmaschine ist noch nicht repariert worden. Doktor Messerfreud spürt nichts: er ist in seinen Gummischuhen gut isoliert. Der Patient dagegen ist direkt mit „Erde" verbunden mittels des EKG-Apparats (der Draht am rechten Bein ist im Apparat mit „Erde" verbunden); außerdem hat die Diathermieplatte auch Verbindung mit der „Erde". Die Bohrmaschine ist nicht „geerdet"! Der Strom sucht seinen Weg durch den Körper des Patienten, der ja an zwei Stellen schon geerdet ist! (Es war kein Anaesthesieunfall.)

Abb. 38

Überlastung

Die Sicherungen schützen das elektrische Netz im Hause gegen Überlastung. Das elektrische Netz ist mit dicken, massiven Kupferdrähten ausgerüstet, die für eine sehr große Belastung bemessen sind.
Die normalen Anschlußkabel sind jedoch viel dünner und mit Steckern versehen, entsprechend die Verlängerungsschnüre mit Kontrasteckern.
Der Stecker kann die Stelle des größten Widerstandes sein, vor allem wenn der Stromdraht zu lose mit der Schraube in den Steckerstiften verbunden ist, oder was öfter vorkommt, wenn durch das dauernde Bewegen des Kabels viele Kupferdrähte gebrochen sind und die Verbindung plötzlich nur noch aus wenigen Drähtchen besteht. Je dünner die Verbindung, desto größer ist der Widerstand und desto größer auch die Wärmeentwicklung. Ein Stecker mit einer schlechten Verbindung wird warm, und zwar so warm, daß die Isolation innerhalb des Steckers schmelzen und ein Kurzschluß entstehen kann.

Der Patient mit einem Schrittmacher ist besonders gefährdet !

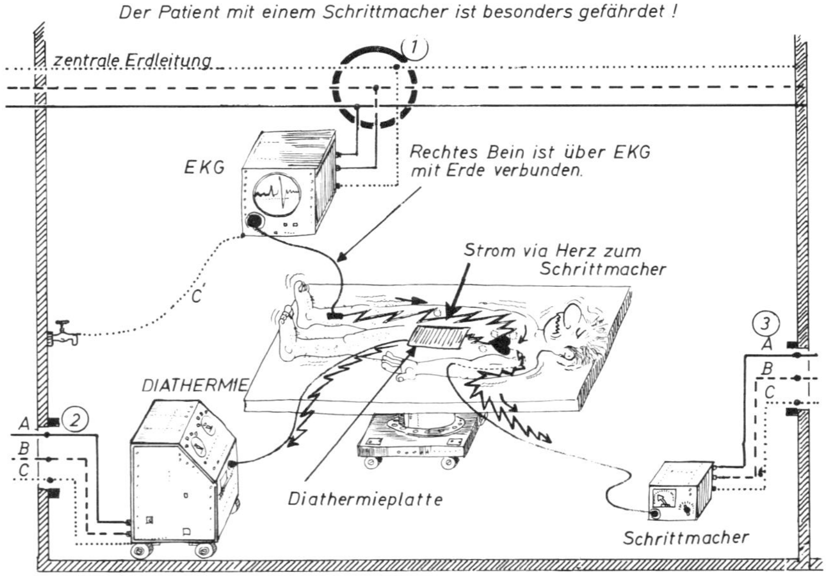

Alle Apparate sind vorschriftsgemäß „geerdet", dies aber über verschiedene Steckdosen, 1, 2 und 3. Das EKG wurde durch Wechselspannung gestört, und der Kasten wurde deshalb über einen Extra-Draht C' mit dem Wasserhahn - Erde! - verbunden, wodurch die Störung beseitigt wurde. Dies deutet schon darauf hin, daß eine Spannung zwischen „Wasserhahnerde" und zentraler Erdleitung lag.
Bemerkung: Zwischen den Randerden weit auseinanderliegender Steckdosen kann ein Spannungsunterschied existieren, sogar bis zu einigen Volt! Unter normalen Umständen ist das ohne Bedeutung, nicht aber, wenn beim Patienten ein „interner Schrittmacher" angelegt ist: kleine Spannungsdifferenzen können das Herz praktisch ohne Widerstand erreichen. Die daraus resultierende Stromstärke reicht aus, um den Herzmuskel zum Fibrillieren zu bringen (einige Zehntel Mikroampere reichen schon aus).

ALSO: Alle elektrische Geräte mit einer Mehrfachsteckdose (mit gemeinsamer Verbindung am gleichen „Erdpunkt") verbinden, oder: alle „Randerden" miteinander über einen dicken - „widerstandslosen" - Kupferdraht verbinden.

Abb. 39

Diese Gefahr droht vor allem, wenn am Ende einer Verlängerungsschnur mehrere 3-Wege-Stecker verbunden werden, so daß an diesem einen Verbindungspunkt ein großer Strom vorbeigehen muß.
Ein Gerät, das viel Strom benötigt (elektrischer Heizofen), darf deshalb nie durch eine zu dünne Leitung mit der Steckdose verbunden werden.
Die meisten Unfälle geschehen durch beschädigte Isolationen oder durch schmelzende Isolationen infolge zu großer Wärmeentwicklung bei Uberlastung und schließlich durch Stecker, die beschädigt sind. Darum muß jede Zuleitung immer auf Bruch oder Verschleiß kontrolliert werden, Knoten immer aus der Leitung entfernt und bei Erwärmung der Leitung oder des Steckers die Ursache gesucht werden.

Wechselspannung und Gleichspannung

Wir sprechen von Gleichspannung, wenn von einer Spannungsquelle der Pluspol immer positiv und der Minuspol immer negativ bleibt.

Elektrische Verbindungen sollen keine Schleifen bilden!

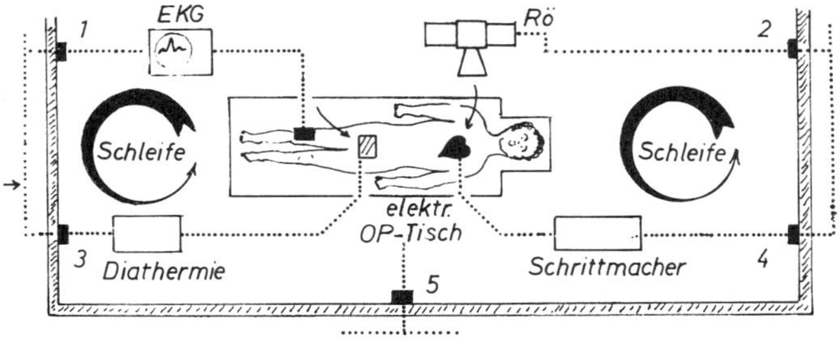

Durch Benutzung von Steckdosen an auseinanderliegenden Stellen können „Schleifen" entstehen, welche „Induktionsfelder" formen. In einer anderen Schleife, welche in dem Induktionsfeld liegt, können Spannungen induziert werden. Diese Spannungen verursachen „parasitäre Ströme", welche das EKG stören und einen Schrittmacher beeinflussen können.

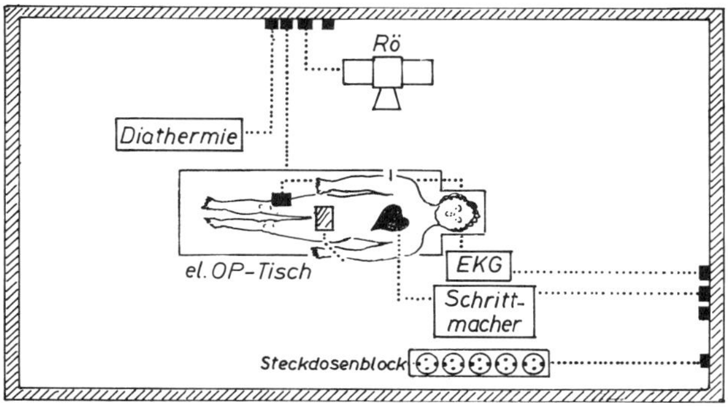

Empfehlung: Alle „Großverbraucher" (starker Strom: starke Ausstrahlung) an der einen Seite des Raumes, die empfindlichen „Aufnehmer" (EKG, Schrittmacher usw.) an der andern Seite anschließen. Alle Verbindungen so kurz wie möglich. Ein Steckdosenblock unter dem Tisch (hat dazu eine gemeinsame „Erde") ist besser als mehrere parallele Kabel zur Wand. Noch besser: Batteriespeisung für EKG und Schrittmacher

Abb. 40

Eine Batterie oder ein Akku ist also eine Gleichspannungsquelle, und der Strom, der durch diese Quelle geliefert wird, heißt Gleichstrom.
Der Nachteil des Gleichstromes ist, daß wir ihn wenig verändern können. Wenn z. B. die Hochspannung, die von der Zentrale kommt, eine Gleichspannung wäre und diese für den häuslichen Verbrauch auf 220 Volt gebracht werden müßte, dann könnte man dies nur erreichen, indem man den Strom durch einen großen Widerstand laufen ließe, was einen enormen Energieverlust bedeuten würde. Die Spannung, die durch das Elektrizitätswerk geliefert wird sowie die Spannung in der Steckdose sind jedoch Wechselspannungen, d. h. der Plus- und der Minus-Pol wechseln fortwährend 50mal pro Sekunde. Wir sagen dann, die Wechselspannung hat eine Frequenz von 50 Hertz oder auch von 50 Perioden pro Sekunde.
Der Vorteil der Wechselspannung liegt darin, daß ohne zu großen Energieverlust eine hohe

Spannung in eine niedrigere umgesetzt werden kann. Dies geschieht in einem Transformator. (Eine niedrige Spannung kann auch in eine höhere transformiert werden.)
Ein Beispiel ist der Klingeltransformator für die elektrische Klingel. Die Hausklingel ist für ca. 8 Volt eingerichtet (aus Sicherheitsgründen). Daher wird auf der Schalttafel ein Transformator montiert, der speziell für die Hausklingel aus 220 Volt die gewünschten 8 Volt transformiert.
So werden die Endoskopie-Instrumente über Transformatoren gespeist, die die Netzspannung heruntertransformieren können und mit deren Hilfe außerdem die niedrige Spannung noch fein geregelt werden kann.
Wie kommt es nun, daß die Wechselspannung sich in eine höhere oder niedrigere Spannung umsetzen läßt?
Um dies zu erreichen, benutzt man den Magnetismus, der in einem Stromleiter eine elektrische Spannung erzeugen kann, wenn die magnetische Kraft in Stärke oder Richtung wechselt.
Rund um einen Magneten besteht ein magnetisches Feld. Es wirken hier Kräfte, die auf einen Eisenstab oder einen anderen Magneten (Kompaßnadel) einwirken können (Abb. 41).

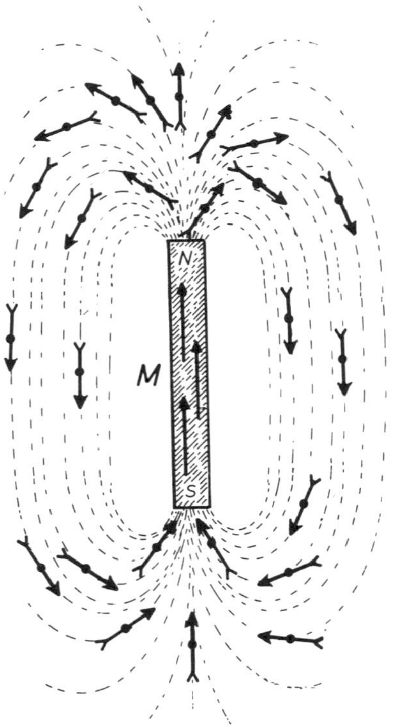

Abb. 41. Um einen Magneten herum besteht ein magnetisches Feld. Bringen wir verschiedene Kompaßnadeln in dieses Feld, so nehmen alle Nadeln eine bestimmte Richtung ein. Es zeigt sich, daß die magnetische Kraft in Form von bestimmten Kraftlinien gerichtet ist. Die Kraftlinien entspringen einem Pol, verlaufen dann in bestimmten parallelen Linien und kommen schließlich im anderen Pol wieder zusammen. Im Stabmagneten M laufen die Kraftlinien parallel gebündelt. Je näher die Kraftlinien zusammenliegen, desto stärker ist das magnetische Feld. Jedes Stück Eisen, das in ein magnetisches Feld gebracht wird, bündelt die Kraftlinien und wird selbst zu einem Magneten

Ein solches magnetisches Feld findet sich jedoch auch rund um einen Draht, durch den ein elektrischer Strom fließt. Man kann die Stärke des magnetischen Feldes vergrößern, indem man den Draht in eine Schleife legt oder noch besser, indem man den Draht zu einer Spule wickelt (Abb. 42 a + b.

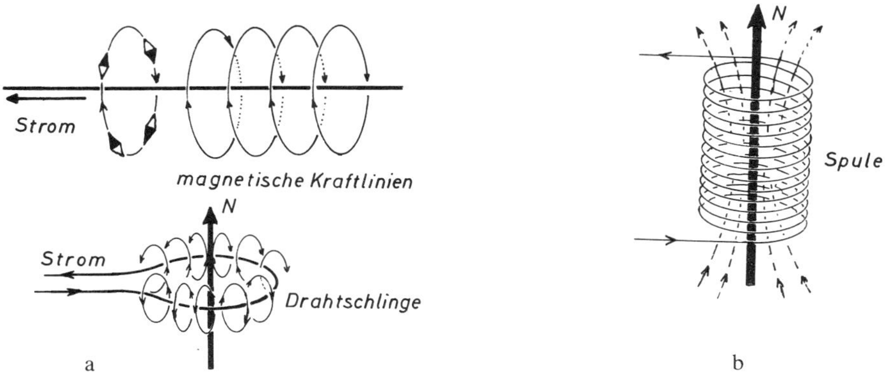

Abb. 42. (a) Bei elektrischem Stromdurchgang durch einen Draht entsteht ebenfalls ein magnetisches Kraftfeld, das kreisförmig um den Draht gerichtet und von der Stärke des Stromes und der Stromrichtung abhängig ist. Verändert sich die Richtung des Stromes, dann verändert sich auch die Richtung der magnetischen Kraftlinien. Je stärker der Strom ist, desto stärker ist die magnetische Kraft (Feldstärke). Besteht der stromführende Draht aus einer Schleife, so scheint die magnetische Kraft innerhalb der Schleife überall nach einer Seite gerichtet zu sein. (b) Legen wir verschiedene miteinander verbundene Schleifen übereinander, so entsteht eine Spule. Bei Stromdurchgang entsteht ebenfalls ein magnetisches Feld, das dem eines Stabmagneten entspricht. Das magnetische Kraftfeld ist jedoch wesentlich stärker als bei einer Enzelschleife. Je nach Richtung des Stromes können Nord- und Südpol dieses Magneten umgekehrt werden. Dieser Elektromagnet kann verstärkt werden, indem man einen Eisenstab (Kern) in das Innere der Spule bringt. Dieser Kern bündelt die Kraftlinien und erzeugt ein stärkeres magnetisches Feld. Der Aufbau eines magnetischen Feldes erfordert Energie. Wird der Strom unterbrochen, so wird diese Energie in Form eines Nachstromes frei (Funkenbildung, wenn ein Stecker aus der Steckdose gezogen wird)

Bei einer derartigen Spule sind die Kraftlinien so gebündelt, daß die Spule, solange der Strom durch den Draht fließt, sich wie ein magnetischer Stab verhält, und wir können daher einen Nordpol und einen Südpol unterscheiden.

Lassen wir jedoch den Strom in umgekehrter Richtung durch die Spule gehen, dann wechseln Nord- und Südpol, und das magnetische Feld kehrt sich um. Steuern wir durch die Spule einen Wechselstrom, dann verursacht dieser ein wechselndes magnetisches Feld. Das Umgekehrte geschieht jedoch auch: bringen wir eine Spule in ein wechselndes magnetisches Feld, dann entsteht in der Spule eine elektrische Spannung (Abb. 43). Das wechselnde magnetische Feld kann dadurch erzeugt werden, daß man die Stromrichtung in der ersten Spule umkehrt oder einen Gleichstrom immer ein- und ausschaltet (Abb. 44).

Bleiben jedoch Stromstärke- und Richtung in der Spule konstant, dann erzeugt das gleichfalls konstante magnetische Feld in einer benachbarten Spule oder Stromleitung keine Spannung.

Diese Erzeugung von Spannung durch eine wechselnde magnetische Kraft nennt man „Induktion“.

Je stärker das magnetische Feld, desto stärker die Induktion und desto stärker ist auch der Strom in dem zweiten Draht.

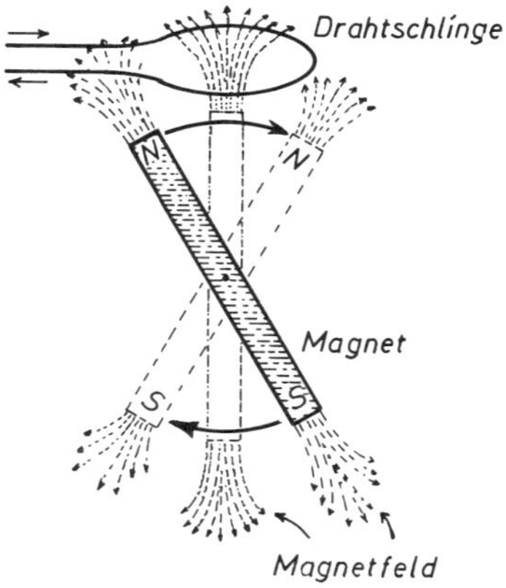

Abb. 43. Bewegen wir einen Stabmagneten schnell an einer Kupferdrahtschleife vorbei, so wird das magnetische Feld innerhalb der Schleife plötzlich stärker und schwächer. Dadurch entsteht in der Schleife ein elektrischer Strom: *Eine Veränderung eines magnetischen Feldes verursacht elektrische Spannung in einem Leiter, der in dieses Feld gebracht wird. Diese Erscheinung heißt Induktion.* In einem Fahrraddynamo dreht sich ein starker Magnet zwischen zwei Spulen. In diesen Spulen wird Wechselstrom erzeugt, der die Lampe brennen läßt. In unserem Haushaltsstrom wechselt die Spannung 50mal pro Sekunde von + nach − und zurück (Wechselspannung)

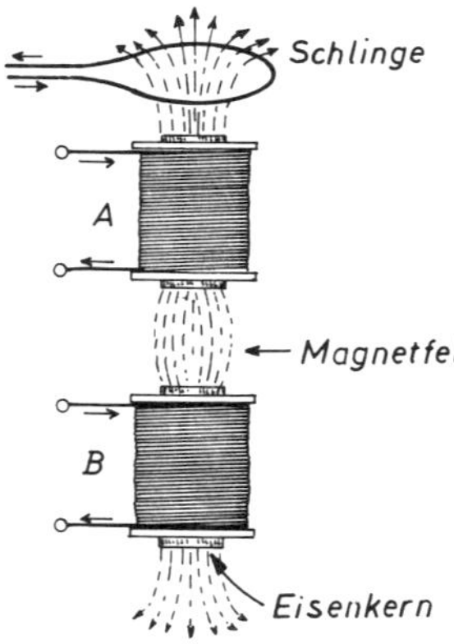

Abb. 44. Anstelle der Bewegung des Stabmagneten tritt beim Elektromagneten das Ein- und Ausschalten des elektrischen Stromes. Dabei entsteht und zerfällt jeweils ein magnetisches Feld, das in der Schleife zu Wechselstrombildung führt. Elektromagnet A hat einen Eisenkern, wodurch das Feld verstärkt wird. Nähern wir der Spule A eine zweite Spule B, so daß das magnetische Feld auch durch diese Spule geht, dann entsteht in B gleichfalls ein Wechselstrom: der Wechselstrom in A induziert eine Wechselspannung in B. Auf diese Weise ist ein Transformator entstanden, der noch besser arbeitet, wenn beide Spulen um einen Eisenkern gewickelt sind (Abb. 45)

Um ein starkes magnetisches Feld zu erhalten, wickelt man den Draht zu einer Spule und dann am besten noch um einen Eisenkern. Lassen wir Strom durch den Draht gehen, dann wird das Stück Eisen plötzlich zu einem starken Magneten (Elektromagnet) mit einem Plus- und Minuspol wie alle Magneten. Drehen wir jedoch die Stromrichtung in dem Draht um, dann vertauschen wir die beiden Pole miteinander.

Der Transformator

Um das gleiche Stück Eisen können wir auch unabhängig voneinander zwei Spulen wickeln. Lassen wir durch die eine Spule einen Wechselstrom gehen, dann entsteht im Eisenkern ein wechselndes, magnetisches Feld. Dieses Feld induziert in der anderen Spule wieder eine wechselnde, elektrische Spannung.
Solange wir beide Spulen gleich groß machen (gleiche Anzahl Wicklungen), kommt aus der 2. Spule die gleiche Spannung, die wir der 1. Spule zuführen.
Ein gewisser Energieverlust tritt natürlich infolge des Ohmschen Widerstandes in der Spule auf; ein Verlust, der mit größerer Stromstärke größer wird.
Es muß dafür gesorgt werden, daß die Dicke der Drähte der Stromstärke angepaßt wird.
Wenn wir eine Spannung durch den Transformator heruntertransformieren, kann durch die niedrigere Spannung eine viel größere Stromstärke geliefert werden.
Bei einem Transformator sprechen wir von einer primären und einer sekundären Wicklung.
An die primäre Wicklung kommt die Spannung, von der wir ausgehen, an der sekundären Wicklung entsteht die gewünschte Spannung.
Bei dem besprochenen Klingeltransformator liegt an der primären Wicklung also die 220-Volt-Leitung, die 8 Volt kommen aus der sekundären Wicklung. Diese Wicklung ist aus einem dickeren Draht gemacht, weil die elektrische Klingel einen kräftigen Strom verlangt.
Die Stromstärken in den zwei Wicklungen werden sich also umgekehrt verhalten wie die Spannungen, weil ja die Gesamtenergie gleichbleibt (Abb. 45).

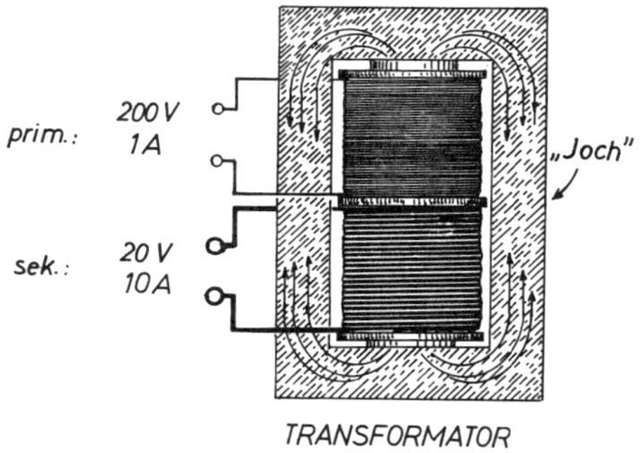

Abb. 45. Transformator. Das magnetische Feld kann verstärkt werden, indem man das untere und obere Ende des Eisenkernes in einen eisernen Rahmen klemmt Die Kraftlinien werden so gebündelt. Die beiden Spulen unterscheiden sich voneinander: Primärspule A hat viele Wicklungen aus dünnem Draht, Sekundärspule B wenige Wicklungen aus einem dicken Draht. Spule B wird eine niedrigere Spannung mit größerer Stromstärke als die an Spule A zugeführte Spannung liefern. Ein Transformator führt also zu einer Veringerung der Spannung. A nennt man Primärwicklung, B Sekundärwicklung

Selbstinduktion

Wenn wir bei einem Transformator ganz kurz eine Spannung an die primäre Wicklung anlegen, dann entsteht ein magnetisches Feld in der Spule und dem Eisenkern und dadurch eine Spannung in der sekundären Spule.
Diese Spannung stellt einen bestimmten angesammelten Energiebetrag dar. Wenn dieser nicht in Form von elektrischem Strom in eine Glühbirne oder eine Klinge abfließen kann, die an der sekundären Spule angeschlossen sein müssen, dann fließt der Strom zurück durch die

sekundäre Wicklung selbst, bis der Spannungsunterschied an den Ausgängen derselben wieder Null geworden ist.
Dieses Zurückfließen verursacht jedoch wieder ein magnetisches Feld und dadurch in der primären Wicklung wieder eine Spannung, die der Spannung, die wir primär zugeführt hatten, entgegengesetzt ist.
Führen wir nun bei einem Transformator, dessen sekundäre Wicklung nicht mit einem Verbraucher verbunden ist, also „offen bleibt", der primären Spule einen Wechselstrom zu, dann entsteht bei jedem Wechsel in der sekundären Spule durch das Zurückfließen des Stromes eine Gegenkraft, die der zugeführten Wechselspannung entgegenwirkt. Dies wird „Selbstinduktion" genannt. Dadurch kommt es, daß ein Transformator, dessen sekundäre Wicklung nicht angeschlossen ist, keinen Strom verbraucht. Durch die Gegenkraft bei jedem Stromwechsel trifft der Primärstrom auf einen entgegengesetzten Strom, so daß praktisch kein Strom durch die primäre Wicklung fließen kann.
Ein Transformator mit offener, sekundärer Wicklung hat also gegen Wechselstrom (nicht gegen Gleichstrom!) einen um so größeren Widerstand, je schneller die Wechsel stattfinden. Ein derartiger Transformator drosselt den Wechselstrom und wird daher eine „Drosselspule" genannt.
Deshalb darf man ein Gerät, das für Wechselspannung eingerichtet ist, nie an Gleichstrom anschließen. In einem derartigen Gerät befinden sich meistens Transformatoren; diese haben im Hinblick auf den Wechselstrom einen bestimmten Widerstand, aber nicht für Gleichstrom. Schließen wir Gleichstrom an, dann entsteht eine große Stromstärke und der Transformator kann durchbrennen.
Eine Drosselspule besitzt also für Wechselstrom einen Widerstand. Dieser ist von der Frequenz der Wechselspannung abhängig: je schneller die Spannung wechselt, desto größer wird der Widerstand. Aber der Widerstand, bzw. die Selbstinduktion der Spule, wird auch durch die Anzahl der Wicklungen bestimmt. Der Widerstand (Selbstinduktion) einer Drosselspule wird in Henry (H) ausgedrückt.

Der Kondensator

Das Wort bedeutet „Verdichter". Im Prinzip besteht ein Kondensator aus zwei Metallplatten, die durch eine isolierende Wand getrennt sind (Abb. 46). Denken wir uns zwei Metallplätt-

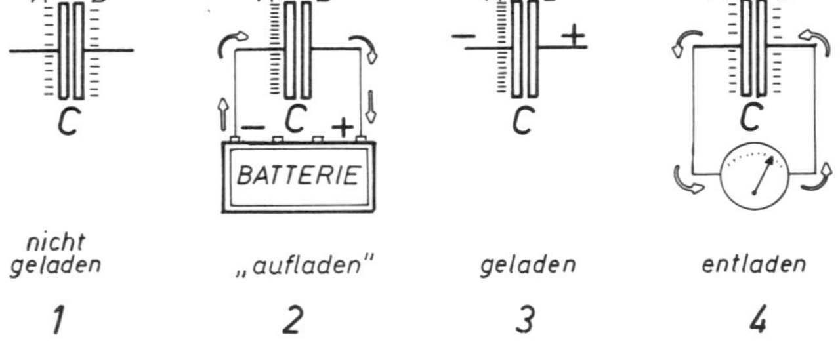

Abb. 46. Kondensator. (1) Kondensator in ungeladenem Zustand: an beiden Platten sind gleichviel Elektronen vorhanden. (2) Platte A und B werden mit dem – und dem + Pol einer Batterie verbunden. Elektronen strömen von B nach A: der Kondensator ist aufgeladen. (3) Wird die Verbindung mit der Batterie unterbrochen, so mißt man zwischen A und B einen Spannungsunterschied, der fast dem zwischen den Polen der Batterie gemessenen gleicht. (4) A wird mit B verbunden und die angesammelten Elektronen strömen so lange von A nach B zurück, bis das alte Gleichgewicht wieder hergestellt ist: der Kondensator ist nun entladen

chen, die einander nahe kommen, aber gerade noch durch eine Plastikschicht getrennt sind, die keine Elektronen durchläßt. Nun verbinden wir das eine Plättchen mit dem Pluspol und das andere mit dem Minuspol einer Batterie. Die Elektronen fließen vom Minuspol an das Plättchen und stoßen die Elektronen der gegenüberliegenden Seite ab. Dadurch wird das zweite Plättchen immer positiver. Dieser Vorgang dauert solange, bis die Spannung zwischen den beiden Plättchen mit der zwischen den Polen der Batterie gleich groß ist. Es fließt also ein kurzer Strom, um die Plättchen negativ und positiv zu laden. Dann hört der Strom auf. Unterbrechen wir nun die Verbindung mit der Batterie, dann bleiben viele Elektronen auf dem einen Plättchen zurück, während das andere Plättchen keine Elektronen mehr besitzt und sich also wie ein positiv geladener Pol verhält. D. h. die zwei Plättchen verhalten sich wie eine Batterie, und wir können zwischen den Plättchen eine Spannung messen, die so groß ist wie die Spannung der Batterie. Verbinden wir die Plättchen miteinander, dann fließt kurz ein Strom und der Spannungsunterschied ist wieder verschwunden. Die voneinander getrennten Plättchen bilden einen Kondensator, und wir haben den Kondensator mit der Batterie aufgeladen. Durch das Verbinden der Plättchen miteinander haben wir den Kondensator wieder entladen.

Je größer die Oberfläche der Plättchen ist und je näher sie beieinanderliegen, desto mehr Elektronen können sich ansammeln und desto größer ist die „Kapazität" des Kondensators.

Für diese Kapazität gibt es auch einen Maßstab: das „Farad". Dies ist jedoch eine solch große Kapazität, daß die gebräuchlichsten Kondensatoren in „Mikro-Farad" angegeben werden.

Bringen wir eine Wechselspannung an, die immer von Minus nach Plus wechselt, dann wird die andere Seite des Kondensators immer von Plus nach Minus wechseln, also gerade umgekehrt (Abb. 47).

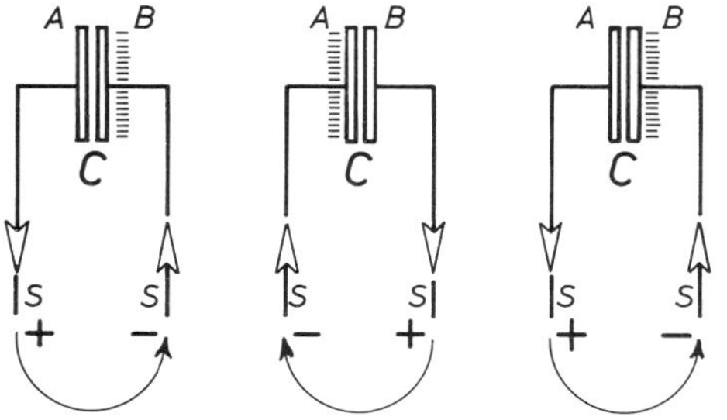

Abb. 47. Schließen wir einen Kondensator an eine Wechselspannung an, dann werden durch das Wechseln von − und + Pol die Elektronen fortwährend zwischen A und B hin- und herströmen, ohne dabei von A auf B überspringen zu können. Obwohl der Kondensator C keinen Strom durchläßt, herrscht in den Zufuhrdrähten S ein Wechselstrom. Es scheint, als ob ein Kondensator den Wechselstrom durchlassen würde. Dieser Strom nimmt mit der Stärke der Kapazität des Kondensators zu. Er hängt auch von der Geschwindigkeit der Wechselzahl ab

Die Wechselspannung wird also auf die andere Seite des Kondensators übertragen, ohne daß der Strom durch die isolierende Schicht fließt.

Ein Kondensator läßt Wechselspannung durch und dies um so besser, je schneller die Wechsel geschehen, d. h. je höher die Frequenz der Wechselspannung ist. Für Gleichstrom ist der Kondensator nicht durchlässig.

In dieser Hinsicht ist ein Kondensator das Gegenteil einer Drosselspule: die Drosselspule (oder Selbstinduktion) läßt Gleichstrom durch, hemmt aber den Wechselstrom und dies um so mehr, je höher die Frequenz ist.

Der Kondensator (oder Kapazität) läßt keinen Gleichstrom durch, wohl aber Wechselspannung und dies um so besser, je höher die Frequenz ist (Abb. 48).

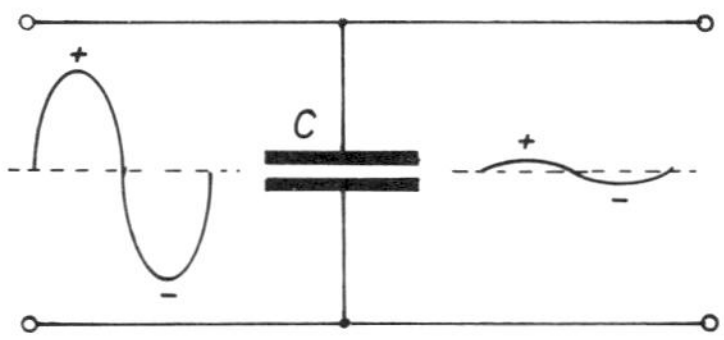

Abb. 48. Zwischen Punkt A und B besteht eine durch eine Wellenlinie angegebene bestimmte Wechselspannung. Bringen wir zwischen A und B einen Kondensator C, so füllt sich dieser bei jedem Wechsel mit Elektronen, um diese danach wieder abzugeben. Die Folge ist, daß die Höhe der Wechselspannung abnimmt

Eine Drosselspule wird gebraucht, wenn wir in einer Leitung den Gleichstrom, aber keinen Wechselstrom passieren lassen wollen.
Der Kondensator wird gebraucht, um Wechselspannungen zu übertragen, während Gleichspannung blockiert wird.

Der Gleichrichter

Eine typische Kombination dieser beiden Elemente finden wir in einem Gleichrichter. Die meisten Geräte, wie z. B. Radio, Grammophonverstärker und auch alle Registrierschreiber, werden durch Gleichstrom betrieben. Der Wechselstrom würde ein scheußliches Brummen verursachen und in den Registrierapparaten durch die bekannte Zickzack-Störung die Kurven verderben.
Wohl werden all diese Geräte an die 220 Volt Wechselspannung angeschlossen, aber in jedem Gerät befindet sich ein Gleichrichter, der aus dem Wechselstrom Gleichstrom macht. Der Gleichrichter läßt den Strom nur nach einer Seite durch. Die Spannung zeigt dann anstelle von dauerndem Plus und Minus ein Aufeinanderfolgen von nur Plus- oder Minus-Impulsen: „gebrochene“ Gleichspannung.
Diese Spannung hat also noch einen Wellencharakter, auch wenn alle Wellen gleichgerichtet sind. Diese Wellen oder Falten müssen geglättet werden, weil sonst doch noch Brummgeräusche hörbar sind (Abb. 49).

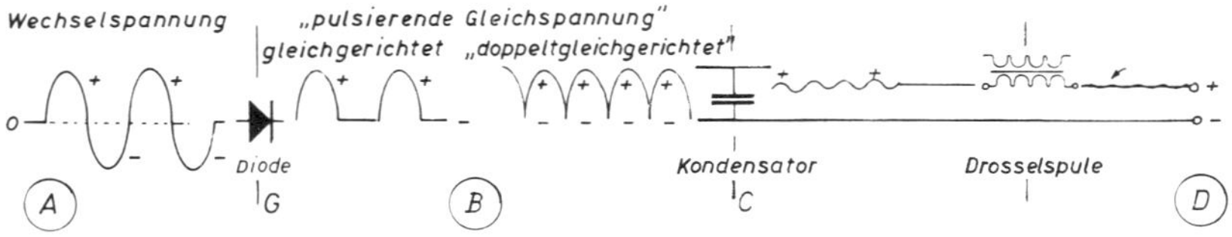

Abb. 49. Gleitrichter. Bei A erkennen wir wieder eine Wechselspannung mit + und − Wellen. Dahinter liegt die Diode G, die nur + Wellen durchläßt und eine gleichgerichtete Wechselspannung abgibt: die − Welle fällt weg, und zwischen den + Wellen liegt eine Periode ohne Spannung (pulsierende Gleichspannung) (B). Durch eine bestimmte Schaltung (sog. Brückenschaltung) kann die eliminierte negative Welle in eine positive Welle umgewandelt werden. Dann entsteht eine doppelte Gleichrichtung; die Gleichspannung hat jedoch noch einen deutlich pulsierenden Charakter. Durch einen nachgeschalteten Kondensator C werden die Gipfel der pulsierenden Gleichspannung abgeflacht. Die noch verbleibenden Wellen können weiter durch eine Drosselspule abgeflacht werden, so daß nur noch eine geringgradig schwankende Linie übrig bleibt (D)

Elektrische Stromkreise

In jedem elektrischen Gerät muß der Strom einem Kreislauf von Plus nach Minus folgen (dies ist die Richtung, die in der Praxis angenommen wird, obwohl wir wissen, daß der echte Elektronenstrom von Minus nach Plus läuft).
In jedem Stromkreis oder jeder Schaltung sind Elemente, die den Charakter des Stromes beeinflussen. Hiervon wurden schon besprochen: der Widerstand, der Kondensator und die Spule (Transformator oder Drosselspule). Außer diesen drei wesentlichen Elementen gibt es nun noch ein wichtiges Element, nämlich die „Röhre“ und den „Transistor“. Der Transistor hat heute die Funktion der Röhre fast ganz übernommen.
Diese Bestandteile sind miteinander durch leitende Drähte verbunden. Dadurch entsteht ein Netzwerk, so daß das Ganze eine bestimmte Funktion erfüllen kann, z. B. Wechselstrom gleichrichten, Strom verstärken, Spannung verstärken usw.
Früher waren die Röhren, Kondensatoren und Widerstände sehr groß; ganz zu schweigen von den großen und schweren Netztransformatoren, die die 220 Volt Netzspannung in höhere oder niedrigere Spannungen umformen mußten. Die Teile wurden auf eine Grundplatte (Chassis) montiert und danach über angelötete Drähte nach einem ausgedachten Schema miteinander verbunden.
Dies erforderte viel Handarbeit, und man ist dazu übergegangen, für die Herstellung einer großen Anzahl von Stromkreisen mit derselben Funktion die Verbindungen zuerst auf der Rückseite einer Platte aus isolierendem Material anzubringen, und zwar in Form von Kupferlinien, welche Löcher in der Platte verbinden. In diese werden die Drahtenden der einzelnen Elemente (Widerstände usw.) gesteckt und müssen dann nur noch festgelötet werden.
Es ist sogar möglich, Verbindungen zu zeichnen und sie dann photographisch auf die Platte aus isolierendem Material zu übertragen, wonach die Verbindungen durch das Auftragen von Kupfer leitend gemacht werden. Man spricht dann von einer „gedruckten Schaltung“ oder von einem sogenannten „Print“ (printed circuit).
Ein derartiger Print mit angelöteten Elementen ist immer eine funktionelle Einheit, die in einer komplizierten Schaltung eine bestimmte Funktion ausübt. Das Schema einer sehr komplizierten elektrischen Schaltung, z. B. für ein EKG-Gerät, kann man so in einzelne Einheiten unterteilen. Bringt man außerdem an dem Print, der die Größe einer Postkarte hat, eine Anzahl Kontaktstreifen an, in die mehrere Kontakte passen, dann ist der Print auswechselbar.
Bei Defekten genügt es, wenn wir den defekten Print ersetzen, was viel preiswerter ist und Zeit erspart, die sonst nötig wäre, um einen Fehler in einer komplizierten Schaltung zu finden.
Seit der Einführung von Transistoren, die viel kleiner sind als die bekannten Röhren und die für ihre Funktion eine viel niedrigere Spannung und Strom erfordern, sind auch die anderen Teile wie Widerstände usw. viel kleiner geworden. Es ist bereits möglich, einen kompletten Verstärker in einem Print unterzubringen (ohne die Spannungs- und Stromquelle).
Man ist mit der Miniaturisierung noch weiter gegangen und ist heute imstande, eine funktionelle Einheit mit allen Elementen in einem kleinen Plastikblock unterzubringen, aus dem nur noch die Verbindungsdrähte herausragen.
Die Größe variiert zwischen der einer Streichholzschachtel und der eines Streichholzkopfes. Alle Teile sind in Plastikharz gegossen, also nicht mehr zu ersetzen. Sie bilden eine Einheit (sind integriert zu einer funktionellen Einheit) und werden deshalb integrierte Schaltungen (IC = integrated circuits) genannt.
Diese IC's sind heute die wichtigsten Bausteine in den elektronischen Schaltungen.
Um die verschiedenen Teile in einem elektrischen Stromkreis wiedergeben zu können, wurden Symbole erdacht (Abb. 50). Dadurch ist es möglich, ein Funktionsschema für einen bestimmten Stromkreis aufzustellen (Schaltbild).

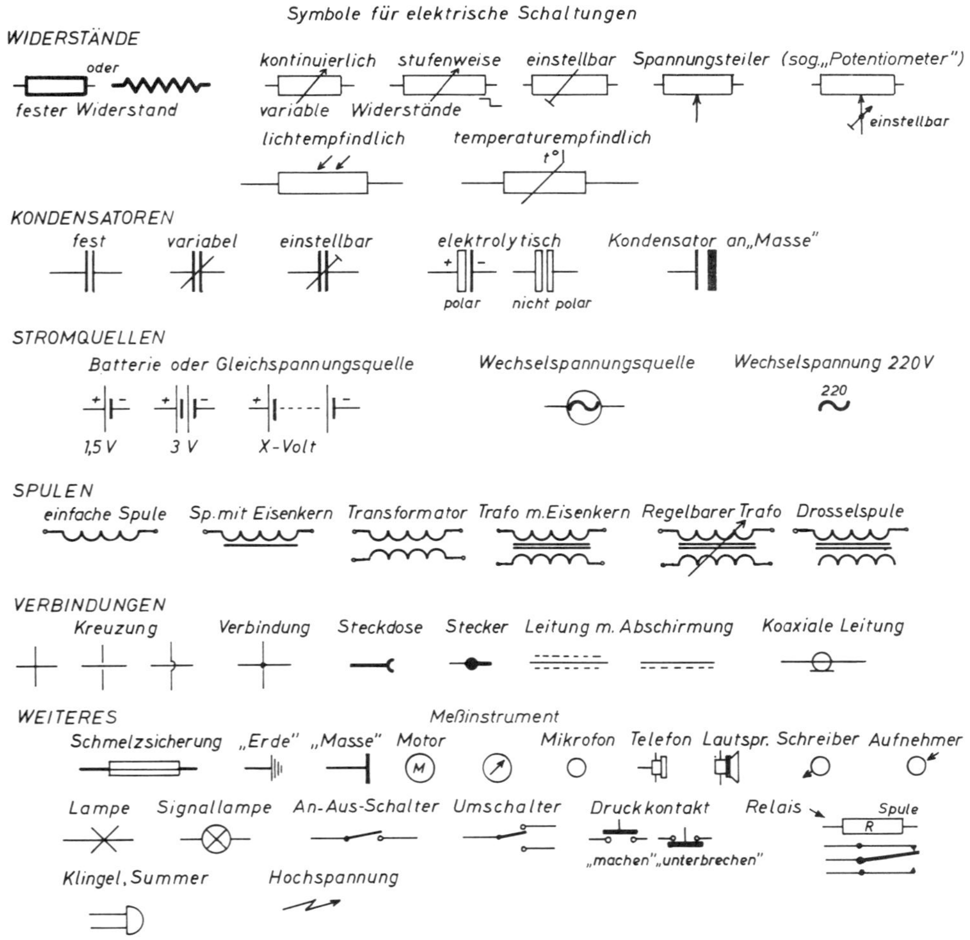

Abb. 50. Häufig vorkommende Symbole für Bausteine des elektrischen Stromkreises (ausgenommen Röhren und Transistoren)

Wenn wir über den Widerstand in einem Stromkreis sprechen, dann wird dieser Widerstand durch die Länge des Weges bestimmt. Das Leitungsvermögen und die Dicke der Drähte bestimmen dann den gewöhnlichen oder Ohmschen Widerstand, d. h. den Widerstand im Hinblick auf Gleichstrom.

Sobald wir es mit Wechselstrom zu tun haben, wird der Widerstand außerdem noch durch die Frage bestimmt, ob in den Kreis eine Spule oder ein Kondensator geschaltet ist, weil in diesem Falle neben den Eigenschaften der Spule oder des Kondensators auch die Frequenz der Wechselspannung eine Rolle spielt. Denn je höher die Frequenz ist, desto größer ist auch der Widerstand einer Spule, aber desto kleiner wird der Widerstand eines Kondensators.

Bei Gleichstrom ist der Widerstand eines Kondensators unendlich groß, aber der einer Spule ist gleich dem Ohmschen Widerstand (Länge und Dicke des Drahtes in der Spule).

Darum hat man diesen verschiedenen Sorten von Widerständen auch verschiedene Namen gegeben (meist englisch):

1. Resistanz-Widerstand = Ohmscher Widerstand (nur bei Gleichstrom).
2. Induktive Reaktanz = induktiver Widerstand (Widerstand einer Spule bei Wechselstrom).

3. Kapazitive Reaktanz = kapazitiver Widerstand (Widerstand eines Kondensators bei Wechselspannung).

„Impedanz" nennt man den kombinierten Effekt von 2 und 3, und manchmal auch von 1, 2 und 3 zusammen.

Die sogenannte „Eingangs-Impedanz" bestimmt im allgemeinen die Empfindlichkeit eines Meßinstrumentes. Ist diese Impedanz nämlich niedrig (also ein kleiner Widerstand) und ist das zu messende Signal klein (niedrige Spannung und geringe Energie), dann wirkt die niedrige Impedanz wie ein Kurzschluß des zu messenden Signals, und man sieht gar nichts oder nur eine sehr schwache Wiedergabe.

Ein schlechtes Voltmeter hat eine niedrige Impedanz und mißt nur auf einige Volt genau. Ein gutes hat eine hohe Impedanz und kann sogar ohne nennenswerten Stromverbrauch Mikrovolt messen.

EKG-Geräte und besonders EEG-Geräte müssen also eine besonders hohe Eingangsimpedanz haben (mindestens 1 Megaohm = 1 Mill. Ohm), um die schwachen Spannungsschwankungen registrieren zu können.

Die praktische Anwendung des Ohmschen Gesetzes (Spannung = Strom × Widerstand) folgt untenstehend anhand von einigen Beispielen, in denen die Symbole für den Widerstand, Batterie usw. gebraucht werden sollen.

Die Glühbirne verbraucht bei einer Spannung von 6 Volt 5 Watt Energie (Abb. 51).

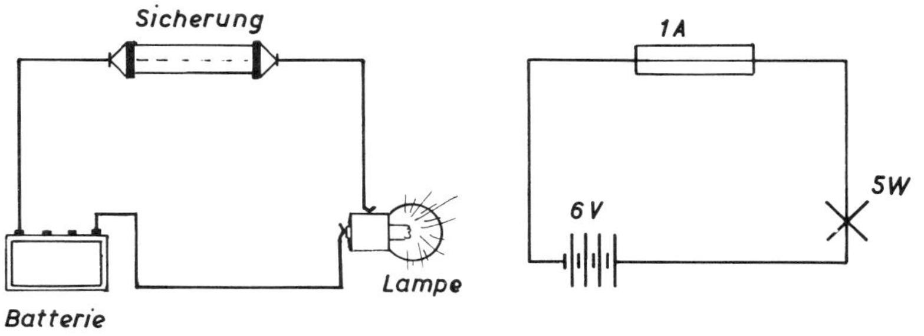

Abb. 51. Stromkreis. In diesem einfachen Stromkreis sind gezeichnet: Spannungsquelle, Widerstand in Form einer Glühbirne und Sicherung. Der rechte Teil der Abbildung gibt die entsprechenden Symbole wieder

Frage:

a) Wie groß ist der Stromverbrauch durch die Lampe?

b) Wie groß ist der Widerstand der Birne?

a) $W = U \times I$ (Watt = Spannung × Stromstärke)

also $I = \frac{W}{U}$ oder in diesem Fall $^5/_6$ Amp. oder ca. 0,8 Amp.

Die Sicherung, die bei einem Strom durchbrennt, der stärker ist als 1 Amp., ist also gerade ausreichend.

b) $U = I \times R$ (Spannung = Stromstärke × Widerstand)

also $R = \frac{U}{I}$ oder in diesem Fall $\frac{6}{0{,}8}$ Ohm oder ca. 7,5 Ohm.

Widerstände „in Serie“

Wenn ein Strom verschiedene Widerstände nacheinander durchlaufen muß, sind die Widerstände in Serie geschaltet. Der totale oder effektive Widerstand ist dann die Summe der einzelnen Widerstände $R_e = R_1 + R_2 + R_3$ usw.

In dem hier gezeichneten Fall ist der totale Widerstand also 9 + 3 Ohm = 12 Ohm. Da die Spannung der Batterie 6 Volt beträgt, wird die Stromstärke in dem Kreis $\frac{U}{R} = \frac{6}{12} = \frac{1}{2}$ Amp. sein (Abb. 52).

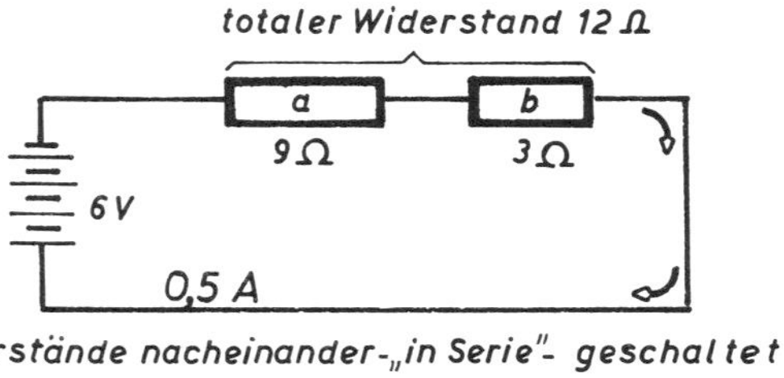

Abb. 52. Serienwiderstände

Durch den Widerstand a geht also ein Strom von $\frac{1}{2}$ Amp., und der Widerstand beträgt 9 Ohm. Es herrscht also ein Spannungsunterschied zwischen den Enden der Widerstände von: $U = I \times R$ oder in diesem Fall $U = \frac{1}{2} \times 9 = 4{,}5$ Volt.
Genauso gibt es in dem Widerstand b einen Spannungsunterschied von $\frac{1}{2} \times 3 = 1{,}5$ Volt.
Wir können also von dieser Schaltung 3 verschiedene Spannungen abzweigen: 6 Volt von der Batterie oder, was das gleiche ist, zwischen der linken Seite von a und der rechten Seite von b; 4,5 Volt zwischen linker Seite und rechter Seite von a und 1,5 Volt zwischen linker Seite und rechter Seite von b.
Machen wir 3 Abzweigungen, eine kurz vor a, die nächste zwischen a und b und die letzte kurz nach b, dann ist ein Spannungsverteiler entstanden, der 3 verschiedene Spannungen zur Verfügung stellt.

Parallelwiderstände

Den „effektiven“ Widerstand (R_e) bei Parallelschaltung von Widerständen berechnet man also (Abb. 53):

$$\frac{1}{R_e} = \frac{1}{R_1} + \frac{1}{R_2}$$

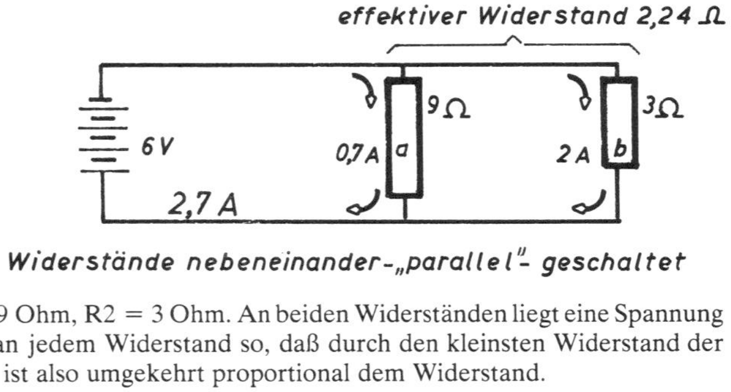

Abb. 53. Parallelwiderstände: R1 = 9 Ohm, R2 = 3 Ohm. An beiden Widerständen liegt eine Spannung von 6 Volt. Der Strom verteilt sich an jedem Widerstand so, daß durch den kleinsten Widerstand der stärkste Strom geht: die Stromstärke ist also umgekehrt proportional dem Widerstand.

Widerstand ‚a‘: $I = \frac{V}{R} = \frac{6}{9} = 0{,}7$ Ampere

Widerstand ‚b‘: $I = \frac{V}{R} = \frac{6}{3} = 2{,}0$ Ampere

Ein Strom von 2,7 Ampere ergibt bei einer Spannung von 6 Volt einen Widerstand von 2,24 Ohm. Der effektive Widerstand beider Widerstände zusammen ist also kleiner als die Summe beider Einzelwiderstände

Variabler Widerstand

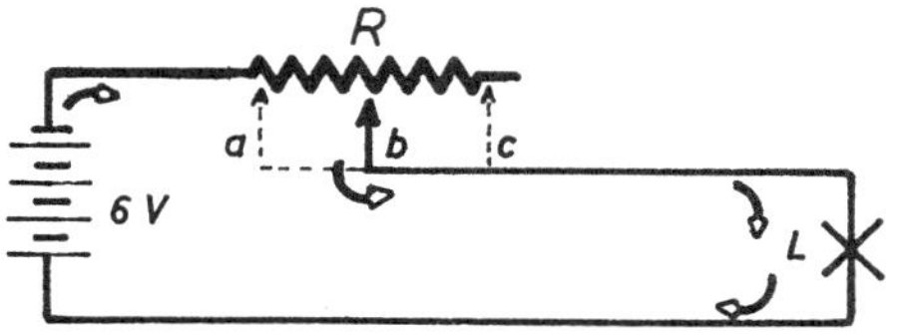

Abb. 54. Variabler Widerstand. Der Kontakt kann an dem Widerstand beliebig verschoben werden. Bei a ist der zusätzliche Widerstand ausgeschaltet, und die Stromstärke wird allein durch den Eigenwiderstand der Lampe 1 bestimmt. Bei b ist ein größerer und bei c der maximale Widerstand in Serie mit der Lampe geschaltet. Dadurch sinkt die Stromstärke ab, und die Lampe brennt schwächer. Die Größe des Widerstandes muß in Relation zu der Glühlampe gewählt werden. Auch muß der Widerstand die gerade größtmögliche Stromstärke verkraften können, wenn der Kontakt nahe bei a steht

Variabler Widerstand in Stufen

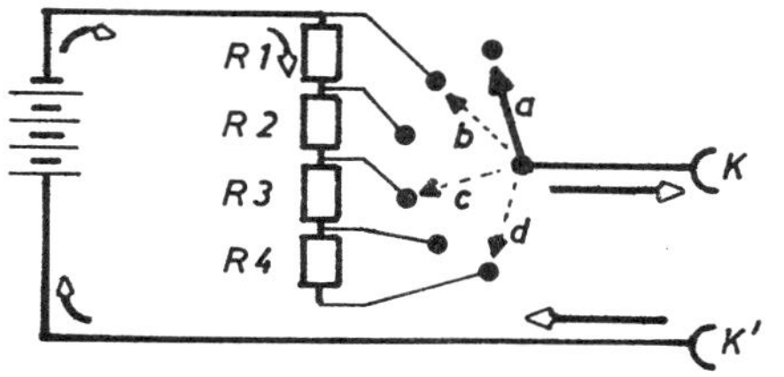

Abb. 55. Variabler Widerstand in Stufen. Dieser entspricht im Prinzip dem variablen Widerstand der einen besseren Kontakt (wichtig bei starkem Strom) herzustellen, sind die Widerstände in Serie geschaltet und können nacheinander angewählt werden. Steht der Kontakt in Position a, so ist die Verbindung ganz unterbrochen. In Position b ist kein Widerstand, in Position c und d ein jeweils größerer Widerstand eingeschaltet

Spannungsregler

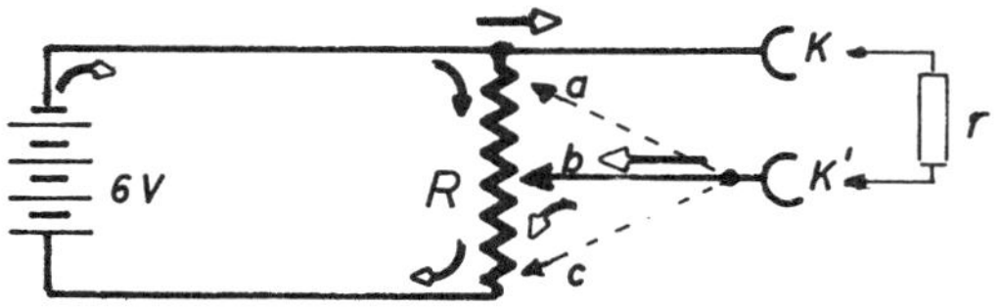

Abb. 56. Spannungsregler – Potentiometer. Ein Strom fließt mit der Spannung von 6 Volt durch den Widerstand . Kontakt K ist über R verschiebbar. Steht der Kontakt in Position a, so liegt zwischen den Punkten K und K' keine Spannung, da beide Punkte nicht durch einen Widerstand getrennt sind. In Position b (auf der Hälft des Widerstandes) wird zwischen K und K' auch die Hälfte der Spannung über R liegen: 3 Volt; in Position c ergibt sich entsprechend die volle Spannung des Stromkreises, also 6 Volt. Die Spannung über K und K' ist also von 0–6 Volt regelbar. Bemerkung: Das funktioniert nur, wenn durch K und K' nicht zuviel Strom abgenommen und an den angeschlossenen Kreis (dargestellt durch Widerstand r) abgegeben wird. Widerstand r darf also nicht zu klein sein. Im letzteren Fall haben wir es mit zwei Parallelwiderständen – r und einem Teil von R – zu tun. Je kleiner r ist, desto weniger können wir mit R die Spannung regeln

Stufenweiser Spannungsregler

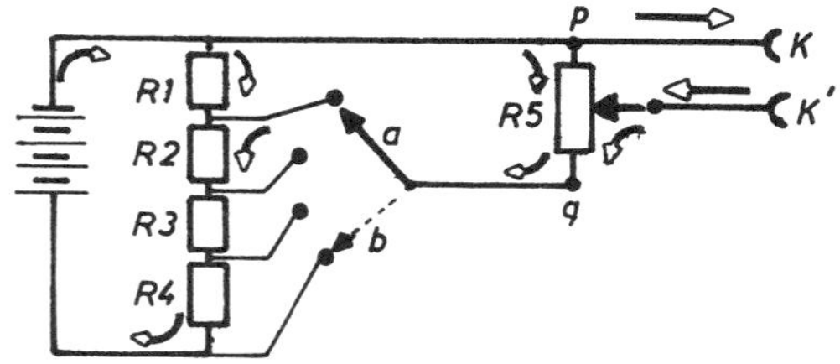

Stufenweiser Spannungsregler und ein Potentiometer für Feinregulierung (R 5) in Serie geschaltet

Abb. 57. Stufenweiser Spannungsregler. Auch hier sind definierte Widerstände in Serie geschaltet, zwischen denen an festen Punkten die Spannung abgezweigt werden kann. Über den schrittweisen Schalter ist zusätzlich noch ein Potentiometer geschaltet, das die Spannung bei jedem Schritt noch feiner regeln kann. Diese Schaltung findet man in vielen Geräten

Verstärker

Bei fast allen Geräten, die physiologische Phänomene sichtbar machen oder registrieren sollen, werden Verstärker benötigt, weil der primäre Strom oder die Spannung (Muskelkontraktion des Herzens, Reizleitung durch einen Nerv) so schwach sind, daß sie ohne Verstärkung nicht wahrnehmbar wären.

Es geht darum, kleine Schwingungen in starke Spannungen umzusetzen, und zwar so stark, daß der Strom ausreichend ist, um einen Lautsprecher vibrieren zu lassen oder eine Nadel zu bewegen, die die Schwingungen oder die Vibrationen registriert.

Der erste „Verstärker" bestand aus einer Röhre, einer „Triode"; diese wiederum wurde von dem einfachsten Gleichrichter, der „Diode", abgeleitet. Die Vorsilben „Di" und „Tri" bedeuten die Anzahl der Elemente, die in einer luftleeren Röhre vorhanden sind. Die gewöhnliche Glühbirne hat in dem Glaskörper ein Drähtchen, das durch den Strom so heiß wird, daß es glüht und Licht ausstrahlt.

Durch die große Hitze bewegen sich die Elektronen in dem Metall des Drähtchens sehr schnell und treten sogar aus dem Metall aus, so daß um diesen Glühdraht eine Wolke von Elektronen entsteht.

Bringen wir nun in dieser Röhre einen zweiten Pol an und sorgen dafür, daß dieser Pol eine positive Ladung bezüglich des Glühdrahtes bekommt, dann werden die negativen Elektronen zu diesem positiven Pol strömen.

So ist die „Diode" entstanden: der Glühfaden ist die „Kathode" und die positiv geladene Platte die „Anode" (Abb. 58).

Der starke Anodenstrom von Kathode K nach Anode A kann dadurch beeinflußt werden, daß man in diesen Weg ein Gitter bringt, das gegenüber K eine negative Ladung hat. Es werden dann die Elektronen wieder nach K zurückgedrängt bzw. der Durchgang zur Anode verhindert.

Es stellte sich heraus, daß nur sehr kleine Schwingungen in dieser negativen Ladung des Gitters nötig sind, um große Schwingungen in dem Anodenstrom zu verursachen: schwache Schwingungen, die die negative Gitterspannung wechseln, werden durch starke Schwingungen in dem Anodenstromkreis verstärkt (Abb. 59).

S stellt die variable negative Gitterspannung für das Gitter R dar. Eine kleine Variation von S wird einen großen Ausschlag des Strommessers M zur Folge haben.

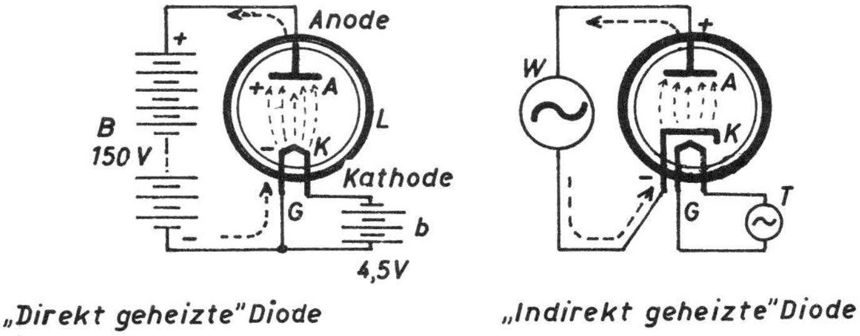

Abb. 58. Glühkathodenröhre. Die Kathode K wird durch den Glühdraht G gebildet. Der Strom für den Glühdraht wird durch die Batterie b geliefert. Zwischen Kathode und Anode A liegt die durch die Batterie B – sog. Anoden-Batterie – gelieferte Spannung, so daß A in bezug auf K stark positiv geladen ist. Die Elektronenwolke um den Glühdraht K strömt nach A. Das ist nur in einer Richtung möglich: legen wir anstelle der Gleichspannung eine Wechselspannung zwischen K und A an, dann werden die Elektronen (also der Strom) nur in eine Richtung durchgelassen. Der Strom wird gleichgerichtet, so daß nur die – Wellen durchgelassen werden. Bei der indirekt erhitzten Kathode ist der Glühdraht von der Kathode selbst isoliert. Der relativ starke Heizstrom braucht dann nicht mehr von einer Batterie bezogen zu werden, sondern kann über einen Transformator durch Wechselspannung geliefert werden (G bezieht den Glühstrom von T)

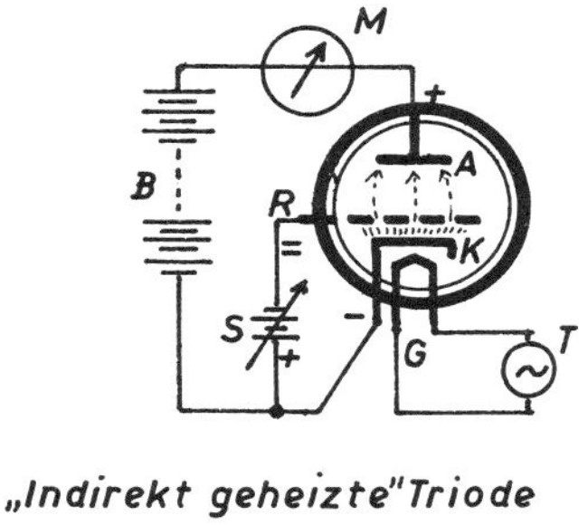

Abb. 59. Triode. Bei der Triode wurde ein drittes Element in der Röhre zwischen Kathode und Anode angebracht. Dieses Element wird Gitter (R) genannt

Schaltet man eine Anzahl dieser Verstärkerstufen hintereinander, so erhält man die nötige Energie, um einen Schreiber in Bewegung zu setzen.

Der „Transistor" beruht auf der Eigenschaft bestimmter „Halbleiter". Dies sind Stoffe, die von sich aus den Strom nicht durchlassen, jedoch leitend werden, wenn in den Stoff bestimmt Verunreinigungen gebracht werden. Der Strom wird dann in einer Richtung durchgelassen. Außerdem ist die Durchlässigkeit dadurch beeinflußbar, daß man dem Stoff eine bestimmte Ladung gibt.
Halbleiter, die den Strom nur in einer Richtung durchlassen, werden hier auch „Dioden" genannt und für das Gleichrichten des Stromes gebraucht. Der große Vorteil ist, daß keine erhitzte Kathode vorhanden und also keine Glühstromquelle nötig ist (Abb. 60).

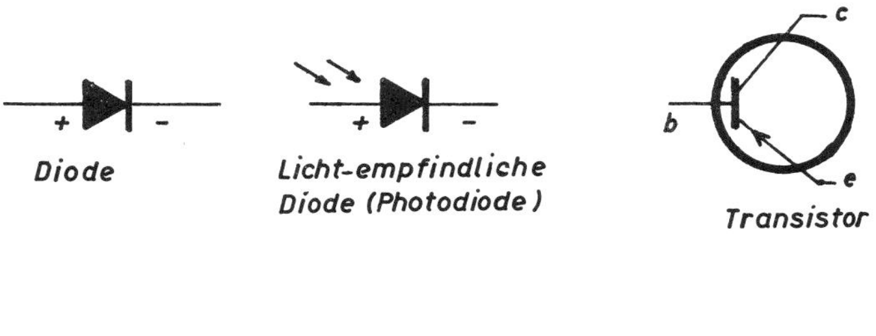

Abb. 60

Beim „Transistor“ ist es möglich, die Stärke des durchgelassenen Stromes zu beeinflussen. Die Basis b kann eine bestimmte Ladung bekommen (vergleichbar mit der negativen Gitterspannung der Triode), wodurch der Durchgang des Stromes vom Emitter e zum Kollektor c stark beeinflußt wird: wir haben auch hier eine Triode, aber wieder ohne Glühfaden und Glühstrom.
Die Vorteile des Transistors sind: keine Glühdrahterwärmung, keine hohen Anodenspannungen und sehr kleine Abmessungen.

Zeitkonstante. In Abb. 61 sind 3 Phasen abgebildet:

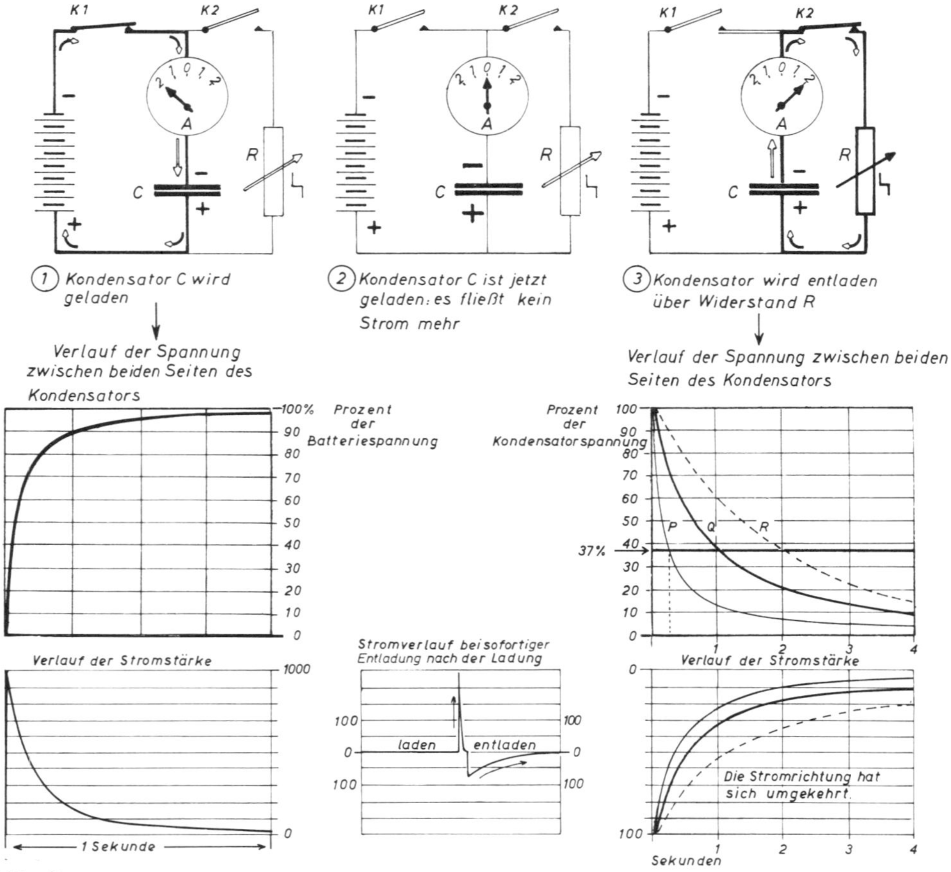

Abb. 61

1. Der Schalter K 1 wird geschlossen, und der Kondensator wird durch die Batterie aufgeladen. Das Amperemeter schlägt aus. In der Graphik sieht man, wie die Spannung im Kondensator steil nach oben geht und dann immer langsamer ansteigt, bis die Batteriespannung erreicht ist. Dies geht sehr schnell, weil in dem Kreis kein nennenswerter Widerstand vorhanden ist.
2. Beide Schalter stehen offen: der Kondensator ist aufgeladen, und es fließt kein Strom; das Amperemeter A steht auf Null.
3. Nun wird Kontakt K 2 geschlossen: der Kondensator entlädt sich nun in den rechten Stromkreis über den Widerstand R, der in Stufen regelbar ist. Die Zeit, die vergeht, bis in

dem Kondensator noch 37% der Anfangsspannung vorhanden sind, nennt man die „Zeitkonstante“.
In der Graphik gibt die Linie Q eine Zeitkonstante von 1 sec, die Linie R eine Zeitkonstante von 2 sec an.
Die Zeitkonstante einer R-C-Schaltung wird durch das Produkt von R und C bestimmt: Tc = R × C. Die Zeitkonstante ist also auch durch C (den Kondensator) beliebig in der Kapazität veränderbar.
Die mittlere Graphik gibt einen typischen Stromverlauf wieder, wenn der Kondensator kurz aufgeladen und dann sofort wieder entladen wird, z. B. bei der Eichung eines EKG-Gerätes. Das Aufladen geschieht schnell, das Entladen langsam, abhängig von der eingestellten Zeitkonstante.
Der „Thermostat“ ist eine Vorrichtung, um die Temperatur in einem Raum konstant zu halten (Abb. 62).

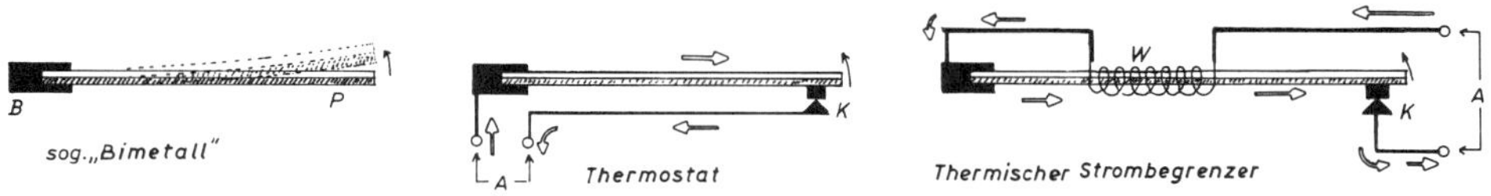

Abb. 62

Wenn die Erwärmung durch elektrischen Strom geschieht, muß also der Strom dann unterbrochen werden, wenn eine bestimmte Temperatur erreicht ist. Meistens geschieht dies durch ein „Bimetall“: 2 Metallstreifen mit unterschiedlichem Ausdehnungsvermögen sind aneinandergeschweißt. Bei Erwärmung dehnt sich das eine Metall mehr aus als das andere, wodurch der Streifen sich verbiegt. Befestigt man den Stromkontakt an dem Bimetallstreifen, dann wird der Strom unterbrochen, wenn das Bimetall sich verbiegt. Durch Verändern der gegenseitigen Abstände der Kontaktpunkte ist der Zeitpunkt der Stromunterbrechung und somit die Temperatur einstellbar.
Bei der „thermischen Strombegrenzung“ (die automatische Sicherung) wird auch ein Bimetallstreifen benutzt. Dieser wird jedoch durch den Strom selbst erhitzt. Der Strom passiert auf seinem Wege einen Erwärmungsdraht, der das Bimetall erwärmt (W). Durch die Erwärmung wird der Streifen gekrümmt und der Strom unterbrochen. Die Erwärmung hängt ab von der Stromstärke; auch hier kann der Kontakt so eingestellt werden, daß er bei einer bestimmten Stromstärke unterbrochen wird.

Die Meßgeräte

Unsere Geräte sind meistens mit „Meßinstrumenten“ ausgerüstet: ein Zeiger bewegt sich entlang einer Skala, und die Zahlen auf dieser Skala geben einen bestimmten Wert an: z. B. Spannung, Stromstärke, Anzahl der Pulsschläge pro Minute, Temperatur, CO_2-Gehalt in der ausgeatmeten Luft usw.
Das heißt, daß alle diese gemessenen Werte erst in einen elektrischen Wert umgesetzt werden müssen, bevor man sie mit einem Meßinstrument anzeigen kann.
Der Zeiger des Instruments bewegt sich, und Bewegung kann nur durch magnetische Anziehung verursacht werden. Ein zu messender Strom muß ein magnetisches Feld erzeugen, dieses wird durch ein anderes magnetisches Feld beeinflußt.Unter dem Einfluß von gegenseitiger Anziehung (oder Abstoßung) bewegt sich die Nadel des Meßinstruments. Das einfachste Prinzip ist das sogenannte Weicheiseninstrument. Ein kleiner Stab aus Magneteisen, an dem

eine Nadel befestigt ist, kann sich zwischen den Polen eines Elektromagneten bewegen. Dieser hat die Form eines Hufeisens. Seine Pole sind innen rund, um den Eisenstab in seiner drehenden Bewegung immer so nah wie möglich am Metall des Magneten zu halten (Abb. 63).

In Abb. 63 A sorgt die Spule für das magnetische Feld, wenn der Strom an die Kontakte P und P′ angeschlossen wird. Je stärker der Strom, desto stärker das magnetische Feld und desto mehr erhält der Eisenstab (gegen die Kraft einer Spiralfeder) eine Drehbewegung. Auf diese Weise kann bei richtiger Auswahl der Spule und der Federkraft die Nadel die Stärke des Stromes angeben.

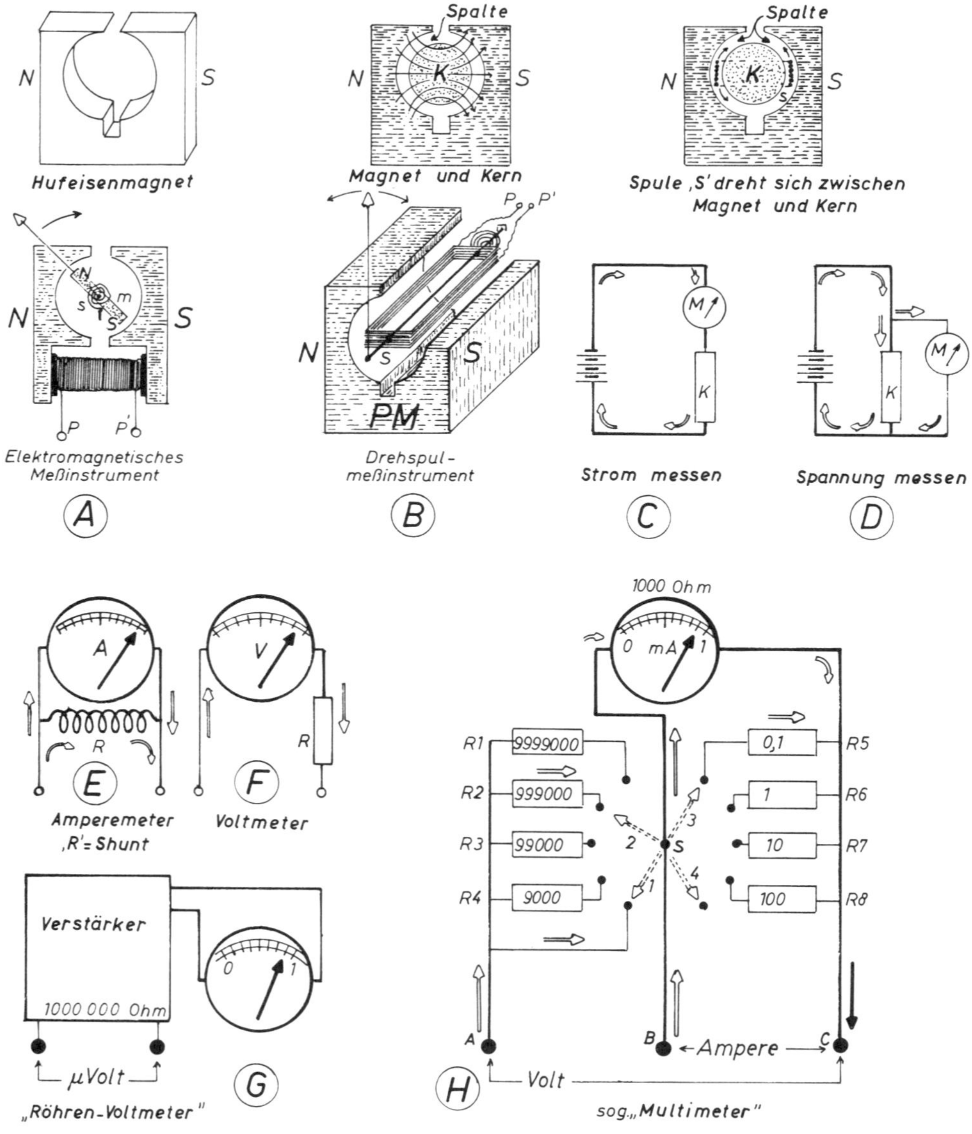

Abb. 63

Ein derartiges Messen erfordert jedoch viel Strom und das ist ungünstig. Denn wenn wir die Spannung eines Stromes messen wollen, soll das Meßinstrument selbst so wenig Strom wie möglich verbrauchen, weil sonst der Stromlauf und die Spannung in der zu messenden Schaltung beeinflußt werden (das Meßinstrument bildet einen parallelen Widerstand!). Deshalb sind alle Meßgeräte in den Instrumenten, die wir benutzen, sogenannte „Drehspulinstrumente" (Abb. 63 B). Der zu messende Strom wird durch eine rahmenförmig gewickelte Spule geleitet, die drehbar zwischen den Polen eines starken, permanenten Magneten montiert ist. Außerdem ist innerhalb des drehbaren Rahmens noch ein Eisenkern angebracht, um die Kraftlinien des Magneten so gut wie möglich zu bündeln. Die Spule dreht sich also in einer Spalte zwischen Kern und Magnetpolen.

Es kann so ein Meßinstrument hergestellt werden, das so empfindlich ist, daß der volle Skalenausschlag mit nicht mehr als 50 Mikroampere (50 millionstel Ampere) erreicht wird.

Messen des Stromes (Abb. 63 C). Das Meßinstrument wird in den zu messenden Stromkreis geschaltet und muß also, um den wirklichen Strom nicht zu beeinflussen, einen möglichst kleinen eigenen Widerstand haben. Da im allgemeinen sehr empfindliche Meßinstrumente mit einem hohen Widerstand gebraucht werden, geschieht das Messen des Stromes immer über eine Nebenleitung, einen sogenannten „Shunt" (Abb. 63 E). Der eigentliche Strom geht durch einen sehr niedrigen Widerstand (R), und das Meßinstrument gibt nur die Spannung über diesem Widerstand an.

Messen der Spannung (Abb. 63 D). Hierfür muß das Meßinstrument einen hohen Widerstand haben, um nicht als Parallel-Widerstand den wirklichen Stromverlauf und somit die Spannung zu beeinflussen. Das Meßinstrument steht über dem zu messenden Stromkreis K. Ein empfindliches Meßinstrument kann kleine Spannungen messen. Müssen höhere Spannungen gemessen werden, dann wird ein Extra-Widerstand „in Serie" mit dem Meßinstrument geschaltet (Abb. 63 F).

Das Röhrenvoltmeter. Dieses benutzt man, um beim Messen so wenig Einfluß wie möglich auf den wirklichen Stromverlauf zu erhalten. Das Meßinstrument hat darum auch einen sehr hohen Eigenwiderstand, so daß nur ein Minimum an Strom bzw. Spannung erforderlich ist. Es wurde so ein Verstärker konstruiert, der die zu messende Spannung verstärkt und an ein normales Meßinstrument weitergibt (Abb. 63 G).

Das Multimeter oder „Universalinstrument" (Abb. 63 H). Dies ist ein Meßinstrument, das sowohl Spannungen als auch Stromstärken messen kann. Für das Messen von Spannungen verbindet man die Kontakte A und C mit den zu messenden Stellen. Der Drehkontakt S kann nun verschiedene Widerstände mit dem Meßinstrument in Serie bringen, das hier einen Eigenwiderstand von 1000 Ohm hat. In Stellung 1 steht das Voltmeter in seiner empfindlichsten Stellung: es ist kein Extrawiderstand in Serie geschaltet. Eine Spannung von 1 Volt gibt den vollen Skalenausschlag. (Hier ist ein Meßinstrument benutzt worden, das bei 1 Milliampere voll ausschlägt; 1 Volt bei 1000 Ohm gibt einen Strom von $^{1}/_{1000}$ Ampere.)

In Stellung 2 ist ein Widerstand von 999 000 Ohm in Serie geschaltet. Der Gesamtwiderstand beträgt jetzt 999 000 + 1000 = 1 000 000 Ohm.

Nun wird ein Strom von 1 Milliampere (durch das Meßinstrument) durch eine Spannung von 1000 Volt erreicht. So ist das Meßinstrument fähig, Spannungen zwischen 1 und 100 000 Volt zu messen.

Um verschiedene Stromstärken messen zu können, benutzt man verschiedene Parallelwiderstände („Shunt-Widerstände"). Die Stromquelle wird mit den Kontakten B und C verbunden. Steht der Drehkontakt in Stellung 4, dann ist nicht ein einziger Widerstand parallel geschaltet: der ganze Strom fließt durch das Meßinstrument. Dies ist die empfindlichste Stellung und ergibt Vollausschlag bei 1 Milliampere.

In Stellung 3 ist ein Widerstand von 0,1 Ohm parallel geschaltet, also ein Widerstand, der

10000 mal kleiner ist als der des Meßinstrumentes selbst. Es geht also 10000 mal so viel Strom durch den Shunt als durch das Meßinstrument. Zeigt das Meßinstrument nun 1 Milliampere an, dann ist der gemessene Strom 10000 × 1 Milliampere, also 10 Ampere (+ 1 Milliampere, das durch das Meßinstrument selbst geht).

Das „Oszilloskop" oder Bildröhre ist eine luftleere gläserne Röhre (wie die anderen elektronischen Röhren), in der ein Glühdraht die Elektronen liefert und eine positiv geladene Anode diese Elektronen anzieht.

Die Anode hat die Form eines Schirmes mit einer kleinen Öffnung, während die Anodenspannung (Spannung zwischen Kathode und Anode) sehr hoch ist (einige tausend Volt). Hierdurch bekommen die von der Kathode stammenden Elektronen eine sehr hohe Geschwindigkeit auf dem Weg zur Anode. Ein Teil der Elektronen fliegt jedoch durch die Öffnung und trifft als Elektronenstrahl die flache andere Seite der Röhre (Abb. 64).

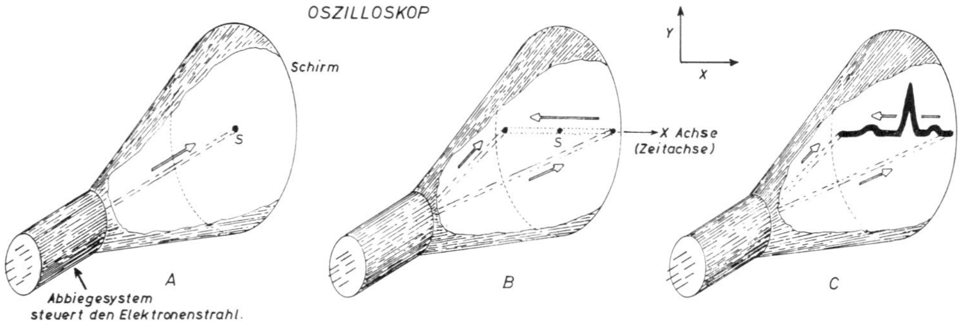

Abb. 64. Prinzip des Oszilloskops (Kathodenstrahlenröhre)

Um den Elektronenstrahl zu bündeln, wird ein negativ geladener Kocher auf seinem Weg angebracht, wodurch die Neigung auseinanderzufallen unterdrückt wird, und der Strahl als kleiner Punkt auf dem mit einem aufleuchtenden Stoff beschichteten Schirm sichtbar wird.

Durch Verändern der negativen Spannung kann man diesen Punkt kleiner oder größer machen (fokussieren).

Um den Elektronenstrahl zu steuern und ihn nach allen Richtungen zu bewegen, ist ein Ablenksystem angebracht, das aus Spulen oder aus Platten innerhalb der Röhre besteht.

Der Strahl kann rhythmisch längs einer horizontalen Linie bewegt werden, wobei die Geschwindigkeit dieser Bewegung durch die Änderung einer Zeitbasis geregelt werden kann. Wenn der Punkt am Ende des Schirmes angekommen ist, wird der Strahl sofort wieder zum Anfang gebracht, um die Reise auf's Neue zu beginnen.

Die horizontale Bewegung geschieht in der sogenannten X-Achse: Der Elektronenstrahl zieht einen Strich über den Schirm. Vertikale Bewegungen des Strahles (Y-Achse) werden durch ein zweites Paar Platten oder Spulen erreicht. Hierdurch werden verschiedene Phänomene sichtbar gemacht: die Spannungsschwankungen des EKG's oder EEG's, der Verlauf des Druckes usw.

Trenntransformator (Sicherheitstransformator) (Abb. 65). Die Gefahr bei 220 Volt Spannung liegt immer darin, daß zwischen nur einem der Drähte und der „Erde" dieselbe Spannung entsteht. Dies kann man durch das Dazwischenschalten eines Transformators verhindern, der nichts an der Spannung ändert, der aber bewirkt, daß die sekundäre Spule

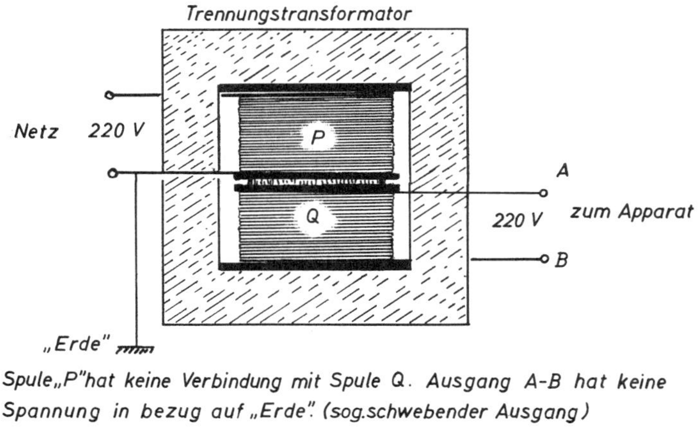

Abb. 65. Trenntransformator

keine Verbindung mehr mit dem Null-Draht hat. Der Ausgang des Transformators A und B ist nun frei von der Erde, und das Berühren von einem der Drähte birgt keine Gefahr mehr. Wenn beide Drähte einander berühren, tritt natürlich ein Kurzschluß auf, und der Transformator brennt durch. In den Ausgang muß darum auch eine Sicherung geschaltet werden. Im Prinzip müsssen alle Geräte, die mit Patienten in Berührung kommen (Monitor, EKG, EEG, Schrittmacher usw.), ihre 220 Volt über einen Trenntransformator beziehen.
Beziehen wir die Energie von einer Batterie, entfällt dieses Problem.
Das Relais (Abb. 66). Dies ist eine Vorrichtung, um „auf Entfernung" den Strom ein- und auszuschalten. Außerdem kann man durch eine kleine, ungefährliche Spannung das Relais betätigen, das wiederum eine an sich selbst gefährliche hohe Spannung ein- und ausschalten kann.

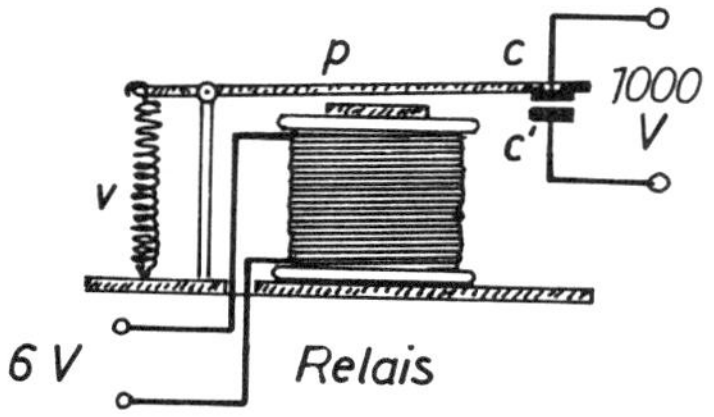

Abb. 66. Relais

Die Spule (Elektromagnet) zieht die Platte p an, wodurch die Kontakte c und c′ zusammengedrückt werden, und der Strom eingeschaltet wird. Mit 6 Volt Spannung für die Spule können so auf Entfernung 1000 Volt geschaltet werden. Der Anlasser eines Autos wird auch über ein Relais eingeschaltet. Der Grund hierfür ist jedoch nicht die Spannung, sondern der sehr starke Strom, der gebraucht wird und dicke Kabel zum Armaturenbrett erfordern würde, um den Strom durchzulassen.

Elektrische Thermometer (Abb. 67). Es gibt prinzipiell 2 Typen:
1. „Thermokoppel-Thermometer" (Thermoelement-Thermometer)
Es gibt Metalle, die eine kleine Spannung an beiden Seiten des Schweißpunktes entstehen lassen, wenn sie aneinandergeschweißt werden. Die Verbindungsstelle wirkt wie eine Batte-

rie. Offenbar ist das eine Metall ein Elektronenspender und das andere ein Elektronenempfänger. Die Spannung ist von der Temperatur an der Kontaktstelle abhängig. Kupfer und Konstantan sind Metalle, die für ein solches Thermoelement verwendet werden können.

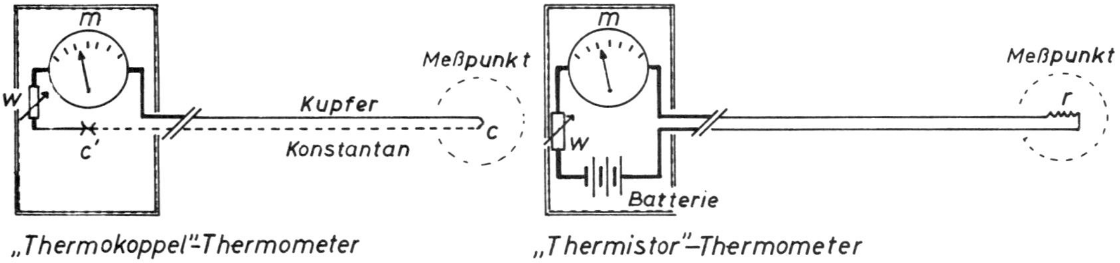

Abb. 67. Elektrische Thermometer

Die Spannung ist jedoch so gering, daß ein sehr empfindliches Meßinstrument nötig ist (ein sog. Galvanometer), um diesen winzigen Strom zu messen. Außerdem ist in dem Meßkästchen noch ein Kontaktpunkt angebracht (c′), das sogenannte Referenzthermoelement, das automatisch den Einfluß der Umgebungstemperatur aufhebt. Die Eichung geschieht durch einen variablen Widerstand „W", der den Strom durch das Meßinstrument (M) beeinflußt. Die Länge des Kabels zwischen Meßkästchen und Meßpunkt liegt fest und darf nicht verändert werden. Die Kontaktstelle in dem Meßpunkt kann sehr klein gemacht werden, z. B. als dünne Nadel.

Ein Nachteil des Thermoelement-Meßinstrumentes ist das anfällige Galvanometer und das teure und ebenfalls anfällige Kabel.

Ein Vorteil ist, daß man keine Batterieenergie braucht. Der Netzanschluß dient nur zur Lieferung von Strom für die Birne, die den Lichtstrahl für das Galvanometer liefert. (In der Zeichnung ist ein normales Meßinstrument abgebildet.)

2. Thermistor-Thermometer

Thermistor – Abkürzung von Thermoresistor – ist ein Widerstand, der sich mit der Temperatur verändert.

Wenn über eine Batterie Strom durch den Widerstand geschickt wird, wird sich der Strom bei Temperaturschwankungen verändern, und dies kann auf einem Meßinstrument sichtbar gemacht werden. Der Thermistor befindet sich auf dem oder im Meßpunkt. Die Länge des Verbindungsdrahtes, vorausgesetzt er hat einen geringen Eigenwiderstand, spielt keine Rolle. Die Eichung geschieht nur mit einem variablen Widerstand.

Nachteil: Batterie ist nötig, regelmäßige Kontrolle der Spannung ebenfalls, weil bei erschöpfter Batterie das Meßinstrument falsch anzeigt.

Vorteil: kleinere Abmessungen durch einfachere und weniger verletzbare Meßinstrumente. Preiswertere und weniger verletzbare Kabel.

Endoskopie-Transformator (Abb. 68). Die Lampen in den Endoskopie-Geräten (Bronchoskop, Laryngoskop usw.) werden aus Sicherheitsgründen mit einer niedrigen Spannung versorgt, weil die Abmessungen der Birnen sehr klein sind.

Die niedrige Spannung bekommen wir von einem Transformator, der auch als Trenntransformator eingerichtet ist. Der Strom in der Birne (Spannung meistens 6–12 Volt) passiert einen variablen Widerstand „W", durch den die Stromstärke in der Birne und damit die Lichtstärke geregelt werden kann.

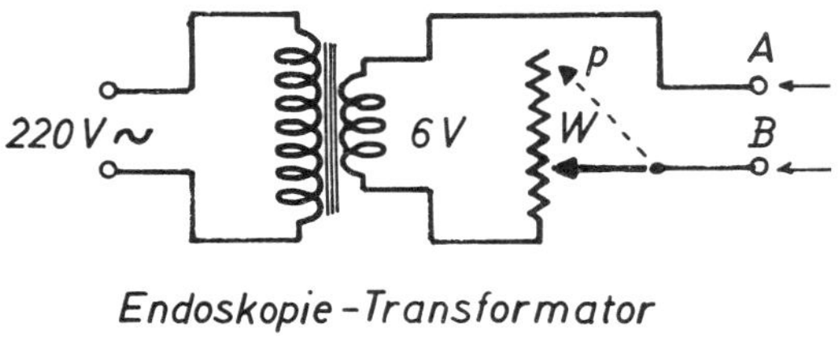

Abb. 68. Endoskopie-Transformator

NB: Wir haben es hier mit 2 Widerständen „in Serie“ zu tun, dem variablen Widerstand und dem der Birne. Die Größe des variablen Widerstandes muß auf den der Birne eingestellt sein. Ist der Widerstand der Birne viel größer, dann ist der Effekt des variablen Widerstandes gering und die Lichtstärke kaum regelbar. Montieren wir eine stärkere Birne, also mit weniger Widerstand, dann besteht die Möglichkeit, daß der variable Widerstand zu heiß wird oder durchbrennt.

Bemerkung. Der Widerstand verringert die Spannung nur solange, wie Strom durch den Widerstand geht ($U = I \times R$). Ist die Birne noch nicht eingeschaltet, dann liegt auf den Kontakten A und B die volle Spannung. Ist der Widerstand nur teilweise eingeschaltet, kann die Birne plötzlich hell aufleuchten (oder durchbrennen), bevor die gewünschte Lichtstärke erreicht wird.

Darum muß der Widerstand völlig eingeschaltet werden (Stellung „P“), bevor die Birne angeschlossen wird. Erst danach wird er soweit verstellt, bis die gewünschte Lichtstärke erreicht ist.

Seit der Einführung der Fiber-Optik werden Endoskopie-Birnen weniger gebraucht. Bei der Fiber-Optik benutzt man äußerst dünne Glasfasern, die das Licht über eine große Entfernung leiten, sogar wenn die Fasern gekrümmt sind. Die Glasfasern sind gebündelt. Das Licht einer sehr starken Lampe wird in dieses Bündel geleitet und tritt ohne nennenswerten Verlust am Ende wieder aus.

Der Vorteil liegt in der größeren Lichtstärke. Außerdem befindet sich die Lichtquelle, die sich erhitzt, nicht mehr an der Stelle der Wahrnehmung (z. B. in einem Bronchus), sondern weit vom Blickfeld entfernt.

„Puls-Monitor“ (Abb. 69). Dieser macht den pulsierenden Blutstrom in den Hautkapillaren sichtbar. Bei jedem Pulsschlag füllen sich die Kapillaren und verändern die Hautfarbe, weil Blut dunkler als das Hautgewebe ist.

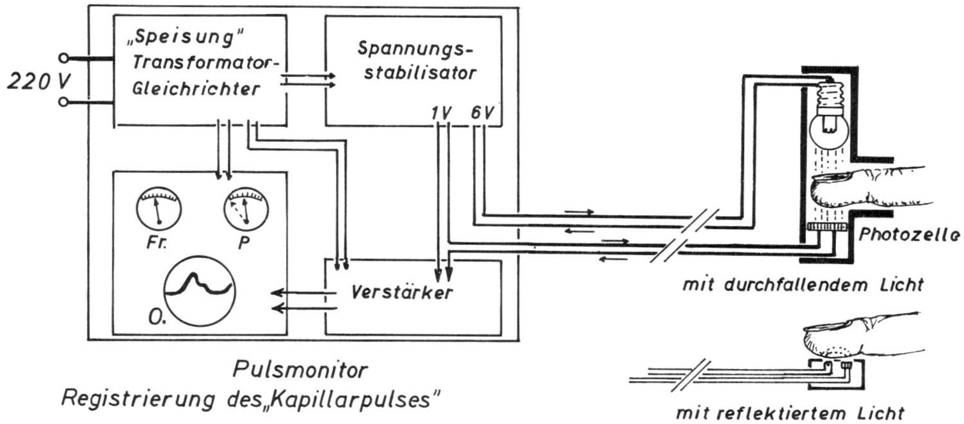

Abb. 69

Der Lichtwechsel wird durch eine Photozelle bzw. einen Photowiderstand registriert. Dies ist ein Plättchen aus Cadmiumsulfid (CdS), dessen Widerstand sich bei Helligkeitsschwankungen verändert.
Eine kleine Spannung von 1 Volt reicht aus, um den Wechsel der Stromstärke durch den Widerstand über ein Meßinstrument sichtbar zu machen. (Moderne Belichtungsmesser in einem Photoapparat arbeiten nach demselben Prinzip.)
Sowohl die Lichtstärke der Lampe als auch die Spannung für die Photozelle müssen natürlich konstant sein. Darum ist hierfür eine stabilisierte Gleichspannung nötig.
In dem Monitorkasten befindet sich daher auch ein Spannungsstabilisator, der außer der Spannung für die Transistoren im Verstärker auch die Spannung für die Lampe und die Photozelle liefert.
Am einfachsten ist die Registrierung mit durchscheinendem Licht, wobei die Lampe auf einer Fingerkuppe angebracht werden kann. Lämpchen und Photozelle sind in einer lichtdichten Röhre untergebracht, in die seitlich die Fingerkuppe geschoben wird. Durch Ausschluß des Außenlichtes erhöht sich die Empfindlichkeit des Monitors. Die Photozelle registriert nämlich nur geringe Lichtwechsel. Wird die Photozelle durch viel Licht aus der Umgebung überstrahlt, dann sind die Lichtschwankungen durch die Pulswellen zu gering, um ein deutliches Signal geben zu können.
Die Registrierung mit auffallendem Licht (Reflektion, Plethysmographie) hat den Vorteil, daß man nicht auf eine Fingerkuppe, Ohrläppchen oder Nasenflügel angewiesen ist, wo das Licht durchdringen muß, sondern daß man auch an der Hautoberfläche, z. B. an der Stirn, messen kann. Der Nachteil ist jedoch, daß die zurückgeworfenen Lichtmengen viel geringer sind und der Monitor viel empfindlicher eingestellt werden muß, wodurch er viel störanfälliger wird. Es empfiehlt sich, auf jeden Fall Licht aus der Umgebung abzuschirmen.
Der Monitor enthält außer der Energiequelle mit Transformator und Gleichrichter den Spannungsstabilisator und das Instrument, das die Pulsschwingungen wiedergibt. Dies kann ein Meßgerät sein, dessen Zeiger bei jedem Pulsschlag hin- und herschwingt (P), oder ein Oszilloskop (O), das über einen Verstärker auch die Form der Pulswelle anzeigt.
Häufig wird auch ein Meßinstrument verwendet, das die Anzahl der Pulsschläge pro Minute (Frequenz) direkt angibt (F), da die elektrischen Impulse eine R-C-Schaltung mit einer bestimmten Zeitkonstante passieren. Hierdurch fällt der Zeiger nach einem Impuls nur ganz langsam zurück und wird durch den nächsten Impuls wieder hochgerückt. Je schneller die Impulse aufeinanderfolgen (je höher die Pulsfrequenz), desto höhere Zahlen werden angezeigt.
Dieser Frequenzmesser muß zunächst durch Pulszählen geeicht werden, wobei durch Verändern des R-C-Wertes der Zeiger auf die richtige Zahl eingestellt wird.
NB: Bei der Reflektionsmethode muß man darauf achten, daß die Lampe nicht zuviel Wärme abgibt (Babies haben eine dünne Haut). Um einer Verbrennung vorzubeugen, muß der Aufnehmer ab und zu versetzt und nicht zu fest angedrückt werden. Das Andrücken beeinflußt übrigens die Stärke der Pulswelle: drückt man die Kapillaren zu, dann wird nichts registriert.
Der Gleichspannungsdefibrillator (Abb. 70). Der Gleichspannungsdefibrillator besteht aus einem Transformator (T), dessen sekundäre Wicklung Abzweigungen hat, so daß durch einen Wahlschalter S 2 verschiedene Spannungen von 150 bis 5000 Volt abgezweigt werden können.
Der doppelpolige Schalter S 1 ist der Ein- und Ausschalter des Gerätes. Die Wechselspannung der sekundären Spule wird durch eine Diode gleichgerichtet und durch den Schalter S 3 zum Kondensator C geführt.
Dieser Kondensator besitzt eine große Kapazität, um viel elektrische Energie speichern zu können.

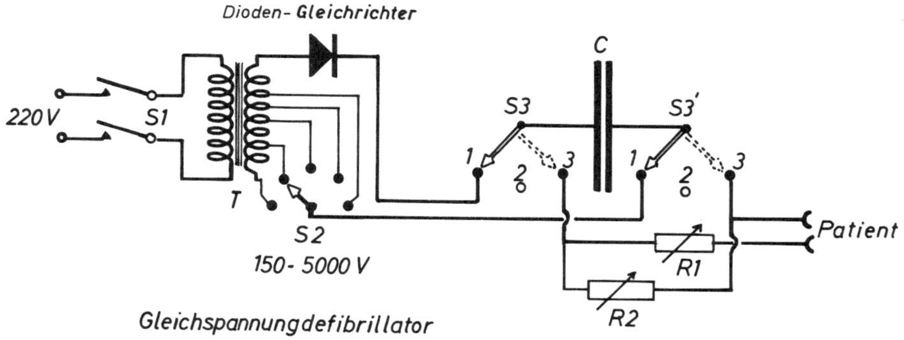

Abb. 70

Schalter S 3 ist doppelpolig (S 3 und S 3′) und kann 3 Stellungen einnehmen. S 3 und S 3′ bewegen sich gleichzeitig:
Stellung 1: Der Kondensator ist mit dem Transformator verbunden und wird mit der zuvor eingestellten Spannung geladen.
Stellung 2: Die Verbindung zum Transformator ist unterbrochen, und der aufgeladene Kondensator hat keine einzige Verbindung.
Stellung 3: Der Kondensator ist mit dem Patienten verbunden, und die angesammelte Energie fließt im Moment des Elektroschocks über das Patientenkabel zum Herzen.
Die Zeit, während der der Strom fließen darf, darf eine bestimmte Grenze nicht überschreiten. Diese Zeitkonstante kann einstellbar sein (schematisch mit Widerstand R_1), liegt jedoch meistens fest.
Die Energie, die abgegeben wird, wird in Joule oder Wattsekunden (Watt × Sekunde) ausgedrückt und ist also von dem vorhandenen Energievorrat abhängig. Dieser wird durch die Spannung und die Kapazität des Kondensators, außerdem von der Stromstärke während des Schocks (also vom Widerstand der Haut usw.; Watt ist ja: $W = U \times I$, oder Spannung × Stromstärke) und schließlich von der Dauer des Schocks (meistens 1–3 Millisekunden) bestimmt.
Ein variabler Parallelwiderstand R_2 kann die abgegebene Energie (Joulezahl) beeinflussen, und zwar unabhängig von der Spannung. Ein unbekannter Faktor ist der individuelle Hautwiderstand. Wenn der Defibrillator primär auf eine bestimmte Anzahl Joule (oder Wattsekunden) eingestellt wird, betrifft dies meistens die Spannung des aufgeladenen Kondensators. Die wirklich durch das Herz strömende Energie ist nicht einstellbar.
(Die Funktionen von R_1 und R_2 sind hier nur symbolisch angegeben. In Wirklichkeit ist die Schaltung komplizierter.)

Einheiten in der Elektrizität

Spannung

Volt:		(V)
Kilovolt:	1000 Volt	(KV)
Milivolt:	$^1/_{1000}$ Volt	(mV)
Mikrovolt:	1/millionstel Volt	(μV)

Stromstärke

Ampere:		(A)

Milliampere:	$^{1}/_{1000}$ Ampere	(mA)
Mikroampere:	1/millionstel Ampere	(μA)

Widerstand

Ohm:		(Ω)
Kiloohm:	1000 Ohm	(KΩ)
Megaohm:	1 Million Ohm	(mΩ)
	(das Symbol entspricht dem griechischen Buchstaben Omega)	

Energie pro Sekunde

Watt:		(W)
Kilowatt:	1000 Watt	(KW)
Megawatt:	1 Million Watt	(MW)

Energie

Joule oder Wattsekunde:	(Watt × Sekunde)

Frequenz

Hertz:	1 × pro Sekunde	(Hz)
Kilohertz:	1000 × pro Sekunde	
Megahertz:	Millionen × pro Sekunde	

Kapazität

Farad:		(F)
Mikrofarad:	$^{1}/_{1000}$ Farad	(μF)
Pikofarad:	1/millionstel Farad	(pF)
Nanofarad:	1/milliardstel Farad	(nF)

Induktion

Henry:		(H)

Englische Bezeichnungen

ground:	Verbindung mit der Erde
mains:	Verbindung mit dem Netzanschluß
power:	Andeutung des An- und Ausschalters (on/off)
gain:	Verstärkung
attenuator:	die Feineinstellung neben einer groben Stufeneinstellung (wörtlich: Löscher, Dämpfung)
brightness:	Helligkeit des Punktes des Oszilloskops (NB: große Helligkeit verkürzt die Lebensdauer der Oszilloskopröhre!)
focus:	Größe des Punktes auf dem Oszilloskop
position:	Stelle der Null-Linie auf dem Schirm
sweep:	Geschwindigkeit, mit der sich der Punkt in horizontaler Richtung bewegt
filter:	Hiermit können störende Einflüsse – meist mit höheren Frequenzen – unterdrückt werden. Meistens wird die untere Grenze des zu unterdrückenden Frequenzgebietes angegeben Beispiel: Filter bei 70 Hz unterdrückt die Wechselspannungsstörung (diese ist 50 Hz) nicht, Filter bei 30 Hz unterdrückt sie

amplifier:	Verstärker
input:	„Eingang", die Stelle, an der das zu registrierende Signal eintreten muß
output:	„Ausgang", die Stelle, an der ein zu registrierendes Signal (z. B. für einen Schreiber) abgenommen werden kann
recorder:	Schreiber
amplitude:	Höhe (Maß) des Ausschlages eines Schreibers oder einer Kurve
calibration:	Eichung

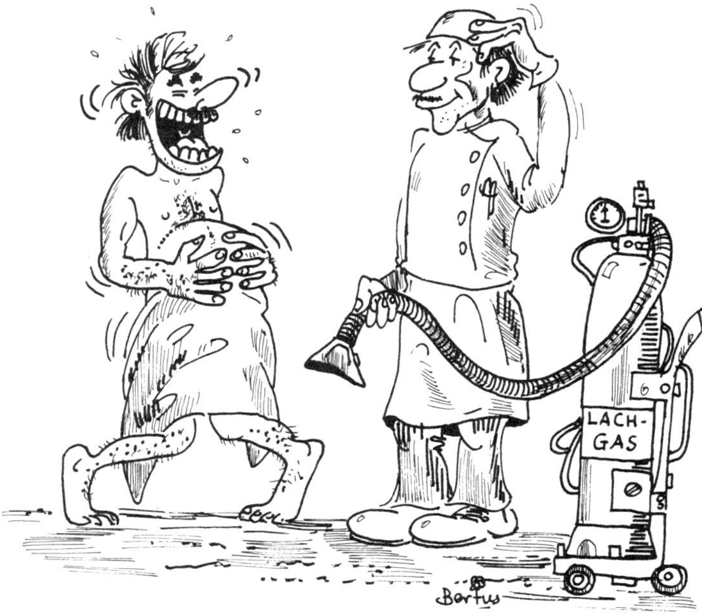

EINE MASKENNARKOSE IST NICHT SO UNANGENEHM, VORAUSGESETZT DER PATIENT WIRD VORHER AUFGEKLÄRT!
(Aber sag' ihm die Wahrheit!)

KAPITEL 7

PHARMAKOLOGIE VON ANAESTHETIKA UND ADJUVANTIEN

Inhalationsanaesthetika

Diese gas- oder dampfförmigen Anaesthetika werden mit der Gasmischung verabreicht und erreichen über die Lungen den Kreislauf und das Zentralnervensystem. Die Ausscheidung findet ebenfalls über die Lungen statt. Ein Abbau (Metabolisierung) der Stoffe im Körper erfolgt nur in geringem Maße. Die Geschwindigkeit, mit der das Anaesthetikum seine Wirkung erreicht, hängt ab von den narkotischen Eigenschaften des Stoffes, von der verabreichten Konzentration und letztlich von der Effektivität der Atmung und des Kreislaufs.

Äther

(Narkoseäther, (Di)-äthyläther, CH_3-CH_2-O-CH_2-CH_3, oder C_2H_5-O-C_2H_5).
Farblose Flüssigkeit mit stechendem Geruch. Siedepunkt 35° C. Spezifisches Gewicht 0,7 (Leichter als Wasser).
Spezifisches Gewicht des Dampfes: 2,6 (2,6mal schwerer als Luft).
Molekulargewicht 74.
Löslichkeit in Wasser: 1 Teil Äther auf ca. 10 Teile Wasser (1 : 10) (g !).
Konzentrationsverhältnis zwischen Blut und Luft: 15 : 1. Konzentrationsverhältnis zwischen Blut und Fett: 1 : 3,3. Dampfspannung bei 20° C: 460 Torr.
Ätherdampf ist schwerer als Luft und sinkt auf den Boden des Operationssaales. Die Entlüftung des Operationssaales durch Absaugen muß deshalb auf dem niedrigsten Punkt (Bodennähe!) geschehen. Narkoseäther ist ein spezialgereinigter Äther. Unter Einfluß von Licht und Wärme können toxische Oxydationsprodukte entstehen. Aus diesem Grunde wird Äther am besten kühl und dunkel aufbewahrt. Um dem Oxydationsprozeß vorzubeugen, muß das Narkotikum in großen Vorratsflaschen aus Kupfer oder Eisen aufbewahrt werden. Nach Gebrauch ist Äther aus dem Verdampfer zu entfernen.
Äther ist brennbar, vor allem in Kombination mit Sauerstoff.
Der Gebrauch von Diathermie und anderen elektrischen Apparaturen (Stirnlampen, Bronchoskope, Zystoskope, Vakuumpumpe, Monitoren etc.) ist während Äthernarkose verboten.

Verabreichung

Bei normaler Temperatur hat Äther eine hohe Dampfspannung, so daß die für die Narkose notwendige Konzentration in der Einatmungsluft niedrig gehalten werden kann: 5–15 Vol.%. Darum kann es als Flüssigkeit auf eine mit Gaze bedeckte Maske (Schimmelbuschmaske) getropft werden: der Dampf wird bei jedem Atemzug eingeatmet (offenes System).
Bei dieser Methode verdampft viel Äther in die Umgebungsluft.
Effektiver wäre es, Äther durch Gase, wie Lachgas und Sauerstoff, verdampfen zu lassen. Die Gase werden durch spezielle Verdampfer geleitet, so daß die Konzentration des Ätherdampfes in dem Gasgemisch kontrolliert werden kann.

Durch die Verdampfung kühlt der Äther stark ab; dadurch nimmt die Dampfspannung und die Dampfkonzentration ab.
Dem kann man durch Erwärmung des Verdampfers mit einem in warmes Wasser getränktes Tuch zuvorkommen, das über den Verdampfer gelegt wird, oder man konstruiert den Verdampfer als schweren Kupferkessel (sog. Kupferkessel-Verdampfer). Die große spezifische Wärme des Kupfers sorgt dafür, daß der Äther nicht zu schnell abkühlt.

Aufnahme und Ausscheidung

Über die Lungen erreicht der Ätherdampf das Blut. Die Blutkonzentration bestimmt die narkotische Wirkung.
Da Äther gut in Wasser löslich ist, also auch im Körperwasser, muß viel Äther verabreicht werden, um die narkotische Konzentration im Blut zu erreichen. Deshalb dauert die Einleitung mit Äther lange.
Die Affinität des Äthers zu den Körperfetten ist sehr groß. Äther ist in Fett dreimal besser löslich als in Blut. Im Fettgewebe bildet sich so ein Depot, das noch lange nach Beendigung der Anaesthesie Äther an den Kreislauf abgibt, der dann über die Lungen abgeraucht wird (Rezirkulation).
Nach Beendigung der Ätherzufuhr wird der Äther schnell aus dem Gehirn eliminiert. Im Fettgewebe, das im Gegensatz zum Gehirn schlecht durchblutet wird, bleibt eine höhere Ätherkonzentration über längere Zeit erhalten.
Bei genügender Narkosetiefe ist die Konzentration des Äthers im Blut ca. 100 mg% (100 mg/100 ml), dies entspricht ca. 5 Vol.% in der Einatmungsluft. Um eine ausreichende Narkosetiefe schnell zu erreichen, ist während der Einleitungszeit die Konzentration des Äthers in der Einatmungsluft höher zu wählen, und zwar bis 20 Vol.%.
Die Ausscheidung geschieht größtenteils durch die Lungen, aber auch Urin, Schweiß und Stuhlgang enthalten Äther. Äther wird im Organismus kaum abgebaut.

Wirkungen auf den Organismus

Eine typische Ätherwirkung ist die Stimulierung bestimmter Funktionen des sympathischen Nervensystems. Dies geschieht einerseits zentral durch Reizung sympathischer Zentren, andererseits peripher durch Reizung der Nebennieren, die Adrenalin in das Blut ausschütten.
Außerdem hat Äther eine lokale Reizwirkung auf die Schleimhäute und Speicheldrüsen, die mit starker Speichel- bzw. Schleimbildung verbunden ist. Weiterhin bewirkt Äther eine Erweiterung der Hautkapillaren.

Atmung

Die Atmung wird zunächst angeregt. Erst in tiefer Narkose wird die thorakale Atmung gehemmt, während die abdominale Atmung überwiegt (abdominale Atmung = Bauchatmung, thorakale Atmung = Brustatmung). Bei Überdosierung sistiert erst die Atmung, bevor das Herz in seiner Funktion beeinträchtigt wird. Äther bewirkt eine Erweiterung der Bronchien, wobei die Funktion des Flimmerepithels erhalten bleibt.

Kreislauf

Zunahme von Blutdruck und Herzfrequenz!
Erweiterung der Hautkapillaren (direkte Wirkung).
Kontraktion der Milz. Hierdurch kommt „Depot"-Blut in die Zirkulation.
Erhöhung des intrakraniellen Druckes (Druck im Gehirn und Liquor).
Bei niedrigem Blutdruck ist Noradrenalin unter Äthernarkose wenig wirksam.
Äther ist das einzige bekannte Inhalationsanaesthetikum, das die Koronararterien spezifisch erweitert (ähnlich wie Persantin!).

Stoffwechsel

Erhöhte Adrenalinproduktion (Nebennierenstimulation). Erhöhter Blutzuckergehalt. Dadurch kommt es zu einer Erschöpfung der Leber, die nach 1 Std Äthernarkose 50% des Glykogens verlieren kann.

Magen-Darm-Kanal

Paralytischer Ileus durch Darmatonie möglich. Erbrechen und Übelkeit bei über 50% der Fälle.

Zentrales Nervensystem

Delirantes Exzitationsstadium, bei dem epileptiforme Krämpfe durchaus vorkommen können (Äther-Konvulsion). Besonders gefährdet sind Patienten mit Anfallsleiden, hohem Fieber und Kinder. Eine gute Prämedikation mildert die Symptomatik erheblich. Atropin-Medikation kann die Empfindlichkeit von Kindern erhöhen. Ungenügende Sauerstoffzufuhr, Hyperkapnie und Überdosierung von Atropin erhöhen die Krampfbereitschaft. Äther ist demnach bei Epilepsie und Eklampsie kontraindiziert.

Vorteile von Äther

Die Überdosierungsgefahr bei Äther ist relativ gering. Durch die langsame Anflutung ist die Narkosetiefe gut zu steuern. Überdosierung äußert sich zuerst durch ungenügende Atmung. Behandlung: Beatmung mit reinem Sauerstoff. Die Herzfunktion wird erst in sehr tiefer Narkose in Kombination mit Hypoxie beeinträchtigt.
Die Atmung wird stimuliert, während die Bronchien erweitert werden.
Vorteil: einfache Verabreichung ohne spezielle Hilfsmittel (z. B. im Katastrophenfall).

Nachteile von Äther

Langsame und für den Patienten unangenehme Einleitungsphase.
Delirantes Exzitationsstadium.
Langsame Erholung des Patienten nach der Narkose, vor allem nach einer langdauernden Operation und bei adipösen Patienten.
Reizung der Luftwege mit überschüssiger Schleimsekretion.
Belastung der Leber und Nebennieren.
Erbrechen und Unwohlsein nach der Narkose.
Unbrauchbar in großen Höhen und bei tropischen Temperaturen (warum?).
Brennbarkeit und Explosionsgefahr groß.

Kontraindikationen

Akute oder chronische Infektion der Luftwege.
Diabetes mellitus.
Gestörte Leberfunktion.
Erhöhter intrakranieller Druck (Schädel-Hirn-Trauma, Tumoren, Ödeme anderer Genese).
Epilepsie, Eklampsie, Fieber.
Nebenniereninsuffizienz (Addisonsche Krankheit, Insuffizienz nach Langzeitmedikation von Cortison-Präparaten).

Anwendungsmöglichkeiten von Äther

1. Spontanatmungsnarkosen.
2. Narkosen, bei denen die Gefahr einer Hypotonie besteht (adrenergische Wirkung von Äther).

3. Narkosen, bei denen reiner Sauerstoff als Trägergas indiziert ist (Schock, Sectio caesarea etc.).
4. Die schmerzstillende Wirkung von Äther ist selbst bei kleinen Mengen ausgezeichnet, deshalb kann Äther bei jedem Narkoseverfahren als Adjuvans benutzt werden, um eine bessere Analgesie zu erreichen.
5. Potenzierung der muskelerschlaffenden Wirkung von Curare etc. Bei Kombinationsnarkosen mit Äther ist die benötigte Relaxansmenge gering. Diese Potenzierung kann in der Abdominalchirurgie bei älteren Patienten von Vorteil sein.

Nur die Anwendungsmöglichkeiten 2 und 4 sind in der Praxis heute noch von Bedeutung.

Der Verlauf einer klassischen Äthernarkose (Abb. 71).
Obwohl eine Mononarkose mit Äther nur noch selten angewandt wird, ist es doch angebracht, die Narkosestadien am Beispiel der Äthernarkose zu studieren. Wegen der lokal reizenden

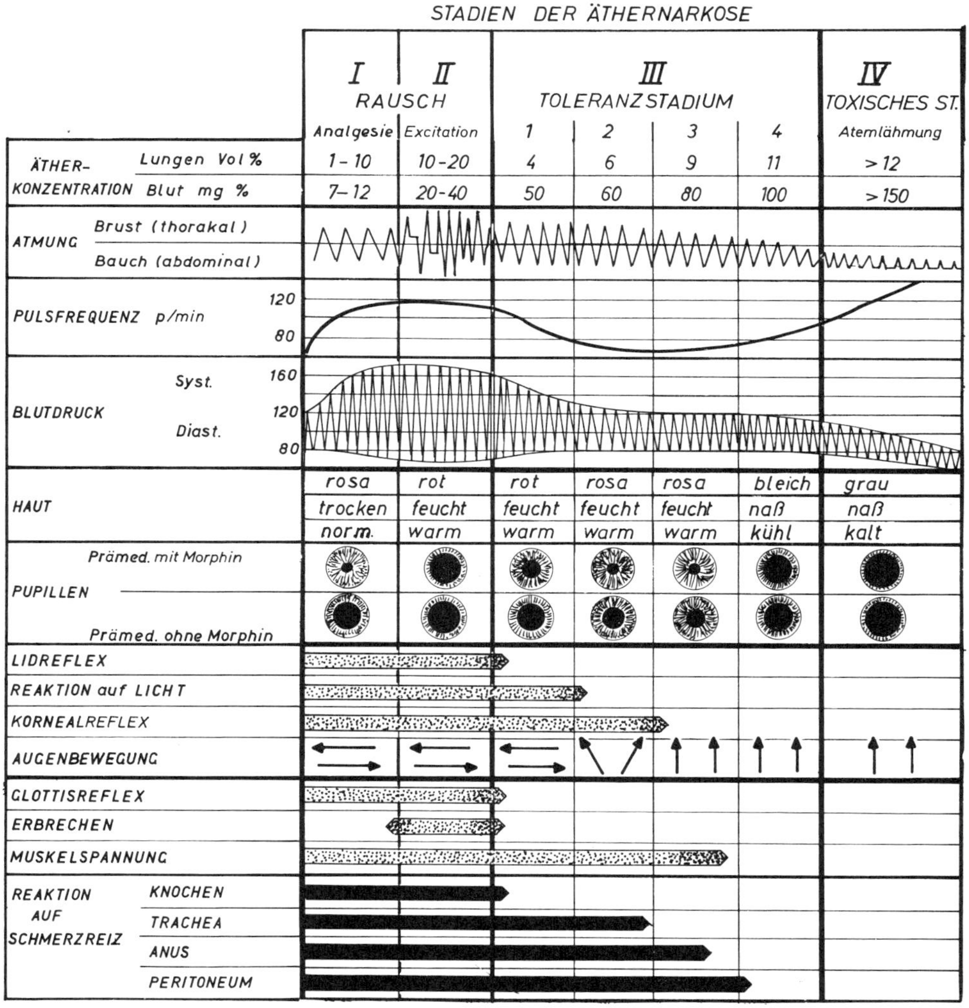

Abb. 71

Wirkung des Äthers auf die Schleimhäute der Atemwege empfiehlt sich während der Einleitungszeit eine niedrige Ätherkonzentration in der Einatmungsluft zu wählen. Die Einleitungszeit dauert deshalb relativ lange (15 – 20 min). Aus diesem Grunde wird meist ein anderes Inhalationsnarkotikum (z. B. Cyclopropan) oder ein intravenöses Präparat (z. B. Thiopental) zur Einleitung verwendet.
Bei der Äthernarkose (Tropfnarkose) wenden wir das sogenannte offene System an, die Schimmelbuschmaske. Diese Maske besitzt ein Metallgerüst, auf dem mehrschichtig Gaze gefaltet wird. Die Ätherflasche ist mit einem speziellen Stöpsel ausgerüstet, wodurch der Äther tropfenweise gegeben werden kann.
Zur Äthernarkose müssen vorhanden sein:

- Viereckige dicke Gaze mit einem Loch von 8 cm Durchmesser.
- Nasse Lappen, um die Augen zu bedecken.
- Ein Güdel-Tubus von geeigneter Größe.
- Sauerstoff, Absaugvorrichtung, Intubations- und Beatmungsmöglichkeit.
- Die Maske wird einige Zentimeter über das Gesicht des Patienten gehalten.
- Der Patient wird aufgefordert, tief zu atmen, und man beginnt langsam den Äther auf die Maske zu tropfen.
- Allmählich wird die Maske dichter an das Gesicht gebracht.
- Wenn der Patient hustet, muß die Äthersubstitution unterbrochen werden, um nach kurzer Zeit vorsichtig wieder zu beginnen.
- Dieser schleichende Beginn garantiert einen ungestörten Verlauf.

Im Verlaufe einer Äthernarkose können 4 Stadien unterschieden werden (s. Abb. 71):

I. Analgetisches Stadium

Der Patient ist noch bei Bewußtsein, die Schmerzwahrnehmung ist jedoch soweit gedämpft, daß kurze schmerzhafte operative Eingriffe toleriert werden (Stichinzision).
Atmung, Blutdruck und Herzfrequenz sind normal.

II. Exzitationsstadium

Dieses Stadium dauert lange und ist besonders heftig bei nichtprämedizierten Patienten sowie bei Alkoholikern. Das Bewußtsein ist erloschen, die Muskulatur gespannt, der Patient reagiert heftig auf Reize. Er ist stark erregt, zuweilen schreit er und bewegt sich unkontrolliert. Es besteht eine Hyperreflexie. Die Pupillen sind erweitert, reagieren jedoch lebhaft auf Licht. Die Augenbulbi sind stark beweglich. Die Lidreflexe sind positiv. Erbrechen, Husten und Schlucken sind möglich. Die Atmung ist unregelmäßig, Blutdruck- und Pulsfrequenz steigen an.

III. Chirurgisches oder Toleranzstadium (vollständiger Verlust des Bewußtseins)

Planum 1: Die Pupillen werden enger, die Augenbulbi sind noch beweglich. Die Muskelspannung läßt nach. Lidreflex und Pharynxreflex sind erloschen. Der Glottisreflex ist noch vorhanden. Es besteht eine tiefe regelmäßige thorakoabdominale Atmung. Blutdruck und Herzfrequenz normalisieren sich wieder (nun können der Güdel-Tubus eingeführt, die Läppchen über die Augen und das Tuch mit dem Loch unter die Maske gelegt werden).
Planum 2: Die Pupillen werden weit, die Augenbulbi sind unbeweglich (der Patient sieht geradeaus). Kornea- und Glottisreflexe sind erloschen. Die Muskulatur beginnt zu erschlaffen. Die Atmung wird flacher bei größeren Exspirationspausen. Blutdruck und Herzfrequenz bleiben unverändert.
Planum 3: Die Pupillen sind weit und reagieren nicht auf Licht. Die Muskulatur ist erschlafft. Die Muskelerschlaffung ist für einen abdominalen Eingriff ausreichend.

Es besteht eine reine abdominale Atmung mit schneller, kurzer Inspirations- und langer Exspirationspause (keine thorakale Atmung).
Blutdruck und Herzfrequenz sind unverändert.
Die 3. Stufe des Toleranzstadiums ergibt für eine Mononarkose die geforderte Narkosetiefe, die für eine große Bauchoperation bzw. für die Reposition von Frakturen notwendig ist.
Planum 4: Die Pupillen sind maximal weit, es besteht eine Areflexie bei totaler Muskelerschlaffung. Der Blutdruck sinkt ab, während die Herzfrequenz ansteigt.
Die Atmung besteht aus kurzen ruckartigen Atemzügen mit langen Exspirationspausen (Diaphragma-Atmung). Der Patient ist zyanotisch.
Die obige Beschreibung entspricht einer tiefen Äthernarkose aus der „Äther-Ära". Therapie: Beatmung mit reinem Sauerstoff und Verringerung der Ätherkonzentration.

IV. Toxisches Stadium

Die Pupillen sind maximal erweitert. Die Schließmuskulatur der Harnblase und des Anus ist erschlafft. Es besteht ein Atemstillstand bei drohendem Herzstillstand. Therapie: Sofortige Beatmung mit reinem Sauerstoff.
Auf die verschiedenen Stadien der Äthernarkose ist deshalb so ausführlich eingegangen worden, weil die Symptomatik auch für andere Anaesthetika eine gewisse Gültigkeit besitzt. Wir werden sehen, daß auch bei anderen Inhalationsnarkotika ungefähr die gleichen Symptome auftreten, vielleicht in schnellerer Reihenfolge, oder mit Fehlen der Zeichen, die die sympathikomimetische Wirkung des Äthers ausmachen.
Wenn für die Einleitung einer Äthernarkose ein anderes Anaesthetikum verwendet wird, wie z. B. Chloräthyl oder Cyclopropan bzw. intravenöse Anaesthetika, dann durchläuft der Patient das 1. und 2. Stadium so schnell, daß wir von den beschriebenen Symptomen kaum etwas merken. Wir müssen allerdings genau den Übergang vom 2. in das 3. Stadium erkennen können (der Lidreflex ist erloschen), sowie das Eintreten in das Planum 2 des 3. Stadiums (die Augäpfel bleiben unbeweglich, der Patient sieht geradeaus). In dieser Phase muß die Äthernarkose mit relativ großer Konzentration in der Einatmungsluft an die Stelle des Einleitungsanaesthetikums treten. Fehlende Husten- oder Glottisreflexe machen die Verabreichung des Äthers jetzt möglich.
Die gefährlichen und schwierigen Momente der Äthernarkose liegen also im Stadium 2: Exzitation, Möglichkeit des Erbrechens und Aspiration des Erbrochenen. Die flache Atmung verhindert bzw. hemmt den Übergang zum Toleranzstadium. Laryngospasmus mit nachfolgender Zyanose durch Überdosierung. Im letzteren Fall muß die Substitution des Äthers gestoppt werden, während gleichzeitig reiner Sauerstoff verabreicht wird.

Das Erwachen

Beim Abebben der Narkose treten die oben beschriebenen Symptome in umgekehrter Reihenfolge auf. Die Gefahr des Erbrechens ist jedoch viel größer. Vorbeugung: Seitenlage oder umgekehrte Trendelenburg-Lage 35°–45°, d. h. Kopf hoch, Beine tief (die Lagerung gilt für jede Anaesthesieform, insbesondere aber für Äthernarkose!).

Lachgas

(Di-Stickstoffmonoxyd, Stickoxydul), $N_2O(N = N = O)$. (s. Abb. 72)
Lachgas ist das einzige Narkosemittel ohne Kohlenstoffatom (anorganisches Gas).
Das Gas ist farblos und hat einen schwach süßlichen Geruch. Siedepunkt $-89°$ C. Dampfspannung = 1 Atmosphäre. Bei 20° C beträgt die Dampfspannung 50 Atmosphären.
Die Lachgasbehälter enthalten flüssiges Lachgas, das bei Zimmertemperatur unter einem Druck von 40 Atü steht.

RESEARCHES,

CHEMICAL AND PHILOSOPHICAL;

CHIEFLY CONCERNING

NITROUS OXIDE,

OR

DEPHLOGISTICATED NITROUS AIR,

AND ITS

RESPIRATION.

By HUMPHRY DAVY,

SUPERINTENDENT OF THE MEDICAL PNEUMATIC INSTITUTION.

LONDON:

PRINTED FOR J. JOHNSON, ST. PAUL'S CHURCH-YARD,

BY BIGGS AND COTTLE, BRISTOL.

1800.

Abb. 72. Titelblatt von Humphry Davys Publikation über Lachgas

Lachgas ist nicht brennbar und unbeschränkt haltbar.
Es löst sich gut in Wasser (1 Teil Lachgas auf 2 Teile Wasser bei 37° C).
Spezifisches Gewicht des Dampfes: 1,52 (1½mal schwerer als Luft).
Molekulargewicht: 44.
Konzentrationsverhältnis zwischen Blut und Alveolarluft: 2 : 1.
Konzentrationsverhältnis zwischen Blut und Körperfett: 1 : 3 (Löslichkeit im Fett dreimal besser als im Blut).
Um eine Hypoxie während der Lachgasapplikation zu vermeiden, muß die Einatmungsluft mindestens 20% Sauerstoff enthalten. Folglich darf die Lachgaskonzentration maximal 80% betragen. Bei dieser Konzentration hat Lachgas eine narkotische und besonders eine gute analgetische Wirkung. Schmerzreize der Haut, der Schleimhäute und Knochenhaut werden unterdrückt, allerdings nicht der Schmerz durch Ziehen und Zerren am Peritoneum bzw. an der Pleura: „viszerale" Schmerzreize werden nicht genügend gedämpft. Lachgas besitzt praktisch keine muskelerschlaffende Wirkung. Es hat also eine leicht anaesthetische Wirkung, die nicht über das 1. Planum des 3. Stadiums hinausreicht. Deshalb können zu der Basismischung (O_2/N_2O) auch andere, vorwiegend narkotisch wirkende Gase bzw. Dämpfe hinzugefügt werden.

Wirkung auf den Organismus

Lachgas besitzt keine bekannte schädliche Wirkung auf die Lungen, das Herz-Kreislauf-System und die Leber. Allerdings ist nach einer Langzeitverabreichung mit einer Knochenmarkschädigung zu rechnen.

Aufnahme und Ausscheidung

Lachgas wird durch das Blut schnell aufgenommen und verdrängt den im Körper vorhandenen Stickstoff. Das Gewebe, vor allem das Fettgewebe, wird mit Lachgas gesättigt. Nach kurzer Zeit der Verabreichung befindet sich eine große Lachgasmenge im Körpergewebe und in den Körperhöhlen, z. B. Sinus maxillaris (Kieferhöhle), Mittelohrhöhlen und Darm.
Die Ausscheidung findet über die Lungen statt.
Bei ausreichender Atmung und Zirkulation ist das Lachgas nach 5–10 Minuten weitgehend aus dem Körper ausgeschieden.
Durch die schnelle Rückdiffusion des Lachgases sinkt die Sauerstoffspannung in der Lunge ab, weshalb der Patient unter Luftatmung vorübergehend zyanotisch werden kann: Diffusionshypoxie.
Um der Hypoxiegefahr zu entgehen, muß nach Beendigung der Narkose mindestens 5 Minuten lang 100% Sauerstoff verabreicht werden.
Am Ende einer Narkose, wenn Penthotal oder Fluothan ihre Wirkung größtenteils verloren haben, beruht die Narkose fast nur noch auf der Wirkung des Lachgases. Starke Schmerzreaktionen sind dann nicht mehr zu erwarten. Nach Beendigung der Lachgasatmung erwacht der Patient sehr schnell und man bereitet die Extubation vor.

Konzentration bei niedrigem Gasstrom

Wenn in einem halbgeschlossenen System die Zufuhr von frischem Gas verringert wird, muß der Sauerstoffanteil entsprechend erhöht werden, um den O_2-Bedarf des Körpers nicht zu unterschreiten (Tabelle 9).

Die Erfahrung hat gelehrt, daß ein Gehalt von 24% Sauerstoff nicht immer eine ausreichende Sauerstoffversorgung garantieren kann. Eine Sauerstoffkonzentration von etwa 35% muß deshalb angestrebt werden. Außerdem sind die Rotameter im niedrigen Bereich (unter 1 l/min) nicht mehr zuverlässig.

Tabelle 9

Frischgaszufuhr l/min	Sauerstoffgehalt minimal	Verhältnis Sauerstoff/Lachgas
12	25%	3 : 9
8	25%	2 : 6
6	33%	2 : 4
4	35%	1,5 : 2,5
3	40%	1,5 : 2
2	50%	1 : 1
	Diese Verhältnisse müssen unter allen Umständen beibehalten werden!	

Cyclopropan

C_3H_6, 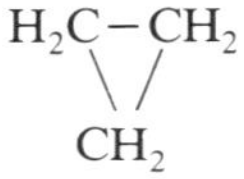

Das Gas hat einen angenehmen süßen Geruch und bei einer Konzentration in der Einatmungsluft von über 50% eine leichte Reizwirkung auf die Schleimhäute der Atemwege.
Siedepunkt −33° C. Es wird bei 20° C unter einem Druck von 5 Atmosphären flüssig.
Die orangefarbenen Cyclopropan-Zylinder sind aus Leichtmetall gefertigt und wegen des geringen Druckes im Inneren nicht mit einem Reduzierventil versehen.
Das Gas löst sich schlecht im Blut, aber ausgezeichnet im Fett (im Fett fünfzehnmal besser als im Blut).
Spezifisches Gewicht des Gases: 1,4 (1,4mal schwerer als Luft).
Konzentrationsverhältnis zwischen Blut und Luft: 0,4 : 1.
Konzentrationsverhältnis zwischen Blut und Fett: 1 : 15.
Auch Cyclopropan sinkt durch sein großes spezifisches Gewicht auf den Boden. Die Entlüftung des Operationssaales durch Luftabsaugen muß deshalb wie bei Äther auch in Bodennähe stattfinden. Cyclopropan diffundiert leicht durch einen Gummischlauch hindurch. Es ist leicht brennbar und bildet explosive Mischungen mit Sauerstoff und Luft. Beim Gebrauch von Cyclopropan sind die Vorschriften bezüglich der Explosions- und Brandgefahr ganz besonders zu beachten. Cyclopropan kann genau wie Äther als Mononarkotikum benutzt werden und besitzt eine ausreichende muskelerschlaffende Wirkung. Der Vorteil der Verwendung einer hohen Sauerstoffkonzentration ist auch bei Cyclopropan-Narkose gegeben.
Das reine Gas ist relativ teuer und wird aus Sparsamkeitsgründen in einem geschlossenen System verabreicht. Eine allgemeine Anwendung ist nicht mehr üblich. Cyclopropan wird heute nur noch als ein schnell wirkendes, für den Patienten angenehmes und ungefährliches Einleitungsmittel benutzt. Es wird in Deutschland heute kaum noch verwendet.

Wirkung auf den Organismus

Die Wirkung ist vergleichbar mit der des Äthers bei Fehlen der Reize auf die Schleimhäute. Durch die schlechte Löslichkeit im Plasma wird das Blut in sehr kurzer Zeit mit Cyclopropan gesättigt, und das Gas diffundiert dann schnell in das zentrale Nervensystem. Die Narkosebreite ist gering: eine 20%ige Konzentration in der Einatmungsluft führt rasch in das Toleranzstadium, während bei einer Konzentration von 40% ein Atemstillstand droht.

Mit zunehmender Narkosetiefe tritt eine Blutdrucksenkung und eine Atemdepression ein. Beide Faktoren beeinträchtigen die Herzfunktion; es können Rhythmusstörungen und Kammerflimmern entstehen. Im Gegensatz zu Äther kann Cyclopropan vagusreizend wirken (parasympathikomimetische Wirkung). Dies kann zum Bronchospasmus führen.
Da Cyclopropan zum großen Teil in die Erythrozyten aufgenommen (2½mal so viel als im Plasma) und an das Hämoglobin gebunden wird, kann während einer Cyclopropan-Narkose die Sauerstofftransportfunktion des Hämoglobins erschwert werden. Auch aus diesem Grunde wird in der Praxis Cyclopropan nur als Einleitungsmittel benutzt.

Aufnahme und Ausscheidung

Sowohl Aufnahme als auch Ausscheidung finden sehr schnell über die Lungen statt.

Einleitung mit Cyclopropan

Zur Einleitung wird meist ein geschlossenes Kreissystem benutzt. Die Gasmenge besteht aus Cyclopropan und Sauerstoff in einem Verhältnis von 750 : 1500 ml. Nach einem kurzen Exzitationsstadium folgt mit regelmäßig tiefer werdender Atmung das 3. Narkosestadium (Toleranzstadium).
Erst dann wird auf ein anderes Narkotikum, z. B. Äther oder Fluothane, in entsprechender Konzentration übergegangen.

Vorteile von Cyclopropan

Schnelle, für den Patienten angenehme Einleitung.
Die Narkosetiefe ist schnell zu variieren: schnelles Erwachen.
Hohe Sauerstoffkonzentration in der Einatmungsluft ist möglich.
Keine Reizwirkung auf die Schleimhäute der Atemwege.

Nachteile von Cyclopropan

Brennbar, explosiv und teuer.
Die Gefahr der Atemdepression ist groß (Hypoxie und Hyperkapnie).
Negativer Einfluß auf die Herzfunktion.
Kleine narkotische Breite.

Kontraindikationen

Herzfehler, vor allem Rhythmusstörungen.
Gebrauch von Diathermie- und anderen elektrischen Geräten. Trockene Umgebung, da Möglichkeit der Entladung von statischer Elektrizität.
Narkose ohne Intubations- und Beatmungsmöglichkeit.

Anwendungsbereiche

Narkosen, bei denen eine schnelle Einleitung erwünscht ist. Die Gefahr des Erbrechens und der Hypotonie ist bei Cyclopropan-Narkosen herabgesetzt. Relative Indikation: Sectio caesarea, Patienten im Schock, Patienten mit vollem Magen.
In den angelsächsischen Ländern wird Cyclopropan vor allem für die Einleitung von Kindernarkosen benutzt.

Die Halogenkohlenwasserstoffe

Außer den bisher beschriebenen Narkosemitteln sind alle anderen gebräuchlichen Inhalationsanaesthetika Verbindungen von einem Kohlenwasserstoff mit einem oder mehreren Halogenen (Fluor, Chlor und Brom).

Chloroform

(Methyl-trichlorid, $CHCl_3$) 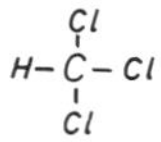

Mit Äther und Lachgas ist es eines der ältesten Narkosemittel (Simpson, 1847).

Chemische Eigenschaften

Klare Flüssigkeit mit süßlichem Geruch.
Siedepunkt 61° C. Der Dampf ist viermal schwerer als Luft.
Es löst sich hundertmal besser in Fett als in Wasser.
Durch die schlechte Löslichkeit im Plasma wird eine maximale Konzentration im zentralen Nervensystem schnell erreicht.
Bei Zimmertemperatur ist Chloroform weder explosiv noch brennbar. Bei hohen Temperaturen (Diathermie) kann es sich in das giftige Phosgen umsetzen.

Wirkung auf den Organismus

Durch die geringe Löslichkeit im Plasma findet eine schnelle Sättigung des ZNS mit Chloroform statt. Durch die Ansammlung in den Körperfetten ist nach Narkoseausleitung eine langdauernde Nachwirkung zu erwarten.
Konzentration in der Einatmungsluft bei der Einleitung: maximal 4%.
Erhaltungsdosis: maximal 2%. Für eine flache Narkose genügen Blutkonzentrationen von 25 mg%, für tiefe Narkosen 35 mg%. Bei einer Blutkonzentration von ca. 45 mg% kommt es zum Atemstillstand.
Die Narkosebreite ist also sehr gering und eine genaue Dosierung äußerst schwierig.
Dem Chloroform fehlt die zentrale sympathikomimetische Wirkung von Äther. Es stimuliert allerdings die Nebennieren zur Adrenalinproduktion: Hyperglykämie, Broncholyse.
Atemdepression, negative Beeinträchtigung der Herzfunktion und Erweiterung der Blutgefäße stehen bei der Chloroform-Narkose als Nebenwirkungen im Vordergrund.

Herz und Kreislauf

Alle Halogenkohlenwasserstoffe haben eine ungünstige Wirkung auf den Zellstoffwechsel.
Die Kraft des Herzmuskels und die Reizleitung werden nachteilig beeinflußt, während die Spannung der Gefäßwände abnimmt. Die Folge ist eine Blutdrucksenkung, eine respiratorische Insuffizienz und eine Empfindlichkeit des Herzmuskels für sympathische Reize. Es treten ventrikuläre Extrasystolen auf (Adrenalinspiegelerhöhung, Hyperkapnie). Die verzögerte Reizleitung kann zu Bradykardien bzw. zum Herzblock führen. Die ventrikulären Extrasystolen können in Kammerflimmern übergehen. Die Gefahr des Herzstillstandes ist allein nach Überdosierung oder in Kombination mit Hypoxie und Hyperkapnie gegeben.

Atmung

Atemfrequenz und Atemtiefe nehmen bei Spontanatmung ab: respiratorische Azidose.

Leberfunktion

Infolge von Adrenalinausschüttung kommt es zu Glukosemobilisierung und Glykogenverlust in der Leber. Außerdem ist Chloroform, wie auch alle anderen Halogenkohlenwasserstoffe, lebertoxisch. Dies kommt vor allem in Kombination mit Blutdruckabfall und Sauerstoffmangel vor. Leberschäden treten besonders nach langdauernden oder wiederholten Chloroformnarkosen auf.
Übelkeit und Erbrechen nach der Narkose treten in 50% der Fälle auf.

Verabreichung

Sehr gefährlich ist die Chloroformanwendung im offenen System ohne Sauerstoffzusatz. Ungefährlicher ist die Verabreichung des Narkotikums mit genau geeichten Verdampfern bei reiner Sauerstoffbeatmung. Inzwischen wurde Chloroform durch weniger giftige Narkotika z. B. Fluothane ersetzt.

Vorteile von Chloroform

Chloroform ist das Inhalationsnarkotikum mit dem schnellsten Wirkungseintritt.
Chloroform ist chemisch stabil, nicht brennbar und hat einen hohen Siedepunkt. Es ist deshalb für große Höhen und für die Tropen besonders geeignet.
Da es schon in einer 2%igen Konzentration wirksam ist, kann es mit Luft verwendet werden. Voraussetzung hierfür ist eine adäquate Beatmung des Patienten.

Nachteile von Chloroform

Kleine therapeutische Breite. Genaue Dosierung notwendig. Depression der Atmung und des Kreislaufes. Toxisch für den Herzmuskel und für die Leber. Langsame Ausscheidung nach längerer Verabreichung. Postnarkotische Übelkeit und Erbrechen.

Kontraindikationen

Herzfehler oder Herzinsuffizienz.
Schock, Diabetes und Leberkrankheiten.
Kontraindiziert in Kombination mit Katecholaminen (Adrenalin).
In Europa (England ausgenommen) und Amerika wird Chloroform kaum noch verwendet. In der Chloroform-Ära wurde kein Sauerstoff zusätzlich gegeben und keine Beatmung angewandt. Außerdem wurde Chloroform als Mononarkotikum benutzt.
Durch die moderne Kombinationsnarkose und den technischen Fortschritt (Verdampfer) sind für die Benutzung von Chloroform bessere Voraussetzungen geschaffen worden. Im letzten Weltkrieg war Chloroform vor allem in den Tropen das meist gebrauchte Narkosemittel.

Chloräthyl

(Äthylchlorid, C_2H_5Cl, CH_3-CH_2-Cl)
Chloräthyl ist eine Verbindung des Äthylradikals C_2H_5- mit Chlor. Ursprünglich wurde Chloräthyl als Spray für lokale Vereisung angewandt.

Chemische Eigenschaften

Klare Flüssigkeit mit ätherähnlichem Geruch. Siedepunkt 12° C. Chloräthyl kann also nur in geschlossenen Ampullen unter Druck aufbewahrt werden.
Der Dampf ist zweimal schwerer als Luft und löst sich dreißigmal besser in Fett als in Wasser. Es ist bei Zimmertemperatur nicht brennbar oder explosiv.

Wirkung auf den Organismus

Die Wirkung des Chloräthyls ist ähnlich der des Chloroforms, jedoch mit einer kleineren Narkosebreite. Blutkonzentrationen von 25 mg% führen sehr schnell in das Toleranzstadium. Chloräthyl besitzt eine starke vagusreizende Wirkung. Seine Anwendung ohne Atropin-Prämedikation wird als Kunstfehler angesehen.
Die Einleitungsphase ist sehr kurz, eine Überdosierung ist deshalb leicht möglich und kann zu Atemstillstand und Herzstillstand führen.
Die schnelle Anflutung macht das Chloräthyl als Einleitungsmittel für eine Äthernarkose im offenen System geeignet.
Jedoch ist der klinische Gebrauch von Chloräthyl heute aus verschiedenen Gründen nicht mehr gerechtfertigt.

Einleitung mit Chloräthyl

Hilfsmittel: Schimmelbuschmaske, Güdel-Tubus und alle Voraussetzungen, die für jede Narkose vorhanden sein müssen (Intubations- und Beatmungsmöglichkeiten).
Die Maske wird über das Gesicht gehalten. Chloräthyl wird vorsichtig auf die Gaze getropft. Der Patient wird aufgefordert, tief durchzuatmen. Die Maske wird langsam auf das Gesicht gebracht. Es folgt ein sturmartiges, kurzdauerndes Exzitationsstadium. Nach dem Exzitationsstadium (Atmung regelmäßig, die Bewegungen der Augäpfel lassen nach, die Pupillen werden wieder enger) wird die Narkose mit Äther fortgeführt.
Bemerkung: Es gibt eine Methode, bei der die Gaze einer Schimmelbuschmaske mit einer kleinen Menge Chloräthyl – etwa 10 ml – getränkt wird. Danach wird die Maske auf das Gesicht des Patienten gelegt.
Diese Methode ist lebensgefährlich! Durch die hohe Konzentration des Chloräthyls in der Einatmungsluft tritt zunächst ein Stimmbandkrampf (Laryngospasmus) auf. Es kommt zu Sauerstoffmangel und CO_2-Ansammlung im Blut. Durch die Hypoxie löst sich nach kurzer Zeit der Stimmbandkrampf und der Patient atmet plötzlich tief durch.
Durch die tiefe Atmung wird eine hohe Chloräthyl-Konzentration eingeatmet und in das Blut diffundiert. Es besteht nun die Gefahr des Kammerflimmerns bzw. des Herzstillstandes.

Komplikationen durch Chloräthyl

Diese treten immer während der Einleitung auf (vor allem bei Kindern). Das Kind atmet plötzlich nicht mehr. Es wird blaßzyanotisch. Der Puls ist nicht mehr tastbar.
Therapie:
1. Sofort auf Sauerstoffbeatmung übergehen.
2. Das Kind auf eine harte Unterlage legen.
3. Äußere Herzmassage anwenden.

Vorteile von Chloräthyl

Chloräthyl ist nur für sehr kurze operative Eingriffe geeignet. Sonst weist es keine Vorteile gegenüber anderen Inhalationsnarkotika auf.

Nachteile von Chloräthyl

Kleines Maß an Sicherheit. Kann nur zur Einleitung benutzt werden. Dauert der Eingriff länger, dann *muß* auf ein anderes Narkotikum übergegangen werden. Unangenehmes Einschlafen.
Nicht brauchbar bei Diathermie oder in der Nähe einer offenen Flamme.

Der „Chloräthylrausch"

Das Wort „Rausch" ist ein gefährliches Wort! Denn es bagatellisiert die Gefahren, die gerade in der kritischen Phase der Narkose (Einleitung!) auftreten können. Was immer unter einem Rausch verstanden wird, der Einleitungsphase folgt unmittelbar das 3. Narkosestadium (Toleranzstadium) und umgekehrt beim Aufwachen. Wir wissen, daß die Komplikationen und die Gefahren der Narkose gerade während der Einleitungsphase und während des Erwachens auftreten, also zweimal während der Narkose (bzw. während des sog. Rausches). Auch für den „Rausch" gilt also das, was für eine normale Narkose gilt:

1. Prämedikation mit Atropin.
2. Sauerstoff und Beatmungsmöglichkeit müssen vorhanden sein. (Sauerstoffzylinder in einer Ecke ohne Schlauch oder Maske mit Rubenbeutel ist keine Beatmungsmöglichkeit.)
3. Güdel-Tubus und Intubationsgeräte müssen vorhanden sein.
4. Absaugpumpe muß bereitstehen.

Kontraindikationen

Wie bei Chloroform.

Anwendung

Für die Analgesie bei einem garantiert kurzdauernden Eingriff (höchstens 2 Minuten). Als Einleitung zur Äthernarkose. In der heutigen Zeit ist die Anwendung von Chloräthyl als Einleitungsmittel und für eine „Rausch-Narkose" nicht mehr zu verantworten.

Trichloräthylen (Trilen, $CCl_2 = CHCl$) 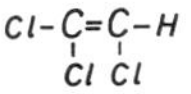

Trichloräthylen ist also Äthylen ($CH_2 = CH_2$), bei dem 3 H-Atome durch Chlor ersetzt worden sind.
Trichloräthylen ist als Anaesthetikum erst seit 1940 in Gebrauch.

Chemische Eigenschaften

Trichloräthylen ist eine farblose Flüssigkeit mit Chloroformgeruch. Der Siedepunkt liegt bei 87° C, es hat also bei Zimmertemperatur eine niedrige Dampfspannung. Es ist unter normalen Bedingungen nicht brennbar oder explosiv.
Der Dampf ist viermal schwerer als Luft.
Trilen wird als fettlösendes Reinigungsmittel in der Textilindustrie viel verwendet. Es löst sich hundertmal besser in Fett als in Wasser. Nur die chemisch reine Form ist für Narkosen geeignet. Um die Flüssigkeit kenntlich zu machen, färbt man sie mit blauem Farbstoff. Das Industrie-Trilen ist wegen giftiger Bestandteile für Narkosen unbrauchbar.

Wirkung auf den Organismus

Die Wirkung von Trilen auf den Organismus ist ähnlich der des Chloroforms. Im Vordergrund steht jedoch eine in einem sehr frühen Stadium auftretende Analgesie.
Nebenwirkungen: Überempfindlichkeit des Herzens! Extrasystolie, vor allem in Kombination mit Katecholaminen, Hyperkapnie und Hypoxie.

Blutkonzentration

Für flache Narkosen: 30 mg%.
Bei 80 mg% Auftreten der ersten toxischen Symptome.
Trilen hat eine typische Wirkung auf die Atmung: sie wird flach und kurz (ineffektive Tachypnoe, die zu einer respiratorischen Azidose führt).
Trilen ist für längere Narkosen ungeeignet.

Es wird wegen seiner analgetischen Wirkung nur als Adjuvans bei Lachgas/Sauerstoff-Narkosen oder als Anaesthetikum für kurze operative Eingriffe gebraucht.
Im Gegensatz zu anderen Anaesthetika wird Trilen im Körper teilweise zu Trichloressigsäure abgebaut, die durch die Nieren ausgeschieden. Durch seine große Affinität zu den Körperfetten hat Trilen nach längerdauernder Narkose eine gewisse Nachwirkung. Nach einer Trilen-Narkose können postoperativ Kopfschmerz und Übelkeit auftreten.

Vorteile von Trilen

Gleichmäßige, langsame, für den Patienten angenehme Einleitung. Trilen hat eine gute analgetische Wirkung, keine lokale Reizwirkung auf die Schleimhäute der Atemwege und bietet ein größeres Maß an Sicherheit als Chloräthyl.

Nachteile von Trilen

Trilen ist für eine Mononarkose ungeeignet, denn seine Toxizität ist sehr groß (toxischer als Chloroform).

Kontraindikation

Wie bei Chloroform.

Anwendung von Trilen

Trilen kann bei Spontanatmungsnarkosen als zusätzliches Analgetikum benutzt werden. Zu diesem Zwecke wird Trilen in schwacher Konzentration über einen Verdampfer dem Lachgas/Sauerstoff-Gemisch beigefügt. Treten Unregelmäßigkeiten in der Herzaktion auf (meist in Form eines Pulsus alternans), muß die Trilen-Gabe abgebrochen werden. Bei ausreichendem Atemminutenvolumen verschwinden diese Unregelmäßigkeiten bzw. treten gar nicht auf.
Bei einer Trilen-Anaesthesie bzw. -Analgesie darf kein Adrenalin, auch nicht als Bestandteil eines Lokalanaesthetikums, verabreicht werden.
Da bei den gewöhnlichen Verdampfern keine Trilen-Dosierung angegeben ist, muß diese geschätzt werden. Wenn der Trilen-Geruch angenehm und reizlos ist, dann ist die Trilen-Konzentration schwach bis normal. Diese Faustregel gilt selbstverständlich nur für die Narkoseeinleitungszeit. Im weiteren Verlauf wird die Dosierung nach der Wirkung bzw. nach der Reaktion des Patienten bestimmt.

Der Trilen-Rausch

Hier gilt dasselbe wie für den Chloräthylrausch. Bei Trilen steht jedoch die analgetische Wirkung mehr im Vordergrund. Das Narkotikum wirkt außerdem langsamer als Chloräthyl. Die Verabreichung des Mittels für sehr kurze Eingriffe ist also sicherer als bei Chloräthyl.
In der Gynäkologie fand Trilen als schmerzstillendes Mittel während der Wehen große Verbreitung. Die Patientin hält einen kleinen Verdampfer mit Kappe vor das Gesicht. Tritt die anaesthetische Wirkung des Medikamentes ein, dann erschlafft ihre Hand, und die Analgesie stoppt sich sozusagen von selbst. Es ist also vor allem die analgetische Wirkung des Medikamentes, die hier von Wichtigkeit ist, und diese stellt sich ein, bevor das Bewußtsein erlischt. Hustenreflexe und Larynreflexe bleiben dabei intakt.
In der Hals-, Nasen- und Ohrenheilkunde werden Tonsillektomien bei kleinen Kindern oft nach der „Sluder"-Methode durchgeführt. In den Händen eines erfahrenen Arztes kann sowohl die Analgesie als auch eine leichte Anaesthesie innerhalb einer Minute herbeigeführt werden. Deshalb wird für diesen Eingriff auch der sog. Rausch angewandt. Trilen ist hierfür

sicherer als Chloräthyl, weil es langsamer wirkt und dadurch besser zu dosieren ist. In diesen Fällen wird 100% Sauerstoff angewendet. Die Applikation dauert so lange, bis der Lidreflex erlischt, die Augenbulbi des Kindes stillstehen und eine leichte Muskelerschlaffung auftritt (der Kopf des sitzenden Kindes sinkt nach vorn). Die Trilengabe wird jetzt abgebrochen. Nach einigen Sekunden kehrt der Schluckreflex zurück und nun kann der Eingriff durchgeführt werden, wobei das Kind oft schon während des Eingriffes wieder erwacht.
Diese Methode ist in den Händen einer erfahrenen Anaesthesieschwester oder eines Anaesthesisten verhältnismäßig sicher.

Halothan

(Fluothan, Tri-fluor-chlor-brom-äthan) $F_3C\text{-}CClBrH$, y 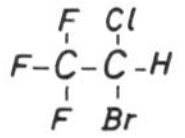

Hierbei handelt es sich somit um Äthan, an dem am ersten C-Atom alle 3 H-Atome durch Fluor ersetzt worden sind und 2. C-Atom ein Chlor- und ein Bromatom den Platz von Wasserstoff eingenommen haben.
Halothan ist als Narkosemittel seit 1956 in Gebrauch.

Chemische Eigenschaften

Halothan ist eine farblose Flüssigkeit mit benzinähnlichem Geruch. Siedepunkt 51° C. Bei 20° C beträgt die Dampfspannung 243 Torr. Es löst sich dreihundertmal besser in Fett als in Wasser. Das Molekulargewicht beträgt 197. Das spezifische Gewicht ist bei 15° C 1,86.
Löslichkeit im Blut: 16 mg in 1 ml Blut (es ist also schlecht löslich).
Konzentrationsverhältnis zwischen Blut und Luft: 4 : 1.
Konzentrationsverhältnis zwischen Blut und Fett: 1 : 80.
Halothan ist bei Sauerstoffzusatz nicht brennbar oder explosiv.
Als Konservierungsmittel ist Thymol (ein aromatischer Alkohol) dem Halothan beigefügt.
Halothan wird am besten an einem dunklen, kühlen Platz aufbewahrt.

Wirkung auf den Organismus

Der Halothan-Dampf ist reizlos und angenehm. Halothan ist in der Lage, allein, ohne weitere Hilfsmittel, eine vollständige Narkose herbeizuführen (Mononarkose), wird jedoch hierfür selten benutzt.
Konzentration in der Einatmungsluft für die Einleitung: 1–2%. Konzentration in der Einatmungsluft für die Fortsetzung (Unterhaltung) der Narkose 0,5 bis maximal 1%. Konzentration im Blut: 10 mg% (Stadium 3, Planum 1). 20 mg% (Stadium 3, Planum 3). Bei 30 mg% Atemstillstand.
Auch Halothan hat eine relativ kleine therapeutische Breite. Deshalb ist eine genaue Dosierung über einen Spezialverdampfer notwendig. Solche Verdampfer müssen die Konzentration des Dampfes in % angeben. Die Konzentration ist von der Temperatur der Flüssigkeit abhängig. Eine Korrektur kann über ein im Halothanverdampfer montiertes Thermometer vorgenommen werden, oder der Einfluß der Temperatur wird automatisch über einen Spezialverdampfer kompensiert (Kupferkessel).

Herz und Kreislauf

Unter dem Einfluß des Narkotikums tritt eine Depression der Herzmuskulatur und eine gewisse Erweiterung der peripheren Blutgefäße sowie der Gefäße des Splanchnikusgebietes (Abdominalgefäße) ein. Außerdem hat Halothan eine vagusstimulierende Wirkung, die zu Bradykardie führen kann. Dieser Bradykardie ist präventiv und therapeutisch mit Atropin-Gaben zu begegnen.

Durch den Einfluß der obengenannten Wirkungen des Halothans kommt es bei hoher Dosierung zu einer Senkung des Blutdrucks.
Auch bei der Halothan-Narkose finden wir die bei Trilen beschriebene Überempfindlichkeit des Herzens. Extrasystolen können besonders in Kombination mit Hyperkapnie und erhöhtem Adrenalinspiegel im Blut auftreten.

Atmung

Halothan hat eine broncholytische Wirkung; es ist daher bei Patienten mit Bronchospasmus, allerdings in hoher Konzentration, als Broncholytikum anwendbar. Halothan hat keine lokal reizende Wirkung auf die Schleimhäute der Atemwege. Die Atemmechanik selbst wird zunächst im Sinne einer Tachypnoe beeinflußt. In höherer Konzentration führt Halothan über eine Atemdepression zum Atemstillstand.

Autonomes Nervensystem

Halothan hat im Gegensatz zu Äther eine sympathikolytische Wirkung. Diese Eigenschaft potenziert in ihrer Wirkung alle Mittel, die durch Alpha-Blockade blutdrucksenkend wirken.

Leberfunktion

Obwohl man von Halothan die gleiche Leberwirkung wie von Chloroform erwarten darf, scheint es, daß die Lebertoxizität von Halothan geringer ist. Wahrscheinlich ist dies aber auf die vorsichtige und exakte Dosierung mittels kalibrierter Verdampfer zurückzuführen.
Ferner weiß man, daß eine ausreichende Sauerstoffversorgung sowie stabile Kreislaufverhältnisse ein Narkotikum in seiner Lebertoxizität wesentlich abschwächen.
Die muskelerschlaffende Wirkung des Halothans reicht für eine Bauchoperation nicht aus. Wohl aber kann für Repositionen und ähnlich kurze Eingriffe die Muskelerschlaffung durch eine anfänglich hohe Dosierung genügen.

Zentralnervensystem

Die anaesthetische Wirkung des Halothans ist ausgezeichnet. Schon bald nach Einatmung von 2–4% Halothan wird der Patient nach einem kaum auffallenden Exzitationsstadium bewußtlos. Die analgetische Wirkung hingegen ist gering. Deshalb ist während einer Halothan-Narkose ein N_2O-Zusatz (bzw. Analgetika wie Fentanyl) notwendig. Halothan verursacht eine Pupillenverengung; diese wird erst in tiefer Narkose (Stadium 3, Planum 3) wieder aufgehoben.

Kombination mit muskelerschlaffenden Mitteln

Im Falle einer kompetitiven Blockade sollte man Relaxantien des Flaxediltyps denen des Curaretyps vorziehen. Curare hat an sich schon eine blockierende Wirkung auf die sympathischen Ganglien und verursacht so eine Blutdrucksenkung. Wenn sich dieser Effekt mit dem von Halothan kombiniert, kann die Senkung des Blutdrucks ernsthafte Formen annehmen. Flaxedil wirkt hingegen vorwiegend Atropin-ähnlich im Sinne einer Tachykardie, die unter Umständen die durch Halothan verursachte Bradykardie aufzuheben vermag.

Vorteile von Halothan

Ausgezeichnete Anaesthesie bei ziemlich guter muskelerschlaffender Wirkung. Halothan ist auch in geringen Konzentrationen wirksam, also kann man das Narkotikum mit viel Sauerstoff verabreichen. Reizloser, angenehmer Geruch, was eine leichte Einleitung garantiert.

Einleitung und Fortführung der Narkose mit Halothan ist möglich (Mononarkose). Seine Dämpfe sind nicht explosiv oder brennbar. Postoperatives Erbrechen ist selten. Geeignet bei Bronchospasmus und Asthma. In geeigneten Verdampfern ist eine genaue Dosierung möglich.

Nachteile von Halothan

Die analgetische Wirkung ist gering. Halothan hat eine blutdrucksenkende Wirkung, durch Beeinträchtigung der Herztätigkeit selbst und durch periphere Gefäßerweiterung. Bei Spontanatmung ist die Gefahr der Atemdepression gegeben. Erhöhte Reizbarkeit des Herzens nach Katecholaminausschüttung. Halothan muß vor allem in Kombination mit Hypoxie und Hypotonie als lebertoxisch betrachtet werden. In hoher Dosierung verursacht Halothan eine Uterusatonie.

Kontraindikationen

Gestörte Leberfunktion.
Gebrauch von Lokalanaesthetika mit Adrenalinzusatz.
Kombination mit stark blutdrucksenkenden Mitteln und Sympathikolytika.
Schock jeder Genese, besonders hypovolämischer Schock.
Uterusatonie.

Bemerkungen

Man muß Halothan als ein Inhalationsnarkotikum mit einer barbitursäureähnlichen Wirkung betrachten.
Der Vorteil von Halothan gegenüber den Barbituraten ist vielleicht die Tatsache, daß die Ausscheidung über die Lungen viel schneller geschieht und die Narkose besser kontrollierbar ist.
Die unzureichende analgetische und muskelerschlaffende Wirkung von Halothan kann mit anderen Pharmaka potenziert werden. Um eine genügend tiefe Anaesthesie zu erreichen, ist in der Einatmungsluft eine Konzentration von 0,5 bis 1% Halothan ausreichend. Eine Konzentration unter 1% kann nicht zu einer Überdosierung führen, wenn die Frischgaszufuhr nicht zu knapp bemessen ist. Dazu ist ein „flow“ von mindestens 4 l/min erforderlich, während der Sauerstoffanteil nie unter 2 l/min sinken darf.
Wenn man von einer Halothan-Spontanatmungsnarkose unter Relaxantiengabe auf eine Beatmungsnarkose übergeht, muß die Halothan-Gabe zumindest für kurze Zeit abgebrochen werden. Während der Beatmung sinkt nämlich der CO_2-Gehalt im Blut ab, und es kommt zu einem Blutdruckabfall. Bleibt die Halothan-Zufuhr hingegen bestehen, dann bringt man durch die Hyperventilation eine große Menge Halothan ins Blut, das dann seinerseits einen zuweilen bedrohlichen Blutdruckabfall verursacht.
Also nie zur Halothan-Beatmung übergehen, wenn ein Patient schon eine Weile in Spontanatmungs-Halothan-Narkose gehalten wurde. Zunächst ohne Halothan beatmen und später dieses in niedriger Konzentration wieder hinzufügen.
Meistens sind nicht mehr als 0,5% Halothan erforderlich, um den Patienten in einer ausreichenden Narkosetiefe zu halten. Patienten unter Halothan-Narkose kompensieren Blutverluste schwer. Es ist deshalb erforderlich, auf Flüssigkeits- oder Blutersatz zu achten. Wegen der großen Affinität Halothans zum Fettgewebe werden dicke, schwere Patienten auch nach Beendigung der Halothan-Zufuhr (Narkose) länger „durchschlafen“ (Rezirkulationseffekt). Dem kann man zuvorkommen, indem man bei langdauernden Operationen den Patienten stets beatmet und vor dem Operationsende die Halothan-Zufuhr rechtzeitig verringert.

Erwartungsgemäß ist die negativ inotrope und sympathikolytische, also Blutdruck und Herzfrequenz senkende Wirkung des Halothans bei älteren Patienten schwerwiegender als bei kleinen Kindern, die wesentlich mehr und viel besser Halothan vertragen können.

Prämedikation

Diese muß stets Atropin, aber keine sympathikolytischen Pharmaka enthalten.

Die „Halothan-Hepatitis"

Diese Leberschädigung ähnelt in ihren Symptomen stark der normalen infektiösen Hepatitis. Die sogenannte Halothan-Hepatitis kommt sehr selten vor, anscheinend aber bei Patienten, die offenbar auf Halothan überempfindlich reagieren. Diese Überempfindlichkeit kann sich nach der ersten Halothan-Narkose in einem Fiebergipfel, verbunden mit Leberfunktionsstörungen, äußern. Nach einer weiteren Halothan-Narkose ist der Fieberanfall heftiger und der Patient fühlt sich sozusagen kränker. Es kann plötzlich das Bild einer Hepatitis mit einem ernsthaften Verlauf auftreten. Der Mechanismus dieser Komplikation ist noch nicht geklärt. Hat der Patient nach einer Halothan-Narkose unerklärlich Temperaturerhöhungen und erhöhte Transaminasen, dann ist es ratsam, bei der nächsten Anaesthesie kein Halothan mehr zu verwenden.

Methoxyfluran

($CHCl_2CF_2OCH_3$) = PENTHRANE

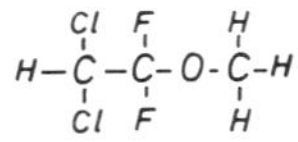

Methoxyfluran ist ein Äthyl-methyl-äther, bei dem in der Äthylgruppe zwei H-Atome durch Chlor und zwei durch Fluor ersetzt worden sind.
Das Narkotikum gleicht in seiner Wirkung am meisten dem Äther, hat allerdings auch einige Eigenschaften von Halothan.
Die Einleitungszeit mit Methoxyfluran ist sehr langsam, ebenso die Ausscheidung. Der einzige Vorteil ist, daß es im Gegensatz zu Äther nicht brennbar ist und bei Gebrauch mit einem genormten Verdampfer eine Überdosierung praktisch ausgeschlossen ist. Es ist – auch in den Händen von Ungeübten – ein ziemlich sicheres Narkotikum. Obwohl Penthran die Herztätigkeit genauso wie Halothan beeinträchtigt, bleibt die normale Reaktion der Blutgefäße auf Katecholamine bestehen. Die gefäßerweiternde Wirkung von Penthran ist geringer ausgeprägt.
Auch Penthran kann genauso wie Halothan eine Leberschädigung verursachen oder eine „Penthran-Hepatitis" provozieren, wenn zuvor eine Halothan-Anaesthesie angewendet wurde.
Außerdem können Komplikationen von seiten der Nierenfunktion auftreten. Es scheint so, als ob die Nieren vorübergehend ihr Konzentrationsvermögen verlieren. Die Patienten bekommen eine polyurische Phase bei einem sehr niedrigen spezifischen Gewicht des Urins und können bei ausbleibender Flüssigkeitssubstitution stark austrocknen. Vorausgesetzt, daß diese Komplikation rechtzeitig erkannt wird, ist sie für den Patienten nicht sehr gefährlich.

Fluoroxen

(Fluoromar, Trifluor-äthyl-vinyl-äther), $CF_3CH_2OC_2H_3$)

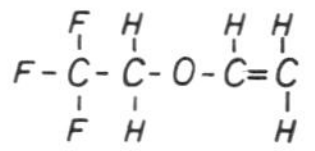

Die Eigenschaften des Anaesthetikums sind vergleichbar mit denen von Penthrane. Es ist zur Zeit nicht in Deutschland im Handel.

Enfluran

(Ethrane, 2-Chlor-1,1,2-trifluoräthyl-difluormethyläther, CHF_2-O-CF_2-CHFCl).

```
    Cl   F      F
    |    |      |
H – C  – C – O – C – H
    |    |      |
    F    F      F
```

Enfluran ist ein halogenierter Methyläthyläther, bei dem in der Äthylgruppe ein H-Atom durch Chlor, 3 H-Atome durch Fluor und in der Methylgruppe 2 H-Atome durch Fluor ersetzt sind. Chemisch besteht Ähnlichkeit mit Methoxyfluran (Penthrane). Die ersten klinischen Erfahrungen mit dem neuen Inhalationsanaesthetikum wurden 1969 publiziert.

Physikochemische und sonstige Eigenschaften

Enfluran ist eine farblose, süßlich, jedoch nicht unangenehm riechende Flüssigkeit. Der Stoff ist nicht brennbar, sehr stabil auch unter Licht- und Sauerstoffeinwirkung und bildet weder mit Luft noch mit Sauerstoff oder Lachgas explosive Gemische. Er unterliegt keinen Veränderungen bei der Verwendung von Absorber-Kalk. Metall wird nicht angegriffen. Bedingt durch seine große Stabilität ist – im Gegensatz zu Halothan und Methoxyfluran – ein Zusatz eines chemischen Stabilisators nicht erforderlich.

In seinen physikalischen Eigenschaften ähnelt Enfluran eher dem Halothan.

In der Tabelle 10 sind die wichtigsten physikochemischen und biologischen Eigenschaften von Enfluran im Vergleich zu Halothan und Methoxyfluran aufgeführt. Die Wasserlöslichkeit von Enfluran gleicht der von Halothan; die Fett- und Blutlöslichkeit hingegen ist deutlich geringer. Enflurandampf übt keine Reizwirkung auf die Schleimhäute des Respirationstraktes aus. Der süßlich-fruchtartige Geruch wird von den Patienten nicht als unangenehm empfunden. Aufgrund der geringen Blutlöslichkeit erreicht die alveolare Konzentration rasch die gleiche Höhe wie im eingeatmeten Gasgemisch. Hierdurch wird eine schnelle Narkoseein- und -ausleitung ermöglicht. Ein rasches Aufwachen wird weiterhin durch die relativ geringe

Tabelle 10

	Halothan (Fluothane)	Enfluran (Ethrane)	Methoxyfluran (Penthrane)
Molekulargewicht	197,4	184,5	165,0
Siedepunkt (° C) bei 760 Torr	50,2	56,5	104,6
Dampfdruck bei 20° C	243,5	174,5	22,5
Konzentration im gesättigten Gas (Vol.%) bei 20°C, 760 Torr	32,0	23,0	3,0
ml Dampf/ml Flüssigkeit bei 37° C	240,0	210,0	219,0
Öl-Gas-Löslichkeitskoeffizient bei 37° C	224,0	98,5	970,0
Blut-Gas-Löslichkeitskoeffizient bei 37° C	2,5	1,91	13,0
MAC (Vol.%) bei 37° C im Sauerstoff	0,77	1,68	0,16
Blutkonzentration (mg/100 ml) bei 1 × MAC, 37° C, 713 Torr	14,0	21,8	12,7

Fettlöslichkeit von Enfluran begünstigt. Im Vergleich zu Halothan scheint Enfluran ein weniger potentes Anaesthetikum zu sein; dies läßt sich durch die niedrigeren Werte der Verteilungskoeffizienten und des Dampfdruckes von Enfluran erklären.
Die minimale alveolare Konzentration (MAC)[1] beträgt 1,2 bis 1,68 Vol.% (Halothan: 0,77–0,82 Vol.%).
Die Enflurankonzentration im Blut während des Toleranzstadiums der Narkose beträgt 15–25 mg/100 ml Blut. Die zur Einleitung erforderliche Konzentration im Inspirationsgemisch kann bis zu 5 Vol.% betragen. Die zur Fortführung der Narkose nötigen Konzentrationen liegen zwischen 0,6 und 3 Vol.%, je nach Beatmungstechnik und Zusammensetzung des Gasgemisches.
Für die klinische Anwendung ist ein speziell kalibrierter Verdampfer notwendig, der eine genaue Dosierung ermöglicht. Unter Umständen kann auch ein Halothan-Verdampfer benutzt werden. Es müssen jedoch dann die auf dem Halothan-Verdampfer angegebenen Konzentrationen mit dem Faktor 0,72 multipliziert werden. Vor Gebrauch ist eine gründliche Reinigung mit Diäthyläther erforderlich, um Reste von Halothan und seinem Konservierungsmittel aus dem Verdampfer zu entfernen. Danach muß der Verdampfer gut austrocknen. Vor Gebrauch mit Enfluran ist eine deutliche Kennzeichnung des Verdampfers erforderlich, um Verwechslungen zu vermeiden.

Herz und Kreislauf

Enfluran hat wie alle bisher bekannten Inhalationsanaesthetika einen dosisabhängigen, reversiblen negativ inotropen Effekt auf den Herzmuskel. Die Hemmwirkung auf das kardiovaskuläre System soll in Vergleichen zu anderen Inhalationsanaesthetika geringer sein. Der insbesondere bei höheren Enflurankonzentrationen zu registrierende Blutdruckabfall beruht auf einer Verminderung der Herzkraft und des peripheren Widerstandes. Nach Reduzierung der Ethranekonzentration kehren die Kreislaufparameter rasch wieder zu den Ausgangswerten zurück. Enfluran sensibilisiert den Herzmuskel gegenüber Katecholaminen, wenn auch vielleicht in geringerem Ausmaß als Cyclopropan, Fluroxen oder Halothan. Adrenalinanwendung während Enfluranaesthesie kann zu Herzrhythmusstörungen führen und ist daher besser zu unterlassen.

Atmung

Enfluran hat wie fast alle halogenierten Inhalationsanaesthetika einen konzentrationsabhängigen hemmenden Effekt auf das Atemzentrum. Die Atemdepression soll jedoch geringer sein als bei anderen Anaesthetika. Unter Enfluraneinwirkung bleibt die Atemfrequenz länger im normalen Bereich. Die alveolare Ventilation nimmt in erster Linie aufgrund eines kleiner werdenden Atemzugvolumens ab. Gleichzeitig steigt der CO_2-Spiegel im Blut und es entwikkelt sich eine respiratorische Azidose. Zur Aufrechterhaltung einer ausreichenden alveolaren Ventilation und eines ausgeglichenen Säure-Basen-Status ist daher – insbesondere bei längerer Narkosedauer – eine assistierte oder kontrollierte Beatmung erforderlich.

Muskulatur

Enfluran ist von der chemischen Struktur her ein Äther und hat als solcher wie auch andere Ätherverbindungen (Diäthyläther, Methoxyfluran) eine ausgeprägte muskelrelaxierende Wirkung. Die Entspannung der Kiefer- und Schlundmuskulatur tritt sehr bald ein, so daß

---

[1] Der MAC-Wert bezeichnet diejenige minimale alveolare Konzentration eines Inhalationsanaesthetikums, bei der 50% der Versuchspersonen bzw. -tiere auf einen definierten Schmerzreiz hin nicht mehr mit einer Abwehrbewegung reagieren. Die narkotische Potenz eines Anaesthetikums läßt sich durch seinen MAC-Wert charakterisieren.

unter Umständen eine endotracheale Intubation auch ohne die Gabe eines Muskelrelaxans durchgeführt werden kann. Da jedoch die Muskelentspannung früher eintritt als das Erlöschen der laryngealen Reflexe, ist es sehr zu empfehlen, vor der Intubation eine Schleimhautanaesthesie von Rachen und Kehlkopf durchzuführen.
Der Skelettmuskeltonus ist bereits in einem bemerkenswerten Maß bei Enflurankonzentrationen gesenkt, der die Spontanatmung nur gering beeinträchtigt. Dies kann in bestimmten Fällen von Bedeutung sein, bei denen eine Muskelentspannung erforderlich, eine Relaxierung und kontrollierte Beatmung hingegen besser vermieden werden (z. B. Abdominal-Operationen in Katastrophenfällen, wenn kein in der Beatmung ausreichend geschultes Personal zur Verfügung steht; notwendige Operationen bei bestimmten Verletzungen, wie z. B. eine Bronchusruptur).
Curareartig wirkende Muskelrelaxantien werden in ihrer Wirkung durch Enfluran verstärkt, so daß wesentlich kleinere Dosen als gewöhnlich erforderlich sind. Der Angriffsort für die muskelerschlaffende Wirkung dürfte weniger die Muskelzelle selbst oder die motorische Endplatte als vielmehr das Zentralnervensystem sein.

Stoffwechsel, Leber- und Nierenfunktion

Enfluran scheint zu keinen Veränderungen des Blutzuckerspiegels zu führen und den Plasmainsulingehalt nicht zu beeinflussen. Aus diesen Gründen kann Enfluran auch bei Diabetikern angewandt werden. Es liegen bislang noch keine Hinweise dafür vor, daß Enfluran zu Leber- oder Nierenschädigungen führt. Verantwortlich für die Nebenwirkungen an den parenchymatösen Organen werden die Abbauprodukte der Anaesthetika gemacht. Bei den halogenierten Inhalationsanaesthetika handelt es sich hierbei vornehmlich um freie Fluoride.
Der metabolische Abbau von Enfluran im Organismus (Biotransformation) ist gering; er beträgt ungefähr 2,5% (Halothan ca. 20%, Methoxyfluran ca. 50%). Dennoch kann selbst dieser relativ geringe Anteil an Metaboliten zu Nierenschädigungen führen, vor allem wenn gleichzeitig eine Hypoxie besteht.

Zentralnervensystem

Während tiefer Enflurannarkose lassen sich im EEG gesteigerte elektrische Aktivitäten bis hin zu epileptiformen Krampfpotentialen („Spikes“) feststellen, mitunter gefolgt von Muskelzuckungen und tonisch-klonischen Bewegungen. Auch andere Inhalationsanaesthetika rufen im EEG ähnliche Bilder hervor; bei Enfluran scheinen diese jedoch besonders ausgeprägt zu sein. Das Vorliegen einer Hypokapnie begünstigt das Auftreten dieser EEG-Veränderungen. Es hat den Anschein, daß die Entstehung der geschilderten Krampfpotentiale verhindert werden kann, wenn unnötig tiefe Narkosestadien und eine Hyperventilation vermieden werden.
Obgleich die Hirndurchblutung während einer Enflurannarkose absinkt, scheint der Hirndruck anzusteigen, was bei neurochirurgischen Eingriffen nicht erwünscht ist.
Die analgetische Wirkung von Enfluran ist wie bei Halothan gering. Um eine ausreichende Analgesie zu erhalten, muß Lachgas dem Inspirationsgemisch zugefügt werden.

Vorteile von Enfluran

- Sehr gute Muskelentspannung und gute Anaesthesie, gleichzeitige Gabe von Lachgas vorausgesetzt.
- Anwendbar zur Anaesthesie von Patienten mit Myasthenia gravis.
- Hohe O_2-Konzentration in Inspirationsgemischen möglich, da der erforderliche Enfluranteil am Gemisch gering ist.
- Relativ geringer atemdepressorischer Effekt.

- Angenehmer Geruch, keine schleimhautreizende Wirkung. Einleitung und Weiterführung der Narkose sind mit demselben Mittel möglich.
- Unter der Voraussetzung, daß eine Hypoxie vermieden wird, keine oder nur geringe Beeinträchtigung der Leber- und Nierenfunktion.
- Kurze Einleitungs- und Aufwachphase.

Nachteile von Enfluran

- Geringe analgetische Wirkung, kein analgetischer Effekt in der postoperativen Phase.
- Blutdruckabfall bei höheren Enflurankonzentrationen.
- Sensibilisierung des Herzmuskels gegenüber Katecholaminen.
- Trotz einer geringen Biotransformationsrate kann im Zusammenhang mit einer Hypoxie eine Nierenschädigung auftreten.
- Der Hirndruck wird erhöht.

Relative Kontraindikationen

- Gestörte Leber- und Nierenfunktion.
- Gleichzeitiger Gebrauch von Adrenalin.
- Gleichzeitige Anwendung blutdrucksenkender Medikamente.
- Bestehender Hirndruck, insbesondere bei neurochirurgischen Eingriffen.

Absolute Kontraindikationen

- Patienten, bei denen nach vorhergehenden Narkosen mit halogenierten Inhalationsanaesthetika Zeichen einer Gelbsucht oder unklare Fieberschübe auftraten.
- Anamnestisch bekannte Fälle von familiärer hereditärer Hyperpyrexie. (Erbliche Erkrankung, bei der es im Zusammenhang mit Allgemeinanaesthesien zu unerklärlichen, starken Temperaturanstiegen kommen kann. Trotz unverzüglich eingeleiteter Therapie kommt es häufig zu letalem Ausgang.)
- Drohender Sauerstoffmangel von Leber und Niere (Hypoxämie, manifester Schock).

Forane ($CF_3CHCl\text{-}O\text{-}CF_2H$)

Das Anaesthetikum hat dieselben Eigenschaften wie Ethrane. Siedepunkt 48,5° C. Dampfdruck bei 20° C 350 Torr.

Dosierung von Halogenenkohlenwasserstoffen

Die geringe Narkosebreite und starke Wirksamkeit der Halogenkohlenwasserstoffe macht den Gebrauch von Spezialverdampfern erforderlich, um die genaue Menge, die man dem Patienten in der Einatmungsluft (Vol.%) verabreicht, zu kontrollieren.
Ein guter Verdampfer muß Unterschiede in der Temperatur und dem Gasfluß kompensieren können. Sowohl Temperatur- als auch Flowänderungen beeinflussen die Konzentration des Dampfes in der Einatmungsluft.
Wenn kein geeichter Verdampfer vorhanden ist, sollte man sich anhand einer Skala orientieren, die den Verbrauch in ml/min in Zusammenhang mit der Konzentration des Dampfes angibt (s. Abb. 73).

Die Toxizität der Halogenkohlenwasserstoffe

Es hat sich herausgestellt, daß die für die Anaesthesie verabreichten Halogenkohlenwasserstoffe vor allem für die Leber toxisch sind. Die Toxizität des Chloroforms ist schon seit langem

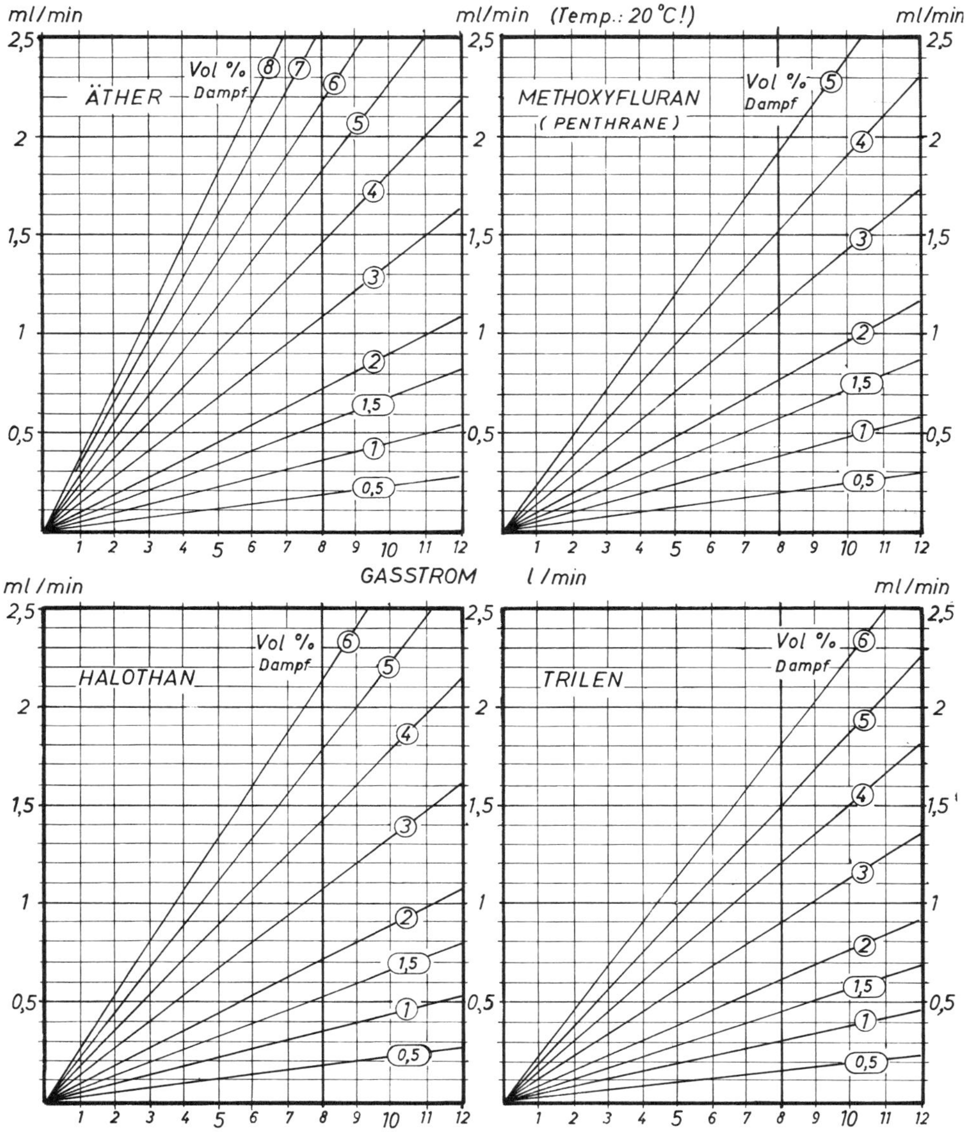

Abb. 73. Verbrauch verschiedener Narkosemittel (ml/min) in bezug zum Gasstrom (l/min)

bekannt. Neuerdings hat sich ergeben, daß auch Halothan und Methoxyfluran unter gewissen Umständen für die Leber giftig sein können.

Wir wissen, daß die Leber die große „Entgiftungszentrale" des Körpers darstellt, eine Entgiftungszentrale, die auch scheinbar stabile, Fluor enthaltende Stoffe mittels wirkungsvoller Enzyme angreift und schrittweise abbaut. Dies geschieht meistens durch Oxydation oder/und Hydroxylierung (Ankopplung einer OH-Gruppe) und Abspaltung der Halogene (Chlor und Brom). Das aktivste Enzym in diesem Vorgang ist das Zytochrom P 450. Dieses Enzym spaltet ebenfalls eine Reihe anderer Stoffe. Es hat sich herausgestellt, daß, wenn Fremdstoffe dem Körper zugeführt werden, die Menge von Zytochrom P 450 zunimmt, so

Wirkung der Inhalationsanaesthetica auf verschiedene Organfunktionen	ÄTHER	CYCLOPROPAN	TRILEN	HALOTHAN	PENTHRANE	ETHRANE
Peripherer Widerstand (im Ganzen) (Spannung der Blutgefäße)	höher	höher	gleich	niedriger	gleich	gleich
Durch vasomotorisches Zentrum	—	—	—	niedriger	—	—
Durch Nebennierenwirkung (Adrenalin)	höher	höher	—	—	höher	—
Durch direkte Wirkung auf Gefäße	niedriger	—	—	niedriger	—	—
EINFLUSS VON DOSIERUNG (in „klinischem Bereich")	+	+	—	+	—	—
Effekt auf Wirkung des Noradrenalins	Schwächung	Verstärkung	—	Schwächung	Schwächung	Schwächung
Aktivität des sympathischen Systems	höher	höher	niedriger	niedriger	höher	niedriger
Empfindlichkeit des Herzens auf Adrenalin	0	+++	++	++	?	?
Unregelmäßiger Pulsschlag (Arrythmie)						
Im Falle normalen CO_2-Gehaltes im Blut	—	+	—	—	—	—
" " erhöhten " " " "	—	+++	+++	++++	—	—
Erhöhung des Catecholamingehaltes im Blut (normaler CO_2 Gehalt)	+++	++	+	—	+	—
Erhöhung des Blutzuckergehalts	++	+	—	—	+	—
Schwächung des Herzens (neg. Inotropie)	—	—	—	+++	—	+
Atmung: Oberflächliche Anaesthesie	tiefer	—	schnell	schwächer	—	—
Tiefe Anaesthesie	oberflächlich	ungenügend	0!	ungenügend	—	—
Tachypnoe (schnelle flache Atmung)	—	—	++	++	—	—
Bronchi	Erweiterung	Verengung	—	Erweiterung	Erweiterung	Erweiterung
Reizung der Schleimhäute	+++	—	+	—	—	—
Erhöhung des intrakraniellen Drucks	+++	++	—	+	—	—
Erbrechen oder Übelkeit nach der Operation	++	—	—	++	+	—
Giftige Wirkung auf:				Leber	Leber/Nieren	?
Brauchbar zur Einleitung	nein	+++	+	+++	++	+++
Analgetische Wirkung	++++	+	++	—	++	+
Mittlere Unterhaltungskonzentration Vol %	5	15	0,5	0,75	0,6	0,9

Abb. 74

daß die Fremdstoffe schneller abgebaut und eliminiert werden können. Verabreichung körperfremder Stoffe aktiviert also die Biotransformation dieser Stoffe (Biotransformation = Umbau in vivo).

Es ist in der Anaesthesie bekannt, daß ein Alkoholiker eine größere Dosis eines Anaesthetikums braucht, sei es Äther, Halothan oder Pentothal. Der Alkoholgenuß hat nämlich die Synthese von Zytochrom P 450 stimuliert und die verabreichten Stoffe werden nun viel schneller abgebaut. Diese „Sensibilisierung" kann durch eine ganze Anzahl von Arzneimitteln stattfinden (Schlafmittel, Alkohol, Phenazetin, Diazepine, Antihistaminika, Cortison etc. und sicher auch Äther und Halothan). Diese Sensibilisierung wird auch „Enzyminduktion" genannt.

Es scheint wahrscheinlich, daß nicht die Halogenkohlenwasserstoffe an sich giftig sind, sondern ihre Zwischenprodukte, die während der Biotransformation entstehen. Je schneller die Leber imstande ist, einen Fremdstoff anzugreifen, desto giftigere Abbauprodukte entstehen und desto toxischer ist deren Wirkung. In Übereinstimmung mit dieser These steht die Tatsache, daß die Toxizität von Fremdstoffen im jungen Kindesalter nicht nachweisbar ist. Die Aktivität des Zytochroms P 450 ist beim Kind kaum entwickelt; außerdem nehmen Kinder im allgemeinen wenig Pharmaka ein, welche zur Enzyminduktion führen könnten. Je weniger ein Fremdstoff (in diesem Falle ein Halogenkohlenwasserstoff) in der Leber abgebaut wird, desto weniger toxisch wird er sein. Dies trifft wahrscheinlich für Ethrane zu, das nur zu 5% transformiert wird (Halothan 20%, Penthrane 50%) und das bis jetzt noch keine toxische Nebenwirkungen bezüglich der Leber gezeigt hat (Abb. 74).

Bedeutung der Löslichkeit der Narkosemittel

Der Hauptwirkungsort eines Narkosemittels ist das Zentralnervensystem. Das Narkosemittel erreicht das Zentralnervensystem über den Blutkreislauf, gleichgültig, ob es durch die Lunge eingeatmet oder sofort mittels Injektion in das Blut gebracht wird.

Die Konzentration im Blut ist bestimmend für den Übergang der Wirkstoffe (z. B. Anaesthetika) in das Zentralnervensystem. Ist das Blut ganz gesättigt, dann wird, sobald dem Blut noch mehr Narkosemittel zugeführt wird, diese Menge sofort in das Gewebe abgegeben. Die Blutkonzentration hängt wiederum von der Löslichkeit des Stoffes im Blut ab: ist ein Stoff schlecht löslich, so ist das Blut mit einer kleinen Menge schon gesättigt. Von einem gutlöslichen Stoff muß man viel geben, bevor die Sättigung erreicht wird. Außerdem haben wir es im Körper mit zwei Gewebearten zu tun, die Narkosemittel in unterschiedlichem Maße aufnehmen können:

1. Fettgewebe nimmt vor allem lipoidlösliche Stoffe,
2. Plasma und Körperflüssigkeiten dagegen wasserlösliche Substanzen auf.

Die meisten narkotischen Stoffe sind sowohl in Wasser als auch in Fett löslich. Der Verteilungskoeffizient drückt die Verteilung in diesen beiden Medien aus. Z. B. hat Chloroform einen Öl/Wasser-Koeffizienten von 70. Das bedeutet, daß eine Chloroformmenge, die in Kontakt mit Wasser und Öl steht, sich in Öl 70mal besser als in Wasser löst.

Was geschieht, wenn ein Narkosemittel eingeatmet und in das Blut gebracht wird? 1. Je effektiver die Atmung ist, desto schneller steigt die Konzentration des Stoffes im Blut an. 2. Je größer die Durchblutung des Gewebes ist, desto schneller findet die Übertragung des Narkosemittels vom Blut in das Gewebe statt. Ebenfalls schnell verläßt das Mittel das Gewebe nach Beendigung der Narkose. 3. Wenn der Stoff im Blut gut löslich ist, dauert es länger, bis das Blut und die Körperflüssigkeit gesättigt sind, bevor die für die Narkose wirksame Konzentration im Zentralnervensystem erreicht worden ist (Abb. 75).

In dieser Abbildung ist der Anaesthetikum-Gehalt in den verschiedenen Geweben in % der möglichen totalen Sättigung wiedergegeben, und zwar im Stadium der chirurgischen Tole-

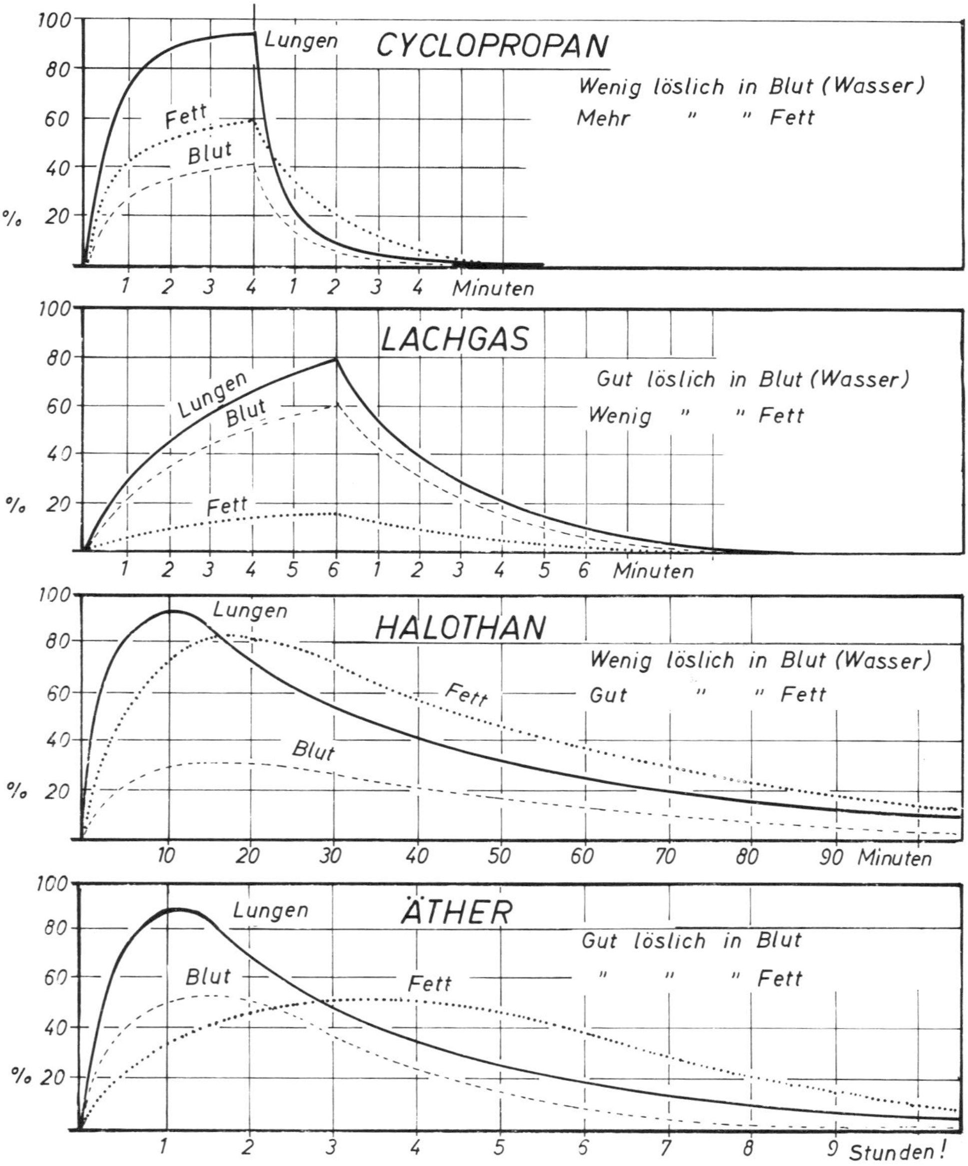

Abb. 75

ranz. Bei Halothan und Äther sieht man, daß die Depotbildung im Fettgewebe die Blutkonzentration nur langsam absinken läßt.

4. Ist der Stoff schlecht blutlöslich, aber gut löslich in den Körperfetten, wird das Blut sehr rasch gesättigt sein, so daß die anaesthetische Wirkung rasch im Zentralnervensystem auftritt.

Das Fettgewebe selbst ist im allgemeinen schlecht durchblutet und wird demnach trotz der guten Lipoidlöslichkeit des Medikamentes anfänglich nicht viel aufnehmen können. Nach einiger Zeit sinkt die Narkosemittelkonzentration im Blut ab und steigt im Fettgewebe an. Wird die Verabreichung unterbrochen, sinkt die Blutkonzentration des Mittels sehr schnell ab. Die vollständige Ausscheidung des auch im Fett angesammelten Narkotikums dauert jedoch viel länger, da dieses Fettdepot nur sehr langsam das Narkotikum an den Kreislauf wieder abgeben kann.

5. Wenn das Narkosemittel sowohl in Wasser als auch in Fett gut löslich ist, werden zwei Vorräte gebildet, wodurch eine Kombination der Punkte 3 und 4 entsteht: langsame Anflutung und langsame Ausscheidung

Folgende Regel läßt sich aufstellen:'Ist ein Narkotikum:

schlecht lipoidlöslich schlecht wasserlöslich	}	sehr schnelle Anflutung und sehr schnelle Ausscheidung
schlecht lipoidlöslich gut wasserlöslich	}	langsame Anflutung und schnelle Ausscheidung
gut lipodlöslich schlecht wasserlöslich	}	schnelle Anflutung und langsame Ausscheidung
gut lipodlöslich gut wasserlöslich	}	langsame Anflutung und langsame Ausscheidung

Das „Wiedereinschlafen“

Das „Wiedereinschlafen“ nach Beendigung einer Inhalationsnarkose kann vor allem bei einem Narkotikum, das gut in Fett und schlecht in Wasser löslich ist, wie Halothan und Chloroform, stattfinden. Wenn man gegen Ende der Narkose den Patienten adäquat beatmet, sinkt die Halothan-Konzentration im Blut schnell ab, weil das Halothan im Blut schlecht löslich ist und der Patient wird wach. Nach kurzer Zeit steigt die Halothan-Konzentration im Blut wieder von neuem an, weil aus dem Fettdepot Halothan an das Blut abgegeben wird: der „wache“ Patient schläft wieder ein.

Intravenöse (i. v.) Anaesthetika

Die intravenöse Verabreichung von Stoffen mit anaesthetischer Wirkung wird seit langem angewendet. Gibt man z. B. Morphin intravenös in einer Menge, die den Patienten bewußtlos (narkotisch) und schmerzunempfindlich macht, so wird bei dem Patienten ein Atemstillstand provoziert. Außerdem hält die Wirkung einer solchen Dosis sehr lange an. Man hat deshalb nach Stoffen mit einer kurzen Wirkungsdauer und geringem Einfluß auf die Atmungs- und Herz-Kreislauf-Funktionen gesucht. Bezüglich der fehlenden Einflüsse auf die Vitalfunktionen finden wir eine Anzahl von Schlafmitteln, die in hoher Dosierung zwar anaesthetisch aber nicht analgetisch wirken. Diese Mittel haben eine lange Wirkungsdauer und sind deshalb für eine Narkose ungeeignet. Die entscheidende Wende hat die Entdeckung von Schlafmitteln mit kurzzeitiger Wirkung vom Evipan-Typ herbeigeführt.

Schlafmittel

Barbitursäureverbindungen (Abb. 76)

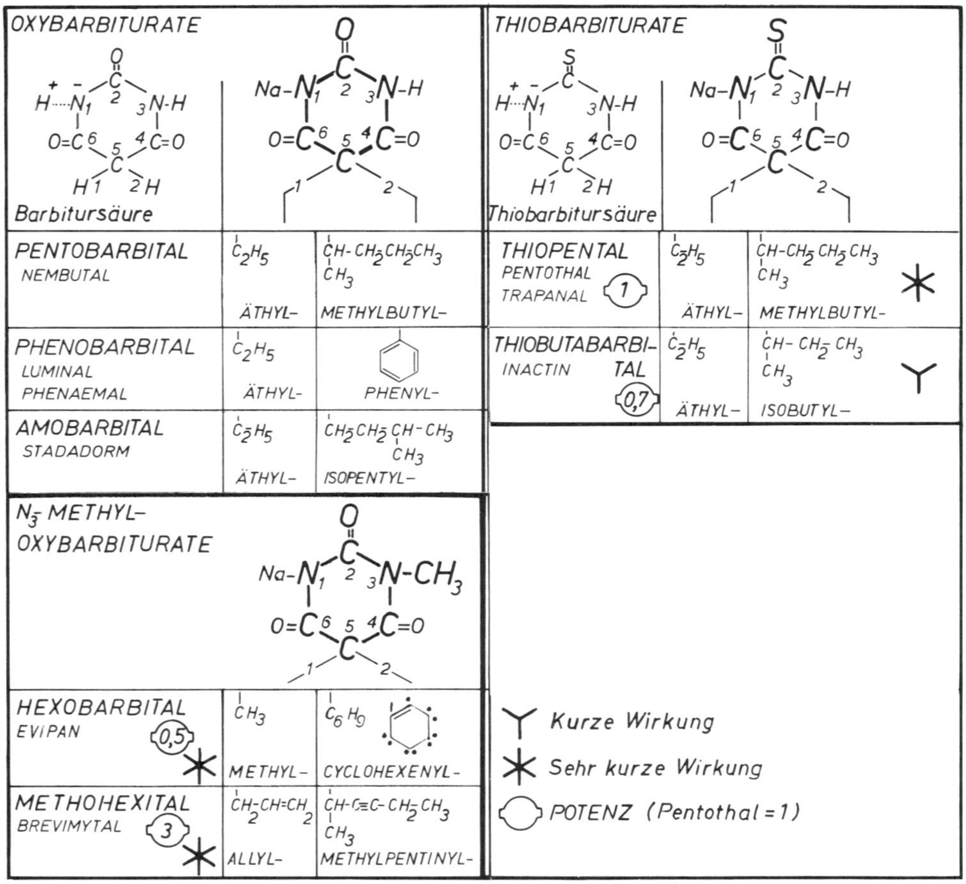

Abb. 76. Die wichtigsten Barbitursäureverbindungen

Barbitursäure ist eine Verbindung von Malonsäure und Harnstoff. Malonsäure ist eine Methyl-Dicarbonsäure. Harnstoff ist das Diamid von Kohlensäure.

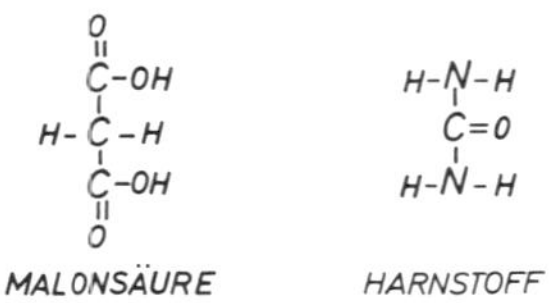

Unter Abspaltung von zwei Wassermolekülen entsteht ein Molekül Barbitursäure oder Malonylureum:

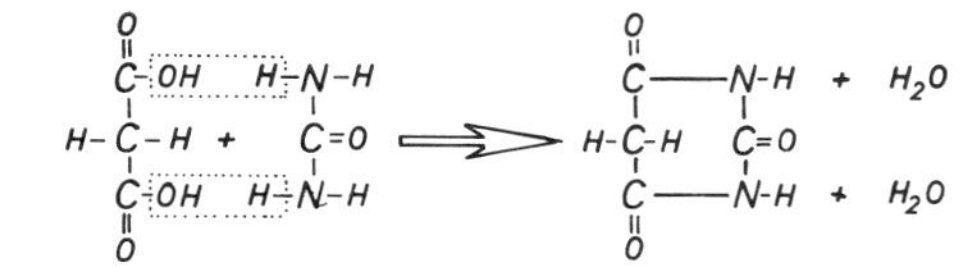

MALONSÄURE + HARNSTOFF → MALONYLHARNSTOFF + WASSER

Die gewöhnliche Schreibweise für Malonylureum jedoch ist ein sechseckiger Ring (Pyrimidin-Ring), dessen Eckpunkte mit dem N-Atom rechts oben beginnend numeriert sind.

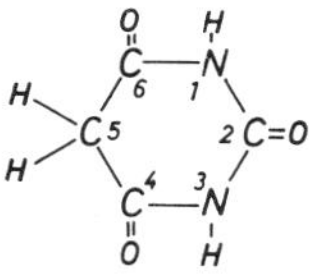

Die Anzahl der Barbitursäureverbindungen ist sehr groß. Die Unterschiede entstehen durch das Anhängen von verschiedenen Alkylradikalen anstelle der beiden Wasserstoffatome an das 5. C-Atom. Außerdem wird bei einigen Verbindungen das H-Atom an der Stelle 3 durch ein anderes Radikal ersetzt. Barbitursäureverbindungen mit einem Sauerstoffatom am Kohlenstoff des Harnstoffes werden Oxybarbiturate genannt. Dieses Sauerstoffatom kann durch ein Schwefelatom ersetzt werden. Diese Verbindungen heißen dann Thiobarbiturate:

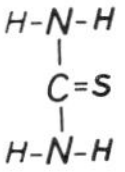

Diese Änderungen in der Barbitursäureformel haben eine wichtige Bedeutung bezüglich der anaesthetischen Wirkung der Substanz. Ersetzen des Sauerstoffs durch Schwefel (Thiobarbiturat) macht das Molekül weniger stabil; die Verbindung hat eine kürzere Wirkungsdauer, während die Fettlöslichkeit sich verbessert. Das Ersetzen von Wasserstoff an der 3. Stelle durch einen Methylrest macht das Molekül noch weniger stabil, erhöht allerdings dessen Wirkung auf das zentrale Nervensystem. Ersetzen des Wasserstoffatoms an der Stelle C 5 durch schwere Reste verstärkt die hypnotische Wirkung des Mittels.
In Abb. 60 findet man die Namen und Zusammensetzungen der gebräuchlichsten Barbitursäureverbindungen. Für die intravenöse Narkose werden meistens die Natriumsalze der Thiobarbiturate bevorzugt. Die in der Anaesthesie angewandten Barbitursäuren weisen wenig Wirkungsunterschiede auf. Repräsentativ für alle sollen hier die Eigenschaften des Pentothals besprochen werden.

Eigenschaften von Pentothal

(Thiopental, Äthyl-methyl-butyl-Thiobarbitursäure)
Thiopental findet immer in Form seines Natriumsalzes Anwendung. Das Medikament wird in Puderform hergestellt, das in Aqua dest. aufgelöst wird. Die gebräuchlichste Konzentration ist eine 2,5-%ige, d. h. 5 g werden in 20 ml Wasser gelöst.
Die Lösung ist stark basisch: pH zwischen 10 und 11. Bei niedrigerem pH fällt die Barbitursäure als weißflockiger Niederschlag aus.
Pentothal ist 4,7mal besser fett- als wasserlöslich und hat eine schnelle Wirkung auf das Zentralnervensystem. Nach der i. v.-Injektion werden ca. 60% der Substanz an die Bluteiweiße – vor allem an das Albumin – gebunden. Nach wiederholter Gabe kann im Fettgewebe ein Depot gebildet werden, das eine gewisse narkotische Nachwirkung verursachen kann.

Abbau und Ausscheidung

Die langwirkenden Barbiturate (Veronal, Luminal) sind Oxybarbiturate mit einfachen stabilen Resten an dem C-5-Atom. Diese Barbitursäuren werden im Körper kaum abgebaut. Die Ausscheidung geschieht über die Nieren. Deshalb ist die Wirkungsdauer von der Nierenfunktion abhängig.
Die kurzwirkenden Barbiturate haben weniger stabile Radikale an der Stelle 5 des Pyrimidin-Ringes, ein Schwefelatom statt Sauerstoff an der 2. Stelle (Thiobarbiturat) oder ein Radikal an der Stelle 3. Diese Verbindungen werden teilweise in der Leber abgebaut. Die Wirkungsdauer wird deshalb von der Leberfunktion beeinflußt.

Wirkung auf den Organismus

Zentrales Nervensysten. Das Anaesthetikum wird schnell im ZNS aufgenommen. Die Aufnahme ist von der Blutkonzentration abhängig. Bei schneller Injektionsgeschwindigkeit schläft der Patient in etwa 25 Sekunden ein. Die hohe Anfangskonzentration sinkt durch die Aufnahme des Medikaments in das Fettgewebe schnell ab. Im Gegensatz zur Äthernarkose beginnt die Barbitursäurewirkung nicht mit dem analgetischen Stadium, sondern die hypnotische Wirkung steht hier im Vordergrund. Der Patient antwortet schwer, schließt die Augen, und manchmal gähnt er. Emotionelle Äußerungen, wie ängstlicher Gesichtsausdruck oder glückliches Lächeln, kommen vor. Die subjektiven Symptome bestehen meist aus einem Gefühl des Schwebens, wobei vor allem akustische Wahrnehmungen im Vordergrund stehen können: anschwellendes Rauschen oder Summen. Auch optische Sensationen kommen vor: die Decke des Zimmers wird immer höher oder beginnt sich zu bewegen, während die scharfen Konturen der Wände oder der Gegenstände sich in einen Wirbel von unscharfen Formen auflösen. Der Patient verliert nun sein Bewußtsein. Bei Bewußtseinsverlust kommt es zu einer Hyperreflexie, denn niedrigere Zentren werden durch das Bewußtsein (Formatio reticularis) nicht mehr kontrolliert bzw. korrigiert. Deshalb können bestimmte Reize wie Berührung oder Geräusche plötzliche, heftige Reaktionen hervorrufen. Vor allem das parasympathische System (Vaguskern) ist in dieser Phase sehr empfindlich: Husten, Laryngospasmus oder sogar Bronchospasmus können als Reaktion auf einen Reiz z. B. in den oberen Luftwegen oder einen Schmerzreiz auftreten. Es wird also deutlich, daß die Barbiturate keine analgetische, sondern eine rein hypnotische Wirkung besitzen.
Autonomes Nervensystem. Die Barbitursäureverbindungen haben eine sympathikolytische und parasympathikomimetische Wirkung. Durch die Sympathikolyse verlieren die Blutgefäße der Peripherie (Venen und Kapillaren) ihre Wandspannung: periphere Gefäßerweiterung. Auch die Herzfunktion wird negativ beeinflußt. Es resultiert eine Blutdrucksenkung. Die Barbitursäuren haben keinen Einfluß auf das Hypophysen-Nebennierensystem; die sogenannte „Streßsituation" wird also gehemmt, und es gibt keine Adrenalin- oder Cortisonspiegelerhöhung im Blut.
Herz und Kreislauf. Die Herzfunktion wird negativ beeinträchtigt, während die Herzfrequenz nicht nennenswert verändert wird bzw. manchmal ansteigt. Die Folge ist eine Senkung des systolischen Blutdruckes: das Schlagvolumen des Herzens nimmt ab.
Die erhöhte Vagusansprechbarkeit, potenziert durch bestimmte Reize wie Intubation, Husten, Verschlucken und Schmerzen, kann auch zu einer Bradykardie, zuweilen sogar zum Herzstillstand führen. Deshalb ist bei Pentothal-Narkose eine Atropin-Prämedikation unbedingt erforderlich.
Die Blutgefäße, besonders die der Peripherie, erweitern sich. Ein Teil des Blutvolumens stagniert in diesen Gebieten, so daß die Menge des zirkulierenden Blutes abnimmt. Diese relative Hypovolämie verursacht eine zusätzliche Blutdrucksenkung, die vom Körper kompensatorisch nicht mehr korrigiert werden kann.

Atmung. Die Atmung wird flacher (erniedrigtes Atemzugvolumen), während die Atemfrequenz sich kaum verändert. Nach intravenöser Injektion, insbesondere bei einer zu schnellen Verabreichung, kann es zu einer vorübergehenden Atemdepression bzw. Apnoe kommen. Eine Pentothal-Narkose führt also zu einer zentralen Ateminsuffizienz mit nachfolgender Hypoxie und Hyperkapnie. Durch eine erhöhte vagale Reflexbereitschaft kann ein Laryngospasmus oder Bronchospasmus auftreten. Ein lebensbedrohlicher Laryngospasmus wird durch sofortige Relaxierung des Patienten mit nachfolgender Intubation und Beatmung therapiert. Beim Bronchospasmus werden broncholytische Mittel verabreicht. Komplikationen solcher Art treten häufig auf bei Patienten mit einer gewissen Überempfindlichkeit und disponierenden Faktoren wie z. B. Erkältungen, Nikotinabusus, Bronchitis und vor allem Asthma bronchiale.

Leber und Nieren. Bei Leberinsuffizienz verzögert sich der Abbau der Barbitursäureverbindungen, die Wirkung von Pentothal wird somit verlängert. Bei einem bekannten Leberleiden muß also vorsichtig dosiert werden. Eine toxische Wirkung auf die Leber ist nicht bekannt. Auf die Nieren hat Pentothal keinen Einfluß.

Vorteile von Pentothal. Einfache, für den Patienten angenehme Verabreichung mit schnellem Wirkungseintritt. Postoperatives Erbrechen kommt nicht vor. Rasche Erholung, ohne unangenehme Nebenwirkungen.

Nachteile von Pentothal. Blutdrucksenkung durch Beeinträchtigung der Herztätigkeit. Fehlende analgetische Wirkung. Bei oberflächlicher Anaesthesie erhöhte Reflexbereitschaft vor allem des parasympathischen Systems. Gefahren: Laryngospasmus, Bronchospasmus, Bradykardie und Herzstillstand.

Ungenügende Muskelerschlaffung der quergestreiften Muskulatur. Erschlaffung der Magenmuskulatur im Bereich der Cardia, wodurch Mageninhalt „aufsteigen" kann (Aspirationsgefahr).

Kontraindikationen für Pentothal

1. Schock, Intoxikationen, schwere Herzfehler, ältere Patienten.
2. Asthma bronchiale und andere Erkrankungen allergischer Genese.
3. Patienten mit vollem Magen.
4. Akute intermittierende Porphyrie.
   Diese ist eine seltene Stoffwechselerkrankung, bei der ein gestörter Blutfarbstoffabbau besteht, der oft mit neurologischen Symptomen (Lähmungen) einhergeht.

Die intraarterielle Injektion

Es kommt nur selten vor, daß anstatt in die Vene in die Ellenbogenbeuge verlaufende Arterie injiziert wird. Diese Gefahr besteht vor allem, wenn ein Blutgefäß an der ulnaren Seite, also der Innenseite der Ellenbogenbeuge gesucht wird. Im Falle einer intraarteriellen Injektion kommt es zu einem plötzlichen, heftigen und brennenden Schmerz im Bereich der Hand, die auffallend blaß wird.

Maßnahmen

1. Nadel sitzen lassen.
2. 5–10 ml Kochsalzlösung mit 1000–2000 E Heparin-Zusatz injizieren.
3. 10–20 ml 1%ige Novocain- oder Xylocain-Lösung injizieren.
4. 50–100 mg Hydrocortison durch dieselbe Nadel injizieren.
   Nun kann die Nadel entfernt werden. Der Patient bekommt weiterhin 4mal täglich 50 mg Hydrocortison per os.
5. Der Arm muß warmgehalten werden, während die Hand selbst abgekühlt sein muß.

Durch die stark alkalische Lösung und durch Kristallbildung entsteht in den kleinen Handarterien und Arteriolen ein Spasmus. Es folgen entzündliche und ödematöse Veränderungen der inneren Gefäßwand (der Intima), die zu Thrombosen führen können.

Paravasale Injektion

Bei paravasaler Injektion (Plötzliche Gewebsschwellung neben dem Gefäß) sollte durch die liegende Nadel eine Menge von 5–10 ml physiologischer Kochsalzlösung an derselben Stelle eingespritzt werden, um das Pentothal zu verdünnen. Die Stelle kann feucht verbunden werden.

Die Anwendung von Pentothal

Zur Narkoseeinleitung. Die Narkose muß immer mit einem Analgetikum komplettiert werden, z. B. mit Lachgas oder Fentanyl.
Nach Stauung des Armes mit einer Blutdruckmanschette wird ein deutlich sichtbares Blutgefäß punktiert. Die Manschette wird gerade über den diastolischen Druck aufgepumpt. Die Injektionszeit beträgt 1–2 Minuten. Die Bestimmung der Dosis erfolgt anhand der Reaktion des Patienten. Das Ankommen des Pharmakons im Gehirn ist von der Zirkulationszeit abhängig. Das Erlöschen des Augenlidreflexes (Kontrollieren durch vorsichtiges Berühren der Wimpern) ist ein Maß für die Einschlafdosis. Gleichzeitig mit dem Erlöschen dieses Reflexes fühlt man den Arm des Patienten „schwerer" werden: die Muskeln verlieren ihre Spannung. Die Atmung ist kontinuierlich zu beobachten. Bei langsamer Injektion tritt kein Atemstillstand auf.
Ist die Narkosetiefe ausreichend, wird ein Güdel-Tubus eingeführt und die Inhalation von Sauerstoff oder Sauerstoff-Lachgasgemisch durch die Maske wird fortgeführt. Ist die Atmung ungenügend, kann sie manuell mit dem Beutel unterstützt werden, bis eine spontane suffiziente Atmung wiederhergestellt ist. Der weitere Verlauf wird bestimmt durch die Art der gewählten Narkosetechnik.
Auch hierher gehören dieselben Sicherheitsmaßnahmen wie bei jeder anderen Anaesthesieform (Sauerstoff- und Beatmungsmöglichkeiten müssen vorhanden, Absauggerät muß angeschlossen und gebrauchsfertig sein).
Als Basis-Anaesthesie bei Kindern (veraltete Methode). Die rektale Verabreichung der Barbiturate geschieht in einer 5%igen Lösung eine halbe Stunde vor der Operation. Bei Kindern, die älter als 1 Jahr sind und bis zu einem Höchstgewicht von 20 kg, beträgt die Dosierung 50 mg/kg Körpergewicht.
Die rektale Gabe hat immer nach einer Atropin-Medikation zu erfolgen.
Für weitere Details s. auch Kapitel Prämedikation.
Bei Konvulsionen (Krämpfen). Bei Krämpfen infolge von Intoxikationen, Überempfindlichkeitsreaktionen, Hirnschädigung usw. kann Pentothal i. v. eine schnelle Kupierung des Anfalls herbeiführen.

Hydroxydion (Presuren, Viadril)

Dieses Narkotikum ist mit den Steroid-Hormonen chemisch verwandt und besitzt ähnlich wie jene eine Steroid-Formel.
Die hypnotische Wirkung ist sehr gut und hat eine Dauer von 5–20 Minuten, ohne daß schwere Depressionen des Kreislaufs bzw. der Atmung auftreten. Hydroxydion hat keine analgetische Wirkung. Die Wirkung tritt ca. 5 Minuten nach schneller intravenöser Injektion ein. Diese muß in ein größeres Blutgefäß erfolgen.
Dosierung:0,5–1 g einer 5%igen Lösung.
Nachteil: Irritation der Blutgefäßwände (Thrombophlebitis-Gefahr). Keine analgetische Wirkung. Blutdruckabfall, besonders bei älteren Patienten.
Vorteile: Keine parasympathische Reaktion, keine Atemdepression.
Das Narkotikum wird heute selten gebraucht. Der Grund liegt u. a. auch darin, daß nach

versehentlicher intraarterieller Injektion schwere Nekrosen beobachtet wurden, die nicht selten eine Amputation erforderlich machten. Ein neues, besser, verträgliches Steroidanaesthetikum ist das Althesin.

Phenoxy-Essigsäureverbindungen (Propanidid, Epontol)

Diese Stoffe sind erst seit neuerer Zeit in Gebrauch und hatten anfangs den Nachteil der Gefäßwandirritation. Das Lösungsmittel des Epontols ist das Cremophor, ein Stoff der an sich unangenehme Nebenwirkungen besitzt.
Propanidid verursacht nach der Injektion eine starke Hyperventilation mit nachfolgendem Atemstillstand. Es folgt tiefe Bewußtlosigkeit und während dieser Zeit völlige Analgesie. Der Blutdruck kann initial um ca. 30 Torr absinken. Epontol verdoppelt die Wirkungsdauer von Succinylcholin. Das Erwachen geschieht sehr schnell und ohne merkbare Restsymptomatik. Das Mittel ist deshalb geeignet für sehr kurze, ambulante Eingriffe (Poliklinik) oder für die Narkoseeinleitung. Epontol tritt bei kurzen operativen Eingriffen (z. B. Stichinzision) mehr oder weniger an die Stelle des sogenannten Rausches.
Dosierung: 5–10 mg/kg Körpergewicht. Bei älteren Patienten weniger.
Vorteile: Kurze Wirkungsdauer (2–3 Minuten) und fast keine Nachwirkungen wie Müdigkeit usw.
Nachteile: Zu kurze Wirkungsdauer! Manchmal ernsthafte Blutdruckabfälle oder schwere allergische Reaktionen Histaminfreisetzung) und Bronchospasmus. Geringe Hämolyse (nicht ernsthaft). Irritation der Blutgefäße.
Prämedikation: 0,5 mg Atropin.
Bemerkung: Immer mit Komplikationen rechnen, immer Intubationsbesteck und Sauerstoff bereithalten.

G-Hydroxy-Buttersäure (G-OH, Gamma-OH)

Diese Substanz ist verwandt mit der Gamma-Amino-Buttersäure, die ein physiologisches Stoffwechselprodukt des Gehirns ist. Gamma-OH erzeugt einen tiefen Schlaf ohne Atemdepression und mit geringer Blutdruckerhöhung. Der Schlaf ist keine echte Bewußtlosigkeit. Durch starke Reize kann der Patient z. B. geweckt werden. Keine analgetische und keine muskelrelaxierende Wirkung.
Dosierung: 100–200 mg/kg Körpergewicht, am besten mittels einer Infusion. Die Wirkung tritt erst nach 5–10 Minuten ein und hält lange an (einige Stunden).
Vorteile: Tiefer Schlaf ohne nachteiligen Einfluß auf Atmung und Blutdruck.
Nachteile: Postnarkotisches Erbrechen, wenn bei der Prämedikation kein Antiemetikum verabreicht wurde. Manchmal leichte Krämpfe an den Extremitäten (klonische Krämpfe).
Gebrauch: Als Einleitungsmittel zur Narkose.
Gynäkologie: Während der Austreibungsperiode oder vor einer Sectio caesarea (keine Gefahr der Atemdepression beim Kind). In der Intensivpflege während Beatmung: Durch Gamma-OH-Gaben können Patienten an einen Beatmungsapparat gewöhnt werden, ohne dabei morphinähnliche oder relaxierende Mittel zu benötigen.

Neuroleptanalgesie

Dieser Ausdruck ist entstanden durch Zusammenziehung der Begriffe Neurolepsie und Analgesie. Mit Neurolepsie ist gemeint: Hemmung der natürlichen Reaktionen des Körpers auf eine schädigende Wirkung (z. B. Schmerz, Blutverlust, Verletzung usw.).

Diese Streßreaktion wird im Körper durch den sympathischen Teil des autonomen Nervensystems erzeugt (erhöhte Adrenalinproduktion) und ist erkennbar an Symptomen wie Tachykardie, Blutdruckerhöhung, Schwitzen usw.
Stoffe mit neuroleptischer Wirkung werden also meistens eine sympathikolytische Wirkung haben und somit die Reaktion des Sympathikus unterdrücken. Beispiele ähnlich wirkender Stoffe haben wir eigentlich schon in den Barbitursäureverbindungen gesehen. Der Unterschied besteht jedoch darin, daß die echten Neuroleptika ihre Wirkung speziell auf das sympathische Nervensystem richten, ohne den Stoffwechsel im übrigen Zentralnervensystem zu hemmen. Ihre Wirkung ist mehr „spezifisch". Die hypnotische Wirkung tritt in den Hintergrund. Typisches Beispiel eines Stoffes mit neuroleptischer Wirkung ist das Chlorpromazin. Es verursacht Blutdrucksenkung durch Blockierung der Wirkung der blutdruckerhöhenden Substanzen, senkt die Körpertemperatur unter Herabsetzung des Stoffwechsels und des Energieverbrauches.
Die Kombination eines Neuroleptikums mit einem Analgetikum wurde zum ersten Mal in Form des sogenannten „Cocktail lytique" angewandt. Dieser besteht aus zwei verwandten Neuroleptika (Chlorpromozin und Phenergan) in Kombination mit Pethidin (Dolantin) als analgetischem Adjuvans.
Dieser lytische Cocktail wurde in solchen Fällen angewendet, bei denen eine Überbelastung des Körpers durch die „Streßreaktion" vorlag z. B. bei extrem hohem Fieber, heftigen Schmerzen und Unruhe.
Der lytische Cocktail ist als „Narkotikum" unbrauchbar. Die Bewußtlosigkeit ist ungenügend und durch die überwiegende sympathikolytische Wirkung tritt eine unerwünschte Blutdrucksenkung auf. Außerdem ist die Wirkungsdauer lang und schlecht abschätzbar. Überdies ist Chlorpromazin leberschädlich.
Man hat also nach anderen Mitteln gesucht, die eine vergleichbare Wirkung haben, schneller abgebaut werden, weniger Einfluß auf den Blutdruck ausüben und keine schädliche Wirkung auf andere Organe aufweisen.
Als kurzwirkende Neuroleptika ohne nennenswerte Nebenwirkungen werden heute am meisten Haloperidol und Dehydrobenzperidol (Droperidol) verwendet.
Daneben wurden Substanzen mit starker analgetischer Wirkung synthetisiert, die noch kürzer wirken als das gebräuchliche Morphin oder Pethidin. Aus einer Reihe von Stoffen, die wie Pethidin Piperidin-Verbindungen sind, sind einige sehr brauchbare Analgetika wie Palfium und das noch kürzer wirkende Fentanyl hervorgegangen.
Die Kombination von Dehydrobenzperidol (DHB) und Fentanyl in einem Verhältnis von 50 : 1 heißt Thalamonal. Thalamonal verursacht eine gute Analgesie und eine ausreichende Hemmung der Streßreaktion, aber ungenügende Bewußtlosigkeit. Es ist deshalb für die Anaesthesie in diesem festen Mischungsverhältnis unbrauchbar. Deshalb werden im Rahmen der Neuroleptonalgesie (NLA) das Dehydrobenzperidol und das Fentanyl gesondert verabreicht.
Für eine Narkose ist meistens die Zugabe von Lachgas in hypnotischer Dosierung unentbehrlich.

Fentanyl

Die analgetische Wirkung des Fentanyls ist tausendmal stärker als die von Pethidin. Die Konzentration in der Lösung ist deshalb auch sehr klein, nämlich 0,05 mg/ml. Die starke analgetische Wirkung ist verbunden mit einer starken Depression der Atmung sowie Übelkeit Fentanyl zeigt also Nebenwirkungen, die alle morphinähnlichen Stoffe aufweisen.
In höherer Dosierung wirkt Fentanyl parasympathikomimetisch und führt zu Bradykardie. Die Muskulatur der Extremitäten und des Rumpfes hat einen erhöhten Tonus. Dieser kann sehr ausgeprägt sein. Das Auftreten der obengenannten Symptome ist dosisabhängig.

Droperidol-Dehydrobenzperidol (DHB)

Droperidol hat eine sympathikolytische Wirkung. Es unterdrückt die Adrenalinwirkung sowohl peripher als auch zentral, aktiviert die Atmung und hebt die emetische Wirkung des Fentanyls auf. Droperidol neutralisiert sozusagen die unerwünschten Nebenwirkungen von Fentanyl. Nach Droperidol-Gaben kann eine sehr unangenehme Nebenwirkung auftreten, die sich in Muskelzittern und Steifheit der Muskulatur äußert und einer extrapyramidalen Symptomatik entspricht. Diese Symptome finden wir z. B. auch bei der Parkinsonschen Erkrankung.

Thalamonal

Thalamonal ist eine Kombination von Droperidol und Fentanyl im Verhältnis 50 : 1. 1 ml Thalamonal enthält 0,05 mg Fentanyl und 2,5 mg Droperidol.

Einwirkung auf den Organismus

Außer der spezifischen Wirkung der beiden Komponenten auf das zentrale und autonome Nervensystem ist eine Wirkung auf andere Organe unbekannt. Der Abbau findet hauptsächlich in der Leber statt.

Vorteile von Thalamonal

Anwendbar bei Leberschäden und toxischen Zuständen. Unterdrückt die Streßreaktion. Hat eine ausgezeichnete analgetische Wirkung und dabei keine parasympathikomimetische Wirkung. Kein Bronchospasmus, Laryngospasmus. Kein Einfluß auf die Herzfunktion. Kein Erbrechen; schnelle Erholung nach der Operation.

Nachteile von Thalamonal

Depression der Atmung: Beatmung praktisch immer erforderlich. Blutdrucksenkung bei Hypovolämie (Schock).
Selten parkinsonartige Symptome nach der Operation.

Kontraindikationen

Schwerer Blutverlust, Dehydratation und Schock, Parkinsonismus. Die alpha-blockierende Wirkung von DHB verursacht Blutdrucksenkung, aber durch die periphere Gefäßerweiterung wird auch im Falle des Schocks eine bessere Gewebsdurchblutung erzielt. Die Blutdrucksenkung muß dann durch Infusion (Plasmaersatzmittel) oder Transfusion aufgefangen werden.

Klinische Anwendung

Als Prämedikation 1–2 ml $^1/_2$ Stunde vor der Operation i. m. Immer in Kombination mit 0,5 mg Atropin.
Narkoseeinleitung: Zuerst Infusion anlegen, Patient Lachgas/Sauerstoffgemisch einatmen lassen und dann Thalamonal i. v. oder per infusionem verabreichen. Atmung beobachten. Wenn diese stockt, den Patienten zum Atmen auffordern. Sistiert die Atmung, dann Intubation und Beatmung. Tritt Muskelverkrampfung auf, dann Succinylcholin injizieren und den Patienten intubieren und beatmen.
Das Nachlassen der Analgesie äußert sich durch Blutdruck- und Pulsfrequenzsteigerung. In diesem Fall muß 1–2 ml Fentanyl (0,05–0,1 mg) gegeben werden. Effekt kontrollieren!
Am Ende der Operation kann die Restwirkung des Fentanyls, wenn erforderlich, durch Nalorphin, Levallorphan (Lorfan) oder Naloxon (Narcan) neutralisiert werden.

Da Dehydrobenzperidol länger als Fentanyl wirkt, ist es besser, langdauernde Operationen nach initialer DHB-Gabe (7,5–10 mg) mit Fentanyl statt mit Thalamonal durchzuführen, da dieses bei Bedarf mit Nalorphin antagonisierbar ist. Diese Technik, bestehend aus einer einmaligen DHB-Injektion zu Narkosebeginn und zusätzlicher Fentanylgabe während des weiteren Narkoseverlaufs (als Injektion oder kontinuierliche Infusion), ist die „klassische" Form der Neuroleptanalgesie (NLA). Heute wird die NLA von vielen Anaesthesisten auch mit einem herkömmlichen Präparat wie Thiopental oder Methohexital eingeleitet.
Auch für die postoperative Schmerzbekämpfung kann man Thalamonal applizieren, wobei man mit einem Blutdruckabfall zu rechnen hat.
Thalamonal wird auch als Prämedikation vor Eingriffen in Lokal-Anaesthesie verwendet. Die stark sedative Wirkung von Thalamonal, bei der der Patient eine gewisse Gleichgültigkeit in bezug auf seine Umgebung bekommt und die Schmerzempfindung stark unterdrückt wird, macht es hervorragend geeignet als Beruhigungsmittel für unangenehme, jedoch nicht sehr schmerzhafte Eingriffe wie Herzkatheterisierung, HNO-Eingriffe unter lokaler Betäubung, Verbandwechsel usw.

Ketamine (Ketanest)

Dieser Stoff hat eine stark analgetische und eine hypnotische Wirkung. Nach intravenöser (intramuskulärer) Verabreichung tritt eine tiefe Bewußtlosigkeit mit totaler Analgesie auf. Der Muskeltonus und wichtige Reflexe wie z. B. der Glottisreflex bleiben jedoch erhalten. Die Wirkung tritt ca. 30 Sekunden nach der i. v.-Injektion ein und dauert 5–10 Minuten an. Im Bedarfsfall kann eine kleine Repetitionsdosis hinzugegeben werden.
Sowohl der Blutdruck als auch die Pulsfrequenz steigen um ca. 30% des Ausgangswertes an. Die Atmung bleibt meistens unbeeinflußt, die Zunge fällt nicht zurück (Muskeltonus!). Der Abbau findet hauptsächlich in der Leber statt.
Als Nachwirkung können Halluzinationen auftreten, die von dem Patienten als unangenehm und sogar erschreckend empfunden werden und vor allem dann auftreten, wenn der Patient absichtlich aus dem meist lange dauernden Nachschlaf geweckt wird.

Vorteile

Keine Atemdepression, kein Blutdruckabfall. Tiefe Analgesie und Bewußtlosigkeit mit erhaltenem Muskeltonus: ungestörte Atmung. Kurze Wirkung. Kann intramuskulär gegeben werden (Kinder!).

Nachteile

Halluzinationen nach Beendigung der Narkose. Glottis-Reflex bleibt intakt, also Gefahr von Laryngospasmus, wenn Blut, Speichel etc. in den Larynx oder die Trachea kommen.

Prämedikation

Droperidol in der Prämedikation kann das Auftreten der unangenehmen Halluzinationen u. U. verhindern. Auch Valium (Diazepam) hat diese günstige Wirkung. Immer in Kombination mit Atropin verabreichen.

Dosierung

Mindestens 2 mg/kg Körpergewicht (2–3 mg/kg) intravenös. Mindestens 5 mg/kg Körpergewicht (5–10 mg/kg Körpergewicht) intramuskulär. Bei zu niedriger Dosierung ist die Analgesie ungenügend und es können unerwünschte Reaktionen auftreten (Muskelkrämpfe, Laryngospasmus).

Die therapeutische Breite des Präparates ist groß, das bedeutet auch bei starker Überdosierung nur geringe Lebensgefahr.

Anwendung

Kurze Eingriffe bei sehr kranken Patienten, bei denen nicht intubiert zu werden braucht. Kurze, schmerzhafte Eingriffe bei Kindern (z. B. häufige Verbandwechsel bei Verbrennungen).

Kontraindikationen

Hoher Blutdruck, Schlaganfall (Gehirnblutung) und Koronarsklerose (Angina pectoris) in der Anamnese. Eingriffe im Mund-, Nasen- und Rachenraum ohne endotracheale Intubation. Schweres Herzleiden. Zustände mit intrakranieller Drucksteigerung. Psychiatrische Patienten.

Valium (Diazepam)

Eine Diazepinverbindung, verwandt mit Librium und Mogadan. Es ist eigentlich ein Tranquilizer, jedoch kann bei intravenöser Verabreichung von 40–60 mg ein tiefer Schlaf erzeugt werden. Valium hat keine analgetische Wirkung, so daß es zur Anaesthesie mit einem Analgetikum kombiniert werden muß. Ein Vorteil des Valiums ist der relativ geringe Einfluß auf die Atmung und den Blutdruck. Ein Nachteil: die lange Sedierungsdauer.

Analgetika (schmerzstillende Mittel)

Die Analgetika sind in zwei Gruppen zu unterteilen:

I. Analgetika mit antipyretischer (fiebersenkender) Wirkung

Aspirin, Pyramidonverbindungen usw. Sie wirken vor allem auf leichte Schmerzzustände wie Zahnschmerzen, Hautschmerzen, Schmerzen der Knochenhaut, der Gelenke, bei Neuralgien u. ä.

II. Morphinartige Analgetika (Abb. 77)

Diese unterdrücken auch schwere Schmerzzustände und haben zusätzlich zentrale Effekte wie Schläfrigkeit, Müdigkeit, manchmal Wohlbefinden (Euphorie). Die analgetische Wirkung ist viel stärker als bei den Stoffen der ersten Gruppe.
Zwischen den vielen Analgetika (aus natürlichen Rohstoffen oder synthetisch hergestellt) sind die Unterschiede in den Nebenwirkungen gering, wenn man die gleiche schmerzstillende Dosis appliziert.
Fast alle Präparate haben die gleichen Nebenwirkungen:
1. Atemdepression,
2. Übelkeit, Erbrechen,
3. Gewöhnung, Sucht.

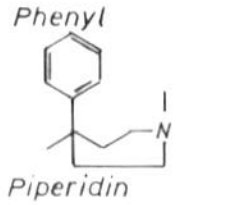

oder:

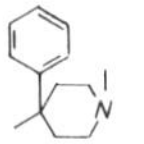

Die Phenyl-Piperidin-Gruppe ist noch erkennbar bis Dipidolor

	MORPHIN	DILAUDID (Hydromorphon)	DICODID (Hydrocodon)	HEROIN (Diazetylmorph.)	FENTANYL	FORTRAL (Pentazocin)	PETHIDIN (Meperidin, Dolantin)	METHADON (Polamidon)	DIPIDOLOR (Piritramid)	NALORPHIN (N-Allyl-morph.)	LORFAN (Levallorphan)	NARCAN (Nalloxone)
	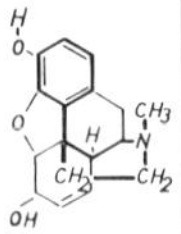	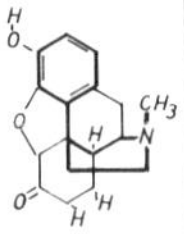	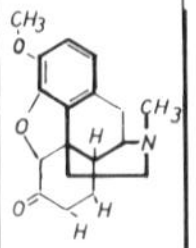	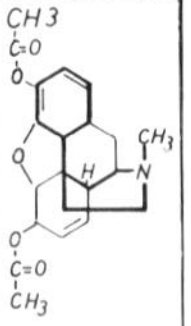 als Pharmakon nicht im Handel	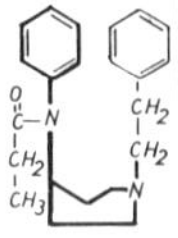	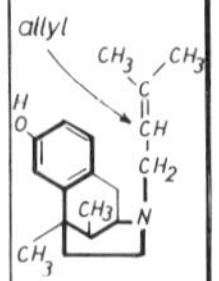	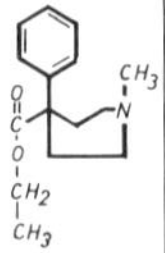	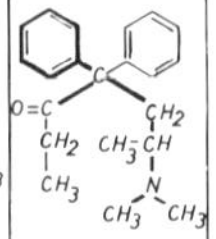	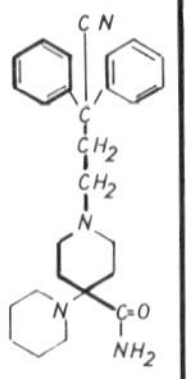	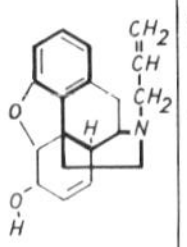	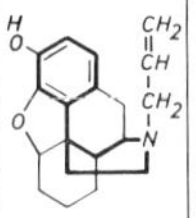	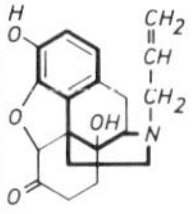
SUCHTGEFAHR	++	++	+	+++	+	±	++	+	+	Antidot	Antidot	Antidot
DEPRESSION der ATMUNG	++	+++	+	++	+++++	+	++	++	+		+	–
BLUTDRUCKSENKUNG Gefäßerweiterung Pulsverlangsamung	+	+	+	++	+	+	+++	++	+			
ZENTRALE DEPRESSION „NEUROLEPSIE"	++	++	+	++	+	+	++	+	+			
ZENTRALE EXZITATION (HALLUZINATIONEN)	+	++	+	++	+	++	+	+	+	++		
SCHLAFWIRKUNG	++	++	+	+	+	+	++	+	++			
AUSLÖSUNG von KONVULSIONEN				+	+	++			+	+		
ERBRECHEN, ÜBELKEIT	++	+	+	+	++	+	++	++	+			
ERHÖHUNG der MUSKELSPANNUNG				+	++				+			
CHOLINERGISCHE WIRKUNG (PARASYMP.)	+	+	+	++	++	+		+	+			
SPASTISCHE OBSTIPATION	++	+	+	++	+	+	+	++	+			
KONTRAKTION der GALLENGÄNGE und der Schließmuskeln!	+	+	+	+	+	+	+	++	+			
KONTRAKTION der HARNWEGE	+	+	+	+	+	+	+	++	+			
VERENGUNG der PUPILLEN	+	+	+	++	++	+	+	+	+			
ALLERGISCHE REAKTION (HISTAMINMOBILISIERUNG)	++	+	+	+			+++			+	?	?
GEFÄHRLICH in Kombination mit MAO-Inhibitoren	+			+	+	+	+++	+				
ANALGETISCHE WIRKUNG	++	+++	+	+	+++++	+	+	+++	++			
BERUHIGUNG WOHLBEFINDEN	++	+		+++		+	++	+	+			
GEEIGNET ZUR PRÄMEDIKATION	+	+				±	+	+				
" WÄHREND der OPERATION	+				+++		++	+				
" ZUR POSTOPERATIVEN ANALGESIE	+	+	+			+	+	+	++			
MITTLERE DOSIERUNG für ERWACHSENEN (EINZELDOSIS in mg)	10 mg	1-2	5-15	5-10	0,1-0,5	20-60	50-100	5-10	10-15	5-10	2-5	0,2-0,4
" " mg/kg Körpergew.	0,25	0,02	0,2	0,15	0,005	0,8	1,0	0,15	0,2	0,1	0,03	0,005
ZEIT bis MAXIM. WIRKUNG (min)/DAUER (Std)	60/4	30/1	45/4	30/2	5/0,5	60/2	30/2	30/4	30/6	1/1	1/1	1/1
ANALGETISCHE POTENZ in bezug zu MORPHIN	1	10	0,7	2	200	0,2	0,2	1,5	1			

Abb. 77. Eigenschaften der meistbekannten Analgetika. (Nach Gray und Nunn, 1971)

Morphin (als Sulfat oder Chlorid)

Morphin wird aus dem Saft einer bestimmten Mohnsorte gewonnen. Dieser Saft in getrockneter Form ist Opium, und dies enthält außer Morphin viele wirksame Bestandteile, von denen Codein und Papaverin die bekanntesten sind.
Die analgetische Wirkung von Codein ist sehr gering, während Papaverin vor allem spasmolytische, krampflösende Wirkung hat.
Pantopon enthält die Gesamtalkaloide des Opiums. Ferner enthält Pantopon etwa 50% Morphin.
Es gibt viele Stoffe mit ähnlicher Wirkung, die aus Morphin durch kleine Veränderungen an dem komplizierten Morphin-Molekül abgeleitet wurden. Die Struktur von Morphin ist in der Tabelle der morphinartigen Verbindungen (Abb. 63) angegeben. Der Kern ist ein Phenanthren-Dreierring.
In der Formel finden wir das typische Merkmal eines Stoffes mit zentral-dämpfender Eigenschaft: ein quaternäres Kohlenstoffatom durch 1 oder 2 C-Atome getrennt von einer Aminogruppe. (Vergl. die Barbiturate- und Pethidin-Formeln).

Eigenschaften

Starke analgetische Wirkung. Übelkeit und Erbrechen. Atemdepression. Manchmal durch Histaminfreisetzung Blutdruckabfall und Schock. In kleiner Dosis Euphorie erzeugend: Rausch mit angenehmer Stimmung. Beruhigung.
Spasmus der glatten Muskulatur: Ileus, Koliken der Gallenblase, des Ureters etc., Obstipation.
Wegen der unerwünschten Nebenwirkungen auf das Brechzentrum und die glatte Muskulatur wird Morphin stets in Kombination mit Atropin verabreicht.
Bei Pantopon wird dies schon durch das Vorhandensein von Papaverin erreicht.
Die Eigenschaften der vom Morphin abgeleiteten synthetischen Analgetika unterscheiden sich im wesentlichen kaum von denen des Morphins. Nur die Stärke der Wirkung ist unter gleicher Dosierung unterschiedlich.
So ist Dilaudid zehnmal stärker und Codein zehnmal schwächer als Morphin. Morphin wird nicht bei Kindern unter 6 Jahren und älteren Patienten über 70 Jahren gegeben. Im letzteren Fall treten manchmal Erregungszustände auf. Dosierung: Morphin: 5–10 mg subkutan, Patienten über 6 Jahre erhalten weniger, Pantopon 10–20 mg subkutan.

Kontraindikationen

Kleine Kinder und ältere Patienten.
Gallenstein- und Nierensteinleiden und Ileus. In allen Fällen wo eine Atembeeinträchtigung schon vorhanden ist: Intoxikation, Bewußtlosigkeit, Hirntumor, erhöhter Hirndruck etc.

Pethidin (Meperidin, Dolantin)

Pethidin ist synthetisch hergestellt (Methyl-Phenyl-Piperidin-Carboxyl-Ester).
Die Wirkung ist vergleichbar mit der des Morphins.
Es hat daneben eine atropinartige Wirkung und erzeugt daher in geringerem Maß einen Spasmus der glatten Muskulatur und weniger Übelkeit.
Pethidin kann über Histaminfreisetzung einen Blutdruckabfall verursachen.
Die Wirkung ist ca. zehnmal schwächer als die des Morphins. 100 mg Pethidin sind also in ihrer Wirkung mit 10 mg Morphin vergleichbar. Dosierung: 25–100 mg subkutan oder i. m. oder langsam i. v. (Kreislaufkontrolle!)

Methadon (Polamidon)

Synthetisches Analgetikum, vergleichbar mit Morphin aber mit schwächerem sedativen Effekt. Die schmerzstillende Wirkung steht im Vordergrund.
Dosierung: 5–10 mg subkutan.
Wirkungsdauer: ca. 4 Stunden.

Palfium (Dextromoramid)

Synthetisches, von Piperidin abgeleitetes Analgetikum, mit Pethidin verwandt. Die Wirkung ist jedoch hundertmal stärker. Der analgetische Effekt steht im Vordergrund. Während die atemdepressorische Wirkung unvermindert besteht, ist die sedierende Wirkung von Palfium sehr schwach.
Dosierung: 0,05–0,10 mg, Wirkungsdauer ca. 2 Stunden.

Fentanyl

Chemisch eng verwandt mit Palfium. Die Wirkung und die Dosierung sind die gleichen wie bei Palfium, die Wirkungsdauer ist jedoch viel kürzer (1/4 bis 1/2 Stunde). Anwendung vor allem in der Anaesthesie.

Dipidolor (Piritramid)

Es unterscheidet sich von den übrigen morphinartigen Analgetika durch eine längere Wirkungsdauer (4–6 Stunden), eine fast fehlende Übelkeit und Obstipation und eine sehr geringe atemdepressorische Wirkung in normaler klinischer Dosierung. Sehr geeignet für die postoperative Schmerzbekämpfung.
Dosierung: 15 mg i. m. alle 4–6 Stunden.

Fortral (Pentazocin)

In dieser synthetischen morphinartigen Verbindung hat man versucht, durch das Einfügen einer Allylgruppe die suchterzeugende Wirkung zu umgehen. Dies scheint allerdings noch nicht ganz gelungen zu sein. Fortral ist zwar mit den Morphinantagonisten chemisch verwandt, ist jedoch selbst ein Analgetikum. Anwendung wie bei Morphin.
Dosierung: für Erwachsene 30–60 mg subkutan oder i. m.

Nalorphin (N-Allyl-Normorphin)

Die Formel ist die gleiche wie die des Morphins, jedoch mit einer Allyl-Gruppe ($CH_2=CH-CH_3$) an der Stelle der Methyl-Gruppe an dem Stickstoff-Atom.
Nalorphin hat eine hundertmal schwächere Wirkung als Morphin und haftet fest an der Zellmembran, wobei es die Morphin-Moleküle verdrängt. Bei einer Überdosierung von Nalorphin kann also eine morphinartige Wirkung auftreten.
Dosierung: 3 – maximal 10 mg.
Zur Antagonisierung der z. B. während einer Narkose verabreichten Analgetika sind meistens 2,5 mg ausreichend.

Levallorphan (Lorfan)

Levallorphan ist der in Deutschland am meisten vermutete Morphinantagonist (z. B. zur Aufhebung der Fentanylwirkung am Ende der NLA). 10mal stärker als Nalorphin.
Dosierung: 1–2 mg i. v.

Naloxone (Narcan)

Neuerer Morphinantagonist. Ca. 20mal stärker als Nalorphin.
Dosierung: 0,4 mg i. v.

Sedativa (Tranquilizer) (s. Abb. 78)

Obwohl Barbitursäureverbindungen, z. B. Luminal, sehr oft als Beruhigungsmittel verabreicht werden, sind es eigentlich Schlafmittel; die Patienten werden schläfrig und müde, das Medikament hat jedoch wenig Einfluß auf Angst und Unruhe.
Die echten Beruhigungsmittel erzeugen also nicht Schlaf, sondern eher eine psychische Ruhe, eine gewisse Gleichgültigkeit und Dämpfung der Reaktionen auf unangenehme Reize. Die analgetische Wirkung von schmerzstillenden Substanzen wird dadurch nicht beeinträchtigt.

Meprobamat (Miltaun, Aneural)

Meprobamat hat eine leichte neuroleptische Wirkung. Unangenehme Nebenwirkungen außer Allergien und Obstipation bei längerer Anwendung sind nicht bekannt.
Dosierung: 10–15 mg/kg Körpergewicht per os oder als Suppositorium. Vor allem geeignet für Kinder und ältere Patienten, bei denen nach Barbituraten manchmal unerwünschte Nebenwirkungen zu erwarten sind.

Doriden (Glutethimid)

Die Wirkung ähnelt der von Barbituraten (schlaferzeugend). Der analgetische Effekt ist jedoch geringer, ebenfalls die Nachwirkungen.
Dosierung: Erwachsene 250–500 mg per os, Kinder ab 6 Monate 100 mg.
In der Prämedikation kann Doriden anstelle des Phenergans verwendet werden, und im Falle von Überempfindlichkeit gegenüber Luminal kann es als Schlafmittel benutzt werden.

Phenothiazine

Die Phenothiazin-Verbindungen haben außer einer beruhigenden Wirkung auch antiallergische Eigenschaften (Antihistaminika) und eine stark sympathikolytische Wirkung. Übelkeit und Erbrechen werden unterdrückt.
Diese Eigenschaften sind bei den verschiedenen Stoffen unterschiedlich akzentuiert.
Die sympathikolytische Wirkung äußert sich vor allem in einer Blockierung der sympathischen Ganglien, wodurch Blutdrucksenkung auftreten kann. Vor allem die Halogenverbindungen (Chlorpromazin, Trifluorpromazin) können Leberschäden mit Ikterus verursachen.
Starke Beeinträchtigung der Schleim- und Speichelausscheidung; trockener Mund.

Megaphen (Chlorpromazin)

Megaphen ist ein typisches Neuroleptikum: stark beruhigende Wirkung, Entspannung, Schläfrigkeit, Blutdrucksenkung, Temperatursenkung etc.
Es potenziert stark die anaesthetischen Mittel und kann unerwünschte Nebenwirkungen verursachen; lange Nachwirkung.
Indiziert bei heftiger Unruhe, bei psychotischen Patienten und als Teil eines lytischen Cocktails.
Dosierung: 25–50 mg per os, als Suppositorium oder i. m.-Injektion.

Phenergan, Atosil (Promethazin)

Keine Chlorverbindung; wenig toxisch. Der sedierende Effekt steht im Vordergrund. Geringe sympathicolytische Wirkung; gute antiallergische Wirkung.
Dosierung: wie Megaphen.

Protactyl (Promazin)

Keine Chlorverbindung; weniger toxisch als Megaphen. Starkes Antiemetikum. Patient wird schläfrig.
Dosierung: wie Megaphen.

Antihistaminika

Von den genannten Phenothiazin-Verbindungen hat vor allem das Atosil eine gute antiallergische Wirkung. Bei Überempfindlichkeitsreaktionen kommt es zur Histaminfreisetzung, die eine starke Erweiterung der Blutgefäße und Verengung der kleinen Bronchien verursacht. Der anaphylaktische Schock (Extremsituation) äußert sich auch durch eine Gefäßerweiterung mit starker Blutdrucksenkung und manchmal Bronchospasmus. Stoffe wie Morphin oder Curare können eine derartige Reaktion hervorrufen. Die Antihistaminika haben vor allem eine prophylaktische Bedeutung: ihr Effekt ist stärker, wenn sie vorbeugend verabreicht werden.
Andere Antihistaminika: Plimasin (Tripelennamin), Antistin, Systral, Tavegil sowie alle Cortisonpräparate.

Antiemetika (s. Abb. 78)

Phenothiazine, Haloperidol und Droperidol sind Stoffe, die Übelkeit und Brechreiz unterdrücken können.
Die antiemetische Wirkung solcher Verbindungen ist nur effektiv, wenn die Übelkeit durch das „chemische Brechzentrum“ erzeugt wird, also eine zentrale Ursache hat. Dies ist der Fall nach einer Narkose und bei Vergiftungen.
Wie uns bekannt ist, kann die Reizung der Gleichgewichtsorgane auch Übelkeit verursachen. Nach Ohren- und Augenoperationen tritt oft Übelkeit auf, die unterdrückt werden muß. Dieses kann mit folgenden Antiemetika erreicht werden: Triflupromazin (Psyquil) (sedierende Wirkung). Dosierung 20 mg per os, 3× täglich. Meclizin (Bonamine). Lange Wirkungsdauer. Dosierung: 50 mg per os 4× täglich. Bei Reisekrankheit (Seekrankheit) werden 50 mg ½ Stunde vor Antritt der Reise eingenommen, dann alle 4 Stunden 50–100 mg.

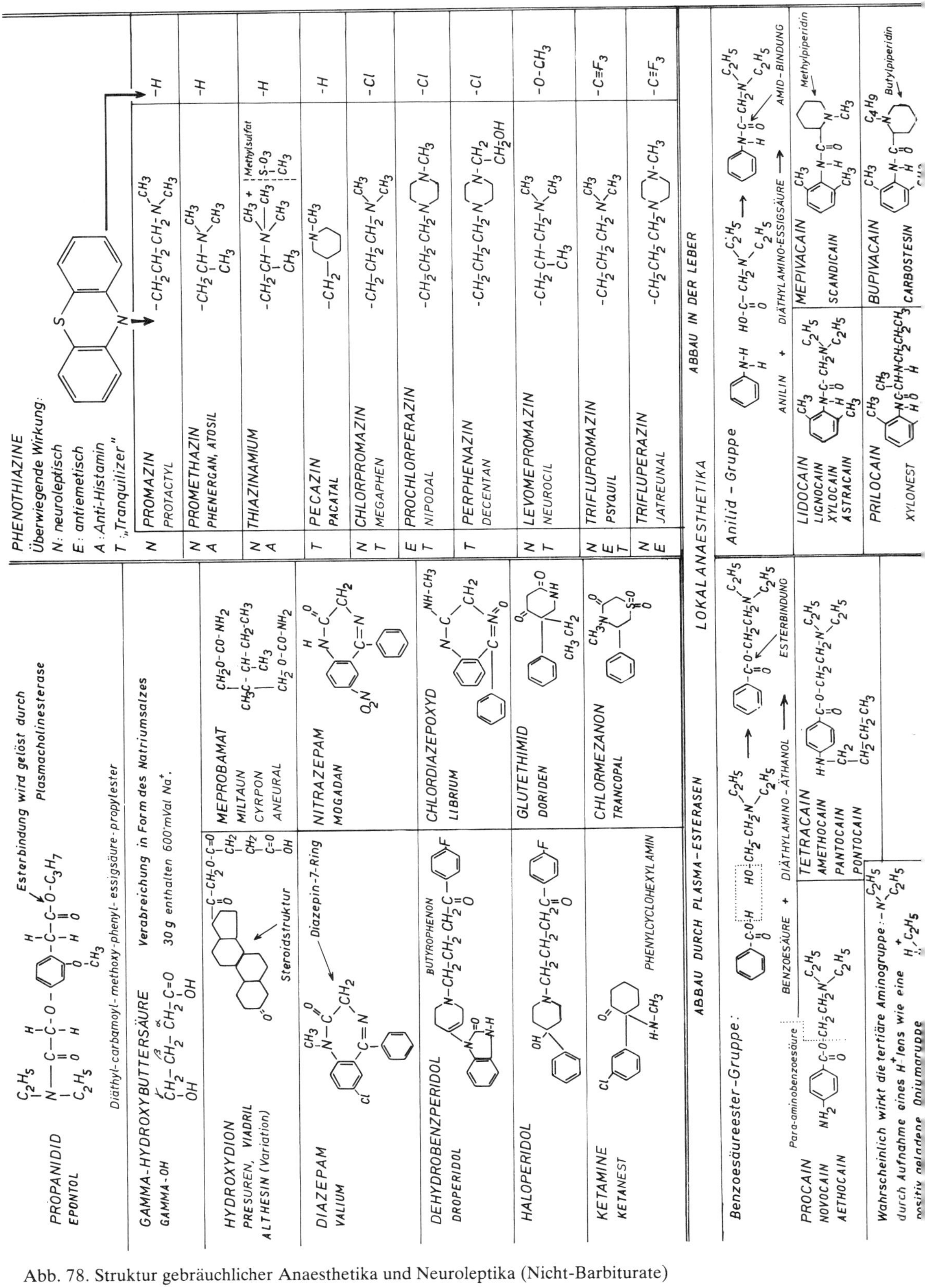

Abb. 78. Struktur gebräuchlicher Anaesthetika und Neuroleptika (Nicht-Barbiturate)

Postoperatives Erbrechen

Wenn dieses eine Folge der Narkose ist, kann eines der Phenothiazin-Derivate, z. B. Phenergan, gegeben werden. Gegen Übelkeit nach Ohren- und Augenoperationen kann Meclizin verabreicht werden.
Bemerkung: Tranquilizer und Beruhigungsmittel mit starker Wirkung werden heute in großen Mengen benutzt. Es ist wichtig, dies bei jedem Patienten anamnestisch zu kontrollieren, weil manche Mittel den Verlauf der Narkose ungünstig beeinflussen können. Das präoperative Absetzen dieser Mittel und Ersetzen durch sedierende Mittel nach Entscheidung des Anaesthesisten ist manchmal wünschenswert.

Lokalanalgetika (Lokalanaesthetika) (s. Abb. 78)

Lokalanalgetika sind Stoffe, die benutzt werden, um eine örtliche Betäubung zu erreichen. Meistens wird der Name „Lokalanaesthesie" für diese Betäubung gebraucht. Dieser Name ist eigentlich nicht richtig, denn es wird keine Bewußtlosigkeit, sondern nur eine Schmerzlosigkeit erzielt.
Schmerz-, Tast- und Temperaturreize, aber auch Sinneswahrnehmungen werden empfunden, weil der Reiz vom Entstehungsort zum Zentralnervensystem geleitet und dort wahrgenommen wird. Die Nervenzellen in Ruhe verhalten sich wie eine geladene Batterie, bei der ein Spannungsunterschied von ca. $^1/_{10}$ Volt zwischen der Innenseite und der Außenseite der Zellmembran besteht. Die Zellmembran ist semipermeabel. Innerhalb der Zelle sind mehr Kalium- und außerhalb der Zellwand mehr Natrium-Ionen vorhanden. Wenn nun eine Nervenzelle gereizt wird, wird auf die eine oder andere Weise die Zellmembran plötzlich für Natrium- und Kalium-Ionen durchlässig. Natrium wandert in das Zellinnere und Kalium tritt heraus. Diese plötzliche Durchlässigkeit, die im Moment des gegebenen Reizes entsteht, dehnt sich sehr schnell über den ganzen Nerv aus bis schließlich das Zentralnervensystem erreicht ist. Dabei wird der Reiz über verschiedene Schaltpunkte – Synapsen – an einen anderen Nerv weitergegeben, bis der zentrale Wahrnehmungsort erreicht ist.
Die Weiterleitung des Reizes kann blockiert werden, indem der Austausch der Natrium- und Kalium-Ionen verhindert wird. Eine andere Möglichkeit ist, daß man die Zellwand so durchlässig macht, daß die Zelle nicht mehr imstande ist, auf's neue einen Konzentrationsunterschied von Kalium- und Natrium-Ionen aufzubauen.
Die Lokalanalgetika wirken nach der erstgenannten Möglichkeit. Sie blockieren die Zellmembran, so daß der Reiz keine Durchlässigkeit der Zellmembran für Ionen zur Folge hat. Sie verhindern so die Depolarisation der Nervenzellen und machen dadurch die Ausbreitung des Reizes unmöglich (stabilisieren die Zellmembran). Somit können Schmerz- und Tastreize nicht das Zentralnervensystem erreichen. Andererseits erreichen auch die Reize vom Gehirn zu den Muskeln nicht ihr Ziel.

Infiltrationsanalgesie (s. Abb. 79)

Hierbei wird der wirksame Stoff an die Stelle gebracht, wo der Schmerzreiz entsteht, und die Schmerzrezeptoren selbst werden blockiert. Dazu wird das Gewebe mit einer Lösung des Lokalanalgetikums infiltriert.

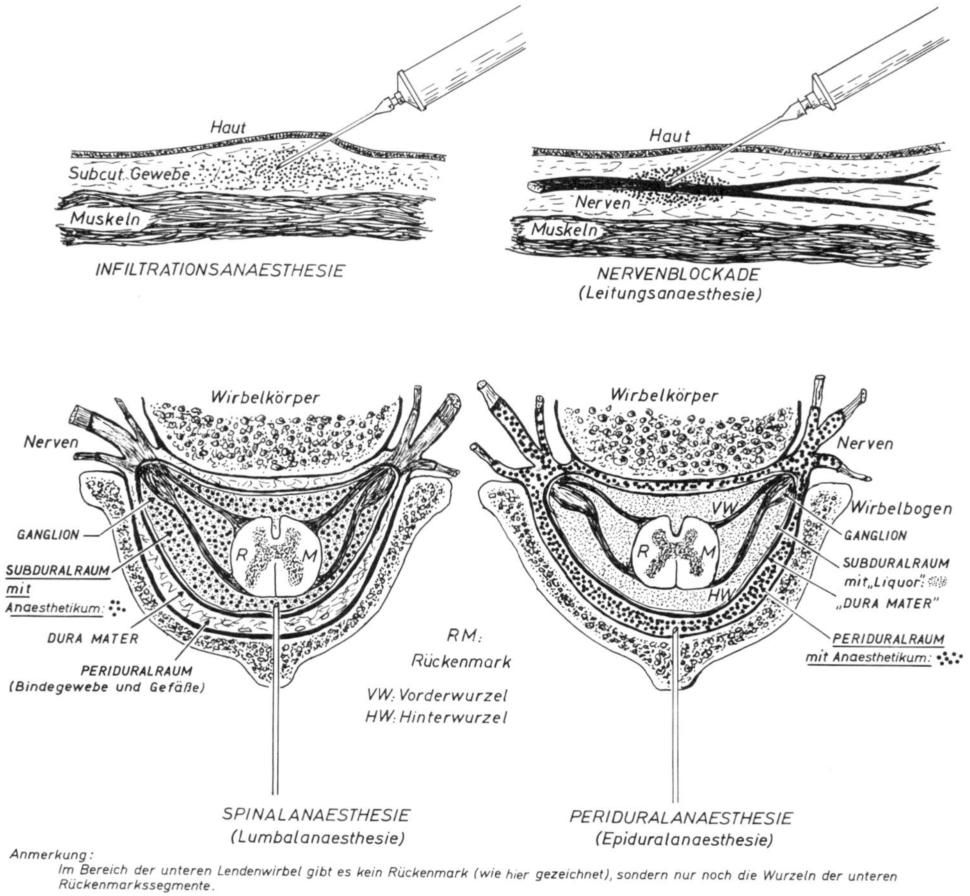

Abb. 79

Leitungsanalgesie

Man unterbricht die Reizleitung an einer weiter zentral liegenden Stelle, indem man den wirksamen Stoff um einen großen Nerv injiziert, in dem Tausende von Fasern aus einem großen Gebiet verlaufen. Setzt man eine solche „Blockade" an eine Stelle, unmittelbar bevor die Nerven in den Wirbelkanal eintreten und sich – anatomisch betrachtet – zu einem Plexus zusammenfügen, spricht man von einer „Plexus-Blockade".

Lumbale (spinale) Analgesie

Hierbei trifft man die Reizleitung innerhalb des Wirbelkanals. Der analgetische Stoff verbreitet sich über den Liquor und umspült auf diese Weise alle Nervenwurzeln, die sich an dieser Stelle befinden.

Peridural-Analgesie

Hier wird das Analgetikum nicht in den Liquor injiziert, sondern an die Außenseite des Lumbalsackes, also in das Bindegewebe, das den Lumbalsack innerhalb des Wirbelkanals umgibt (s. auch Abb. 79).
Auf diese Weise kann das Analgetikum nur ein umschriebenes Areal blockieren, und das analgetische Gebiet kann exakter abgegrenzt werden. (Bei Lumbal-Analgesie kann sich im Gegensatz zur Periduralanalgesie das Analgetikum ausbreiten, wodurch ein größeres Gebiet betroffen wird. Durch die mit beiden Blockaden verbundene Sympathikolyse werden die Blutgefäßte erweitert: Blutdruckabfall!)

Oberflächenanalgesie

Das Analgetikum wird auf die Haut- oder Schleimhautoberfläche gebracht. Die Substanz dringt nicht tief ein und schützt nur gegen oberflächliche Schmerzreize.

Cocain

Die analgetische Wirkung von Cocain ist seit etwa 100 Jahren bekannt. Südamerikanische Indianer kauten Coca-Blätter wegen der stimulierenden Wirkung (Cocain hat einen Adrenalin-ähnlichen Effekt). Dadurch wurde auch die oberflächenanalgetische Wirkung des Cocains bekannt. Es wirkt toxisch und ist deshalb nicht injizierbar. Die Anwendung hat sich nur bei Oberflächenanalgesie bewährt. Für die Schleimhautanalgesie werden 4%ige Lösungen gebraucht. Das Analgetikum kann durch direktes Auftragen (Hals-Nasen-Ohren-Heilkunde) oder durch Sprayen (Betäuben der Stimmbänder oder der Trachealschleimhäute) oder auch in Tropfenform (Augenheilkunde) verabreicht werden.
Über die Nasenschleimhaut ist Cocain außerordentlich schnell resorbierbar; sogar bei Anwendung schwacher Lösungen sind Intoxikationssymptome beobachtet worden. Durch Adrenalinzusatz (Konzentration 1 : 100000) wird Cocain durch die Vasokonstriktion weniger schnell resorbiert und die Wirkungsdauer ist länger.
Cocain-Vergiftung: Tremor, Blässe, Blutdruckabfall, Krämpfe und Atemstillstand. Therapie: Sofortige Unterbrechung der Krämpfe z. B. durch Barbiturate und künstliche Beatmung sind erforderlich.
Da Cocain nicht injizierbar ist, hat man nach anderen Mitteln mit ähnlicher Wirkung gesucht. 1905 wurde Procain (Novocain) synthetisch hergestellt. Der Basisstoff für die Para-Amino-Benzoesäure und der erste synthetische Stoff mit analgetischer Wirkung war das Benzocain, ein Äthyl-Ester der Para-Amino-Benzoesäure. Dann folgte eine große Reihe von Stoffen mit ähnlicher Wirkung.
Diese Verbindungen sind alle Ester und werden durch die im Plasma anwesende Cholinesterase abgebaut (Esterasen spalten Esterbindungen).
In neuerer Zeit werden Analgetika benutzt, die statt einer Ester- eine Amid-Bindung haben und so nicht dem Abbau durch Esterasen unterworfen sind. Daher haben sie eine längere Wirkungsdauer (Lidocain, Bupivacain, Prilocain). Diese Stoffe besitzen auch eine gute antiarrhythmische Wirkung. Lidocain hat eine starke antiarrhythmische Wirkung und findet in einer Dosierung von 50–100 mg intravenös bei Rhythmusstörungen (Extrasystolen, supraventrikuläre Tachykardien) große klinische Anwendung.

Stoffe mit Esterbindung

Procain (Novocain)

Dosierung:

Infiltration	0,5% Lösung, max. Dosis 300 ml (1,5 g)
Blockade	1% Lösung, max. Dosis 125 ml (1,25 g)
Lumbalanalgesie	5% Lösung, max. Dosis 2 ml (100 mg)
bei Lungenembolie	10% Lösung, max. Dosis 10 ml (1,0 g) i. v.

Bemerkung: Die maximale Dosis für die Infiltration und Blockade gilt nur bei Lösungen mit Adrenalin-Zusatz (1 : 100000). Wird kein Adrenalin hinzugefügt, ist die oben angegebene maximale Dosis zu halbieren.
Wirkungseintritt: nach 5 Minuten.
Wirkungsdauer: mit Adrenalin 1–2 Stunden.

Tetracain (Pantocain)

Tetracain ist zu toxisch für die Infiltrationsanalgesie. Das Präparat wird nur bei Lumbalanalgesie in hyperbarer Lösung angewandt. Da das spezifische Gewicht größer ist als das des Liquors, sinkt die Lösung im Lumbalkanal auf die tiefste Stelle ab.
Selten noch wird Tetracain als Oberflächenanalgetikum verwendet.
Dosierung für Lumbalanalgesie: 8 mg in 2 ml 5%iger Glukose-Lösung, der 0,2 ml Adrenalin zugefügt wird.
Wirkungsdauer: 1–2 Stunden.

Stoffe mit Amidbindung

Lidocain (Xylocain)

Schnellwirkendes Mittel mit langer Wirkungsdauer.
Dosierung:

Oberflächenanalgesie:	eine 2%ige Lösung
Infiltrationsanalgesie:	eine 0,5%ige Lösung (max. Dosis 125 ml, 600 mg)
Blockade (epidural):	eine 1%ige Lösung, max. Dosis 50 ml (500 mg).

Die maximalen Dosen gelten auch hier nur bei Adrenalin-Zusatz. Wenn kein Adrenalin zugefügt wird, dann wird das Analgetikum rasch resobiert und im Blut aufgenommen. In diesem Fall muß die maximale Dosis um $1/3$ verringert werden.
Bei Herzrhythmusstörungen werden 10 ml der 1%igen Lösung des Präparates langsam intravenös verabreicht.

Prilocain (Xylonest)

Prilocain hat die gleichen Eigenschaften wie Lidocain; der Stoff verursacht manchmal Methämoglobinämie und wird deshalb wenig verwendet. Die Wirkungsdauer ist sehr kurz.

Mepivacain (Scandicain)

Mepivacain wird vorwiegend bei spinaler Analgesie (2–4%ige Lösung) oder bei epiduraler Analgesie (1%ige Lösung) benutzt. Maximale Dosis 300 mg (30 ml einer 1%igen Lösung). Es ist zu toxisch für Infiltrationsanalgesie.

Bupivacain (Carbostesin)

Bupivacain unterscheidet sich von den anderen Lokalanalgetika durch eine stark verlängerte Wirkungsdauer. Die Analgesie kann bis zu 6 Stunden dauern.

Das Analgetikum wird vorwiegend zur epiduralen Analgesie benutzt: ohne Adrenalin 1%ige Lösung, mit Adrenalin 0,5%ige Lösung. Auch beim Gebrauch der modernen synthetischen Analgetika können unerwünschte Nebenwirkungen auftreten, die denen des Cocains ähneln.

Auch bei jeder Lokalanalgesie muß ein vollständiges Reanimationsbesteck vorhanden sein (Sauerstoff, Intubations- und Beatmungsbesteck).

Spezifische Wirkung der Lokalanalgetika auf das Nervensystem

Es wird angenommen, daß in der Zellmembran, die aus Eiweiß und Fetten besteht, bestimmte Stellen vorhanden sind, die in einer bestimmten Entfernung voneinander liegen und ein elektrisches Potential aufweisen. In den Molekülen der wirksamen Substanzen kommen

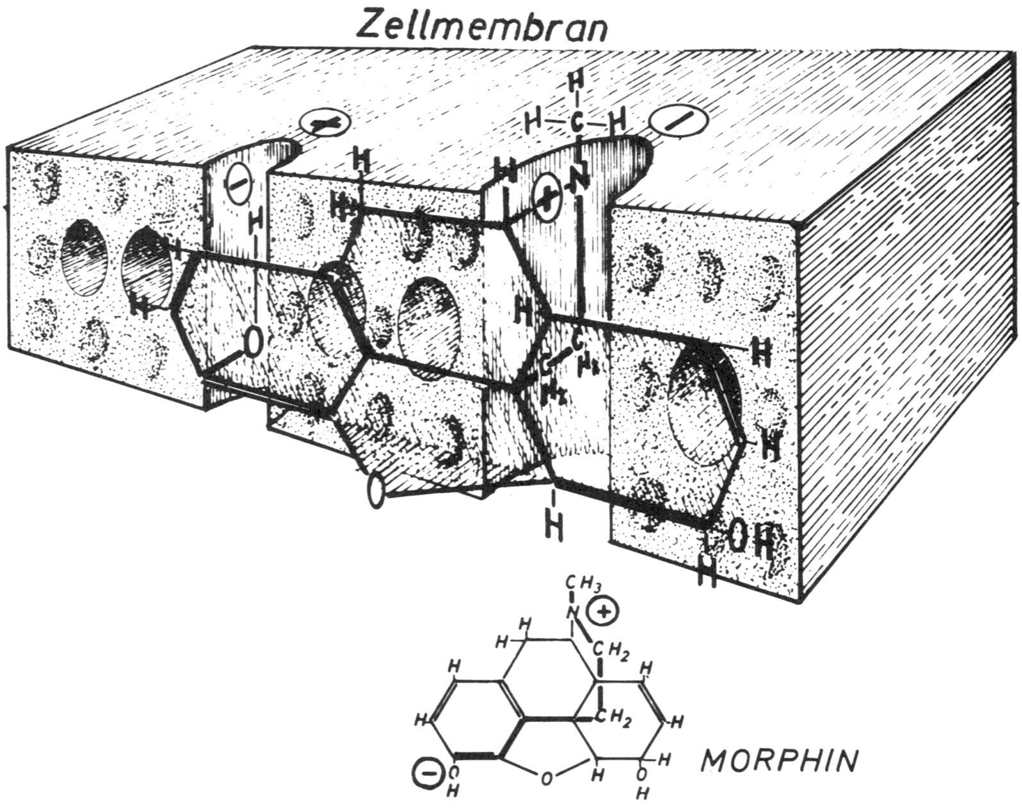

Die „Schlüssel-zum-Schloß"-Theorie

In der Wand der Zelle gibt es Stellen mit positiver oder negativer elektrischer Ladung. Die entgegengesetzt geladenen Stellen im Molekül werden angezogen. Die Haftung ist stark, wenn die Abstände zwischen den Ladungen im Molekül dieselben sind wie in der Zellwand.

Abb. 80

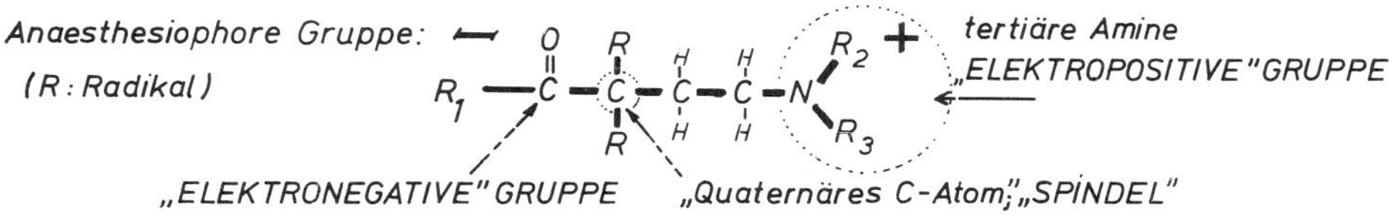

Die Bindungen mit R1, R2 und R3 können Teil eines 6-Ringes sein (Phenyl- oder Hexyl-).
R1 ist meistens eine „schwere Gruppe": Benzolring oder lange Kette (mehr als 2 C-Atome).
In den Formeln ist die anaesthesiophore Gruppe durch eine dicke Linie angegeben.
Die anaesthesiophore Gruppe findet man auch in den Formeln der Lokalanaesthetika u. der Schlafmittel. Der Abstand zwischen positiver und negativer Ladung ist aber verschieden.

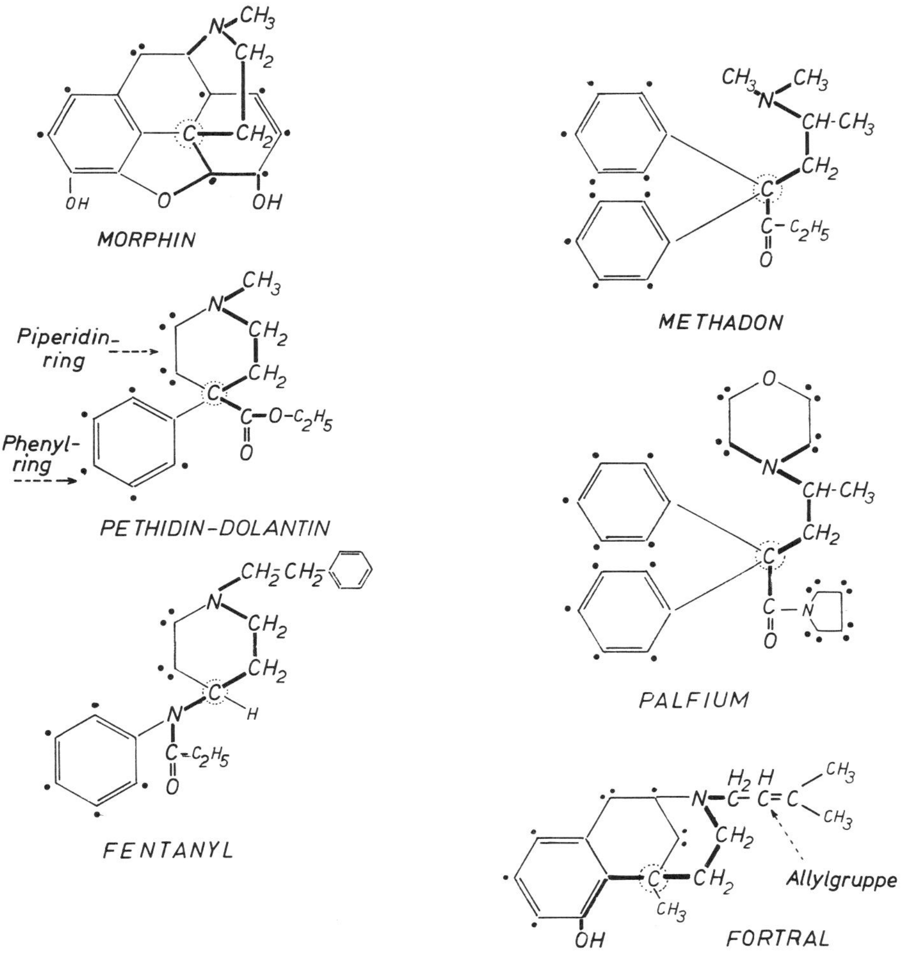

Abb. 81. Morphinartige Analgetika (Struktur)

ebenfalls elektrische Ladungen vor. Entgegengesetzte elektrische Potentiale ziehen einander an. Wenn die Abstände zwischen Zellmembran und Molekül optimal sind, werden die Moleküle des Stoffes durch die Zellwand angezogen und festgehalten (s. Abb. 80). Das Molekül des wirksamen Stoffes bedeckt auf diese Weise einen Teil der Zellmembran und verhindert den freien Austausch von Ionen, Nährstoffen und elektrischen Ladungen durch die Zellmembran. Hierdurch wird die Zellfunktion beeinträchtigt, ganz besonders an den Stellen, an denen ein aktiver Stofftransport stattfindet (wie z. B. bei der Reizübertragung zwischen zwei Nervenzellen = Synapsen). Hier liegen zwei Zellmembranen gegenüber, und der Reiz wird von einer Zelle auf die andere übertragen, wobei ein Austausch von Ionen und somit elektrischen Ladungen stattfindet.

Je größer das Molekül des blockierenden Stoffes ist, desto größere Teile der Zellmembranoberfläche werden bedeckt und desto wirksamer ist der Stoff. In dem Molekül der Analgetika kann man positive und negative elektrische Potentiale finden. Die positiven Potentiale befinden sich an dem Stickstoff-Atom (N), das als Aminogruppe in dem Molekül vorhanden ist, die negative elektrische Ladung dagegen am Sauerstoffatom und an einer Hydroxyl (OH)-Gruppe. Die Entfernung zwischen zwei elektrischen Feldern spielt eine große Rolle.

So paßt das Molekül sozusagen wie ein Schlüssel in ein Schloß. In den Molekülen der Analgetika, aber auch bei anderen Stoffen, die die Reizübertragung beeinflussen können, finden wir eine bestimmte Reihenfolge von Atomen, die als sogenannte anaesthesiophore Gruppe (anaesthesietragende Gruppe) bezeichnet werden kann (s. auch Abb. 81).

Auch der räumliche Aufbau des Moleküls spielt eine Rolle. Die immer wiederkehrende Reihenfolge: $-N-CH_2-CH_2-C-$ zeigt im räumlichen Aufbau eine Zickzack-Struktur. Auch der Hexyl-6-Ring, in dem diese Reihenfolge angetroffen werden kann, hat eine „geknickte“ Form, im Gegensatz zum Phenyl-6-Ring, der mit den 6 Eckpunkten in einer Ebene zu liegen scheint. Merkwürdigerweise ist die anaestesiophore Gruppe sowohl bei den Lokalanalgetika als auch bei den Barbitursäureverbindungen zu finden, also auch in Stoffen, die die Funktion des ZNS auf irgendeine Weise beeinträchtigen können.

Muskelerschlaffende Substanzen (Relaxantien)

Die Relaxantien werden benutzt, um eine ausreichende Muskelerschlaffung (Reflexlosigkeit) zu erreichen. Dadurch wird einerseits eine kontrollierte Beatmung des Patienten ermöglicht, andererseits wird der operative Eingriff durch die Reflexlosigkeit erleichtert. Die Relaxantien wirken an der Stelle der Reizübertragung vom motorischen Nerven zum Muskel.

An dieser Stelle wandelt sich – anatomisch gesehen – der Nerv in ein flaches Organ, die motorische Endplatte um, die fest mit der Zellmembran der Muskelfaser verbunden ist (s. Abb. 82).

Die Muskelfaser wird durch plötzliche elektrische Entladung zwischen Innen- und Außenseite der Zellmembran für Kalium- und Natrium-Ionen durchlässig. Dieser Prozeßgeschieht unter dem Einfluß eines Stoffes, der in der Nervenendplatte vorhanden ist und auf die Membran der Muskelzelle übertragen wird. Dieser Stoff ist das Acetylcholin, das den Reizüberträger des Nervensystems darstellt.

Acetylcholin wird in der Endplatte aus Cholin und Essigsäure unter Wirkung eines Enzyms – der Cholinacetylase – gebildet. Vitamin B_6 ist ein wichtiger Grundstoff für die Bildung der Cholinacetylase selbst. Wenn der Reiz die Endplatte erreicht hat, strömt das dort vorhandene

Acetylcholin in den Spalt zwischen Endplatte und Zellmembran und haftet an der Zellmembran, die dann plötzlich für Ionen (Kalium und Natrium) durchlässig wird. Es kommt so zu einer Depolarisation der Muskelzelle. Der betroffene Muskel kontrahiert sich. Die Depolarisation dauert allerdings nur einige $^1/_{1000}$ Sekunden an, denn das an der Zellmembran haftende Acetylcholin wird sofort durch ein zweites Enzym, die Cholinesterase, abgebaut, wobei wieder Essigsäure und Cholin entsteht.

Die Wirkung auf die Zellmembran ist somit beendet. Die Muskelzelle erholt sich insofern, als die negative elektrische Ladung innerhalb der Muskelzelle mit Hilfe von Energie, die aus der Verbrennung von Glukose gewonnen wird, wiederhergestellt wird. Inzwischen wird aus Essigsäure und Cholin neues Acetylcholin gebildet.

Diese Vorgänge der Spaltung und Wiederherstellung des Acetylcholins finden in hoher Geschwindigkeit statt: etwa 100mal pro Sekunde. Das Eingreifen der Muskelrelaxantien in diesen Vorgang kann auf zwei Wegen stattfinden:

1. Das Relaxans haftet an der Zellmembran, und zwar an der Stelle, wo das Acetylcholin einwirken müßte. Der Stoff selbst hat keine depolarisierende Wirkung: die Reizübertragung wird nur blockiert. Diese Stoffe sind die kompetitiven Blocker (nichtdepolarisierende Relaxantien). Beispiele sind: Curare, Flaxedil, Alloferin, Pancuronium.
2. Das Relaxans ahmt die Wirkung des Acetylcholins nach. Es wird jedoch viel langsamer abgebaut, so daß die Muskelzelle sich nach der Kontraktion nicht wieder oder nur sehr langsam repolarisiert. Diese Stoffe sind die depolarisierenden Relaxantien. Beispiele sind: Succinylcholin, Decamethonium. Succinylcholin wird nicht durch die in der Endplatte vorhandene Cholinesterase, sondern durch eine andere Esterase, die „Pseudo-Cholinesterase", die im Plasma vorhanden ist (Plasma-Cholinesterase) abgebaut.

Bei den Curare-artigen Relaxantien (kompetitive Blocker) stellt sich der normale Zustand wieder her, indem das angesammelte und nicht verbrauchte Acetylcholin schließlich quantitativ den lähmenden Stoff von seinem Platz verdrängt. Diesen Prozeß können wir beschleunigen, indem wir den Abbau des Acetylcholins durch die Acetylcholinesterase verhindern. Dadurch sammelt sich rasch immer mehr Acetylcholin in der Endplatte an und verdrängt den kompetitiven Blocker. Pharmakologisch kann das durch einen Cholinesterasehemmer erreicht werden. Folgende Stoffe wirken als Cholinesterasehemmer:

1. Neostigmin (Prostigmin). Dosis 0,5–2 mg.
   Wirkungsdauer: 45 Minuten.
2. Mestinon (Pyridostigmin). Dosis 5–10 mg.
   Wirkungsdauer: ca. 90 Minuten (hat geringe Muskarin-Wirkung).
3. Tensilon (Edrophonium). Dosis 5–15 mg.
   Wirkungsdauer: ca. 15 Minuten (Wirkung für klinischen Gebrauch sehr kurz).
4. Nivalin (Galanthamin). Dosis 5–15 mg.
   Wirkungsdauer: ca. 2 Stunden. (Aus Schneeglöckchen hergestellt, geringe Muskarin-Wirkung).

Obwohl Mestinon und Nivalin eine geringe Muskarin-Wirkung aufweisen, ist zu empfehlen, vorher Atropin zu verabreichen. Wenn ein Cholinesterasehemmer verabreicht wird, wirkt er im ganzen Körper: also überall wird die Acetylcholinmenge zunehmen. Wir werden später lernen, daß Acetylcholin vor allem die Wirkung des parasympathischen Nervensystems aktiviert. Die Nebenwirkungen von Cholinesterasehemmern sind demnach auch: Bradykardie, erhöhte Speichel- und Schleimsekretion, Zunahme der Darmperistaltik. Diese nicht erwünschten Nebenwirkungen können teilweise durch vorherige Atropin-Gabe verhindert werden. Atropin beeinflußt merkwürdigerweise die Wirkung von Acetylcholin nicht. Deshalb muß, wenn die Nachwirkung des Curare-artigen Stoffes durch Neostigmin aufgehoben werden soll, immer Atropin gegeben werden, und zwar vor der Verabreichung des Prostigmins.

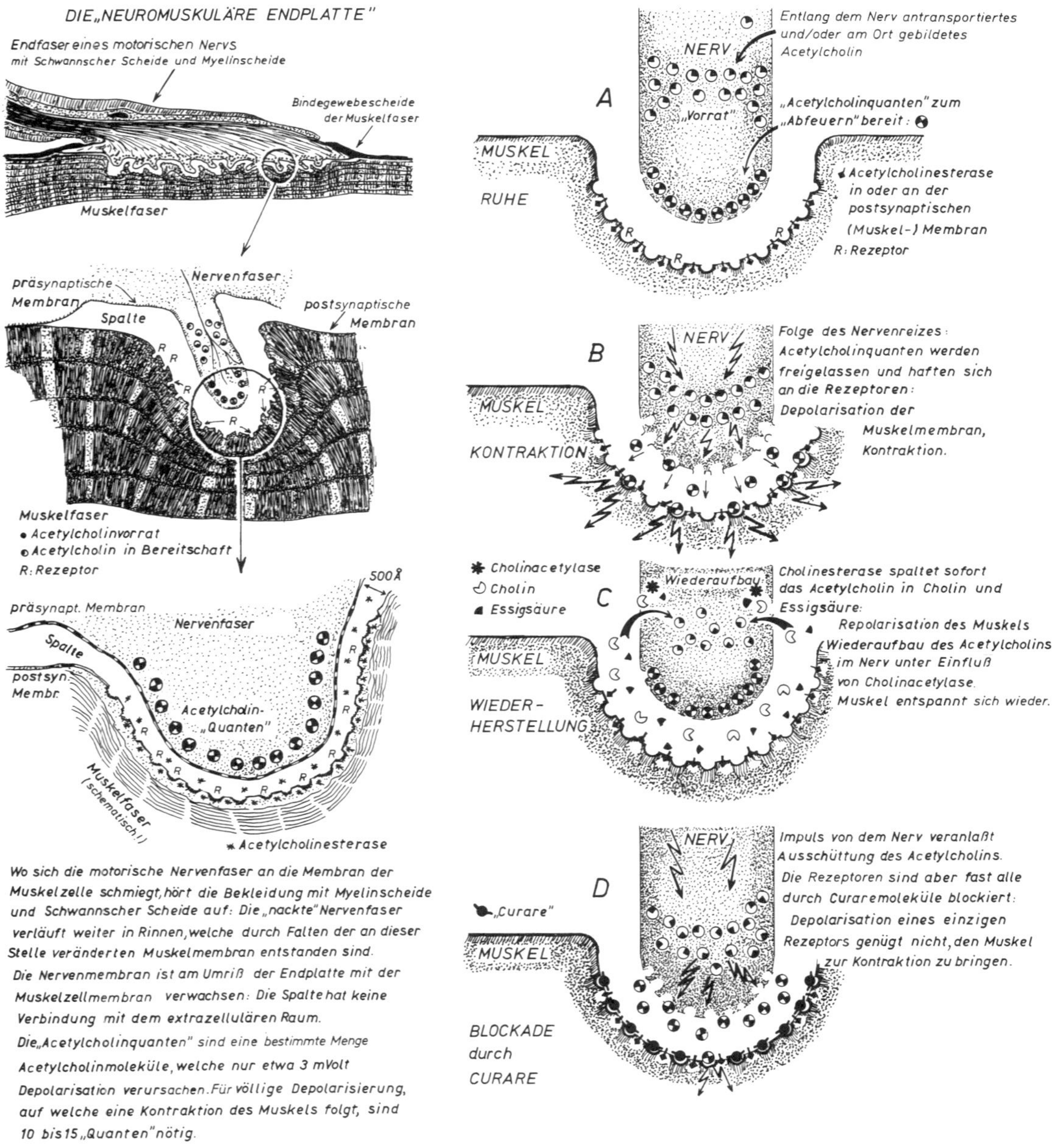

Abb. 82

Die Vorgänge in der Endplatte des motorischen Nervens können wie folgt zusammengefaßt werden (Abb. 82):

a) Muskelfaser in Ruhe: Acetylcholin liegt in der Nervenendplatte bereit.
b) Reiz des Nervens macht Acetylcholin frei. Dieses tritt in die schmale Spalte zwischen Endplatte und Muskelzelle aus. Das Acetylcholin haftet an der Muskelzellmembran an bestimmten Stellen („Rezeptoren"), wo die Depolarisation der Muskelzelle beginnt,

indem die Zellmembran plötzlich für Kalium- und Natrium-Ionen durchlässig wird. Während der Depolarisation kommt es zur Kontraktion der Muskelfaser.

c) Nach der Depolarisation wird das Acetylcholin sofort durch das Enzym Acetylcholinesterase abgebaut. Es kommt zur Repolarisation der Muskelfaser. Inzwischen wird das abgebaute Acetylcholin wieder aus den Bestandteilen Cholin und Essigsäure, unter Einfluß eines anderen Enzyms, der Cholinacetylase, aufgebaut. Nun kann die nächste Depolarisation stattfinden.

d) Die Rezeptoren der Muskelzellmembran werden durch einen anderen Stoff, z. B. Curare blockiert. Dieser Stoff besetzt zwar die Rezeptoren, bewirkt aber keine Depolarisation. Die Muskelfaser bleibt repolarisiert, sie ist gelähmt.

Nichtdepolarisierende Relaxantien (kompetitive Blocker)

Curare (Tubocurarin)

Curare wird aus eingetrockneten Säften südamerikanischer Pflanzen hergestellt. Der wirksame Bestandteil ist das d-Tubocurarin, er wird isoliert und als Salz (Chlorid) in Wasser aufgelöst.
Die Ampullen enthalten meistens 15 mg wirksamen Stoff.
Dosierung:
Testdosis bei Erwachsenen: 5 mg i. v., bei Kindern 2 mg.
Totale Dosis: ca. $^1/_3$ mg/kg Körpergewicht, meistens ausreichend für eine einstündige Muskelerschlaffung.
Bemerkung: Die Testdosis wird gegeben, um eine Überempfindlichkeit des Patienten gegen Curare rechtzeitig zu erkennen.
Myasthenia gravis ist eine Krankheit, die mit einer starken Schwächung der Muskulatur einhergeht und an einen Patienten erinnert, der mit Curare anrelaxiert ist.
Diese Krankheit kommt manchmal in einer leichten, latenten (nichterkannten) Form vor. Eine normale Dosis Curare würde in solchen Fällen eine starke Überdosierung bedeuten. Wird die Atmung durch die Testdosis kaum beeinflußt, kann die volle Dosis nachinjiziert werden.

Nebenwirkungen von Curare

Curare blockiert nicht nur die Reizübertragung an der motorischen Endplatte, sondern auch an anderen cholinergen Ganglien, so z. B. an den Ganglien des autonomen Nervensystems. Curare hat also auch eine leichte ganglienblockierende (ganglioplegische) Wirkung. Als Folge können Bradykardien und Blutdruckabfälle auftreten. Dies ist vor allem der Fall, wenn noch andere Pharmaka benutzt werden, die eine ähnliche Wirkung haben wie z. B. Fluothane, Phenotiazin und Droperidol.
Curare kann aber auch Histamin freisetzen und nachfolgend Blutdrucksenkung und eventuell Bronchospasmus verursachen.

Alloferin (Diallyl-Nortoxiferin)

Alloferin ist eine synthetisch hergestellte Curare-ähnliche Substanz. Die Wirkung auf die neuromukuläre Reizübertragung ist die gleiche. Alloferin hat jedoch eine geringere ganglioplegische Wirkung als Curare und verursacht deshalb seltener Bradykardie und Blutdruckabfall und aktiviert weniger Histamin.
Die Wirkungsdauer ist kürzer, der Stoff ist also besser steuerbar. Damit ist die Gefahr von unerwünschten Nachwirkungen geringer.
Dosierung: Anfangsdosis 10 mg (Erwachsenendosis) (0,15 mg/kg Körpergewicht). Repetitionsdosis 2–3 mg.
Wirkungsdauer: ca. $^1/_2$ Stunde.

Flaxedil (Gallamin-tri-äthyl-jodid)

Synthetisch hergestelltes Relaxans. Im Gegensatz zu Curare hat Flaxedil eine Atropin-ähnliche Wirkung: Tachykardie und erhöhte Empfindlichkeit des Herzens auf Adrenalin. Flaxedil ist demnach gut brauchbar in Kombination mit Narkotika, die eine parasympathikomimetische Wirkung haben wie z. B. Fluothane.
Dosierung: Anfangsdosis 70 mg (1 mg/kg Körpergewicht für Erwachsene).
Totale Dosis (2 mg/kg Körpergewicht) ausreichend für etwa $^3/_4$ Stunde.
Flaxedil ist in seiner Wirkung ungefähr $^1/_5$ mal schwächer als Curare und wird schneller als dieses unwirksam. Die Ausscheidung erfolgt über die Nieren.

Pancuronium (Pavulon)

Der Vorteil von Pavulon ist, daß es keine Histaminfreisetzung und keine Ganglioplegie verursacht. Chemisch nimmt Pancuronium einen ganz besonderen Platz ein, weil es von Stoffen mit einer „Steroid-Struktur" abgeleitet ist (Basisstruktur der Kortikoide). Die Wirkung ist dreimal stärker als die von Curare. Die Erwachsenendosierung beträgt 3–4 mg (Repetitionsdosis 2 mg). Die Wirkungsdauer ist vergleichbar mit der von Curare.
Im Prinzip muß die Dosierung der Relaxantien so gewählt werden, daß der Patient am Ende der Operation ausreichend spontan atmen kann; also so niedrig wie möglich dosieren, um die erforderliche Wirkung zu erreichen.
Aber selbst dann, wenn das Atemzugvolumen ausreichend ist (z. B. 500 ml bei einem Erwachsenen), sind unter Umständen die übrigen Muskeln noch teilweise gelähmt: der Patient kann sich nur schwer bewegen. Wenn der Patient seinen Kopf gut heben und seine Extremitäten bewegen kann, so ist das ein Zeichen dafür, daß die muskelerschlaffende Wirkung praktisch abgeebbt ist. Nach Anwendung von Curare ist in den meisten Fällen routinemäßig mit Neostigmin zu antagonisieren. Die Atmung des Patienten muß gezielt überwacht werden. Es besteht nämlich die Gefahr des Recurarisierungseffektes (rebound-effect): postnarkostische Recurarisierung. (Dies gilt nicht für Flaxedil und Pavulon.)
Diese Nachwirkung von Curare kann durch Azidose (meistens handelt es sich um eine respiratorische Azidose) verstärkt werden. Auch ein zu niedriger Kalium-Gehalt im Serum, der nach großen Operationen bei älteren Patienten durchaus vorkommen kann, vermag die Restwirkung von Curare zu potenzieren.

Depolarisierende Relaxantien

Succinylcholin

Succinylcholin ist ein Salz der Bernsteinsäure (Äthan-Dicarbonsäure), bei der beide Säure-Gruppen mit einem Molekül Cholin verbunden sind. Wenn wir das lange Molekül in der Mitte spalten, entstehen zwei Moleküle Acetylcholin. Die Wirkung des Succinylcholins ist Acetylcholin-ähnlich. Die Muskelzellmembran wird depolarisiert, die Repolarisierung dauert jedoch länger als bei Acetylcholin (einige Minuten), weil Succinylcholin langsamer abgebaut wird. Nach intravenöser Verabreichung sehen wir unkoordinierte Muskelkontraktionen (faszikulierende Kontraktionen von einzelnen Muskelbündeln). Wenn diese Muskelkontraktionen abebben, entsteht eine totale Lähmung, die einige Minuten anhält. Die Acetylcholin-artige Wirkung wirkt sich auch auf die Ganglien des autonomen Nervensystems aus, wenn auch sehr kurz. Es können eine Bradykardie sowie Herzarrhythmien usw. auftreten.
Diese Nebenwirkungen des Succinylcholins können auch dann auftreten, wenn wiederholte Gaben intravenös appliziert werden.
Succinyl wird zu Cholin abgebaut, das nach einiger Zeit im Blut nachweisbar ist und die Wirkung einer erneuten Dosis Succinylcholin verstärken kann. Bei intermittierender i. v.-Verabreichung von Succinylcholin sind Rhythmusstörungen und schlimmstenfalls ein Herzstillstand zu befürchten.
Das Succinylcholin wird im Plasma durch die Plasma- (oder Pseudo-) Cholinesterase abgebaut. Patienten, die einen Mangel an Pseudocholinesterase haben, können das Succinylcholin erst nach langer Zeit (Stunden, evtl. Tage) abbauen. In solchen Fällen ist eine Beatmung erforderlich. Pseudocholinesterase-Mangel ist ein angeborener Zustand, der familiär vorkommen kann. Die Transfusion von Frischblut von einem Spender mit normalem Plasmacholinesterasespiegel kann in diesem Fall den Abbau des Succinylcholins beschleunigen.

Anwendung und Dosierung

Als kurzwirkendes Relaxans wird Succinylcholin vorwiegend für die endotracheale Intubation oder für einen kurzdauernden Eingriff (Frakturreposition) angewandt. Die Dosierung beträgt 1 mg/kg Körpergewicht. Für einen Erwachsenen sind jedoch 50 mg meistens ausreichend. Bei Patienten in schlechtem Allgemeinzustand kann die Dosis unter Umständen reduziert werden.
Erwartet man eine schwere Intubation oder muß auch noch eine Magensonde gelegt werden etc., dann ist es besser, die Anfangsdosis zu verdoppeln. Die heftigen unkontrollierten Muskelkontraktionen infolge der Depolarisation verbrauchen viel Sauerstoff. Deshalb sollte der Patient sobald die Kontraktionen nachlassen (nicht während der Kontraktionen), zunächt mit 100% Sauerstoff beatmet werden. Selbstverständlich muß dem Patienten auch vor und während der Einleitung 100% Sauerstoff zugeführt werden.
Bedenke, daß nach einer Einleitung mit Barbitursäureverbindungen (Pentothal, Brevimytal) keine ausreichende Analgesie besteht und daß die Barbiturate parasympathische Reaktionen hervorrufen. Reaktionen also, die durch das Succinylcholin potenziert werden können. Eine Intubation kann einen heftigen Reiz des Nervus vagus (Schleimhaut der Trachea) auslösen, der in Kombination mit den genannten Einflüssen sogar zum Herzstillstand führen kann. Als vorbeugendes Mittel ist Atropin gut geeignet.

Decamethonium

Der Stoff ähnelt dem Succinylcholin: 2 Onium-Gruppen ($-N^+-(CH_3)_3$, getrennt durch 10 CH_2-Gruppen.
Es ist ein depolarisierendes Relaxans, jedoch mit einer viel längeren Wirkungsdauer als Succinylcholin (ca. ½ Stunde).
Für die depolarisierenden Relaxantien gibt es keine Antagonisten, deshalb wird Decamethonium in der Klinik wenig angewandt.
Dosierung: ⅕ mg/kg Körpergewicht.

Sogenannter Dual-Block

Wie wir gesehen haben, kann der Muskel durch Blockade der Zellmembran (Curare) oder durch anhaltende Depolarisierung (Succinylcholin) gelähmt werden. Diese beiden Effekte können kombiniert vorkommen.
Wenn z. B. vor Beendigung einer Operation, bei der Curare als Relaxans gebraucht wurde, Succinylcholin gegeben wird, kann eine verlängerte Apnoe eintreten. Ist die Restwirkung des Curare die Ursache, kann Prostigmin die Lähmung aufheben. Liegt jedoch die Ursache im Succinylcholin, dann verschlechtert sich der Zustand durch Prostigmin-Verabreichung.
Eine verlängerte Apnoe kann nach wiederholter oder langdauernder Gabe eines depolarisierenden Relaxans wie Succinylcholin auftreten. Die Abbauprodukte (Choline) verhalten sich Curare-ähnlich und blockieren die Zellmembranrezeptoren, so daß Acetylcholin unwirksam wird.
Durch elektrische Reizung der Nerven kann die Reaktion der Muskeln beurteilt werden. Es ist zu unterscheiden, ob die bestehende Lähmung eine echte Blockade oder eine anhaltende Depolarisation ist (s. auch Abb. 83).

Desensitationsblock (Abb. 83)

Nach großen Dosen eines Depolarisationsblockers (Succinylcholin oder Decamethonium) kann ein kompetitiver Block mit langdauernder Lähmung auftreten. Wahrscheinlich beruht der Desensitisationsblock auf Erschöpfung der Muskelzellmembran an der Endplatte: durch eine langdauernde Depolarisation mit Verlust von Kalium-Ionen ist wahrscheinlich das Ionen-Gleichgewicht gestört. Diese Form der Blockade tritt besonders bei Säuglingen und Myasthenie-Patienten auf.

Reaktion auf elektrische Reize (s. auch Abb. 83, unten)

Kompetitiver Block

Bei tetanischer Reizung: immer schwächer werdende Kontraktionen.
Nach tetanischer Reizung: verstärkte Kontraktion auf einen Einzelreiz (posttetanische Facilitation).

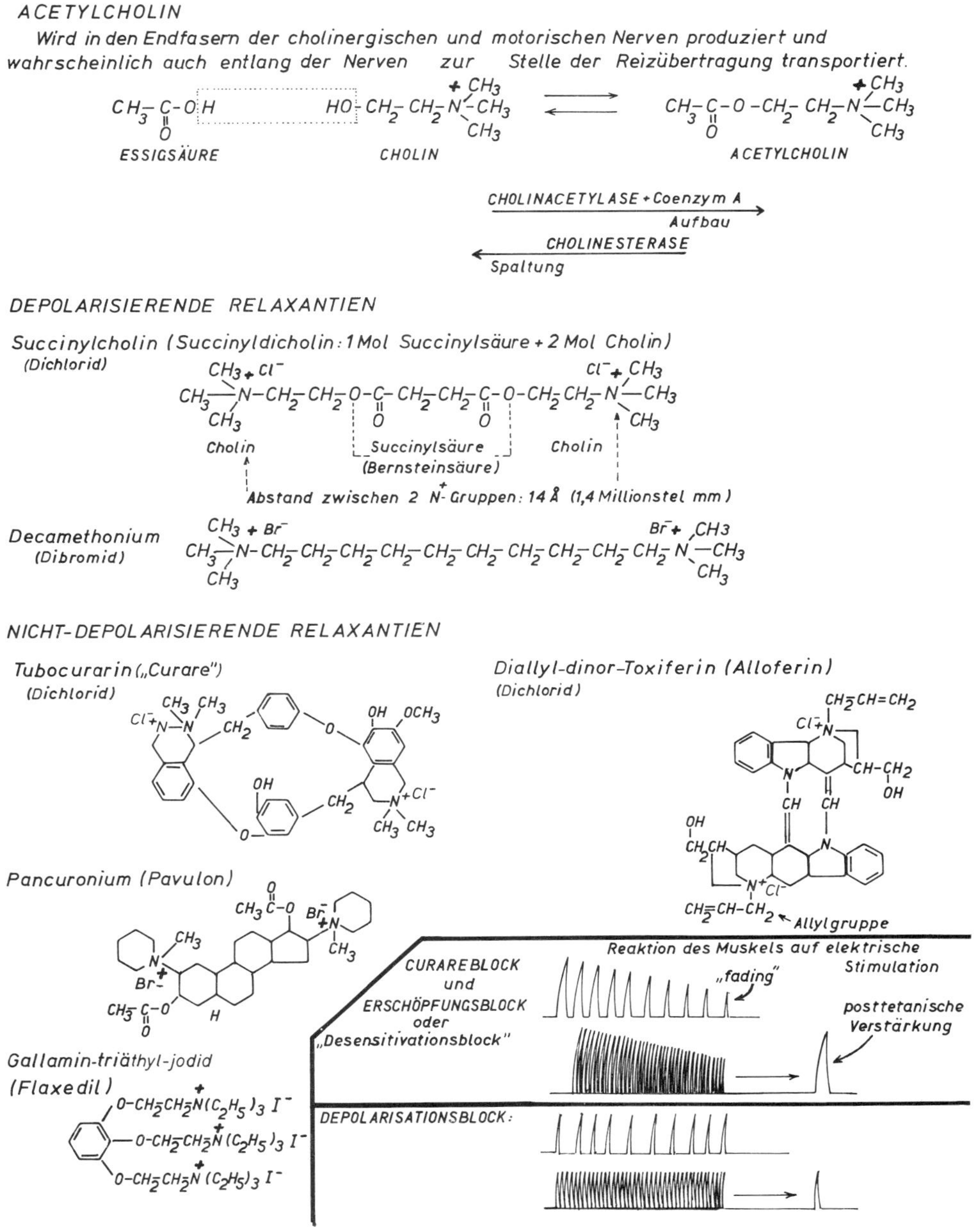

Abb. 83. Relaxantien

Depolarisationsblock

Bei tetanischer Reizung: gleichmäßige (nicht schwächer werdende) Kontraktionen.
Nach tetanischer Reizung: unveränderte Reaktion.
Um Risiken zu vermeiden, sollte man einen Dpolarisationsblocker nur für Intubationszwecke verwenden, während zur Unterhaltung der Relaxierung ein kompetitiver Blocker geeigneter ist.

Muskelschmerzen nach Succinylcholin

Die heftigen unkoordinierten Muskelkontraktionen nach Succinyl-Applikation können postnarkotisch Beschwerden verursachen. Die Patienten fühlen sich als hätten sie „Muskelkater". Ganz besonders betroffen sind Rücken- und Halsmuskeln. Dem kann vorgebeugt werden, wenn vor der Succinylinjektion eine kleine Dosis eines nichtdepolarisierenden Mittels verabreicht wird, z. B. Flaxedil (20–40 mg), oder bei langdauernden Operationen die Gesamtdosis des kompetetiven Blockers vor Succinylcholin injiziert wird. Nach langen Operationen klagen vor allem ältere Patienten über Schmerzen im Bereich des Rückens, besonders dann, wenn der Patient relaxiert wurde. Dies erklärt sich dadurch, daß die Patienten für die Dauer der Operationszeit in erschlafftem Muskelzustand auf einer flachen, harten Unterlage liegen. Der normale Muskeltonus ist aufgehoben, und es tritt eine Überstreckung der Bänder und der Gelenke, besonders der Wirbelsäule, auf.

Verlängerung der Succinylcholin-Wirkung

Succinylcholin wird schnell durch die Plasma-Cholinesterase abgebaut. Dieses Enzym kann durch Hexaflurenium (Mylaxen) unwirksam gemacht werden. Mylaxen inaktiviert die Plasma-Cholinesterase. Dadurch wird eine Verlängerung der Succinyl-Wirkung erzielt. Mylaxen wird vor Succinylcholin injiziert (bei starker Reduzierung der Succinylcholin-Dosis).
Dosierung: 0,4 mg/kg Körpergewicht. Nach ca. 4 Minuten folgt die Succinylcholin-Injektion in einer Dosierung von 0,2 mg/kg Körpergewicht.
Der Effekt von Mylaxen kann 30 bis 90 Minuten andauern.
Propanidid (Epontol) hat gleichfalls eine verlängerte Succinyl-Wirkung zur Folge: vielleicht ebenfalls durch Hemmung der Plasma-Cholinesterase. Auch große Dosen von Lokalanalgetika aus der Ester-Gruppe (Procain) können die verfügbare Menge Cholinesterase teilweise reduzieren.
Da die Plasma-Cholinesterase in der Leber erzeugt wird, kann bei schweren Lebererkrankungen eine Verringerung des Plasma-Cholinesterasespiegels eintreten, und somit ist bei Leberkranken nach Succinylcholin-Applikation nicht selten eine verlängerte Apnoe zu beobachten.

Einfluß auf die Wirkung von Relaxantien (Abb. 84)

Bei der normalen Muskelkontraktion wird die Muskelzellmembran durch Acetylcholin für Natrium und Kalium durchlässig gemacht (Depolarisation), worauf die Depolarisationswelle sich über die Muskelfasern fortpflanzt und der Muskel sich zusammenzieht (kontrahiert).
Das Acetylcholin wird in der Endplatte gebildet und vorübergehend an Eiweiß gebunden; infolge eines Reizes wird Acetylcholin freigesetzt, diffundiert durch den Spalt (zwischen Endplatte und Muskelzellmembran), setzt sich an den Rezeptoren der Muskelzellmembran fest und die Depolarisation beginnt. In der nächsten Phase wird Acetylcholin durch Acetylcholinesterase gespalten und unwirksam gemacht.
Dieser Prozeß kann durch folgende Faktoren beeinflußt werden:
1. Verminderte Bildung von Acetylcholin. Die Substanz wird aus Essigsäure und Cholin unter Einfluß des Enzyms Acetyl-Coenzym A gebildet. Dazu ist Vitamin B_6 erforderlich; die Energie für die Synthese wird durch das ATP geliefert (Adenosin-Tri-Phosphat, s. Physiologie des Herzens). Mangel an diesen Stoffen verzögert die Produktion von Acetylcholin.
2. *Verminderter Transport von Acetylcholin aus den Vorratsbläschen in die Endplatte*
Acetylcholin wird in mikroskopisch kleinen Bläschen an Eiweiß gebunden und gelagert. Der Transport geschieht mit Hilfe eines Transportsystems, des sogenannten Carriers.
Hemicholinium ist ein Stoff, der dieses Transportsystem blockieren kann. Dadurch steht weniger Acetylcholin für den sofortigen Gebrauch zur Verfügung.

DIE NEUROMUSKULÄRE REIZÜBERTRAGUNG

EINWIRKUNGSSTELLE, FUNKTION	EINFLUSS
NERV ACETYLCHOLINSYNTHESE	ATP liefert Energie Vitamin B6 nötig für CoenzymA.
↓ Vorrat ↓	
Transport →	BLOCKADE durch Hemicholinium
↓ MOBILISIERUNG →	Nötig: Calcium und Kalium
↓ Lösung der Bindung mit Eiweiß	BLOCKADE durch: BOTULINUSTOXIN ANTIBIOTIKA: Streptomycin Polymycin Kanamycin Neomycin Chloramphenicol Colistin
↓ SYNAPSENSPALT	ABBAU durch ACETYLCHOLINESTERASE
↓ MUSKELMEMBRAN REZEPTOREN	BLOCKADE durch: CURARE-ARTIGE STOFFE DEPOLARISIERUNG (Succinylcholin) ERSCHÖPFUNG (Desensitivierung)
MUSKELSTOFFWECHSEL IONENTRANSPORT AKTIONSPOTENTIAL	BLOCKADE durch: LOKALANAESTHETIKA ANAESTHETIKA Natriummangel Kaliummangel
MUSKELKONTRAKTION	MUSKELKRANKHEITEN

EINFLUSS: +: Stärker wirksam, o: Schwächer wirksam

	NICHT DEPOLARISIEREND (Curare-artig)	DEPOLARISIEREND (Succinylcholin)
Säuglinge	+	–
Bejahrte	o	+
Geschlecht	–	+ (Frauen)
Fieber	+	o
Abkühlung	o	+
Austrocknung	+	+
Azidose	+ (nur Tubocurarin)	o
CO_2-Anhäufung	+ „ „ „ „	o
Natriummangel	+	o
Kaliummangel	+	o
Calciummangel	+	+
Magnesiumverabr.	+	–
Niereninsuffizienz	+ (nur Flaxedil)	–
Eiweißmangel	+ +	–
Phenothiazine	+	+
Äther /Halothan	++ / +	–
Procain/Arfonad	+ / –	– / + +
Mylaxen	–	+ + +
Diazepine	+	–

CHOLINESTERASE-INHIBITOREN

CARBAMINATE

NEOSTIGMIN
PROSTIGMIN
(Bromid oder Sulfat)
1-2 mg i.v.
Wirkung: 30 min

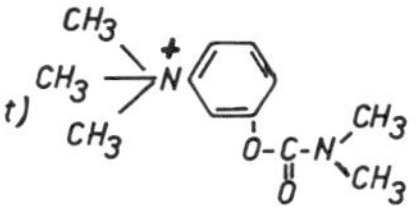

PYRIDOSTIGMIN
MESTINON (Bromid)
5-10 mg i.v.
Wirkung: 1-2 Std

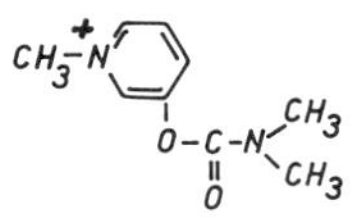

EDROPHONIUM
TENSILON (Chlorid)
10-20 mg i.v.
Wirkung: 5-10 min

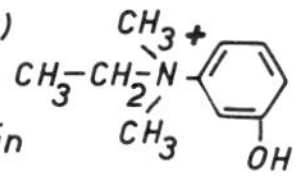

PHYSOSTIGMIN
ESERIN
In Augentropfen bei Glaukom

HEXAFLUORENIUM Blockiert vor allem die
MYLAXEN Plasma-Cholinesterase.
Verlängert die Wirkung von Succinylcholin.

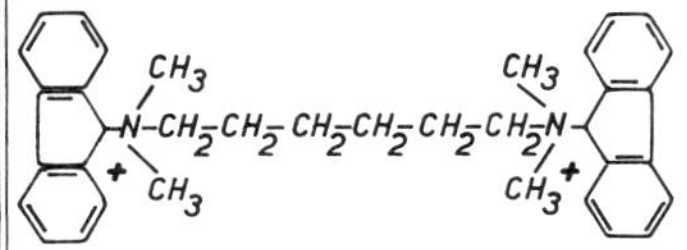

PHOSPHORSÄURE VERBINDUNGEN:

FLUOSTIGMIN Augentropfen
ECOTHIOPAT "
INSEKTIZIDE: Malathion, Parathion, TEPP, TIPP, Ompa, Schradan, Pyrophos, Hexastigmin (Bladan) usw.!

VERGIFTUNGSSYMPTOME

SPEICHELFLUSS, ERBRECHEN, KOLIKSCHMERZEN, DURCHFALL, ASTHMATISCHE ATMUNG, ENGE PUPILLEN, LANGSAMER PULS, ATEMLÄHMUNG, HERZSTILLSTAND

BEHANDLUNG:

ATROPIN i.v. und i.m. bis Puppillen sich erweitern
BEATMUNG
TOXOGONIN (Merck) i.v.

Abb. 84. Einflüsse auf die Wirkung der Relaxantien

3. *Die Spaltung des Acetylcholins vom Eiweiß*
Hierfür müssen ausreichend Calcium- und Kalium-Ionen vorhanden sein. Hingegen hemmt ein Übermaß an Magnesium-Ionen die Mobilisation des Acetylcholins.
Vergiftungen mit Botulismus-Toxinen (Nahrungsmittelvergiftung) und auch verschiedene Antibiotika hemmen ebenfalls die Mobilisation. Botulismus führt zu schweren Lähmungen, während Antibiotika die Wirkung der Muskelrelaxantien verstärken bzw. verlängern.
4. *Bindung des Acetylcholins am Rezeptor der Muskelzellmembran mit darauffolgender Depolarisation der Membran*
Die Wirkung der kompetitiven Blocker wird verstärkt durch niedrigen Kalium-Gehalt im Serum, hohe Temperaturen und niedrigen Eiweißgehalt im Blut. Azidose verstärkt die Wirkung von Curare, aber nicht die der anderen kompetitiven Blocker. Die Wirkung dieser Stoffe wird durch erhöhten Kalium- und Calcium-Gehalt im Plasma, durch Abkühlung und durch eine respiratorische Alkalose (Hyperventilation) abgeschwächt.
5. *Die Reaktion der Muskeln auf die Depolarisation: Muskelkontraktion*
Die Kraft der Kontraktion und deren Dauer hängen eng zusammen mit dem Verhältnis der Natrium-, Calcium-, Kalium- und Magnesium-Ionen innerhalb und außerhalb der Muskelmembranen. Eine Störung des Elektrolyt-Gleichgewichtes beeinflußt die Kontraktion. Ein zu niedriger Kalium- bzw. Calcium-Gehalt sowie ein hoher Gehalt an Magnesium schwächen die Kontraktionskraft ab.
Einige Muskelkrankheiten wie Myasthenia gravis oder das Myasthenie-Syndrom das bei einigen Carcinomarten vorkommt, führen auch zu einer Abschwächung der Muskelkraft.

Die Wirkung von nichtdepolarisierenden Muskelrelaxantien (Curare, Alloferin, Flaxedil, Pancuronium)

wird verstärkt und verlängert durch:
Wärme,
Azidose (nur Curare),
niedrigen Kalium-, Calcium- und Natrium-Gehalt im Serum,
hohen Magnesium-Gehalt.
Antibiotika: Streptomycine, Polymyxin B, Kanamycine, Neomycin, Choloramphenicol, Colistin, Viomycin. Chinidin,
Zytotoxische Stoffe
niedrigen Eiweißgehalt des Plasmas,
Austrocknung,
Muskelkrankheiten,
Relaxierung in Kombination mit Äther, Halothane und Methoxyfluran.
Kombination mit zentralen Relaxantien.
Tiefe Narkose.

wird abgeschwächt und verkürzt durch:
Abkühlung
Alkalose
erhöhten Kalium-, Calcium- und Natrium-Gehalt im Serum
Adrenalin
Anticholinesterasen
Alkohol
Morphin
flache Narkose

Die Wirkung von depolarisierenden Muskelrelaxantien
(Succinylcholin, Decamethonium)

wird verstärkt und verlängert durch:
niedrigen Plasma-Cholinesterasespiegel (angeboren: 1:2000), Blockade der Plasma-Cholinesterase durch Mylaxen, Epontol, Trasylol, zytotoxische Stoffe.
Lokalanalgetika (Procain),

wird abgeschwächt und verkürzt:
bei Kindern,
nach Verabreichung von Calcium-Ionen,
Erwärmung.

Kälte,
hohes Alter,
Frauen (niedriger Cholinesterasespiegel),
niedrigen Natrium- und
Calcium-Gehalt im Serum,
hohen Kalium-Gehalt im Serum,
hohes pCO_2,
organische Phosphorverbindungen (Parathion-Vergiftung usw.).

1. Die Gefahr der Verstärkung einer Curare-Wirkung durch Antibiotika besteht vor allem nach intraperitonealer Verabreichung von Antibiotika während der Operation. Die Resorption ist unkontrolliert und findet erst in größerem Maße postnarkotisch statt. Eine eventuelle Restwirkung eines kompetitiven Blockers kann dann so verstärkt werden, daß eine Ateminsuffizienz resultiert. Das geeignete Gegenmittel ist hier Calciumgluconat oder Calciumchlorid (Calcium-Ionen) intravenös oder per infusionem und eventuell Prostigmin-Gaben.
Wenn die verlängerte Apnoe durch die Antibiotika Canamycin und Polymyxin B verursacht wurde, ist Prostigmin kontraindiziert.
2. Die lähmende Wirkung von organischen Phosphorverbindungen wird durch die Hemmung sowohl der Plasma-Cholinesterase als auch der Acetylcholinesterase verursacht. In diesem Sinne wirken auch Zellgifte sowie manche schnell wachsende Carcinomarten und Leukämie.
Die in der Anaesthesie gebrauchten Relaxantien unterbrechen die Reizübertragung direkt an der Nervenendplatte. Die Reizübertragung kann auch an anderen Stellen blockiert werden, z. B. durch ein Lokalanalgetikum.
Bei dem Begriff Muskelrelaxation denkt man unwillkürlich an die Blockierung einer aktiven Bewegung des Muskels, sei es eine bewußte, vom ZNS ausgehende Bewegung, oder sei es eine Reflexbewegung über niedriger gelegene Zentren. Neben dieser „aktiven" Kontraktion spielt jedoch auch der sogenannte Tonus der Muskulatur eine Rolle. Damit ist eine fortwährend vorhandene, aber ständig wechselnde Spannung der Muskeln, die nie ganz erschlafft sind, gemeint. Dieser Tonus sorgt dafür, daß wir aufrecht stehen und eine bestimmte Haltung einnehmen können oder daß Arme und Beine in einer bestimmten Stellung gehalten werden können (s. auch Abb. 85).
Das fortwährende Anpassen des Muskeltonus an das Gleichgewicht und die Körperhaltung geschieht reflektorisch über Reflexbahnen, die teils durch das Rückenmark auf gleichem (horizontalen) Niveau verlaufen, teils auch höhere Zentren für die Muskelkoordination (Kleinhirn) mit einbeziehen.
Es gibt zwei Arten von Nervenfasern, die die Muskeln versorgen:
1. Die Alpha-Fasern (Alpha-Motoneurone), deren Nervenzelle im Vorderhorn des Rückenmarks liegt. Jedes Motoneuron versorgt mit seiner Faser nur einen kleinen Teil des betreffenden Muskels. Dies wird auch motorische Einheit genannt. Jeder große Muskel besteht aus tausenden motorischen Einheiten. Die Alpha-Neuronen empfangen einen Reiz direkt aus dem motorischen Zentrum der Großhirnrinde, wodurch dann willkürliche Bewegungen durchgeführt werden können. Die Kraft der Bewegung ist abhängig von der Anzahl der Neuronen die aktiviert werden und über die Endplatten die Muskeleinheiten zur Kontraktion bringen (s. Abb. 85).
2. Die Gamma-Fasern. Die dazugehörigen Zellen liegen ebenfalls im Vorderhorn des Rükkenmarks. Diese Fasern enden spindelförmig geordnet in einer Muskelfaser: der Muskelspindel.
Die Muskelspindel sorgt für den Muskeltonus.

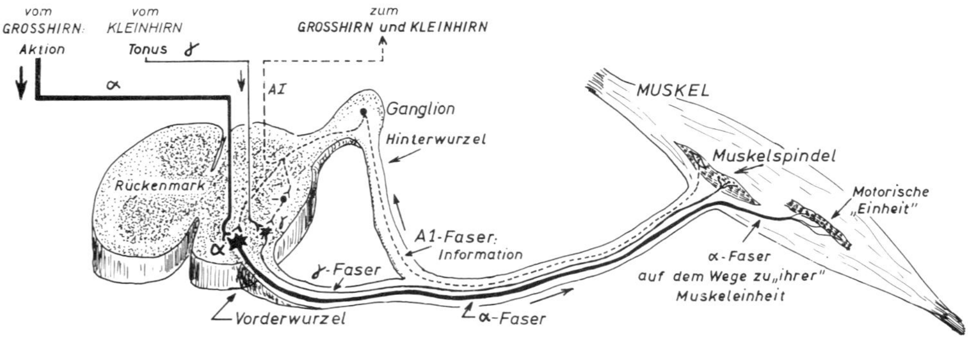

Abb. 85. Vereinfachtes Schema der spinalen monosynaptischen Muskelreflexbahn. Der Reiz für die willkürliche Bewegung kommt aus der Hirnrinde und aktiviert das Alpha-Motoneuron im Rückenmark → Muskelkontraktion. Das Kommando für Spannung und Haltung kommt aus dem Kleinhirn und aktiviert die Gamma-Neurone → Kontraktion der Muskelspindel. AI-Fasern registrieren die Reaktion der Muskelspindel und der Spannung des ganzen Muskels und geben ein Signal an die Alpha-Neurone für die Spannungserhöhung oder über eine zweite Synapse ein Signal für eine Spannungsverminderung (Hemmung) an das Gamma-Neuron. Außerdem läuft ein Zweig zur Information über das Lageverhalten und den Spannungszustand in das Gehirn. Der sog. Sehnenreflex: Kontraktion bei plötzlicher Dehnung des Muskels. Verläuft monosynaptisch über AI direkt in das Alpha-Neuron

Das Gamma-Neuron empfängt die Signale aus dem Kleinhirn. Außerdem ist in der Muskelspindel ein Aufnahmeorgan vorhanden, das die Spannung in der Spindel und im ganzen Muskel registriert: die Signale hiervon gehen über die A-I-Faser, deren Zelle im Ganglion der Hinterwurzel des Rückenmarks liegt, zum Rückenmark zurück und geben die Informationen an:

a) das Alpha-Neuron, um durch entsprechende Muskelkontraktionen Tonus und Haltung der Muskulatur zu verändern oder beizubehalten (monosynaptische Reflexbahn).
b) Über eine zwischengeschaltete Zelle zum Gamma-Neuron, um die Aktivität desselben bei einseitigen oder überflüssig intensiven Spannungszuständen zu hemmen.
c) Zur Gehirnrinde und dem Kleinhirn zur Information über Tonus der Muskeln und Haltung der Gelenke, der Extremitäten, des Kopfes etc.
d) Zum Alpha-Neuron der Antagonisten (Muskelgruppe, die erschlafft sein muß, während die Agonisten, die eigentlichen Muskeln, zur Kontraktion gebracht werden).

Der sog. Sehnenreflex (z. B. der Kniesehnen-Reflex) verläuft über die A-I-Faser direkt zum Alpha-Neuron (monosynaptisch) und ist ein typisches Beispiel für einen Reflex auf dem Rückenmark-Niveau: bei plötzlicher Dehnung des Muskels geht ein Signal aus der Muskelspindel über A-I-Fasern zum Alpha-Neuron, das dann einen Reiz aussendet, wodurch der betreffende Muskel sich kontrahiert.

Der Vorgang für das Aufrechterhalten des Muskeltonus wurde hier stark vereinfacht wiedergegeben, ist aber in Wirklichkeit kompliziert. Auf jeden Fall komplizierter als der einfache, direkte Weg für die willkürliche Muskelbewegung, der von der Großhirnrinde seinen Ausgang nimmt (Abb. 86).

Während der Operation sind es gerade der Tonus der Muskulatur und die Muskelspannung, die die Arbeit der Operateure erschweren können. Der Tonus kann plötzlich zunehmen infolge Dehnung einer Muskelgruppe (ziehen am Wundspalt, Drehen des Kopfes, Beugen eines Gelenkes etc.) oder durch Schmerzreize bei flacher Anaesthesie oder Hyperkapnie.

Es gibt eine Anzahl von Arzneimitteln, die auch außerhalb der Anaesthesie gebraucht werden und die Muskelspannung herabsetzen.

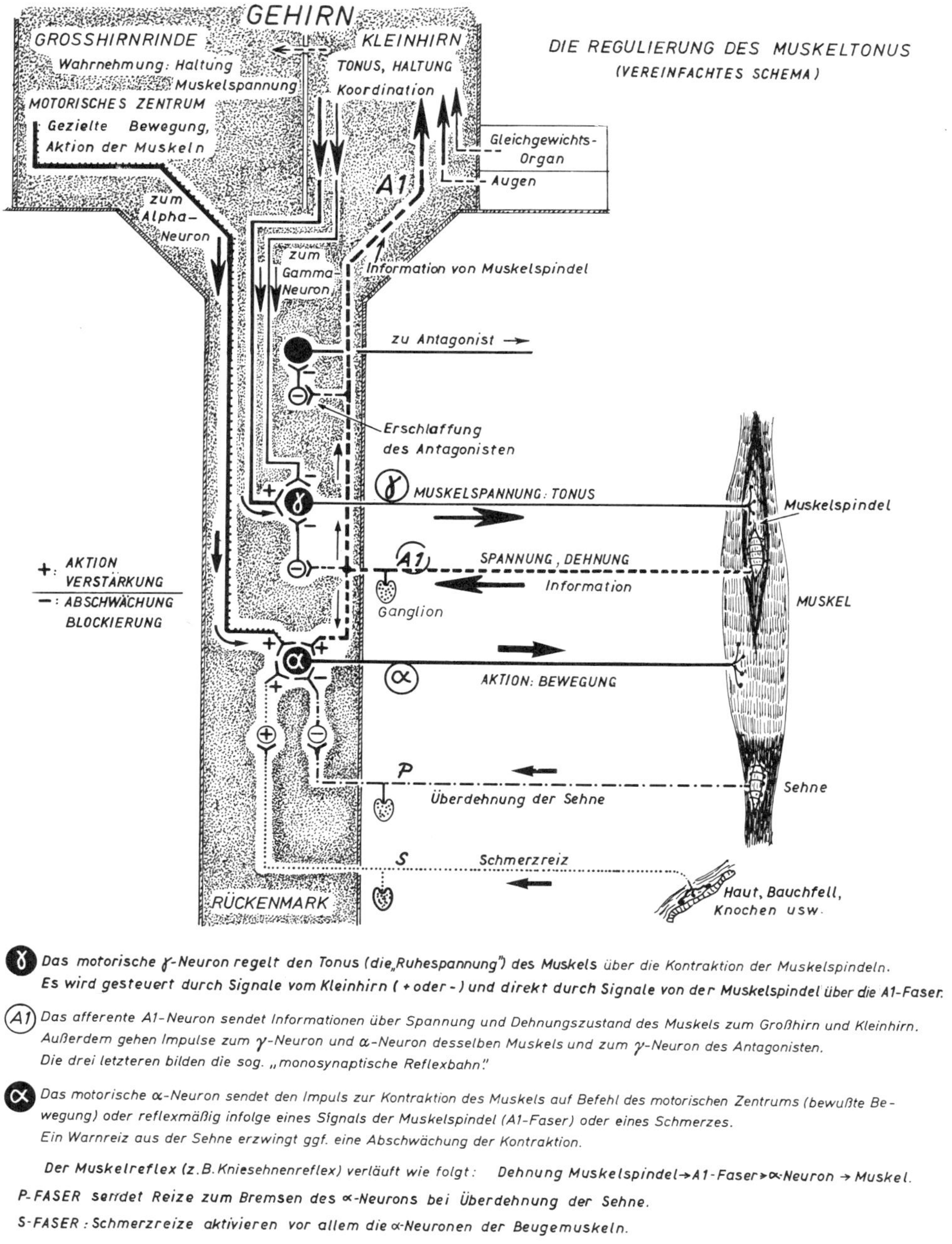

Abb. 86. Die Regulierung des Muskeltonus (vereinfachtes Schema)

Diese Stoffe wirken nicht auf die Nervenendplatte, sondern zentral, nämlich im Rückenmark, Kleinhirn oder Großhirn. Darum werden sie auch zentral-wirkende Relaxantien genannt. Da der Muskeltonus größtenteils zentral geregelt wird, können Stoffe, die eine allgemeinhemmende Wirkung auf das Zentralnervensystem haben, auch den Muskeltonus herabsetzen. So können z. B. Anaesthetika bei tiefer Narkose, neuroleptisch, sedativ oder analgetisch

Tabelle 11

Meprobamat, Phenothiazine, Neuroleptika, Valium, Morphinderivate, tiefe Narkose.	Wirkung hauptsächlich auf Großhirnrinde und Kleinhirn.
Sogenannte zentral-wirkende Relaxantien: Mephenesin (Tolserol) Chlormezanon (Trancopal) Megaphen u. a. Phenothiazine Valium Äther Halothane und Penthrane.	Wirkung hauptsächlich auf das Rückenmark.

wirkende Substanzen durch eine Tonusverringerung die Wirkung der echten Muskelrelaxantien potenzieren (s. Tabelle 11, Abb. 84).
Die an sich schwache periphere Wirkung dieser Stoffe kann jedoch ausreichend sein, um z. B. bei Myasthenie-Patienten die Muskelschwäche zu verschlimmern oder die Wirkung von Muskelrelaxantien übermäßig zu verlängern.

Stoffe mit Wirkung auf die Funktion des autonomen Nervensystems

Um die Wirkung dieser Stoffe besser verstehen zu können, ist es nötig, die Funktion des sogenannten autonomen Nervensystems zu verstehen.
Im letzten Kapitel ist bereits wiederholt der Einfluß auf dieses Nervensystem zur Sprache gekommen, wenn über „sympathische" oder „parasympathische" Wirkung von anaesthetischen Stoffen berichtet wurde.
Das Wort autonom weist darauf hin, daß die anderen Nervenfunktionen, also die sensorischen Funktionen der Sinnesorgane und die motorischen Funktionen der motorischen Nerven, unserem Willen unterliegen.
Dieses gilt allerdings tatsächlich nur für die motorischen Funktionen: willkürliche Bewegung ist das einzige, was unserem Willen unterliegt. Das Sinnesorganische ist nicht unserem Willen unterworfen. Wir können höchstens die Augen schließen oder die Ohren zustopfen. Dies sind jedoch Bewegungen, die die Funktion der Sinnesorgane selbst nicht beeinträchtigen. Unter diesem Aspekt ist die Einteilung in ein „vegetatives" und ein „animalisches" Nervensystem vielleicht besser, unter der Voraussetzung, daß Pflanzen keine Sinnesorgane haben, jedenfalls nicht solcher Art, die wir unter Sinnesorganen verstehen. Doch reagieren auch Pflanzen auf Reize wie Licht und Wind, wenn auch langsam. Die übliche Benennung ist also ungenau, für unsere Zwecke jedoch ausreichend.
Man kann sagen, daß dieses autonome Nervensystem für die Aufrechterhaltung des Lebens nötig ist. Das Funktionieren des Blutkreislaufes, der Herztätigkeit, der Atmung, der Verdauung, des Stoffwechsels, des Wachstums, des Abtransportes von Stoffwechselendprodukten, das Anpassen an veränderte Umstände etc. geschieht, ohne daß wir es unter normalen Umständen beeinflussen können. Diese sind Funktionen, die das Leben erhalten können,

auch bei einem tief bewußtlosen Menschen, der keine Bewegungen ausführen und über seine Sinnesorgane nichts mehr wahrnehmen kann.

Während der Anaesthesie haben wir es hauptsächlich und eigentlich ausschließlich mit dem autonomen Nervensystem zu tun, und die Kenntnisse seiner Funktion und aller Einflüsse, die während der Anaesthesie darauf einwirken können, sind außerordentlich wichtig für den Anaesthesisten.

Deshalb wurden zahlreiche Stoffe, die die Funktionen des autonomen Nervensystems beeinflussen, behandelt. Außer über die Nervenbahnen werden die unwillkürlichen Prozesse im Körper durch Hormone geregelt. Ein bekanntes Beispiel ist das Insulin aus den Langerhansschen Zellen der Bauchspeicheldrüse: der Stoff regelt die Aufnahme und Umsetzung von Glukose im Blut und reguliert damit den Blutzucker- und Energiehaushalt. Viele dieser Drüsen jedoch empfangen das Signal, ein bestimmtes Hormon zu produzieren oder an das Blut abzugeben, wiederum durch das autonome Nervensystem.

Eine Drüse, deren Wirkung sehr eng verbunden ist mit der Funktion des autonomen Nervensystems, ist die Nebenniere, die Adrenalin und Noradrenalin produziert und an das Blut abgibt. Die Nebenniere steht unter dem Einfluß des sympathischen Systems, aber auch der Hypophyse.

Die Hypophyse beeinflußt die Nebennierenrinde durch Vermittlung des Hormons ACTH. Auch die auf diese Weise aktivierten Nebennierenrinden-Hormone haben eine Funktion, die für die Anaesthesie wichtig ist.

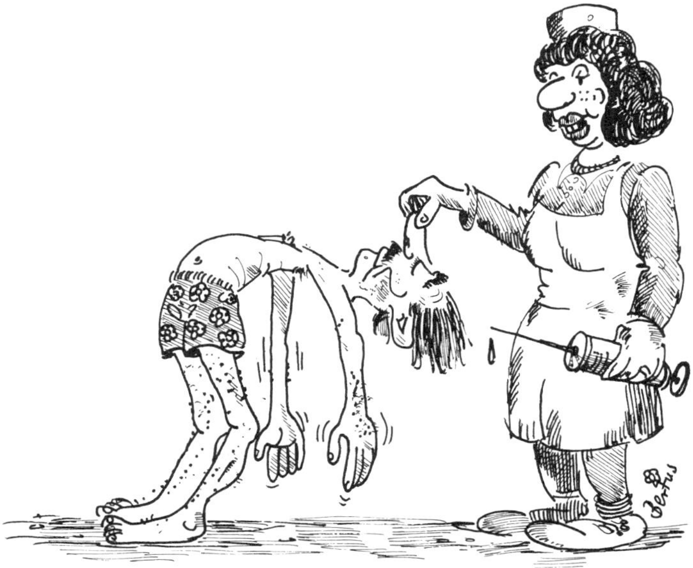

Muskelrelaxantien

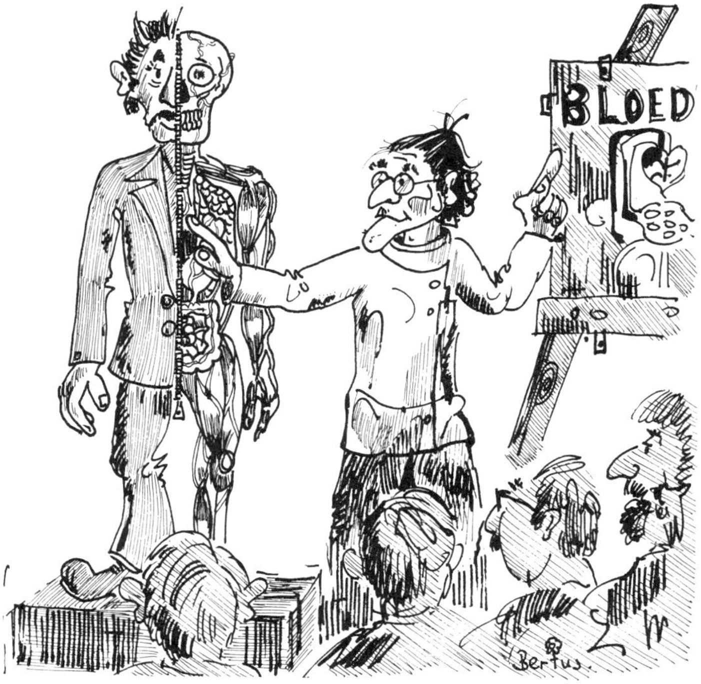

DER PHYSIOLOGE ERKLÄRT DAS „WIE"
und „WARUM" (soweit er das selbst weiß!).

KAPITEL 8

PHYSIOLOGIE UND PHARMAKOLOGIE DES AUTONOMEN NERVENSYSTEMS

Die Physiologie, die Lehre von den Lebensvorgängen, umfaßt das Studium aller Prozesse im Körper, die für die Lebenserhaltung wichtig sind. Das Leben ist ein ständiges sich Aneinanderreihen von Auf- und Abbau, wofür Grundstoffe und Energie erforderlich sind.
Körperfremde Stoffe werden als Nahrung aufgenommen und in für den Körper geeignete Baustoffe umgeformt; die nötige Energie erhalten Tier und Mensch aus der Verbrennung von energiereichen Nahrungsbestandteilen durch chemische Verbindung mit dem eingeatmeten Sauerstoff. Abbau- und Verbrennungsprodukte werden aus dem Körper entfernt.
Der Stoffwechsel umfaßt alle diese komplizierten Prozesse und ist das wesentliche Studienobjekt der Physiologie.
Bei den einfachsten Lebensformen, wie bei den einzelligen Bakterien, spielen sich diese doch schon komplizierten Prozesse in ein und derselben Zelle ab. Beim Menschen als dem höchstorganisierten Lebewesen haben sich Organe gebildet, die eine spezielle Aufgabe im Körper erfüllen und die dadurch – jedes für sich – ihre „eigene" Physiologie haben; sie sind aber alle miteinander sowohl durch das Nervensystem als auch durch den Blutkreislauf verbunden, so daß der Stoffwechsel harmonisch verläuft.
Für die Anaesthesiologie ist vor allem der Teil der Physiologie wichtig, der sich mit den unmittelbaren Lebensvorgängen des Körpers befaßt: der Lieferung von Energie, die nötig ist für die normalen Zellfunktionen. Weiterhin ist die Physiologie jener Organe, die auch im ruhenden Körper ständig aktiv sind, Gehirn und Herz, für den Anaesthesisten wichtig.
Diese Energie wird über viele Wege schließlich durch die Verbrennung (Oxydation) von Glukose durch Sauerstoff geliefert (s. Kap. 16, S. 379 und Abb. 142, S. 381).
Glukose wird aus Glykogen und Fettvorräten im Körper im wesentlichen in der Leber gebildet; der Sauerstoff wird durch die Lungen aufgenommen. Beide Stoffe werden im Blut transportiert. Die Energieversorgung ist also unmittelbar abhängig von einer ungestörten Atmung und einem intakten Blutkreislauf. Daher kommt den Kenntnissen der Physiologie dieser Funktionen in der Anaesthesiologie der erste Platz zu.
Das Nährstoffangebot an Muskulatur und Gehirn, vor allem Glukose, wird auf den Verbrauch abgestimmt und die Abbauprodukte, die das chemische Gleichgewicht stören würden, werden abtransportiert; der Blutdruck wird durch die Pumparbeit des Herzens und die Wandspannung der Gefäße auf der erforderlichen Höhe gehalten. Die Tiefe der Atmung wird durch den Bedarf an Sauerstoff und die Notwendigkeit, Kohlensäure abzuatmen, geregelt.
Durch das autonome Nervensystem werden diese verschiedenen Funktionen aufeinander abgestimmt. Dieses System hat „Rezeptoren", die den Stand der Funktionen wie Blutdruck, Kohlensäuregehalt, Säuregrad des Blutes usw. erfassen. Die Signale dieser Rezeptoren erreichen über die „afferenten" (zuführenden) Nervenfasern das Zentrum des autonomen Nervensystems, das zum größten Teil in den tiefergelegenen Schichten des Hirns, dem Hirnstamm (verlängertes Mark, „Medulla oblongata") und dem Übergang vom Hirn zum Rückenmark gelegen ist.
Aus diesen Zentren, die wiederum untereinander in Verbindung stehen, ziehen „efferente"

Fasern zu den betreffenden Organen, um deren Aktion zu fördern (z. B. Beschleunigung der Herzfrequenz), oder sie zu hemmen.
Um die Wirkung und gegenseitige Beeinflussung dieser wichtigen Organsysteme begreifen zu können, ist es nötig, zunächst die Funktionen des autonomen Nervensystems kennenzulernen.

Physiologie des autonomen Nervensystems

(autonom = selbständig, unabhängig)

Als autonomes Nervensystem bezeichnen wir denjenigen Teil des Nervensystems, der die nicht dem Willen unterworfenen – eben autonomen – Funktionen des Körpers regelt. So sind die Höhe des Blutdruckes, die Herzfrequenz, Ausscheidung der Stoffwechselendprodukte, der Tonus der Blutgefäße usw. Funktionen, die wir nicht bewußt beeinflussen können, die jedoch den Körper in die Lage versetzen, sich stets ändernden Situationen anzupassen und die somit für die Aufrechterhaltung des Lebens sorgen.
Diese autonome Regelung wird durch „Reflexe" vermittelt: Signale von Rezeptoren gelangen durch die „afferenten" Fasern zu bestimmten (autonomen) Zentren, die ihrerseits Befehle über „efferente" Fasern an die verschiedenen Organe erteilen. So reagiert die Zunge auf einen Säurereiz mit der Produktion zusätzlichen Speichels; ein Absinken des Blutdruckes ruft über eine eigene Reflexbahn Verengung der kleinen Blutgefäße hervor, und der Blutdruck steigt wieder an.
Man kann dieses autonome Nervensystem hinsichtlich seiner Wirkung als eine Doppeleinheit betrachten: das Gleichgewicht wird durch eine genaue Balance zwischen zwei gegensinnigen Einflüssen hergestellt.
Eine Trennung zwischen diesen Einflüssen, obwohl nicht immer konsequent durchführbar, hat man mit folgender Unterteilung angedeutet:
Sympathisches Nervensystem und
parasympathisches Nervensystem.
Das sympathische Nervensystem soll den Körper vor allem zu größeren Handlungen befähigen, wie Anspannung, Bewegung, Arbeit, Flucht etc., kurz zu größerer Aktivität.
Der sympathische Einfluß bewirkt daher eine Steigerung des Blutdrucks, der Atemfrequenz, der Durchblutung jener Organe, die zu solcher Aktivität viel Blut benötigen (Muskulatur) und eine Minderdurchblutung jener Organe, die dazu nicht benötigt werden. Darmperistaltik und Verdauung ruhen, die Schließmuskeln werden geschlossen.
Das parasympathische Nervensystem aktiviert gerade jene Organe, die die Energie wieder aufbauen, welche durch die – sympathische – Aktivitätssteigerung verloren ging, nämlich die Verdauungsorgane, Darmperistaltik, Ausscheidung und Entleerung von Darminhalt etc.
Man hat daher diese funktionelle Teilung auch unterschieden in *katabole Funktion* (Abbau, Verbrauch, ergotrope Phase) und *anabole Funktion* (Aufbau, Energiespeicherung, trophotrope Phase).
Anatomisch kann man beide Systeme ebenfalls unterscheiden, und zwar 1. an den Orten der Reizwahrnehmung, den Rezeptoren, 2. am Verlauf der efferenten Fasern von den vegetativen Zentren zu den Erfolgsorganen. Die „Zentren", die diese verschiedenen Funktionen des Körpers regeln, liegen nahe beieinander in den tieferen Hirngebieten und im verlängerten Mark. Sie sind durch Nervenfasern miteinander verbunden und beeinflussen sich gegenseitig, empfangen aber auch Signale aus der Peripherie – Haut, Blutgefäße, Darm, Blase, Lunge etc. – über die afferenten Nervenfasern bzw. außerdem aus der Hirnrinde, wo das Bewußtsein lokalisiert ist.

Die *efferenten Fasern* beider Systeme verlaufen anfänglich im Rückenmark, trennen sich dann aber deutlich:
Die *parasympathischen efferenten* Fasern verlassen das Rückenmark schon in Höhe des verlängerten Markes, der größte Teil davon gebündelt im 10. Hirnnerv: Nervus vagus. Ein kleinerer Anteil, der die Eingeweide des kleinen Beckens versorgt, tritt aus dem „Sakralmark" aus.
Die *sympathischen efferenten* Fasern entspringen den thorakalen und oberen lumbalen Anteilen des Rückenmarkes (s. Abb. 87 und 88). Obgleich das Rückenmark ein einheitliches Organ ist, hat man es entsprechend den paarigen Austritten der Nervenwurzeln unterteilt; zwischen je 2 Wirbelkörpern verläßt ein paariger Nerv durch das Foramen ovale den Rückenmarkskanal.
Das in der Halswirbelsäule verlaufende Rückenmark, Halsmark (zervikales Mark), wird entsprechend den 7 Halswirbelkörpern in C1–C7 numeriert. Die Brustwirbelsäule besteht aus 12 Brustwirbeln und ebenso vielen paarigen Nerven, die wiederum in Th1–Th12 unterteilt werden. Schließlich gibt es noch 5 Lendenwirbel (L1–L5) und 5 sakrale Wirbel (S1–S5), die das Kreuzbein (Os sacrum) bilden.
Die dem Hirn direkt bzw. dem verlängerten Mark entspringenden Nerven werden Hirnnerven genannt und sind von 1–12 in folgender Weise numeriert:

1. Nervus olfactorius: der Riechnerv
2. Nervus opticus: der Sehnerv
3. Nervus oculomotorius: Augenmuskelnerv; enthält auch parasympathische Fasern für den M. constrictor pupillae
4. Nervus trochlearis: ein Augenmuskelnerv
5. Nervus trigeminus: der dreigeteilte Nerv; führt im wesentlichen sensorische Qualitäten für Kopf und Gesicht, motorische Qualitäten für Kiefer- und Halsmusukulatur
5. Nervus abducens: ein weiterer Augenmuskelnerv
7. Nervus facialis: der motorische Nerv für die Gesichtsmuskeln; enthält auch parasympathische Fasern für Speicheldrüsen und Tränendrüsen
8. Nervus stato-acusticus: Gehör-und Gleichgewichtsnerv
9. Nervus glossopharyngeus: der Zungenmuskel- und Rachennerv; motorische Innervation der Zunge und der Kehlkopfmuskulatur, parasympathische Fasern für die Ohrspeicheldrüse
10. Nervus vagus: Hauptnerv der parasympathischen (sprich: vagalen) Innervation
11. Nervus accessorius: motorischer Nerv für Halsmuskeln, Kehlkopfmuskeln und Stimmbänder
12. Nervus hypoglossus: motorische Innervation des Zungenbodens und der Rachenmuskulatur.

Von diesen 12 Hirnnerven führen Nummer 3, 7 und 9 parasympathische Fasern, während Nummer 10 fast ausschließlich parasympathische Fasern enthält.

Anmerkung: Praktisch jeder Nerv enthält sowohl afferente (sensible) Fasern als auch efferente (motorische) Fasern, sowie auch häufig vegetative Fasern, die sich erst in den Zielorganen oder in unmittelbarer Nähe voneinander isolieren. Die sympathischen Fasern verlaufen in der Adventitia der Blutgefäße zu den Organen.

Der Weg eines Reizes

Afferente Reize (Signale aus den Organen und der Umwelt) werden auf ihrem Weg zum Rückenmark und Gehirn in einem auf ihrem Wege liegenden Ganglion im Bereich der Hinterwurzel des Rückenmarkes umgeschaltet (s. Abb. 85). Das gilt auch für jene Nervenfasern, die Reize aus dem autonomen Nervensystem nach zentral weiterleiten.

Die efferente Reizantwort (motorisch) wird in der Vorderhornzelle auf die postganglionäre efferente Faser umgeschaltet.

Die efferenten Fasern des autonomen Nervensystems haben ihre Umschaltstelle – Synapse – jedoch außerhalb des Rückenmarkes. Ein „Ganglion" ist nichts anderes als eine Ansammlung von Synapsen.

Die Synapsen des parasympathischen Systems sowie der parasympathischen Fasern des 3., 7. und 9. Hirnnervens liegen als Ganglien in der Nähe der Endorgane oder sogar verwoben mit diesen Endorganen (Darm, Herz, Bronchus usw.). Vom Zentrum aus gesehen, gibt es also eine lange präganglionäre Faser und eine kurze postganglionäre Faser (s. Abb. 87). Der reizübertragende Stoff im Endorgan (Transmitter) ist das Acetylcholin (Vagus-Stoff).

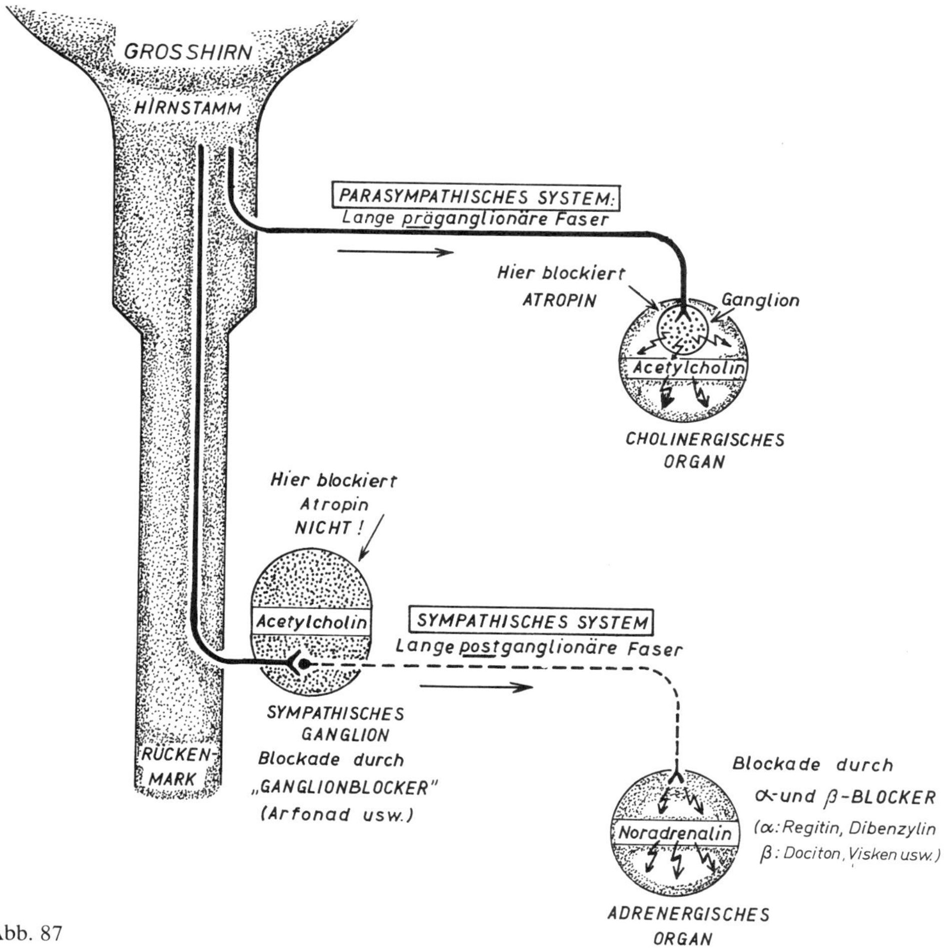

Abb. 87

Die Synapsen des sympathischen Systems liegen als Strang vereinigt links und rechts unmittelbar vor der Wirbelsäule in der Brust- und Bauchhöhle („Grenzstrang"); darüber hinaus bilden sie das Ganglion coeliacum, Ganglion mesentericum superior und Ganglion mesentericum inferior (s. Abb. 88).

Von jedem dieser Ganglien geht eine lange postganglionäre Faser in die Endorgane. Der reizübertragende Stoff in den Ganglien ist Acetylcholin, derjenige in den Endorganen Noradrenalin, das an den Endaufzweigungen der postganglionären Fasern gebildet wird.

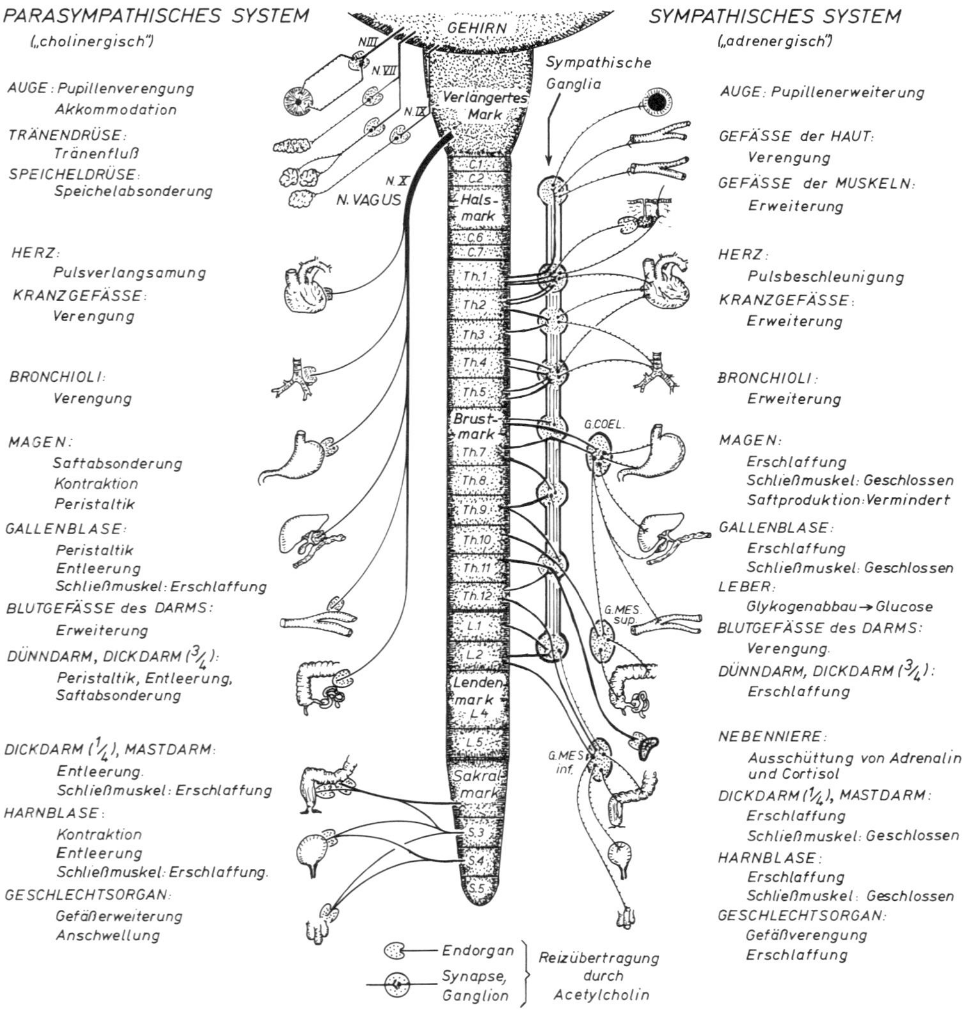

Abb. 88

Erklärung zu Abb. 88: Die linke Hälfte stellt den Verlauf der Fasern des parasympathischen Systems dar, die rechte des sympathischen Systems.

Parasympathische Fasern für die kranial gelegenen Organe Augen, Tränendrüsen, Zungen- und Speicheldrüsen, verlaufen in den Hirnnerven 3 (oculomotorius), 7 (facialis) und 9 (glossopharyngeus). Der 10. Hirnnerv, Nervus vagus, enthält alle parasympathischen Fasern, die die übrigen Organe bis zum letzten Viertel des Dickdarms innervieren. Das letzte Viertel des Dickdarmes, Blase und Genitalorgane, erhalten ihre parasympathischen Fasern aus 3 Segmenten des Sakralmarkes.

Alle diese Fasern sind im Prinzip präganglionär. Das Ganglion, in dem durch Acetylcholin die Erregung für das betreffende Endorgan übertragen wird, liegt im Endorgan selbst oder in dessen Nähe. Nur bei den kranial gelegenen Organen liegen die parasympathischen Ganglien in gewisser Entfernung von diesen Organen.

Die sympathischen Fasern kommen aus den Zentren des autonomen Nervensystems und verlaufen durch das Rückenmark. Ein erstes Faserbündel verläßt das Rückenmark in Höhe des 1. Brustwirbels (Th1), weitere Fasern treten aus jedem Segment aus bis in Höhe des 1. Lumbalwirbels (L1). Diese Fasern sind präganglionär und haben ihre Umschaltstelle (Synapse) in den sympathischen Ganglien, die an beiden Seiten vor der Wirbelsäule liegen. Die postganglionären Fasern haben meistens einen längeren Weg bis zu ihrem Endorgan, das sie meistens in der Adventitia der Blutgefäße erreichen.

Die sympathischen Fasern für die Nebennieren werden nicht in den vor der Wirbelsäule liegenden Ganglien (Grenzstrang) umgeschaltet, sondern verlaufen als präganglionäre Fasern bis zum Nebennierenmark selbst, das als sympathisches Ganglion zu betrachten ist.

In diesem Schema über die sympathische Innervation ist ein Unterschied zwischen Alpha- und Beta-Wirkung nicht berücksichtigt worden, der auf Seite 216 beschrieben wird.

Eine Ausnahme bilden die Schweißdrüsen; obwohl sie sympathisch innerviert werden, ist Acetylcholin der Überträgerstoff.

Obgleich in allen Synapsen der reizübertragende Stoff Acetylcholin ist, wird derjenige „Überträgerstoff", der den Reiz endgültig von der postganglionären Faser auf das Endorgan überträgt, zur Unterscheidung beider Systeme benutzt: eine typisch parasympathische Wirkung heißt dann cholinergische Wirkung, eine typisch sympathische Wirkung heißt dann adrenerge Wirkung.

Acetylcholin ist also der reizübertragende Stoff sowohl in den sympathischen Ganglien als auch in den parasympathischen Endorganen. Injiziert man daher Acetylcholin, müßte man sowohl eine adrenerge Wirkung (durch Aktivierung in den Ganglien), als auch eine parasympathische Aktivität durch Erregung eines parasympathisch innervierten Endorganes erwarten.

Diese Doppelwirkung von Acetylcholin besteht tatsächlich, ist aber ungleichmäßig verteilt: das parasympathisch innervierte Endorgan reagiert viel stärker. Durch Atropin kann die Reizübertragung am parasympathisch innervierten Endorgan blockiert werden, die reizübertragende Wirkung in den Synapsen jedoch nicht. Die Wirkung des Acetylcholins auf das parasympathisch innervierte Organ kann man nachahmen mit dem Gift des Fliegenpilzes (Muskarin); durch Nikotin kann die Acetylcholin-Wirkung in den Ganglien imitiert werden. Die Doppelwirkung des Acetylcholins kann man daher in „muskarinartige Wirkung" an den Endorganen und „nikotinartige Wirkung" in den Ganglien unterscheiden.

Die muskarinartige Wirkung des Acetylcholins überwiegt stark und kann durch Atropin geblockt werden. Die nikotinartige Wirkung des Acetylcholins kann man meist nur nach Blockierung der muskarinartigen Wirkung durch Atropin wahrnehmen, da beide Wirkungen einander entgegengesetzt sind. Will man z. B. eine Muskelrelaxierung nach der Operation durch Neostigmin antagonisieren, muß zunächst die muskarinartige Wirkung durch Atropin blockiert werden (s. S. 188). Die Pulsbeschleunigung und leichte Blutdruckerhöhung nach Gabe von Neostigmin wird daher zum Teil durch den nikotinartigen Effekt an den sympathischen Ganglien verursacht.

Die Reizübertragung durch Acetylcholin in der neuromuskulären Endplatte fällt aus diesem Schema ganz heraus. Sie ist durch Atropin praktisch nicht beeinflußbar.

Einige Begriffe, die Wirkungen im autonomen Nervensystem beschreiben:

Sympathikomimetisch, adrenerg: einen sympathischen Reiz verstärkend oder nachahmend;

Sympathikotonus: erhöhte Aktivität (wörtlich: Spannung) des sympathischen Systems;

sympathikolytisch: die Funktionen des sympathischen Systems abschwächend;

Sympathikomimetika, Adrenergika: Stoffe, die sympathische Effekte hervorrufen oder steigern;

Sympathikolytika: Stoffe, die den Sympathikotonus herabsetzen;

Parasympathikomimetisch, cholinergisch: die parasympathische Aktivität steigernd, Acetylcholinwirkung nachahmend;

Parasympathikotonus, Vagotonus: erhöhte Aktivität des parasympathischen Systems; parasympathikolytisch, vagolytisch: die Aktivität des parasympathischen Systems hemmend, blockierend.
In der Anaesthesie und in der postoperativen Phase hat man es hauptsächlich mit den Einflüssen des autonomen Nervensystems auf das Herz und die Blutgefäße, also auf Blutdruck, Blutströmung und Herzfrequenz usw. und mit der Beeinflussung der Atmung zu tun.
Die Wirkungen des autonomen Nervensystems stellen stets eine Gleichgewicht dar zwischen zwei einander entgegengesetzten Einflüssen: 2 Zügel, die straff gehalten werden, um die Wirkungen im richtigen Gleis zu halten.
Ein Überwiegen einer sympathischen Wirkung kann also auch betrachtet werden als eine Abschwächung des parasympathischen Einflusses und umgekehrt. Ein typisches Beispiel dafür ist die Wirkung von Atropin: es blockiert den parasympathischen Einfluß am Herzen und führt dadurch zur Pulsbeschleunigung, ein Symptom sympathischer Aktivität.

Der Einfluß des autonomen Nervensystems auf das Herz

Die Herzfunktion wird bestimmt durch die Frequenz und das Schlagvolumen. Sie ergeben zusammen das Minutenvolumen, also die Leistung des Herzens, pro Minute eine bestimmte Menge Blut zu pumpen.
Wird vom Herzen eine größere Leistung gefordert, kann diese entweder durch Steigerung der Frequenz oder des Schlagvolumens oder beider herbeigeführt werden. Der Anstieg des Schlagvolumens kommt hauptsächlich auf mechanischem Wege zustande, nämlich durch ein vermehrtes Angebot von Blut aus der Peripherie, wodurch die Herzkammern sich zwischen zwei Schlägen – in der Diastole – besser füllen können. Eine Steigerung der Schlagfrequenz wird durch einen erhöhten Sympathikotonus bewirkt.

Der Einfluß des Sympathikus auf das Herz

1. Das Herz wird direkt sympathisch innerviert, die Fasern kommen aus dem oberen thorakalen Anteil des Grenzstranges (Th1–Th6).
2. Ferner besteht er in der Wirkung durch Adrenalin, das aus einem sympathischen Ganglion, dem Nebennierenmark, freigesetzt wird und über die Blutbahn das Herz erreicht. Adrenalin verursacht eine schnellere Herzfrequenz und eine kräftigere Kontraktion (positive Inotopie).

Der parasympathische Einfluß auf das Herz

Die parasympathischen Reize aus den autonomen Zentren der Medulla oblongata erreichen das Herz über den Nervus vagus. Die Ganglien liegen im Herzmuskel und dem Reizleitungssystem des Herzens (Hissches Bündel); die Reizübertragung wird durch Freisetzen von Acetylcholin bewirkt.
Die parasympathische Wirkung äußert sich in verlangsamter Herzfrequenz (Dämpfung des Sinusknoten) und verzögerter Reizausbreitung (verzögerter Reizausbreitung von den Vorhöfen auf die Kammern).
Die Regelung der Herzfrequenz kommt hauptsächlich durch Änderung des parasympathischen Einflusses zustande: der Nervus vagus hat einen ständig hemmenden Einfluß auf das Herz und hält die Zügel straff. Die Verabreichung von Acetylcholin ahmt diese Vaguswirkung nach, und es kommt zu einer Senkung der Herzfrequenz. Atropin hingegen blockiert die Vaguswirkung, und es kommt zur Beschleunigung der Pulsfrequenz.

Der Einfluß des autonomen Nervensystems auf die Blutgefäße

Während der parasympathische Einfluß am Herzen überwiegt, stehen die Blutgefäße mehr unter dem Einfluß des Sympathikus. Der Blutdruck ist abhängig von der Kontraktionskraft des Herzens und dem Herzminutenvolumen, aber natürlich auch von dem Widerstand, den das Blut auf seinem Wege zu den Kapillaren überwinden muß. Würde eine direkte widerstandslose Verbindung zwischen der großen Schlagader und dem ausgedehnten Netz der Kapillaren bestehen, so würde das Blut bei jedem Herzschlag in dieses große Strombett abfließen und eine enorme Menge Blut benötigt werden, um den ganzen Körper zu versorgen.
Der Blutstrom zu den verschiedenen Organen wird nach deren Bedarf geregelt, und dieser wechselt ständig: bei Muskelarbeit werden vor allem die Muskeln viel Blut benötigen, und die Arteriolen werden sich unter dem Einfluß von Adrenalin öffnen. Dafür aber muß der Blutstrom zu anderen Organen verringert werden. So wird z. B. die Durchblutung des Verdauungssystems durch die Ausschüttung von Noradrenalin so gedrosselt, daß eben dieses Blut der Muskulatur zur Verfügung steht. Ermöglicht wird diese Umverteilung von Blut durch Kontraktion bzw. Erweiterung der kleinsten Arterien, den Arteriolen (präkapilläre Arteriolen).
Diese Regulierung steht unter dem wechselnden Einfluß der sympathischen postganglionären Nervenfasern, die aus dem Grenzstrang entspringen. Der Stoff, der den Kontraktionsreiz auf die glatte Muskulatur der Arteriolen überträgt, ist das Noradrenalin, das bei Reizung dieser sympathischen Nervenfasern an deren Ende freigesetzt wird.

Der Einfluß des autonomen Nervensystems auf die Atmung

Die Atmung selbst, also Atemfrequenz und Atemzugvolumen, steht unter dem Einfluß des Atemzentrums, das bei Kohlensäureansammlung oder Sauerstoffmangel zu verstärkter Atmung anregt. Der Einfluß des autonomen Nervensystems ist hier nicht deutlich. Die glatte Muskulatur der Bronchien hingegen unterliegt dem Einfluß des autonomen Nervensystems: sympathische Reize erweitern die Bronchien, parasympathische Reize verengen sie. Diese Einengung kann zu einer sehr erschwerten Atmung (Asthma bronchiale) führen oder sogar die Atmung blockieren (Bronchospasmus).

Der Einfluß des autonomen Nervensystems auf die Verdauungsorgane

Hier überwiegt der parasympathische Einfluß. Unter seiner Wirkung werden die Produktion von Speichel und die Sekretion von Verdauungssäften gesteigert. Peristaltik von Magen und Darm verstärken sich, es kommt zur Kontraktion des Mastdarmes und der Blase, verbunden mit Erschlaffung der Schließmuskeln.
Der sympathische Einfluß bewirkt gerade das Gegenteil: Stillstand der Peristaltik, Kontraktion der Schließmuskeln, Verringerung der Sekretion.
Für das parasympathische System gilt, daß der reizübertragende Stoff, Acetylcholin, das Endorgan aktiviert. Der reizübertragende Stoff des sympathischen Systems ist das Noradrenalin, das an den Endigungen der postganglionären Fasern freigesetzt wird und das Erfolgsorgan aktiviert. Außer Noradrenalin hat auch das Adrenalin eine sympathikomimetische Wirkung.

Das Adrenalin entsteht jedoch im Nebennierenmark und wird in die Blutbahn abgegeben, wenn ein sympathischer Reiz aus den autonomen Zentren oder dem verlängerten Mark dort eintrifft.
Die Nebennieren sind deshalb ein wichtiger Teil des sympathischen Systems. Die Nebennierenrinden produzieren gleichfalls Stoffe, die tief in den autonomen Stoffwechsel eingreifen. Die Produktion und die Abgabe dieser Stoffe – Hormone – werden jedoch durch die Hirnanhangsdrüse, die Hypophyse, geregelt.

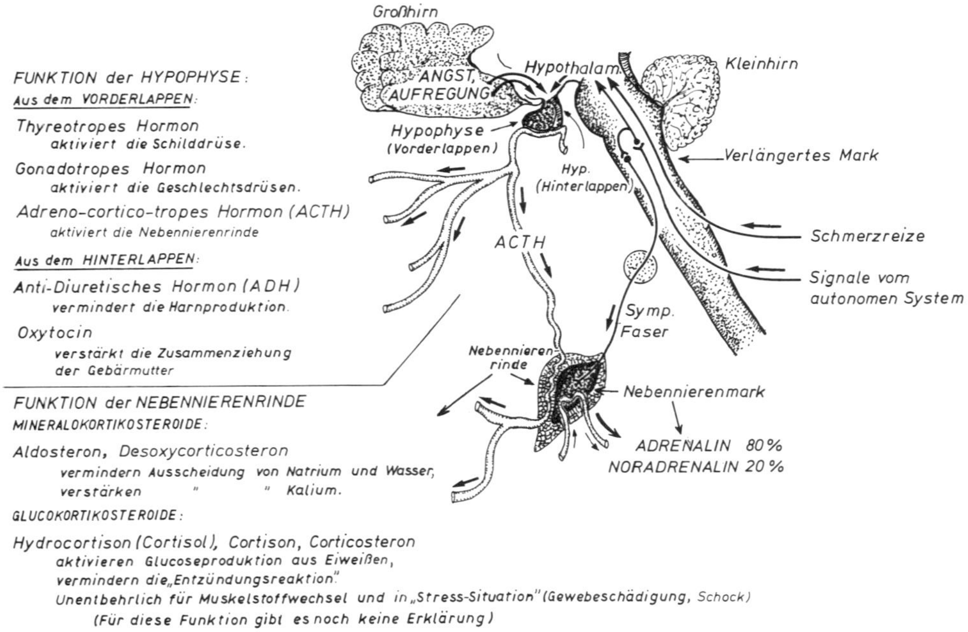

Abb. 89. Das Hypophyse-Nebennieren-System

Das Nebennierenmark (Abb. 89)

Die Nebennieren bestehen aus zwei Teilen: der Rinde und dem Mark, die entwicklungsgeschichtlich verschiedener Herkunft sind. Das Mark stellt umgewandeltes Nervengewebe dar, und zwar ein sympathisches Ganglion: die sympathischen Fasern, die das Nebennierenmark stimulieren, entstammen dem Rückenmark, ohne vorher in einer Synapse des Grenzstranges umgeschaltet zu werden. Es sind sympathische präganglionäre Fasern, und der reizübertragende Stoff ist Acetylcholin. Unter seiner Wirkung gibt das Nebennierenmark Adrenalin und Noradrenalin an die Blutbahn ab (80% Adrenalin und 20% Noradrenalin). Man vermutet, daß die Freisetzung jedes dieser Stoffe durch eigene, unterschiedliche Reize aus höheren Zentren bewirkt wird.
Noradrenalin und Adrenalin werden auch „Katecholamine" genannt, weil Katechol (Di-oxybenzene) ihr gemeinsamer Bauteil ist (s. Abb. 90 und 91). (Ein 3. körperfremdes Katecholamin ist Isoprenalin.)
Die Wirkung jedes dieser Stoffe ist unterschiedlich:
Noradrenalin wird direkt am Ort seiner Wirkung freigesetzt. Adrenalin wird in die Blutbahn

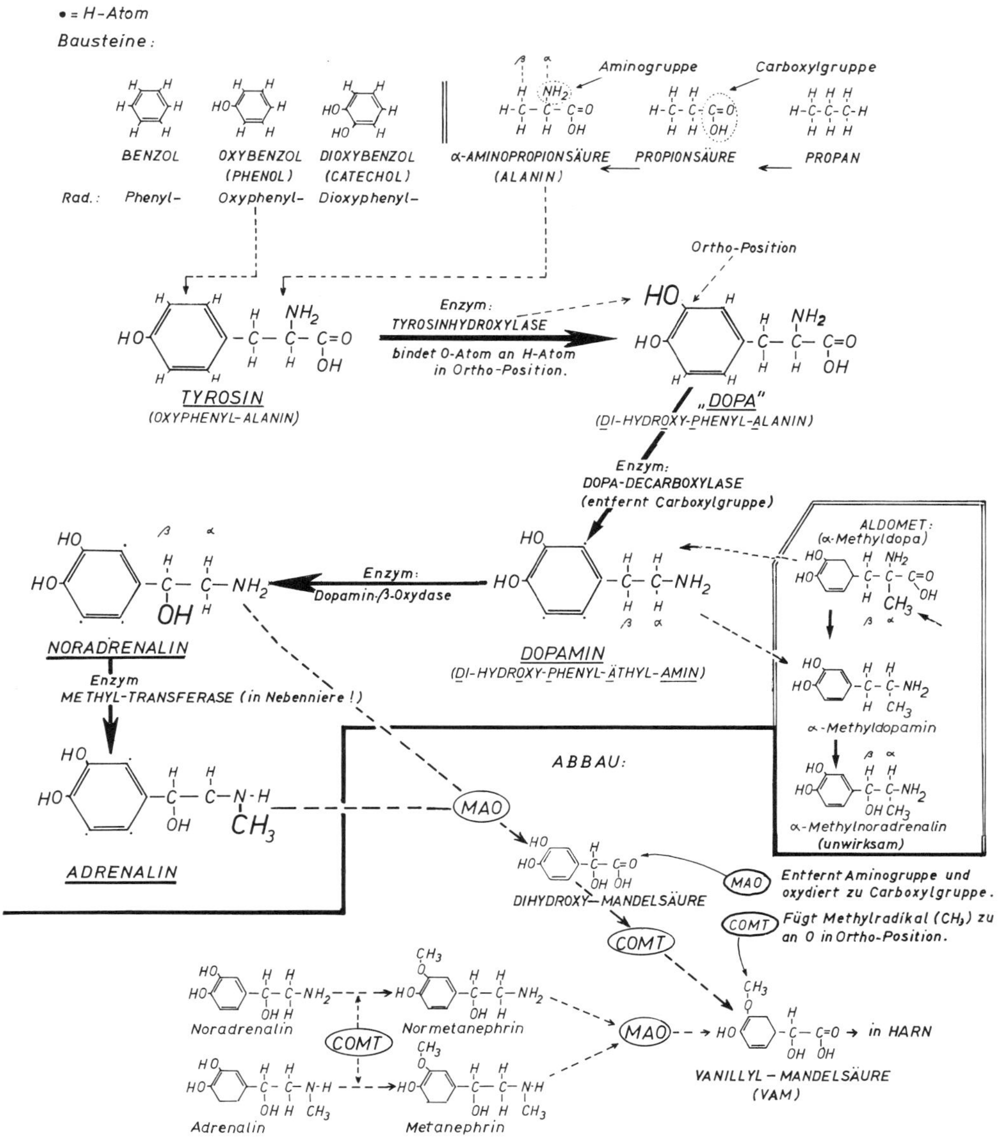

Abb. 90. Synthese und Abbau der Katecholamine

abgegeben und kann überall im Körper seine Wirkung entfalten, wo Adrenalin-empfindliche Rezeptoren vorhanden sind.

Adrenalin hat ein größeres Wirkungsspektrum als Noradrenalin, und das synthetische Isoprenalin besitzt gerade die Wirkung, die Adrenalin von Noradrenalin unterscheidet.

So verursacht z. B. Adrenalin Gefäßverengung in den Hauptgefäßen und bei nicht zu hoher Dosierung Gefäßerweiterung in der Muskulatur. Noradrenalin bedingt nur Gefäßverengung, aber nie Gefäßerweiterung. Man erklärt sich die unterschiedliche Wirkung der Katecholamine durch zwei verschiedene Rezeptoren: die Alpha-Rezeptoren und die Beta-Rezeptoren. Ein Organ, das nur Alpha-Rezeptoren besitzt, reagiert sowohl auf Noradrenalin als auch auf

Adrenalin und ein Organ, das nur Beta-Rezeptoren enthält, reagiert nur auf Adrenalin und Isoprenalin, nicht aber auf Noradrenalin. Noradrenalin hat eine ausgesprochene Alpha-Wirkung, Adrenalin hingegen eine Alpha- und Beta-Wirkung und Isoprenalin lediglich eine Beta-Wirkung.

Man darf den Unterschied zwischen diesen Wirkungen aber nicht zu scharf begrenzen: im Prinzip erweitert Adrenalin die Blutgefäße der Muskulatur (Beta-Wirkung), bei hoher Dosierung aber verengt es sie (Alpha-Wirkung).

Wahrscheinlich überwiegt in den Blutgefäßen der Muskulatur die Zahl der Beta-Rezeptoren, so daß kleine Dosen von Adrenalin Gefäßerweiterungen erzeugen, bei einer hohen Dosierung hingegen auch die Alpha-Stimulierung von Adrenalin zum Vorschein kommt.

Die Tabelle 12 gibt eine Übersicht über die Verteilung von Alpha- und Beta-Rezeptoren in den meisten Organen und deren Reaktion auf sympathische Reize bzw. auf die Verabreichung von Katecholaminen.

Zur Vollständigkeit ist in Abb. 90 der Aufbau und Abbau von Noradrenalin und Adrenalin schematisch wiedergegeben, um das Eingreifen einiger Stoffe in die Synthese und den Abbau dieser Substanzen zu zeigen. Ein blutdrucksenkender Stoff ist z. B. das Alpha-Methyl-Dopa (z. B. Presinol), das die natürliche Synthese von Noradrenalin hemmt; andere Stoffe verhindern den Abbau von Noradrenalin, so daß mehr im Gewebe vorhanden ist. Solche Substanzen beeinflussen den Blutdruck während der Narkose.

Die Ausgangssubstanz für den Aufbau von Noradrenalin ist Tyrosin, eine Aminosäure, die an einen Phenol-Ring gebunden ist. Man kann sich die Synthese aus Phenol (Oxybenzen) und Alanin (Aminopropionsäure) denken. Durch das Enzym Tyrosin-Hydroxylase wird an ein nahegelegenes Wasserstoffatom, also H-Atom, des Phenol-Ringes Sauerstoff gebunden (oxydiert), wodurch der Phenol-Ring zu einem Katechol-Ring wird. Die nun entstandene Verbindung heißt Di-oxy-phenyl-alanin, Dopa genannt.

(Mit „hydroxy“ und „oxy“ werden OH-Gruppen bezeichnet, die an einem Radikal [Säurerest] angehängt sind. Diese OH-Gruppen heißen auch „Hydroxyl-Gruppen“; da sie aber durch Oxydation entstanden sind, ist der Name „oxy“ genauer. Für das Katechol findet man sowohl die Namen Di-oxy-benzen als auch Di-hydroxy-benzen.)

Durch das Enzym Dopa-decarboxylase wird die Carboxyl-Gruppe abgespalten und es entsteht Dopamin. An diesem Punkt kann man in die Synthese von Noradrenalin eingreifen: wenn ein fast gleicher Stoff, nämlich Alpha-methyl-dopa (z. B. Presinol) verabreicht wird, wird durch dasselbe Enzym ebenfalls die Carboxyl-Gruppe beseitigt und es entsteht Methyl-Dopamin und aus diesem das unwirksame Methyl-Noradrenalin. Alpha-methyl-dopa nimmt derart Besitz von dem Enzym, daß weniger Dopamin gebildet werden kann. Da Noradrenalin eine Rolle bei der Entstehung der Hypertonie spielt, wird Alpha-methyl-dopa als Mittel zur Blutdrucksenkung eingesetzt: es verringert die verfügbare Menge Noradrenalin an den sympathischen Nervenenden.

Aus Dopamin entsteht schließlich durch das Ferment Oxydase Noradrenalin. Anstelle eines Wasserstoffatoms wird in den Nebennieren durch Verbindung einer Methyl-Gruppe mit dem Stickstoff-Atom der Aminogruppe Adrenalin gebildet: Adrenalin ist Methyl-Noradrenalin.

Der Abbau der Katecholamine geschieht auf zwei Wegen: Oxydation zu Di-hydro-Mandelsäure durch das Enzym Mono-amino-oxydase (MAO) oder durch Anhängen einer Methyl-Gruppe (CH_3) in Ortho-Stellung des Katechol-Ringes durch das Enzym Katechol-ortho-methyl-transferase (COMT), das auch im Plasma vorkommt. Der Abbauweg über COMT ist der quantitativ wichtigste. MAO findet sich hauptsächlich im Gehirn und an den Endaufzweigungen sympathischer Nervenfasern. Das Endprodukt des Zwei-Schritt-Abbaues erscheint als Vanillin-Mandelsäure (VMA) im Urin. Das für den Abbau erforderliche Enzym MAO kann durch bestimmte Stoffe (MAO-Hemmer) unwirksam gemacht werden. Diese Substanzen finden Verwendung in der Psychiatrie als Antidepressiva.

Tabelle 12

Organe	Wirkung	Rezeptor	Wirksame Substanzen (überwiegend)
Gefäße			
Haut- und Schleimhäute	Verengung	alpha	Noradrenalin/Adrenalin
Muskeln	Verengung	alpha	Noradrenalin
	Erweiterung	beta	Adrenalin
Gehirn	Verengung	alpha	Noradrenalin/Adrenalin
Lungen	Verengung	alpha	Noradrenalin/Adrenalin
Herzkranzgefäße	Erweiterung (?)	beta	Adrenalin/Isoprenalin
Eingeweide	Verengung	alpha	Noradrenalin/Adrenalin
Herz			
Sinusknoten	Beschleunigung	beta	Adrenalin/Isoprenalin
Herzmuskel	gesteigerte Kontraktionskraft	beta	Adrenalin/Isoprenalin
Lungen			
Bronchien	Erweiterung	beta	Adrenalin/Isoprenalin
Augen			
Pupillen	Erweiterung	alpha	Noradrenalin/Adrenalin
Magen-Darm-Kanal			
Peristaltik und Tonus	Erschlaffung	alpha + beta	Noradrenalin/Adrenalin/Isoprenalin
Sphinkter (Schließmuskeln)	Kontraktion	alpha	Noradrenalin/Adrenalin
Milz			
Kapsel	Kontraktion	alpha	Noradrenalin/Adrenalin
Gallenblase	Erschlaffung	beta	Adrenalin/Isoprenalin
Blase			
Wandmuskulatur	Erschlaffung	beta	Adrenalin/Isoprenalin
Schließmuskel	Kontraktion	alpha	Adrenalin/Isoprenalin
Gebärmutter	abhängig von Gravidität	alpha: beta	Noradrenalin/Adrenalin/Isoprenalin
Haut			
Haarmuskeln	Kontraktion (Gänsehaut)	alpha	Noradrenalin/Adrenalin

Anmerkung: Isoprenalin ist hier der Vollständigkeit halber mit aufgeführt, obwohl es kein körpereigener Stoff ist. Die Beta-Wirkung wird also normalerweise durch das Adrenalin hervorgerufen.

Noradrenalin und Serotonin sind wichtige aktivierende Stoffe im Gehirn; eine Erhöhung ihres Gewebsspiegels steigert bestimmte Gehirnfunktionen. Gleichfalls aber wird durch MAO-Hemmer der natürliche Abbau von Noradrenalin in den sympathischen Nervenfasern gehemmt, so daß es zu einer Anhäufung von Noradrenalin in den Faserenden kommt. Eine große Menge Noradrenalin kann so durch indirekt adrenergisch wirkende Substanzen, aber auch durch andere Stoffe (z. B. Dolantin) freigesetzt werden, was zu einer gefährlichen Erhöhung des Blutdruckes führen kann.

Die Nebennierenrinde

Die Nebennierenrinde untersteht nicht direkt dem Einfluß des sympathischen Nervensystems.
Die Rinde (Cortex) produziert wichtige Hormone (Kortikosteroide): Hydrocortison, Cortison, Corticosteron und Aldosteron sowie einige für die Anaesthesie weniger wichtige Hormone, die u. a. auf die Geschlechtsdrüsen einwirken.
Die Ausschüttung der ersten 3 Steroide, der sogenannten Glukokortikosteroide, geschieht unter dem Einfluß eines anderen Hormons, das dem Vorderlappen der Hypophyse entstammt (adreno-kortikotropes Hormon [ACTH]), das über die Blutbahn die Nebennierenrinde erreicht.
Die Glukokortikoide beeinflussen vor allem den Glukosestoffwechsel, wobei sie den Umbau von Eiweiß in Glukose fördern. Weiter haben sie einen hemmenden Einfluß auf Entzündungsprozesse und sind offenbar unentbehrlich für den Muskelstoffwechsel. Ihre diesbezügliche Bedeutung ist noch nicht klar erkannt.
Das Aldosteron hemmt vor allem die Wasserausscheidung und Natriumausscheidung durch die Nieren und fördert die Elimination von Kalium. Es greift also in den Mineral-Haushalt ein und heißt daher Mineralo-Kortikosteroid. Der Name Steroid leitet sich von einer komplizierten chemischen Struktur her, die im wesentlichen aus Benzol-Ringen besteht und die Basis aller Steroide ist.
Die Wirkungen der Kortikosteroide – soweit sie Konsequenzen für die Anaesthesie haben – werden später besprochen.

Die Hypophyse

Diese kleine, äußerst wichtige Hormondrüse (Hirnanhangdrüse) liegt im Bereich der Schädelbasis. Man unterscheidet einen Vorderlappen und einen Hinterlappen.
Aus dem Vorderlappen der Hypophyse wird das ACTH, das die Nebennierenrinden stimulierende Hormon, in die Blutbahn abgegeben. Die dazu notwendigen Impulse kommen aus dem Hypothalamus, einem unmittelbar über der Hypophyse liegenden Gehirnteil. Durch dieses Gebiet ziehen auch Fasern, die Schmerz, Angst, Aufregung, aber auch Störungen des biochemischen Gleichgewichtes signalisieren. Ebenso melden Fasern des autonomen Nervensystems und des limbischen Systems hierher Streßsituationen (s. S. 14 und Abb. 3).
Einflüsse aus dem Hypothalamus – wahrscheinlich über die Blutbahn – regeln die Abgabe von ACTH aus dem Hypophysenvorderlappen. Außer ACTH wird in dem Vorderlappen auch thyreotropes Hormon gebildet, das die Schilddrüse reguliert, sowie gonadotrope Hormone, die die Funktion der Sexualdrüsen beeinflussen.
Die freigesetzte Menge ACTH hängt wiederum ab von dem Plasmagehalt an Kortikosteroiden: steigt dieser, wird die Produktion von ACTH gedrosselt. Durch diese Rückkopplung wird ein Gleichgewicht eingestellt: das entstehende Produkt hemmt in Abhängigkeit seiner Konzentration selbst die produktionsfördernden Hormone oder Enzyme. Dies ist ein häufig vorkommender Regelprozeß im Stoffwechsel.
Der Hinterlappen der Hypophyse produziert das anti-diuretische Hormon (ADH). Dieses Hormon hemmt selektiv die Wasserausscheidung durch die Nieren. Ein Mangel an ADH verursacht das Krankheitsbild Diabetes insipidus, das durch eine übermäßige Urinproduktion gekennzeichnet ist. Der adäquate Reiz zur Ausschüttung dieses Hormons ist das Ansteigen

des osmotischen Druckes im Plasma. Außerdem wird im Hypophysenhinterlappen das Hormon Oxytocin gebildet, das die Kontraktionen der Gebärmutter während der Geburt verstärkt.

Pharmaka mit Wirkung auf das autonome Nervensystem

Die Einteilung dieser stark wirksamen Substanzen erfolgt entsprechend ihrer Wirkung auf das sympathische bzw. parasympathische Nervensystem.

Anticholinergische Wirkung: (parasympathikolytische Wirkung)	Hemmung cholinergischer Aktivität
Cholinergische Wirkung: (parasympathikomimetische Wirkung)	Aktivierung oder Nachahmung cholinergischer Aktivität
Antiadrenergische Wirkung: (sympathikolytische Wirkung)	Hemmung adrenergischer Aktivität
Adrenergische Wirkung: (sympathikomimetische Wirkung)	Stimulation oder Nachahmung adrenergischer Aktivität

Substanzen mit anticholinergischer Wirkung

Sie dämpfen oder hemmen den Einfluß der parasympathischen Reize durch Blockierung der Acetylcholinwirkung auf das Endorgan. Diese Blockade gilt also nicht für die Impulsübertragung in den Ganglien und auch nicht für die Reizübertragung an der neuromuskulären Endplatte.

Diese Substanzen hemmen die muskarinartige Wirkung des Acetylcholins. Pflanzen aus der Familie der Nachtschattengewächse (Solanaceae), wie Atropa Belladonna, Hyoscyamus Niger (Bittersüß) und Scopolia Carnoilica enthalten zwei sehr wirksame Stoffe: Atropin und Scopolamin. Sie werden heute synthetisch hergestellt und gelegentlich zusammengefaßt unter dem Sammelbegriff Belladonna-Alkaloide.

Atropin (Hyoscyamin)

Wirkung:

Hemmung der Sekretion aller Drüsen, mit Ausnahme der Milchdrüse. Erschlaffen der glatten Muskulatur.

Hierdurch Erweiterung der Pupillen, Erschlaffung der Darmmuskulatur, Verringerung der Peristaltik, Erschlaffen der Schließmuskel (Sphinkteren) und Erweiterung der Bronchien.

Blockierung der Vaguswirkung auf das Herz.

Es kommt zur Pulsbeschleunigung (Tachykardie); bei geringer Dosis (0,2 mg) kann es durch Reizung des parasympathischen Zentrums zu einer kurzdauernden Pulsverlangsamung (Bradykardie) kommen.

Zentrale Stimulation:

Gelegentlich kommt es zur Beschleunigung der Atmung, zu Aufregung und Halluzinationen. Eine Temperaturerhöhung beruht teilweise auf dieser zentralen Wirkung (Temperaturzentrum), ebenso können erhöhter Stoffwechsel und Verminderung der Schweißsekretion resultieren.

Bei kleinen Kindern mit Fieber und bei erhöhter Schilddrüsenfunktion kann diese Temperaturerhöhung gefährlich werden.

Antiemetische Wirkung:

Atropin unterdrückt Übelkeit und Brechreiz, vor allem wenn diese durch Störungen des Gleichgewichtsorgans verursacht werden (Reisekrankheit).

Dosierung des Atropins:

1. Kinder, jünger als 3 Monate	$^1/_8$ mg subkutan
2. Kinder bis zu 1 Jahr	$^1/_4$ mg subkutan
3. Patienten älter als 1 Jahr	$^1/_2$ mg subkutan.

Die Wirkung einer subkutanen Injektion beginnt nach ca. 15 Minuten, der Höhepunkt wird innerhalb 30 Minuten erreicht. Die Wirkung kann bis zu 1 Stunde anhalten.

Die intravenöse Injektion von Atropin muß vorsichtig und sehr langsam erfolgen, da es zu Arrythmien kommen kann. Vor allem bei schon vorhandener Tachykardie, hohem Blutdruck, hohem Katecholaminspiegel im Plasma, erhöhtem Kohlensäuregehalt im Blut und bei Sauerstoffmangel können Extrasystolen auftreten, eventuell sogar Kammerflimmern.

Anmerkung: Atropin führt zu keiner Pulsbeschleunigung bei totalem AV-Block, bei vollständiger Digitalisierung, bei Vorhofflimmern sowie bei Patienten mit Herzschrittmachern.

Kontraindikationen

Kleine Kinder mit hohem Fieber. Kinder mit Anfallsleiden. Hyperthyreose.

Tachykardie. Ventrikuläre Extrasystolen (unregelmäßige, in den Herzkammern entstehende Pulsschläge).

Mitralstenose.

Schwangerschaftsintoxikation (Eklampsie).

Psychische Erregung.

Bemerkungen

Atropin wird außer im Magen auch durch alle Schleimhäute aufgenommen. Es kann also auch als Zäpfchen verabreicht werden oder in Form eines Dragees, das mit einer salzsäureunempfindlichen Schicht bedeckt ist.

Atropin wird praktisch nicht abgebaut und unverändert durch den Urin ausgeschieden.

Atropin senkt den Tonus der Blutgefäße im Niederdrucksystem, dem venösen Anteil des Blutkreislaufes, der den größten Teil des Blutes enthält. Dieses Reservoir wird durch Atropin also vergrößert, und bei plötzlichem Lagewechsel des Patienten, Hinsetzen oder Hinstellen, kann es durch Verminderung des venösen Rückstromes zum Herzen zu Schwindelerscheinungen kommen. Diese Blutdrucksenkung durch Lagewechsel nennt man orthostatische Hypotension. Darüber hinaus werden durch Atropin die Pressor-Reflexe gehemmt. Das sind Signale aus den Pressor-Rezeptoren im Aortenbogen, die den Blutdruck registrieren und bei einer Senkung das sympathische Zentrum stimulieren und zur Verengung der Blutgefäße und beschleunigter Herztätigkeit führen. Bei Erhöhung des Blutdruckes hingegen wird über den Nervus vagus die Herztätigkeit verringert.

Bei Patienten, die Atropin erhalten haben, kann daher die Verabreichung eines blutdrucksteigernden Mittels, wie Noradrenalin oder Adrenalin, zu einer abnormal starken Erhöhung des Blutdruckes führen.

Bei sehr hoher Dosierung kann anstelle der zentralen Stimulation zentrale Depression eintreten, wahrscheinlich durch Hemmung der Reizübertragung durch Acetylcholin in bestimmten Teilen des Gehirns (Brechzentrum, Hypothalamus). Auch den Tremor des Parkinson-Patienten kann Atropin mindern.

Scopolamin (Hyoscin)

Wirkung:
Sie entspricht der des Atropins, jedoch mit folgenden Unterschieden:
Die Wirkung hält länger an. Es ergibt sich ein größerer Spielraum für die Zeit zwischen Prämedikation und Beginn der Anaesthesie.
Die zentral dämpfende Wirkung ist stärker. Es ist stärker sedierend als Atropin und verursacht vor allem Amnesie, ohne daß das übrige Bewußtsein gestört wäre. Bei hohen Dosierungen treten jedoch dieselben zentral stimulierenden Wirkungen auf: Halluzinationen und Unruhe, vor allem bei älteren Patienten.
Es potenziert (verstärkt) die sedierende Wirkung von Morphin.
Dosierung:

Kinder, jünger als 1 Jahr	kein Scopolamin
Kinder 1–5 Jahre	0,15 mg
Kinder 6–12 Jahre	0,3 mg
Patienten älter als 12 Jahre	0,3–0,6 mg

Kontraindikationen

Patienten über 70 Jahre.
Kinder jünger als 1 Jahr.
Im übrigen die gleichen wie für Atropin.
Unangenehme Nebenwirkungen von Atropin und Scopolamin sind: trockener Mund, Sehbeschwerden durch verschlechterte Akkommodation (Nahsehen), erhöhte Empfindlichkeit für helles Licht (durch erweiterte Pupillen). Außerdem wird die Obstipation infolge verzögerter Darmperistaltik gefördert; bei Prostata-Hypertrophie kann es durch Erschlaffung des Blasenwandtonus zur akuten Harnverhaltung kommen.

Atropin-Vergiftung

Diese kommt selten vor, höchstens bei Kindern nach dem Genuß von Tollkirschen. Dieser Strauch wächst überall, vor allen Dingen am Wald- und Ackerrand. Er hat violette, kartoffelblütenähnliche Blüten und trägt nach der Blüte rote bis schwarze Beeren.
Die Symptome sind:
„Heiß wie Feuer", „trocken wie Grütze", „blind wie ein Maulwurf", „rot wie eine Rübe" und „total verrückt".
Ein spezifisches Gegenmittel gibt es nicht, die Behandlung besteht in Abkühlung und einer kleinen Dosis eines Beruhigungsmittels, um die Aufregung zu dämpfen, sowie die Verlegung in ein kühles, stilles und dunkles Zimmer.

Substanzen mit cholinergischer Wirkung

Direkt wirkende Substanzen (z. B. Acetylcholin)

Acetylcholin

Acetylcholin selbst wird in der Medizin nicht verwendet. Die Wirkung ist stark und kurz. Nach Injektion entfaltet es seine Wirkung überall im Körper, wo es normalerweise auch als Reizüberträger vorkommt. Der Effekt ist nicht spezifisch auf ein Organ oder eine Funktion beschränkt. Die muskarinartige Wirkung steht jedoch ganz im Vordergrund und kann zum Herzstillstand führen.

Pilocarpin

Es ist das einzig direkt wirkende Cholinergikum natürlichen Ursprungs, das therapeutisch benutzt wird. Es wird aus der Pflanze Pilocarpus hergestellt und in Form von Tropfen in der Augenheilkunde beim Glaukom verwendet.
Weitere Präparate sind:
Methacholin (Mecholyl, Metychol).
Carbachol (Doryl).
Bethanechol (Carbaryl, Urecholin).
Dilvasen.
Esmodil.
Die Wirkung dieser Substanzen setzt langsamer ein und hält länger an. Sie werden zur Stimulierung der Darmperistaltik und Blasenentleerung benutzt.
Sie dürfen nie intravenös gegeben werden und stets muß Atropin zur Hand sein, um die gefährliche muskarinartige Wirkung unterdrücken zu können. Cholinesterasehemmer (Neostigmin, Tensilon usw.) können die Wirkung verstärken.

Indirekt wirkende Substanzen (Cholinesterasehemmer)

Neostigmin (Prostigmin)

Neostigmin verbindet sich mit der Acetylcholinesterase, so daß dieses Enzym Acetylcholin nicht mehr spalten kann. Es kommt infolgedessen zu einer Anreicherung von Acetylcholin, vor allem dort, wo es in großen Mengen produziert wird, d. h. an der neuromuskulären Endplatte und in den cholinergischen Endorganen. Die Wirkung des Neostigmins ist die gleiche wie die des Acetylcholins, tritt jedoch auf einem Umweg ein.
Anwendung: Aufhebung der Wirkung der nichtdepolarisierenden Muskelrelaxantien.
Steigerung der Darm- und Blasenperistaltik.
Behandlung der Muskellähmung bei Myasthenia gravis.
Für die Anaesthesie kommt nur die erstgenannte Indikation in Frage. Die unerwünschte muskarinartige Wirkung (Bradykardie, Schleimsekretion, Bronchokonstriktion und Anregung der Darmperistaltik) muß zuvor durch Atropin blockiert werden. Es kann dennoch zur Steigerung der Darmperistaltik kommen, so daß bei Operationen, in deren Verlauf Darmnähte nötig waren, vor allen Dingen im Bereich des Dickdarms, am Ende der Operation besser kein Prostigmin gegeben wird, weil die Möglichkeit der Nahtinsuffizienz durch die gesteigerte Peristaltik besteht.
Dosierung:
0,5–2,0 mg intravenös, vorher jedoch mindestens 0,5 mg Atropin. Neostigmin erst injizieren, wenn die Pulsbeschleunigung durch Atropin eingetreten ist.

Edrophonium (Tensilon)

Gleiche Wirkung wie Neostigmin, jedoch schwächer und kürzer. Dosierung 10–20 mg intravenös, vorher Atropin.

Galanthamin (Nivalin) (hergestellt aus Schneeglöckchen)
Seine Wirkung ist schwächer und kombiniert mit einem atropinartigen Effekt, so daß weniger muskarinartige Nebenwirkungen auftreten können.
Dosierung: 20–40 mg intravenös.

Pyridostigmin (Mestinon)

Seine Wirkung ist schwächer als die von Neostigmin und hält länger an.
Verwendung bei Myasthenia gravis.
Dosierung per os: 60–250 mg, i. v. 2–5 mg, vorher Atropin!

Physostigmin (Eserin)

Verwendung in Augentropfen beim Glaukom.

Phosphorhaltige Cholinesterasehemmer

Es handelt sich um organische Phosphorverbindungen, die als Insektizide Verwendung finden.
Die Vergiftung zeigt das Bild einer starken Acetylcholinwirkung. Hohe Dosen von Atropin sind ein wichtiger Teil der Behandlung, häufig wird jedoch künstliche Beatmung erforderlich. Als Antidot eignet sich Toxogonin 250 mg i. v., das diese Phosphorverbindungen von der Acetylcholinesterase wieder trennt. Einige dieser Insektizide sind: Fluostigmin, Pyrophos, Parathion (E 605) (daneben zahlreiche andere). Wenige dieser gefährlichen Gifte werden als Augentropfen bei der Behandlung des Glaukoms verwandt. Das bekannteste ist Ecothiopat (Ecostigmin).
Diese Stoffe können die Wirkung der Muskelrelaxantien verstärken.
Neostigmin und Digitalis. Bei digitalisierten Patienten muß Neostigmin besonders vorsichtig gegeben oder noch besser weggelassen werden. Einmal kann es durch die muskarinartige Wirkung zur Entstehung eines AV-Blockes mit plötzlicher Senkung der Plusfrequenz bis zu 40 Schlägen pro Minute, ja manchmal zur Asystolie (!) kommen. Zweitens kann es durch die nikotinartige Wirkung über die sympathischen Ganglien zur vermehrten Irritabilität des Herzmuskels kommen, die durch Digitalis bereits oft erhöht ist. Extrasystolen und Kammerflimmern können die Folge sein.
Atropin schützt in diesem Falle nur gegen einen AV-Block, kann aber unter Umständen das Entstehen von Extrasystolen noch fördern.

Substanzen mit adrenerger Wirkung (Abb. 91)

Diese Substanzen erhöhen die Aktivität des sympathischen Nervensystems bzw. ahmen Teile seiner Aktivität nach.
Sie wirken entweder direkt auf die für Noradrenalin und/oder Adrenalin empfindlichen Rezeptoren (Alpha- und Beta-Rezeptoren) oder indirekt: dann handelt es sich um Noradrenalin-ähnliche Substanzen, die an den Endigungen der sympathischen Nervenfasern aufgenommen werden, so daß das bereits freigesetzte Noradrenalin nicht wieder gespeichert werden kann und so seine Wirkung auf das Endorgan verstärkt wird.
Die indirekt wirksamen Substanzen mobilisieren also das vorhandene Noradrenalin und wirken nur, wenn Noradrenalin vorhanden ist. Sie wirken also sehr viel geringer, wenn der Vorrat an Noradrenalin erschöpft ist, z. B. nach langer Behandlung mit Reserpin-artigen Stoffen, hingegen besonders stark, wenn die Vorräte an Noradrenalin sehr groß sind, z. B. während der Therapie mit MAO-Hemmern.
Die Begriffe *Adrenergika, Sympathomimetika, Vasopressoren* und *Katecholamine* werden manchmal synonym gebraucht, sie bedeuten aber strenggenommen jeder etwas anderes.
Die im Körper selbst gebildeten Substanzen sind Noradrenalin und Adrenalin.

•: H-Atome an Äthylamingruppe		Wirkung α β	Dosierung für Erwachsene
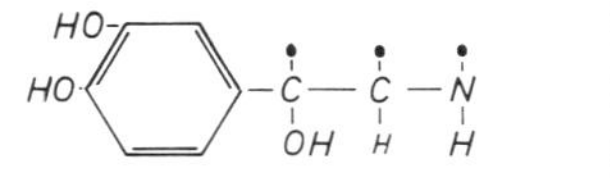	NORADRENALIN NOREPINEPHRIN, ARTERENOL	α DIREKT	NUR INTRAVENÖS! 2-20 μg (1/1000 mg) pro min mittels Infusion: 1 mg /500 ml Glucose 5% 20-200 Tropfen pro min
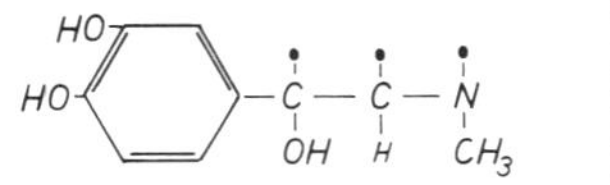	ADRENALIN EPINEPHRIN, SUPRARENIN	α β DIREKT	subkut.: 0,2-0,5 mg 0,2-0,5 ml der Lösung 1:1000 Herzstillstand: 1 mg in 10 ml intrakardial
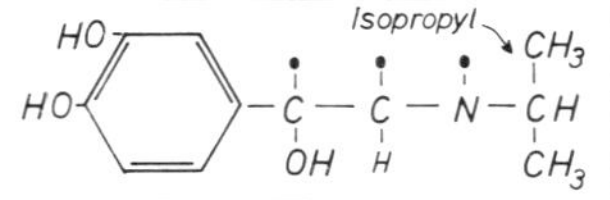	ISOPRENALIN Aludrin, Isuprel	β DIREKT	subkut.: 0,05-0,1 mg Infusion: 20 mg/500 ml 10-20 Tropfen pro min
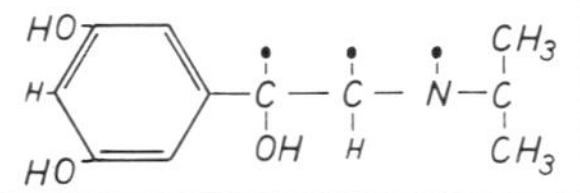	ORCIPRENALIN Alupent	β DIREKT	subkut.: 0,5 mg oral: 10-20 mg besonders bei Asthma
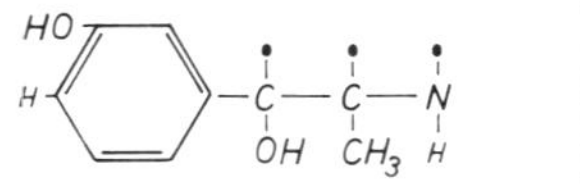	METARAMINOL Araminum	α β DIREKT + INDIREKT	intramuskul.: 2-10 mg intravenös: 0,5-5 mg langsam! besser: Infusion 50 mg/500 ml 10-50 Tropfen pro min
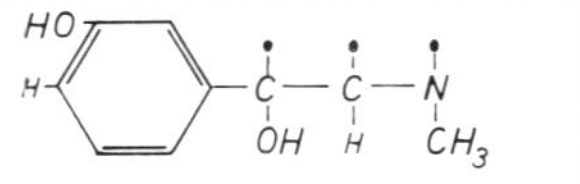	PHENYLEPHRIN SYMPATOL	α β DIREKT + INDIREKT	intravenös: 0,1-1 mg Infusion: 10 mg/500 ml 10-30 Tropfen pro min
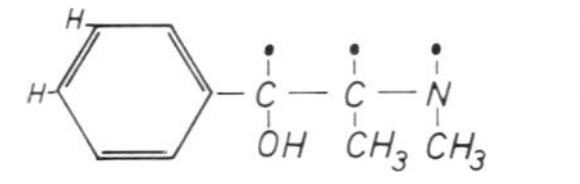	EPHEDRIN	α β DIREKT + INDIREKT analeptisch	oral: 15-60 mg
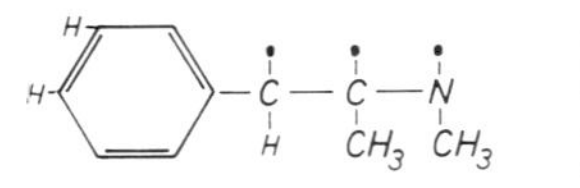	METHYLAMPHETAMIN PERVITIN	α β INDIREKT analeptisch Weckmittel!	oral: 2,5-10 mg intramuskul. } 5-10 mg intravenös } langsam!

Abb. 91. Übersicht der wichtigsten adrenergischen Stoffe

Noradrenalin

Es befindet sich in Bläschen angereichert in den aufgetriebenen Enden der postganglionären sympathischen Nervenfasern. Bei Eintreffen eines Reizes wird die Substanz in den zwischen Nervenfaser und Endorgan befindlichen Raum freigegeben und wirkt dort auf den Rezeptor ein. Durch Wiederaufnahme des Noradrenalins in die Bläschen und in geringerem Maße durch Oxydation durch MAO und Umbau durch COMT wird seine Wirkung beendet (s. Abb. 90).

Noradrenalin besitzt eine ausgesprochene Alpha-Wirkung: Engstellung aller Blutgefäße, Aktivierung der Schließmuskeln von Darm und Blase.

Bei kleinen Kindern spielt es eine größere Rolle als das Adrenalin.

Es bewirkt allgemeine Vasokonstriktion: systolischer, diastolischer, zentralvenöser Blutdruck steigen an, ebenso der periphere Widerstand.

Die Durchblutung von Haut, Muskulatur und Gehirn wird verringert.

Nach Gabe von Noradrenalin kann kurzfristig eine Bradykardie auftreten. Sie wird durch die plötzliche Blutdrucksteigerung verursacht, die über die Druckrezeptoren in der Aorta wahr-

genommen wird, und die ihrerseits hemmende Impulse des Nervus vagus auf den Herzrhythmus aktiviert. Diese Bradykardie kann durch Atropin abgeblockt werden.
Obgleich der Herzmuskel keine Alpha-Rezeptoren haben soll, erhöht Noradrenalin die Irritabilität des Myokards. Es entstehen leicht Extrasystolen, die sogar zum Kammerflimmern führen können.
Noradrenalin sollte nur als Infusion verabreicht werden.
Wird Noradrenalin paravenös injiziert, entsteht an dieser Stelle eine extreme Gefäßverengung mit Blutleere des umgebenden Gewebes, so daß es zur Ausbildung einer Nekrose, gegebenenfalls einer Gangrän kommen kann.
Dosierung:
2–20 µg/min (1 µg = $^{1}/_{1000}$ mg).
Anwendung: Noradrenalin soll nur dann Verwendung finden, wenn die körpereigenen Vorräte nicht ausreichen (wie nach Reserpin-Behandlung) oder wenn bei einem großen Adrenalin-Vorrat (nach MAO) eine unberechenbar starke Reaktion nach Verabreichung von indirekt sympathikomimetischen Stoffen befürchtet werden muß.
Noradrenalin wird im Plasma schnell abgebaut, und nach längerer Verabreichung werden die Rezeptoren immer weniger empfindlich, so daß die Dosierung erhöht werden muß (Tachyphylaxie).
Lösung: 1 mg Noradrenalin in 500 ccm 5%ger Glukose ergibt eine Konzentration von 2 µg/ml.

Gefahren der Noradrenalin-Gabe

Außer Herzrhythmusstörungen droht bei längerer Gabe (länger als 1 Stunde) folgende Gefahr:
Sauerstoffmangel im Gewebe, da Noradrenalin durch extreme Gefäßverengung schwere Störungen der Mikrozirkulation verursachen kann.
So kann es an den Därmen durch diese Störung der Mikrozirkulation und nachfolgendem Sauerstoffmangel zur Selbstandauung der Darmschleimhaut und zur Ausbildung von Nekrosen kommen.
Niere: Hier kann es ebenfalls durch Vasokonstriktion und nachfolgendem Sauerstoffmangel zum Versiegen der Urinproduktion und irreparablen Gewebsschädigungen kommen.
Schwere Störungen des Säure-Basen- und Elektrolytgleichgewichts: durch Sauerstoffmangel kommt es zur anaeroben „Glykolyse", deren Endprodukt Milchsäure ist. Die Nieren sind dann nicht imstande, diese metabolische Azidose zu korrigieren, während die Leber, ebenso durch die Mikrozirkulationsstörung und nachfolgenden Sauerstoffmangel, nicht in der Lage ist, die Milchsäure umzubauen. Durch den Sauerstoffmangel verlieren die Zellen viel Kalium-Ionen, so daß deren Gehalt im Plasma ansteigt. Die genannten Störungen führen schließlich zur Schädigung des Herzmuskels und zur Lähmung der Blutgefäße, die dann nicht mehr auf Noradrenalin reagieren. Es tritt der sogenannte irreversible Schock ein (s. S. 335).
Ist es zu einer extravasalen Applikation von Noradrenalin gekommen, muß das Gewebe mit einer Substanz infiltriert werden, die die Alpha-Wirkung des Noradrenalins blockiert: Regitin oder besser Dibenziline (5 mg in 20 ccm NaCl); hierdurch erweitern sich die Blutgefäße wieder und die Gewebsdurchblutung kann sich erholen.

Adrenalin

Adrenalin ist Methyl-Noradrenalin und wird im Nebennierenmark von den „chromaffinen Zellen" produziert. Die Abgabe an das Blut erfolgt über sympathische Reize, die zum Nebennierenmark gelangen.
Adrenalin hat eine Alpha- und eine Beta-Wirkung: Gefäßerweiterung in den Muskeln, im

Herzen, in Leber und Gehirn. Gefäßverengung in Haut, Darm und Nieren. Erweiterung der Bronchien, Stimulierung der Atmung. Steigerung der Herztätigkeit, Steigerung des Blutdrukkes, auf die keine Bradykardie folgt. Erhöhung der Herzfrequenz.
Mobilisation von Glukose in der Leber.
Verabreichung:
Subkutan 0,2–0,5 mg.
Eventuell durch eine Infusion 10 mg/500 ml 5%ige Glukose.
Die Ampullen enthalten in der Regel eine Lösung 1 : 1000, d. h. 1 mg Adrenalin/ml. Intrakardial bei Herzstillstand 1 mg auflösen in 10 ml 5%iger Glukose.
In Verwendung mit Lokalanaesthetika so mischen, daß die zu verwendende Lösung eine Verdünnung von 1 : 100000 darstellt, z. B. 1 mg Adrenalin + 100 ml eines Lokalanaesthetikums.

Gefahren der Adrenalin-Gabe

Soweit es die Alpha-Wirkung betrifft, entsprechen sie größtenteils denen der Noradrenalin-Gabe. Die Beta-Wirkung des Adrenalins kann durch übermäßige Erregung des Reizleitungssystems zur Arrhythmie (Extrasystolen) führen. Das ist besonders dann der Fall, wenn durch andere Ursachen bereits der Adrenalin-Gehalt im Blut erhöht ist: bei Anstieg des Kohlensäurespiegels im Blut (erhöhter pCO_2), Sauerstoffmangel (Hypoxie) und während eines Streß (Schmerz und Angst).
Halogen-Kohlenwasserstoffe und Cyclopropan steigern die Empfindlichkeit des Herzens gegenüber Adrenalin.
Bei der Kombination einer Halothane-Narkose mit zusätzlicher Infiltration des Operationsgebietes mit adrenalinhaltigen Lokalanaesthetika ist daher besondere Vorsicht geboten, insbesondere muß die Ventilation (vermeide Hyperkapnie!) genauestens überwacht werden.

Kontraindikationen

Rhythmusstörungen des Herzens. Überfunktion der Schilddrüse (Hyperthyreose).
Hohes Fieber. Schwangerschaftsintoxikation (Eklampsie).
Zerebrale Anfallsleiden (Epilepsie).
Kombination mit Trilen- oder Halothan-Narkosen.

Isoprenalin

Iso-propyl-noradrenalin (Isoprel), (Aludrin).
Es handelt sich um ein synthetisches Katecholamin, das an seinem N-Atom eine Iso-propyl-Gruppe trägt.
Isoprenalin hat eine ausgesprochene Beta-Wirkung: es verringert den peripheren Widerstand durch Erweiterung der arteriellen Blutgefäße in den Muskeln. Übersicht über die wichtigsten Sympathikomimetika:
Isoprenalin führt genau wie Noradrenalin zu einer Einengung des venösen Systems. Die Herzkontraktion wird kräftiger und schneller. In diesem Sinne ist Isoprenalin 5mal stärker wirksam als Noradrenalin. Durch diese Steigerung der Herzkontraktion (positive Inotropie) und durch den besseren Rückfluß des Blutes zum Herzen kommt es zum Anstieg des systolischen Blutdruckes.
Isoprenalin erweitert die Bronchien (Broncholyse).
Anwendung und Dosierung:
Bei Asthma bronchiale sublingual (Resorption durch die Mundschleimhaut) 5–20 mg.
Subkutan 0,05–0,1 mg.

Als Infusion 10–20 mg in 500 ml 5%iger Glukose.
(Entsprechend 0,02–0,04 mg/ml)
Anwendung:
Als Broncho-Dilatator beim Asthma bronchiale-Anfall.
Bei Blutdrucksenkung infolge Herzversagens: es erhöht das Herzzeitvolumen, ohne den peripheren Widerstand zu erhöhen.

Gefahren der Isoprenalin-Gaben

Neben der Steigerung der Herzkontraktion kommt es zu einer erhöhten Erregbarkeit des Herzmuskels und des Reizleitungssystems, es können ventrikuläre Extrasystolen auftreten.

Orciprenalin
(Alupent)

Seine Wirkungsweise entspricht der des Isoprenalins, ist aber 40mal schwächer. Die broncholytische Wirkung steht im Vordergrund.
Dosierung:
4 × täglich 10–20 mg per os,
0,75 mg per Inhalation (Zerstäuber).
Subkutan oder intramuskulär: 0,2–0,5 mg.
Anwendung:
Bei der Behandlung des Asthma bronchiale oder Bronchospasmen anderer Ursachen.

Metharaminol
(Aramin)

Aramin hat vor allem eine Alpha-Wirkung: die Verengung der arteriellen Gefäße (erhöhter peripherer Widerstand) steht im Vordergrund. Diese Wirkung wird sowohl durch den direkten Einfluß auf die Alpha-Rezeptoren erreicht, wie auch durch die Mobilisation körpereigenen Noradrenalins. Seine Wirkung ist schwächer und länger andauernd als die des Noradrenalins.
Dosierung:
Intravenös 0,5–5 mg.
Besser per Infusion: 50 mg in 500 ml 5%iger Glukose.
Intramuskulär 2–10 mg.
Bei paravasaler Injektion ist die Gefahr der Ausbildung von Nekrosen geringer als bei Noradrenalin.
Anwendung:
Bei arterieller Hypotension, wenn die Ursache eine Vasomotorenlähmung ist!

Methoxamin
(Vasoxin)

Methoxamin hat eine nahezu ausschließliche Wirkung auf die Alpha-Rezeptoren. Es kann also bei Noradrenalin-Mangel (z. B. nach MAO-Hemmern) Verwendung finden. Die Substanz hat eine schwächere, aber länger andauernde Wirkung als Noradrenalin.
Im Gegensatz zu Noradrenalin verengt Methoxamin die venösen Blutgefäße nicht: es kommt also zu keinem gesteigerten venösen Rückfluß zum Herzen und manchmal vorübergehend sogar zur Blutdrucksenkung. Eine kurzzeitige Bradykardie (Vaguseffekt) kann durch Atropin behoben werden.
Methoxamin verursacht praktisch keine Herzrhythmusstörungen, es ist daher brauchbar in der Anaesthesie bei Halothan- und Trilen-Narkosen.

Dosierung:
Intramuskulär 5–20 mg.
Intravenös 2,5–10 mg, langsam spritzen!
Infusion: 1 g in 500 ml Glukose 5% (1 ml entspricht 2 mg).
Anwendung:
Indikation wie die von Aramin, vorzugsweise bei Halothan und Trilen.

Phenylephrin
(Sympatol, Neophrin)

Die Wirkung ist mit der des Aramin vergleichbar.
Dosierung:
Subkutan 5 mg.
Intravenös 0,5 mg, langsam spritzen!
Infusion 10 mg in 500 ml Glukose 5% (0,02 mg/ml).
Anwendung:
Wie Aramin. Herzrhythmusstörungen sind seltener.

Methyl-Amphetamin
(Methedrin)

Diese Substanz wirkt indirekt durch Mobilisation körpereigenen Noradrenalins. Es ist wirkungslos bei vorangegangener Reserpin-Therapie, oder Noradrenalin-Mangel anderer Genese.
Nach Therapie mit MAO-Hemmern kann Methyl-Amphetamin zu besonders starken Steigerungen des systolischen Blutdruckes führen.
Die Substanz hat eine kräftige zentral-stimulierende Wirkung (analeptische Wirkung) und wäre als Aufweckmittel geeignet. Es stimuliert geringgradig die Atmung. Es ist in hohem Maße suchterzeugend.
Die Blutdruckerhöhung kommt sowohl durch die Steigerung der Herzkontraktion als auch durch die Erhöhung des peripheren Widerstandes zustande. Die Wirkung des Methyl-Amphetamins setzt langsamer ein und hält länger an als die aller anderen schon beschriebenen adrenergischen Mittel.
Dosierung:
Intramuskulär 10–20 mg.
Intravenös 5–10 mg, sehr langsam spritzen!

Ephedrin

Die Wirkung dieser Substanz gleicht der des Methyl-Amphetamins, hält aber noch länger an.
Es ist ein starkes Analeptikum und stimuliert die Atmung.
Ephedrin wirkt indirekt auf die Alpha- und Beta-Rezeptoren und führt so zur Blutdrucksteigerung.
Es wird meistens per os bei Asthma bronchiale und partiellem Herzblock (gestörte Reizleitung innerhalb des Herzens) verwendet.
Bei Prostata-Hypertrophie kann es durch Erhöhung des Sphinkter-Tonus zu Harnverhaltungen führen.
Dosierung:
15–60 mg per os.
Ephedrin ist häufig in Nasentropfen enthalten, da es durch Vasokonstriktion zur Schleimhautabschwellung führt. Bei Überdosierung kann es zu Schlaflosigkeit und Herzrhythmusstörungen kommen (analeptische Wirkung).

Theophyllin
(Euphyllin)

Diese Substanz hat chemisch nichts mit den Katecholaminen zu tun. Theophyllin hat ebenfalls wie andere Xanthin-Verbindungen (Coffein aus Kaffee und Tee, Theobromin aus Kakao) vor allem eine zentral-stimulierende Wirkung und eine stimulierende Wirkung auf das Herz. Letztere ist wahrscheinlich auch zentral bedingt.
Euphyllin erweitert die Blutgefäße und die Bronchien. Es führt im Nebennierenmark zur Freisetzung von Adrenalin, so daß ein Teil seiner Wirkung auf der Freisetzung von Adrenalin beruht.
Dosierung:
Zäpfchen mit 360–480 mg Theophyllin, 1 Stunde vor der Operation mit der Prämedikation verabreicht.
240 mg/10 ml, sehr langsam i. v., am besten in einer schnellaufenden Infusion applizieren.
Die paravenöse Injektion von Theophyllin ist schmerzhaft und kann zu Nekrosen führen. (Therapie s. Noradrenalin.)
Anwendung:
Zusammen mit der Prämedikation bei Patienten mit chronischem Asthma bronchiale und chronisch obstruktivem Lungenemphysem, intravenös bei Bronchospasmus und einem plötzlichen Asthma-Anfall.

Anti-adrenerge (adrenolytische) Substanzen

Normalerweise regulieren die Zentren des sympathischen Nervensystems im Gehirn die adrenerge Aktivität (Sympathikotonus) (s. Abb. 88 und 89) via die sympathischen Leitungsbahnen. Von diesen Zentren bis zu ihren Erfolgsorganen gibt es verschiedene Möglichkeiten, den Reiz zu blockieren und am Erfolgsorgan selbst die Wirkungen des Noradrenalins zu verhindern.

Stoffe mit zentraler sympathikolytischer Wirkung

Hierzu gehören Stoffe, die stark sedierende Wirkungen besitzen, ebenso Analgetika und Schlafmittel. Sie dämpfen den Einfluß der afferenten Reize auf die sympathischen Zentren, ebenso jene, die vom Hypothalamus und der Hypophyse kommend die Nebennieren beeinflussen.

Reserpin

(Rauwolfia-Alkaloide, Serpasil und Raubasin)

Dieses Medikament wird in der Psychiatrie wegen seiner stark sedierenden Eigenschaft zur Behandlung aggressiver Krankheitsbilder eingesetzt. Die Wirkungsweise beruht wahrscheinlich in der Blockierung von Noradrenalin und Serotonin, die für bestimmte Hirnfunktionen erforderlich sind. Hierdurch wird aber auch die Produktion von Noradrenalin in den Endaufzweigungen der postsynaptischen sympathischen Fasern im übrigen Körper gehemmt. Die blutdrucksenkende Wirkung des Reserpins beruht daher sowohl auf einer zentralen wie auf einer peripheren Hemmung des Noradrenalins. Bei Patienten, die lange wegen Bluthochdrucks mit Reserpin behandelt wurden, können die Noradrenalin-Speicher so erschöpft sein, daß ernste Blutdrucksenkungen auftreten können. Das kann sowohl im Zusammenhang mit

Narkosen und Operationen als auch durch Kombination mit anderen Medikamenten, die den Blutdruck senken, auftreten. Eine solche Blutdrucksenkung kann nur durch direkte oder indirekte Noradrenalin-Substitution behandelt werden (s. Sympathikomimetika).
Eine eventuelle Unterbrechung der Reserpin-Therapie wäre nur sinnvoll, wenn sie 3 Wochen (!) vor der Operation vorgenommen würde und auch nur dann, wenn es dadurch nicht zu Bluthochdruckkrisen kommen würde. Bedrohliche Blutdrucksenkungen in Narkose bei solchen Patienten werden durch die Wahl des richtigen Narkosemittels und der richtigen Narkosetechnik vermieden.

Phenothiazine

Megaphen und ähnliche Medikamente haben in etwa die oben beschriebene Wirkung, hemmen aber außerdem die Reizübertragung in den sympathischen Ganglien (Ganglienblocker).

Tranquilizer

Meprobamat, Librium, Valium, Dehydrobenzperidol und Haloperidol dämpfen vor allem emotionale Reize, die sympathische Reaktionen auslösen können; Haloperidol und DHB blockieren darüber hinaus die Alpha-Rezeptoren gegen Noradrenalin und Adrenalin.

Ganglienblocker (hemmen Reizübertragung in sympathischen Ganglien)

Sowohl in den sympathischen Ganglien als auch im gesamten parasympathischen System ist Acetylcholin der reizübertragende Stoff. Werden die entsprechenden Rezeptoren gegen die Einwirkung von Acetylcholin blockiert, könnten wir sowohl eine antiadrenerge als auch eine anticholinerge Wirkung erwarten.
Man beobachtet jedoch eine weit überwiegende Dämpfung des sympathischen Systems, jedoch keine Hemmung der parasympathisch innervierten Organe und auch keine Hemmung der Reizübertragung an der neuromuskulären Endplatte.
Es ist noch nicht ganz geklärt, ob es sich hierbei um eine spezifische Empfindlichkeit der Rezeptoren in den sympathischen Ganglien für die ganglienblockierenden Stoffe handelt, oder ob die Ursache mehr in der jeweils freigesetzten Menge Acetylcholin und der Anzahl der Synapsen zu suchen ist.
Die ganz im Vordergrund stehende Wirkung der ganglienblockierenden Medikamente ist die Senkung des arteriellen Blutdruckes und – bei vorbestehender Hypotension anderer Genese – seine mangelhafte Restitution.
Der Blutdruck der Patienten reagiert stark bei Lageänderungen, z. B. Aufsetzen oder Aufstehen. Diese Patienten sind sehr gefährdet, da durch die Ganglienblockade das Blut in den Venen versackt und die normalerweise vorhandenen Gegenregulationen blockiert sind. Ebenso führen schon geringe Blutverluste z. B. während einer Operation zu gefährlichen Blutdrucksenkungen.
Andererseits kann die Verabreichung auch kleiner Mengen eines blutdrucksteigernden Medikamentes eine überdurchschnittlich starke Erhöhung zur Folge haben, weil die durch eine Blutdruckerhöhung ausgelösten Schutzreflexe des Parasympathikus (Nervus vagus) ebenfalls blockiert sein können.
Ganglienblockierende Medikamente werden verwendet:
1. zur Behandlung von Hochdruckkrisen,
2. zur Gefäßerweiterung in der Peripherie, um die Mikrozirkulation zu verbessern,
3. ggfs. zur kontrollierten Hypotension bei gewissen Operationen.

Im letzteren Fall kommt es durch Senkung des arteriellen Mitteldruckes zu geringerem Blutverlust.

Trimetaphan (Arfonad)

Außer durch Ganglienblockade führt Arfonad auch durch die Freisetzung von Histamin, das eine stark gefäßerweiternde Wirkung hat, zur Blutdrucksenkung. Diese Histaminfreisetzung ist jedoch unberechenbar; sie führt außerdem zur erhöhten Produktion von Magensäure und kann bei disponierten Patienten zu einem Asthma-Anfall führen.

Dosierung:
Intravenös, am besten als Infusion: 500 mg in 500 ml 5%iger Glukose, 1 ml entspricht dann 1 mg.

Anwendung:
Kontrollierte Hypotension; damit ist die beabsichtigte gesteuerte Blutdrucksenkung während der Narkose gemeint. Die kontrollierte Hypotension ist etwas grundsätzlich anderes als eine Blutdrucksenkung durch Blutverlust, also kein hämorrhagischer Schock. Die Menge des zirkulierenden Blutvolumens, seine Sauerstofftransportfähigkeit und die Mikrozirkulation in allen Organen sind unter Arfonad voll erhalten. Durch Weitstellung der arteriellen Widerstandsgefäße wird das Herz weniger belastet: das Herz wirft sein Schlagvolumen gegen einen geringen peripheren Widerstand aus. Als minimaler systolischer Druck muß70 mm Hg angesetzt werden; bei Patienten in höherem Lebensalter ist besondere Vorsicht geboten. Unterhalb von 70 mm Hg systolischem Blutdruck muß nämlich mit einer eingeschränkten Koronardurchblutung (Herzkranzgefäße), Gehirn- und Nierendurchblutung gerechnet werden.
Vor Beginn der Arfonad-Infusion muß der Patient auf dem OP-Tisch endgültig gelagert sein, die Narkose das Unterhaltungsstadium erreicht haben und die Ventilation des Patienten optimale Werte erreicht haben (pCO_2 um 35 mm Hg, URAS – oder besser blutgasanalytische Kontrolle). Anzustreben ist ebenfalls die blutige Messung des arteriellen Druckes.
Die Infusion beginnt mit einer hohen Tropfenzahl: ca. 60–100 Tropfen pro min unter fortwährender Kontrolle des Blutdruckes. Hat man den angestrebten systolischen Wert erreicht, wird die Infusion kurz gestoppt und dann mit einer Tropfenzahl von 10–20/min wieder begonnen. Mit zunehmender Dauer der Blutdrucksenkung durch Arfonad nimmt die Arfonad-Wirkung ab, d. h. es müssen immer höhere Dosen gegeben werden. Es ist sinnvoll, die Konzentration in der Infusion dann zu erhöhen oder intermittierend zusätzlich Arfonad zu injizieren.
In der Regel erreicht der Blutdruck nach Absetzen der Infusion kurzfristig wieder seine Ausgangswerte, bei älteren Menschen muß man jedoch mit Erholungszeiten von 1–2 Stunden rechnen.

Methonium-Verbindungen (quaternäre Ammonium-Verbindungen)

Wir sind den „quaternären Ammonium-Verbindungen“ schon beim Acetylcholin und bei den Muskelrelaxantien begegnet. Bei den Muskelrelaxantien wird ja die Wirkung durch Blockade der subsynaptischen Membran der neuromuskulären Endplatte gegen Acetylcholin erreicht. Die hier zu besprechenden Verbindungen, die die Wirkung des Acetylcholins in den sympathischen Ganglien blockieren, sind chemisch auch eng verwandt mit dem Succinylcholin.
Hexamethonium
(6 Methyl-Gruppen zwischen den 2 Ammonium-Gruppen)
Penthomethonium
(5 Methyl-Gruppen zwischen den 2 Ammonium-Gruppen)
Pentolinium
(5 Methyl-Gruppen zwischen den 2 Ammonium-Gruppen)

Hexcarbacholin (Imbretil)
Azamethonium (Pendiomid).
Die Radikale, die mit den Stickstoffatomen der Ammonium-Gruppen verbunden sind, können Äthyl-Gruppen (Äthonium-Verbindungen) oder Methyl-Gruppen (Methonium-Verbindungen) sein. Das quaternäre N-Atom kann sich in einem 5er Ring (Pentolinium) oder in einem 6er Ring befinden.
Diese Substanzen werden zur kontrollierten Hypotension während der Operation nicht mehr verwendet, weil ihre Wirkung zu lange anhält, die Dosierung ungenau und zu schlecht steuerbar ist.
Es sei ausdrücklich darauf hingewiesen, daß sich die blutdrucksenkende Wirkung dieser Substanzen mit jenen der in der Anaesthesie üblicherweise verabreichten Medikamente kombiniert.

Substanzen, die die Synthese von Noradrenalin verhindern

Methyldopa (Alpha-Methyldopa, Presinol)
Methyldopa geht eine engere Bindung mit dem Enzym Dopacarboxylase ein, als das natürlicherweise vorkommende Dopa. Es wird von diesem Enzym zu Methyl-Dopamin und Methyl-Noradrenalin synthetisiert. Methyl-Noradrenalin ist jedoch ein unwirksamer Stoff; durch die erhöhte Inanspruchnahme des Enzyms Dopadecarboxylase wird jedoch zu wenig normales Dopa in Dopamin und Noradrenalin umgebaut. Die Synthese von Noradrenalin wird also gehemmt, ebenso die Synthese von Adrenalin im Nebennierenmark. Methyl-Noradrenalin wird ebenso wie das natürlicherweise vorkommende Noradrenalin in den Bläschen der Endaufzweigungen der sympathischen Nervenfasern gespeichert, so daß für das geringer vorkommende Noradrenalin weniger Platz zur Verfügung steht und dieses im extrazellulären Raum in erhöhtem Maße enzymatisch abgebaut wird.
Die Wirkung von Presinol ist kurz und dauert nur einige Tage.
Genau wie nach der Behandlung mit Reserpin ist für die Korrektur der Blutdrucksenkung durch Alpha-Methyldopa Noradrenalin oder ein anderes *direkt* wirkendes Sympathikomimetikum das geeignete Mittel.

Alpha-Methyltyrosin

Genau wie beim Alpha-Methyldopa wird hier die „richtige Synthese“ des Noradrenalins gestört, nur daß diese Störung eine Stufe höher in der Synthesekette des Adrenalins eingreift. Die Wirkungen dieses Methyltyrosins sind die entsprechenden des Methyldopa.

Substanzen, die die Freisetzung von Noradrenalin verhindern

Bretylium

Diese Substanz stabilisiert die Membran der Bläschen, in denen das Noradrenalin in den sympathischen Nervenfaserenden gespeichert wird, so daß es auf einen Nervenreiz hin nicht mehr freigesetzt wird und das Endorgan beeinflussen kann.
Es wird in der Therapie kaum noch verwendet, weil der Patient sehr plötzlich gegen diese Substanz „resistent“ werden kann und erhebliche Dosissteigerungen notwendig werden.
Neuerdings wird Bretylium in der Therapie zur Vorbeugung von Herzrhythmusstörungen benutzt, es soll außerdem die Herzkraft steigern (positive Inotropie).

Guanethidin (Ismelin)

Dieses Medikament hat eine längere Wirkungsdauer als Bretylium. Nach Absetzen halten die Nachwirkungen noch etwa 14 Tage an. Es muß also ggfs. 2 Wochen vor der Operation abgesetzt werden.
Ismelin schwächt die Herzkraft (negative Inotropie) und verursacht manchmal Bradykardie, die mit Atropin aufgehoben werden kann.

Bethanidin

Seine Wirkung entspricht der des Ismelin. Es hat jedoch einen rascheren Wirkungseintritt und eine kürzere Wirkungszeit, so daß die Dosierung besser steuerbar ist.

Guanoxan, Guanoclor

Beide Medikamente entsprechen in ihrer peripheren Wirkung dem Ismelin, besitzen aber darüber hinaus eine zentrale Wirkung: es kommt zum Noradrenalin-Verlust im Gehirn und einer Rezeptorblockade für Noradrenalin.
Die zuletzt besprochenen Medikamente, die die Freisetzung von Noradrenalin verhindern und in der Behandlung der arteriellen Hypertension eingesetzt werden, sollten immer, wenn es zu unerwünschten Blutdrucksenkungen kommt, mit direkten alpha-rezeptor-stimulierenden Substanzen antagonisiert werden, da die Gabe eines indirekten Sympathikomimetikums die Gefahr einer massiven Noradrenalin-Freisetzung in sich birgt.

Alpha- und Beta-Rezeptor-blockierende Medikamente

Beta-Rezeptorenblocker
Propranolol (Dociton)

Das Medikament blockiert die Beta-Rezeptoren gegenüber Adrenalin (im allgemeinen Sprachgebrauch häufig „Beta-Blocker"). Es verhindert die Entstehung von ventrikulären Extrasystolen, eignet sich also zur Behandlung von Herzrhythmusstörungen, die ihre Ursache nicht im Sinusknoten und nicht in den Vorhöfen haben. Der Herzrhythmus wird langsamer und die Kraft des Herzmuskels kleiner, das Herzzeitvolumen sinkt (negativ inotrop). Jede Blockierung der Beta-Rezeptoren kann zur Einengung der Bronchien und damit zum Bronchospasmus führen.
Da Dociton ventrikuläre Extrasystolen nicht nur unterdrückt, sondern ihrer Entstehung auch vorbeugt, kann es in der Anaesthesie Verwendung finden, wenn es z. B. zu einer direkten oder indirekten (Kalium-Mangel) Überdigitalisierung gekommen ist.
Dosierung:
oral 10–30 mg 3× täglich
intravenös 3–10 mg.
Anwendung:
Prophylaxe und Therapie ventrikulärer Rhythmusstörungen, hervorgerufen durch Katecholamine, Digitalis usw.
Behandlung und präoperative Vorbereitung des Phäochromozytoms (adrenalinproduzierender Tumor, meist Nebennierenmark).
Bei der Therapie muß mit einer Senkung des Blutdruckes und Verringerung des Herzzeitvolumens gerechnet werden.
Kontraindikation:
Die Therapie mit Beta-Blockern muß bei Asthma bronchiale und dekompensierter Herzinsuffizienz streng abgewogen werden.

Practolol (Dalzic)

Es ist weniger stark wirksam als Inderal, vor allem die Beta-Rezeptoren in der Bronchialmuskulatur sind geringer betroffen und die Gefahr eines Asthma-Anfalles ist somit geringer.
Dosierung:
5–10 mg intravenös.

Oxprenolol (Trasicor), ***Alprenolol*** (Aptin)

Wirkung und Dosierung wie bei Practolol.
Gesucht wird noch nach einem Stoff, der zwar ventrikuläre Extrasystolen behandelt, aber das Herzzeitvolumen nicht beeinträchtigt und außerdem keine bronchusverengende Wirkung hat.
Bei Untersuchungen verschiedener verwandter Stoffe ist es möglich geworden, die Beta-Rezeptoren des Herzens und die der Lunge zu unterteilen in Beta-1-Rezeptoren am Herzen und Beta-2-Rezeptoren in den Bronchien.

Alpha-rezeptor-blockierende Substanzen

Ihre Wirkung ist als eine Anti-Noradrenalin-Wirkung zu beschreiben: sie erweitern vor allem die arteriellen Widerstandsgefäße (Arteriolen) und führen so zur Blutdrucksenkung mit vermindertem peripheren Widerstand und konsekutiver Zunahme der Mikrozirkulation. Voraussetzung ist, daß das Blutvolumen dem erweiterten Gefäßbett angepaßt werden kann.

Tolazolin (Priscol)

Außer der Blockade der Alpha-Rezeptoren hat Priscol auch einen direkt gefäßerweiternden Effekt. Eine nachteilige Nebenwirkung ist die Erhöhung der Magensäureproduktion.

Phentolamin (Regitin)

Das Medikament hat einen sehr raschen Wirkungseintritt und eine sehr kurze Wirkungsdauer. Vor allem als Infusion verabreicht, besitzt es so eine exzellente Steuerbarkeit und kann gerade in der Anaesthesie bei Blutdrucksteigerungen, die durch exzessive Erhöhung der Noradrenalinspiegel verursacht sind, eingesetzt werden: Phäochromozytom.
Dosierung: Intravenös 5–10 mg für Erwachsene, nur bei liegenden Patienten!
Infusion: 25–20 mg in 500 ml 5%iger Glukose
(entsprechend 0,25–0,5 mg/ml)

Phenoxybenzamin (Dibenzylin)

Phenoxybenzamin blockiert nicht nur die Alpha-Rezeptoren, sondern verhindert auch die Rückspeicherung von Noradrenalin in den Bläschen. Darüber hinaus blockiert es teilweise die Rezeptoren für Acetylcholin.
Dosierung: Intravenös 40–80 mg innerhalb 1 Stunde. Die Blockade hält etwa 24–28 Stunden an.

Hydergin (Mutterkornalkaloid)

Mehrere Substanzen, die sich von den Mutterkornalkaloiden herleiten, haben gefäßerweiternde Wirkung. Für die Anaesthesie ist das Hydergin das Wichtigste. Es hat eine alpha-blokkierende Wirkung.
Dosierung: 0,9 mg intravenös.
Weiterführende Dosierung: 0,6 mg je nach Wirkung.

Hormone der Nebennierenrinde (Kortikosteroide)

Von den zahlreichen Hormonen, die in der Nebennierenrinde produziert werden, sind die Glukokortikoide (in den Glukosestoffwechsel eingreifend) für die Anaesthesie besonders wichtig: Hydrocortison (Cortisol) und Cortison. Cortisol ist wirksamer als Cortison. Das Hydrocortison beeinflußt im wesentlichen den Glukosestoffwechsel, es fördert auch den Umbau von Fett und Eiweiß zu Glukose.

Es fördert weiter den beschleunigten Abbau der weißen Blutkörperchen, besonders der Eosinophilen und der Lymphozyten.

Es hat einen Einfluß auf die Erregbarkeit – Kontraktionskraft – des Muskelgewebes.

Es dämpft Entzündungsreaktionen und allergische Reaktionen. Indikationen zur Verabreichung von Cortison bzw. Cortisol vor oder nach der Operation sind selten:

1. Nebennierenrinden-Insuffizienz, so daß der Organismus auf den Streß von Narkose und Operation nicht genügend reagieren kann.

   Diese Insuffizienz kann einmal durch Zerstörung der Nebennierenrinde (z. B. M. Addison), andererseits durch eine längere Therapie mit Cortison verursacht sein: im letzteren Fall führt der ständig erhöhte Cortisonspiegel im Plasma zur Hemmung der Sekretion des ACTH, so daß es zur Atrophie der Nebennierenrinde kommen kann.

   Die unerwünschten Nebenwirkungen längerer Cortison-Therapie außer Nebennierenrinden-Insuffizienz sind: diabetogene Stoffwechsellage („Insulin-Antagonist"), Aufflammen chronischer Infekte, insbesondere Tuberkulose, Wundheilungsstörung, Osteoporose (Störung des Mineralhaushaltes der Knochen); Provokation von Magen- und Duodenalulzera; Thromboseneigung.

   Krankheiten, bei denen Cortison in der Therapie z. Z. Verwendung findet:
   sog. Kollagen-Krankheiten oder Autoimmun-Krankheiten: Rheuma, Lupus Erythematodes, Polyarteriitis nodosa, Hautkrankheiten;
   Blutkrankheiten: Lymphatische Leukämie, hämolytische Anämie, Thrombozytopenie, Agranulozytose;
   Karzinome: Brustkrebs (Cortison verzögert die Zellteilung);
   Transplantationschirurgie: Cortison hemmt die Abstoßung transplantierter Organe;
   Asthma bronchiale, allergische Reaktionen, Colitis ulcerosa, Spondylitis (Wirbelsäulen-Erkrankung);
   bestimmte Augen- und Nierenkrankheiten.

2. Als Substitutionstherapie (Ersatztherapie) bei Operationen an der Nebenniere, und der Hypophyse; zur Vorbeugung und Behandlung des Hirnödems.

Der Einfluß der Anaesthesie und Operation auf die Hormone der Nebennierenrinde hängt ab von der Größe und Ausdehnung der Operation, von der Dauer der Narkose und der Art des verwendeten Narkosemittels. Während der Operation und an den darauffolgenden Tagen steigt der Gehalt an Cortisol im Blut. Dieser Anstieg wird als Antwort auf den „Streß" der Operation gesehen.

Der Begriff „Stress" ist nicht klar definiert. Es könnten in diesem Fall sowohl das psychische Trauma des Patienten wie die Gewebsveränderungen und Zerstörungen, die mit der Operation einhergehen, sowie die pharmakologischen Wirkungen der Anaesthetika gemeint sein. Der Anstieg des Cortisols im Blut ist jedenfalls eine notwendige Reaktion, bleibt sie aus, kommt es zu einer progredienten Blutdrucksenkung, die nur mit Cortisol wieder beseitigt werden kann.

Dosierung und Verabreichung: Prophylaxe einer Nebennierenrindeninsuffizienz, z. B. bei vorangegangener langdauernder Cortison-Therapie:
in der Prämedikation
100 mg Cortison intramuskulär oder
25 mg Prednisolon intramuskulär.
Stellt sich eine Nebennierenrinden-Insuffizienz während oder nach einer Operation heraus, oder soll bei folgenden Krankheitsbildern:
Progressiver Schock, Transplantantion, massive allergische Reaktion, Operationen mit der Herz-Lungen-Maschine, Hirn-Operationen
eine Substitutionstherapie durchgeführt werden, so sind über den ganzen Tag verteilt:
300–400 mg Hydro-Cortison oder
400 mg Prednisolon-Na-Succinat
zu verabfolgen. Aus der nicht mehr überschaubaren Anzahl Cortison-artiger Medikamente sollen folgende erwähnt werden:
Cortison, wird im Körper umgebaut zu dem stärker wirksamen Hydro-Cortison;
Prednison (Dehydro-Cortison), stärker als Cortison;
Prednisolon (Dehydro-Cortisol), stärker als Hydro-Cortison;
Methyl-Prednison, stärker als Prednison;
Methyl-Prednisolon, stärker als Prednisolon;
Dexamethason, stärker als Methyl-Prednisolon.

Folgende Dosierungen sind in etwa wirkungsgleich:

Cortison	25 mg
Hydro-Cortison	20 mg
Prednisolon	5 mg
Methylprednisolon	4 mg
Dexamethason	0,5 mg.

Die genannten Dosierungen sind nur grobe Anhaltspunkte. Der Bedarf einer Cortison-Substitution kann nicht vorherbestimmt werden.
Hohe, aber kurzzeitig gegebene Dosierungen von Cortison während oder nach Operationen scheinen keinen allzu negativen Effekt zu haben.

Ein schnarchender Patient atmet schlecht!

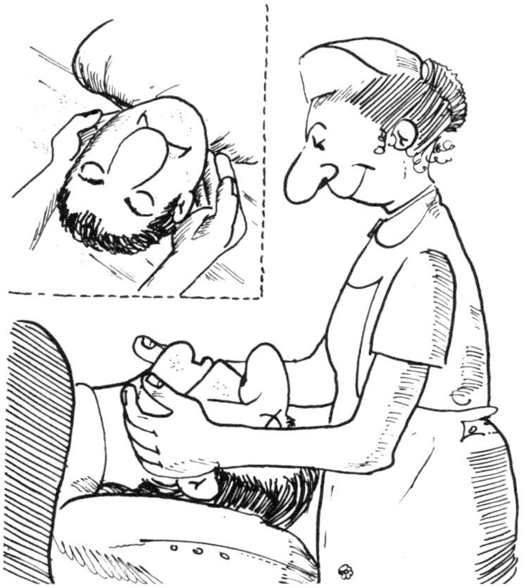

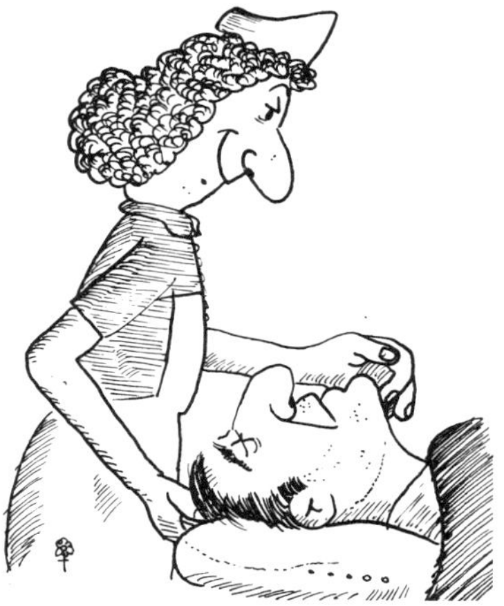

Richtige Methode
zum Freihalten der Atemwege:
BEOBACHTE DEN PATIENTEN
STÄNDIG!

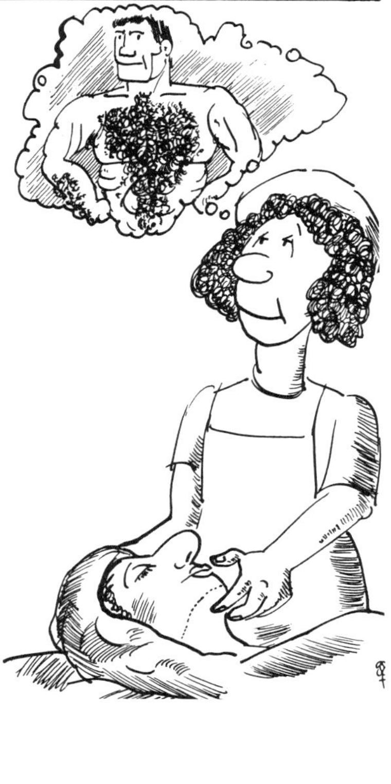

Falsche Methode →

KAPITEL 9

PHYSIOLOGIE UND PATHOPHYSIOLOGIE DER ATMUNG

Die Atmung besteht aus der Aufnahme von Sauerstoff und der Abgabe von Kohlendioxyd und Wasser. Im Gewebe verbindet sich der aufgenommene Sauerstoff mit Kohlenstoff und Wasserstoff. Hierbei wird Energie gewonnen. Dieser Vorgang wird die „Gewebeatmung" genannt. Lunge und Gewebe sind durch den Blutkreislauf (Abb. 93) miteinander verbunden.

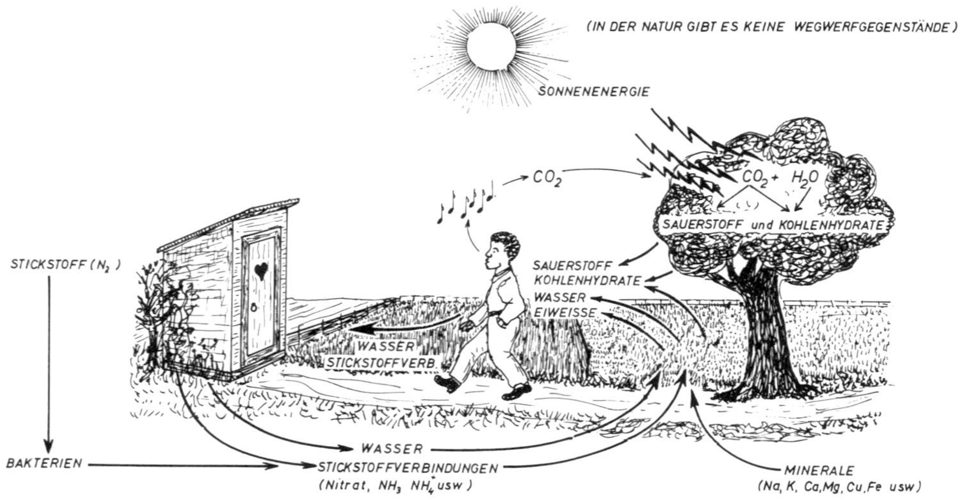

Abb. 92. Der Sauerstoff-Kohlensäure-Wasser-Stickstoff-Kreislauf (in der Natur gibt es keine Wegwerfgegenstände)

Bei der Atmung können insgesamt gesehen 4 Vorgänge unterschieden werden:

1. *Die Ventilation:* d. h. der Gasaustausch in der Lunge. Es wird Kohlensäure enthaltende Luft aus der Lunge ausgeatmet und bei der Einatmung sauerstoffreiche Luft in die Lunge gebracht.
2. *Die Perfusion:* d. h. Antransport von Sauerstoff aus der Lunge über die Blutbahn in das Gewebe, der mit Hilfe des Hämoglobins in den Erytrozyten erfolgt, und Rücktransport von Kohlensäure aus dem Gewebe in die Lunge.
3. *Die Diffusion:* d. h. sowohl der Austausch von Sauerstoff und Kohlensäure durch die Trennungswand zwischen Lungenbläschen und Lungenkapillaren, als auch der Austausch im Gewebe, nämlich zwischen den Haargefäßen und den Zellen.
4. *Die Gewebeatmung:* d. h. die „eigentliche" Atmung der Gewebszellen, wobei sich der Sauerstoff mit Kohlenstoff und Wasserstoff verbindet, um die Verbrennungsprodukte Kohlensäure und Wasser zu bilden, die durch das Blut wieder abtransportiert werden.

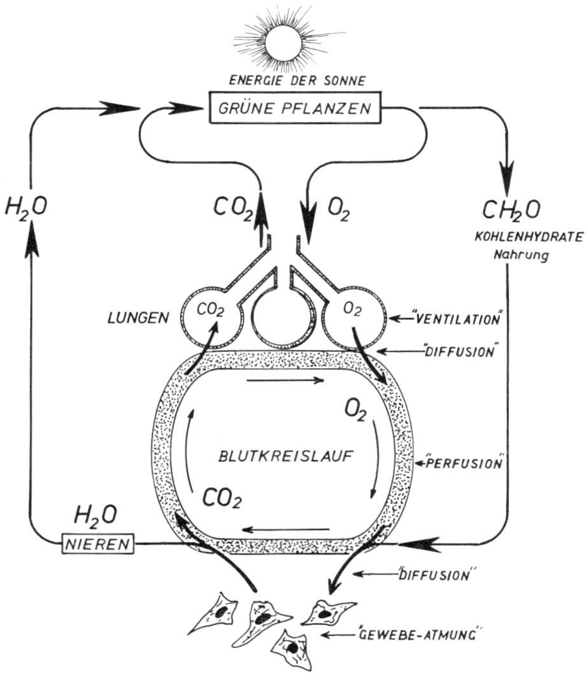

Abb. 93. Die Sauerstoff-Kohlensäure-Wasser-Kreislauf

Die Ventilation

In der Lunge findet der Austausch von Sauerstoff und Kohlensäure zwischen den Alveolen und den Kapillaren statt. Die Ventilation hat also die Aufgabe, den Luftinhalt der Alveolen fortwährend zu erneuern:

Die Kohlensäure enthaltende Luft muß entfernt werden, frische, Sauerstoff enthaltende Luft wird eingeatmet.

Dies geschieht, indem abwechselnd der Lungeninhalt vergrößert und verkleinert wird:

Während der Inspiration wird das Volumen des Brustkorbes größer. Die Lunge ist nicht fest mit der Brustwand verbunden und muß dieser Volumenvergrößerung folgen, weil zwischen Lunge und Innenwand des Brustkorbes ein luftleerer Raum besteht:

Während der Einatmung erweitert die Außenluft (Druck 1 Atmosphäre) die Lunge in der sich vergrößernden Brusthöhle. Hierdurch füllt sich die Lunge mit der einströmenden, sauerstoffreichen Luft. Die Einatmung ist ein aktiver Prozeß: die Vergrößerung des Brustkorbes geschieht durch Zusammenziehung des Zwerchfelles, wodurch der Boden der Brusthöhle nach unten tritt, und durch das Vor- und Seitwärtsheben der Rippen mit Hilfe der Interkostalmuskeln, wodurch der Brustkorb auch in dieser Richtung vergrößert wird.

Die Ausatmung ist größtenteils ein passives Geschehen: das Zwerchfell wird durch den Bauchinhalt, der wegen der Spannung der Bauchmuskeln unter leichtem Druck steht, hochgedrückt, und die Rippen kommen durch die Federkraft der Knorpel und die Spannung der an der Ausatmung beteiligten Interkostalmuskeln wieder in ihre ursprüngliche Lage zurück.

Auch die Lunge selbst hat die Tendenz sich zu verkleinern; sie hilft also bei der Ausatmung. Die Ausatmung kann beschleunigt werden durch aktive Kontraktion der Bauchmuskeln (Hochpressen des Zwerchfelles) und der exspiratorisch wirksamen Interkostalmuskeln (Abb. 96).
Zwerchfell: Nur Inspiration (übernimmt 75% der Atmung unter Ruhebedingungen).
Interkostalmuskeln: Inspiration (Exspiration nur bei forcierter Ausatmung).
Bauchmuskeln: Nur Exspiration.

Atemvolumina

Die Größe der Atmung hängt von dem Sauerstoffbedarf und der gebildeten Kohlensäuremenge ab. Bei Anstrengungen muß die Atmung schneller und tiefer werden: die Atmung hat eine große Reservekapazität. Ein Erwachsener atmet in Ruhelage ca. 500 ccm, und das ungefähr 16 × pro Minute. Das Atem-Minutenvolumen ist also 16 × 500 = 8000 ccm (8 l).
Das Volumen pro Atemzug, das Atemzugvolumen, beträgt unter Ruhebedingungen:
500 ccm (AZV).
Es wird im Englischen „tidal volume" genannt (tide = Gezeiten: Ebbe und Flut). Außer diesem Atemzugvolumen können wir zusätzlich noch tief einatmen: dieses *inspiratorische Reserve-Volumen* beträgt: 3000 ccm (IRV).
Am Ende einer normalen Ausatmung können wir zusätzlich noch tief ausatmen: dieses *exspiratorische Reserve-Volumen* beträgt: 1000 ccm (ERV).
Diese drei Volumina zusammen entsprechen der Luftmenge, die wir nach einer maximalen Einatmung ausatmen können: diese *Vitalkapazität* beträgt: 4500 ccm (VK).
Auch nach der tiefsten Ausatmung bleibt noch eine bedeutende Menge Luft in der Lunge zurück: die Lungen fällt nicht zusammen. Diese Menge nennt man das *Residual-Volumen:*
1500 ccm (RV).
Die *Totalkapazität* der Lunge ist also AZV + IRV + ERV + RV = 6000 ccm (6 l)
Während normaler, ruhiger Atmung verbleiben nach der Ausatmung in der Lunge: ERV + RV, zusammen 2,5 l. Diese Menge wird das „funktionelle Residual-Volumen" genannt (FRV). Es ist von Bedeutung, daß keine komplette Erneuerung der Gasmenge in der Lunge stattfindet: denn die 500 ccm eingeatmete Frischluft vermischen sich in der Lunge mit den dort noch vorhandenen 2500 ccm Reserve- und Residualluft (Abb. 000).
Daher unterscheidet sich die Zusammensetzung der Luft in der Lunge von der Außenluft: der Sauerstoffgehalt ist niedriger, und der Kohlensäuregehalt ist höher. Das arterielle Blut, das aus der Lunge kommt, hat die gleichen Gaskonzentrationen wie die Lungenluft: es enthält noch viel Kohlensäure und eine bestimmte Menge Sauerstoff, nämlich 16% und nicht 21% wie in der Außenluft. Diese scheinbar unökonomische Lufterneuerung hat jedoch einen wesentlichen Zweck. Wenn bei jedem Atemzug eine vollständige Erneuerung der Lungenluft erfolgen würde, dann würde das Blut bei der Einatmung seine gesamte Kohlensäure verlieren und doch nicht mehr als 100%ig mit Sauerstoff gesättigt werden, und während der Ausatmung würde kohlensäurereiches und sauerstoffarmes Blut die Lunge verlassen.
Das würde bei jedem Atemzug eine starke Schwankung in der Zusammensetzung des Blutes hervorrufen, die das Herz schlecht vertragen würde. Die vorhandenen 2500 ccm Reserve- und Residualluft haben also eine Pufferwirkung. Der rhythmische Wechsel von Ein- und Ausatmung hat wenig Einfluß auf die Zusammensetzung des Blutes. Wenn diese Pufferwirkung nicht wäre, könnten wir nicht den Bruchteil einer Sekunde lang den Atem anhalten, wie es beim Sprechen, Schlucken und bei Anstrengung geschieht.

Totraum

Von den eingeatmeten 500 ccm Luft (Atemzugvolumen) erreicht nicht alles die Alveolen, wo schließlich der Gasaustausch stattfindet. Ein Teil bleibt zurück in den Nasen- und Kieferhöhlen, der Luftröhre und den Bronchien. Dieses Volumen, das also nicht an dem Gasaustausch teilnimmt, nennt man den Totraum. Bei einem Erwachsenen beträgt dieser Totraum ca. 180 ccm. Von den 500 ccm Atemzugvolumen bleiben also nur 320 ccm „echte" Atmung übrig: pro Minute also 16 × 320 ccm = ca. 5000 ccm.
Die eingeatmete Luft enthält 21% Sauerstoff und die ausgeatmete Luft noch 16%, also 5% weniger. Die pro Minute aufgenommene Menge Sauerstoff beträgt also 250 ccm.
Diesen Totraum nennt man den „anatomischen Totraum", weil er durch den anatomischen Aufbau der Luftwege bedingt ist (Abb. 94).
Der Totraum kann vergrößert werden (also ungünstig): bei der Narkose durch die Atemmaske oder auch innerhalb der Lungen durch krankhafte Erweiterung der Bronchien (Bronchiektasen).

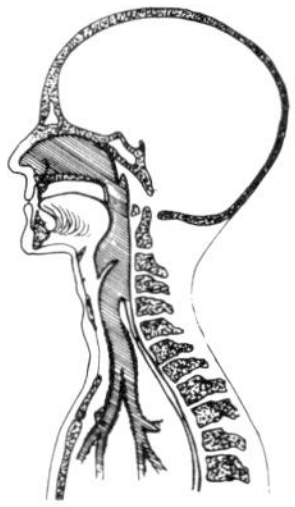

Der anatomische Totraum eines Erwachsenen: ca. 180 ml.

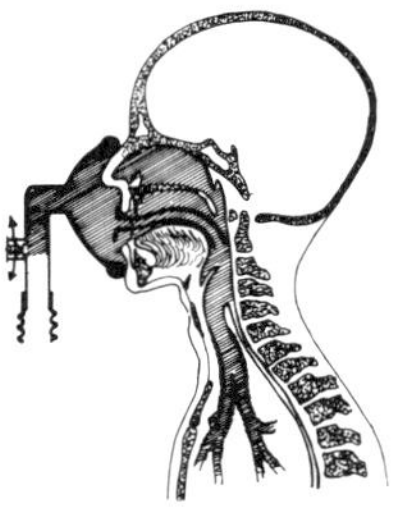

Durch die Maske wird der Totraum um 75 ml vergrößert: total ca. 250 - 280 ml.

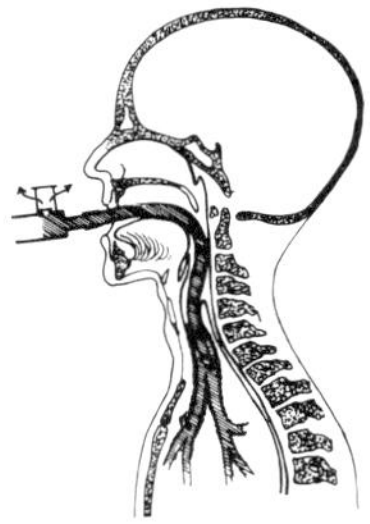

Nach Intubation ist der Totraum kleiner: nur noch ca. 100 ml.

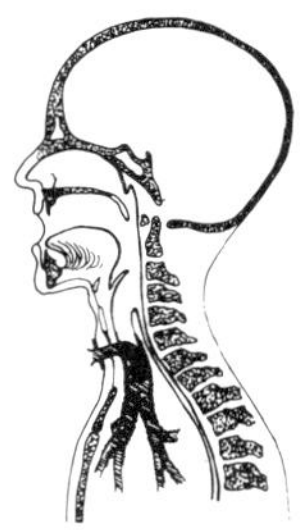

Tracheotomie verringert den Totraum bis auf 50 ml.

Abb. 94

Den Totraum kann man verkleinern durch: endotracheale Intubation (das Volumen des endotrachealen Rohres ist kleiner als das Volumen von Nasen- und Kiefernhöhle), oder durch Tracheotomie. Außerdem kann es vorkommen, daß eine Gruppe von Alveolen wohl ventiliert, aber ungenügend mit Blut versorgt wird: es erfolgt eine Ventilation, aber kein Gasaustausch mit dem Blut. Die Ventilation ist also zwecklos. Das kommt in emphysematösen Lungenanteilen vor, wo Hunderte kleine Alveolen zu größeren Räumen umgebildet worden sind, deren Wände eine schlechte Blutversorgung aufweisen und damit eine viel kleinere Austauschoberfläche haben.

Bei sehr niedrigem Blutdruck, wie bei einem Schock z. B., bekommen hochgelegene Lungenteile praktisch kein Blut zugeführt, werden aber ventiliert: auch hier also eine Ventilation, die zwecklos ist, also ein Totraum. In diesen Fällen spricht man von einem „funktionellen Totraum", einem Totraum, der durch krankhafte Abweichungen oder abnorme Umstände entstanden ist.

Der schädliche Einfluß eines Totraumes spielt vor allem eine Rolle, wenn die Atemfrequenz zunimmt und das Atemminutenvolumen gleichbleibt.

Wenn wir 16 × pro Minute atmen mit 500 ccm pro Atemzug, verbleibt von 8000 ccm pro Minute nur ein Rest von 5000 ccm „echter Atmung" (s. oben).

Wenn wir nun dieselben 8 l pro Minute atmen, aber dann mit einer Frequenz von 32 pro Minute, dann ist das Atemzugvolumen nicht 500 sondern 250 ccm. Von 250 ccm Atemzugvolumen sind 180 ccm Totraum, also bleiben nur 70 ccm „echte Atmung" jedesmal übrig. Pro Minute also 32 × 70 ccm = 2240 ccm.

Wenn wir mit dem gleichen Atemminutenvolumen zweimal so schnell atmen, beträgt die effektive Atmung nicht 5000 ccm sondern 2240 ccm, also noch weniger als die Hälfte!

Eine schnelle Atmung ist also immer weniger effektiv als eine langsame Atmung bei dem gleichen Atemminutenvolumen. Ursache: der schädliche Einfluß des Totraumes macht sich stärker bemerkbar.

Über die Einteilung des gesamten Lungenvolumens (*Totalkapazität*) gibt die Tabelle Aufschluß. Es sind nur einige Werte erwähnt und für dazwischenliegende Werte kann man in Abb. 000 nachsehen. Dieses Nomogramm, in dem die Abhängigkeit des Lungenvolumens von verschiedenen anderen Größen dargestellt wird, ist nur ein Behelf: es gibt nun einmal große Unterschiede zwischen Körperbau, Alter und Wachstum, Länge und Gewicht. Für das Abschätzen der Vitalkapazität wurde eine Formel aufgestellt, die vom 16. Lebensjahr an einen recht guten Wert angibt:

VK = 2,5 l pro m^2 Körperoberfläche.

(Berechnung der Körperoberfläche aus der Länge und Gewicht, Nomogramm auf S. 62.)

VK = 25 ccm/cm Körperlänge (weniger genau!).

Die erwähnten Werte gelten für Normalpersonen mit einer Körperlänge von 175 cm und einem Körpergewicht von 75 kg.

In höherem Lebensalter nimmt das Atemzugvolumen bei gleichbleibendem Totraum ab: das Verhältnis Totraum/Atemzugvolumen (TR/AZV) wird ungünstiger. Außerdem wird das funktionelle Residualvolumen größer. Diese ungünstigen Veränderungen zwingen zu einem höheren Atemminutenvolumen (AMV), um eine ausreichende Ventilation zu gewährleisten.

ALTER Jahre	FR. min	ATEMZUG-VOLUMEN V_T	MINUTEN-VOLUMEN AMV	INSPIR.-RES.-VOL. IRV	EXSPIR.-RES.-VOL. ERV	RES.-VOL. RV	FUNKTION. RES.-KAP. FRC	VITAL-KAP. VK	TOTAL-KAP. TK	TOTRAUM V_D	V_D/V_T %
0	38	17 ml	650 ml	90	35	35	70 ml	140	175	7 ml	41
0,5	35	30	1010	112	51	58	109	203	261	11	37
1	32	52	1660	190	80	100	180	322	422	19	36
6	23	185	4250	700	290	410	700	1175	1585	70	37
12	17	320	5440	1550	580	800	1380	2450	3250	110	34
16	15	410	6150	2500	820	1100	1920	3730	4830	140	35
20	14	510	7150	2950	1080	1480	2560	4540	6020	175	35
70	18	460	8300	2000	860	1700	2660	3320	5020	175	38
80	22	420	9200	1600	750	1800	2550	2770	4570	175	41

Abb. 95. Atemvolumina

Der alte Mensch muß mehr Energie für seine Atmung aufwenden. Das wird noch deutlicher erkennbar, wenn man für Atemzugvolumen das „Netto-Atemzugvolumen“, also AZV minus TR, in Rechnung bringt, und dann das Verhältnis zwischen Netto-Atemzugvolumen (NAZV) und funktionellem Residualvolumen (FRV) betrachtet:

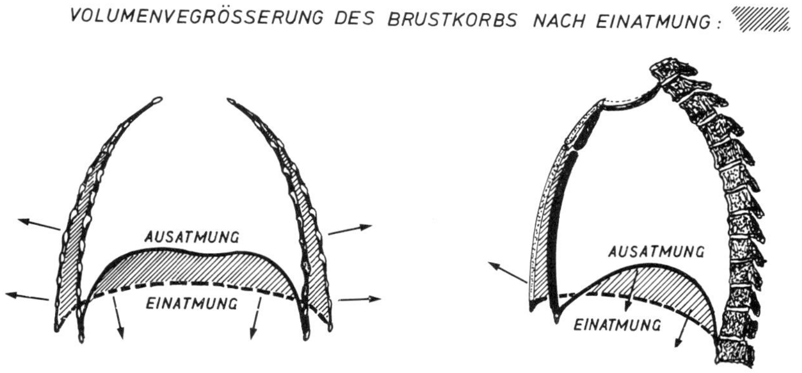

Die Bewegung des Zwerchfells hat den größten Anteil an der Volumenvergrößerung: durch die Kontraktion drängt es die Eingeweide nach unten und zieht die unteren Rippen hoch. Die Bauchmuskeln erschlaffen während der Einatmung: Die Bauchdecke wölbt sich.

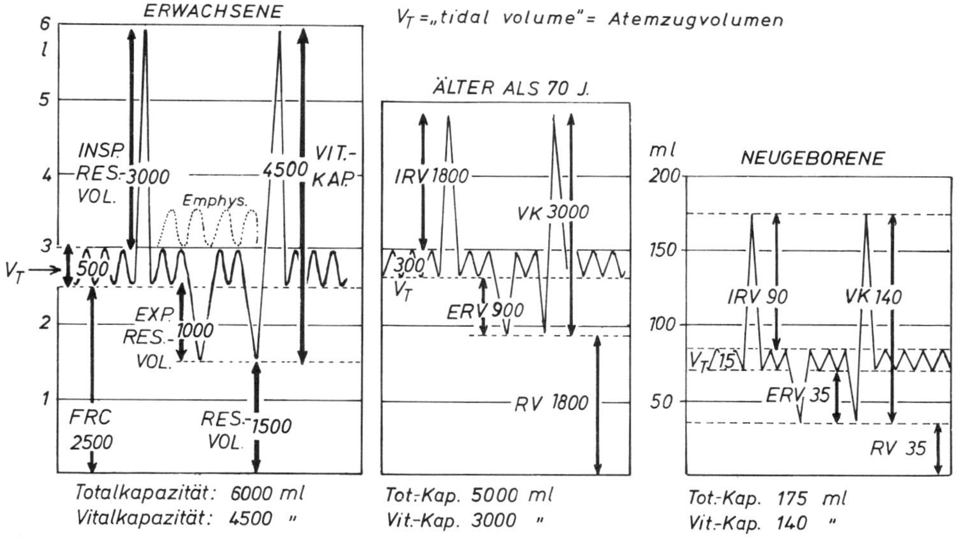

Im höheren Alter nimmt die funktionelle Residualkapazität (FRC = ERV + RV) auf Kosten des Atemzugvolumens (V_T) zu.

Beim Emphysempatienten ist das Atemzugvolumen „nach oben“ verschoben und okkupiert einen Teil der Inspirationsreserve (IRV): punktierte Kurve. Daher ist die funktionelle Residualkapazität (FRC), deren Luft-Inhalt sich ständig erneuern muß, vergrößert (hier auf 3000 ml). Der Gasaustausch wird hierdurch ungünstig beeinflußt.

Abb. 96

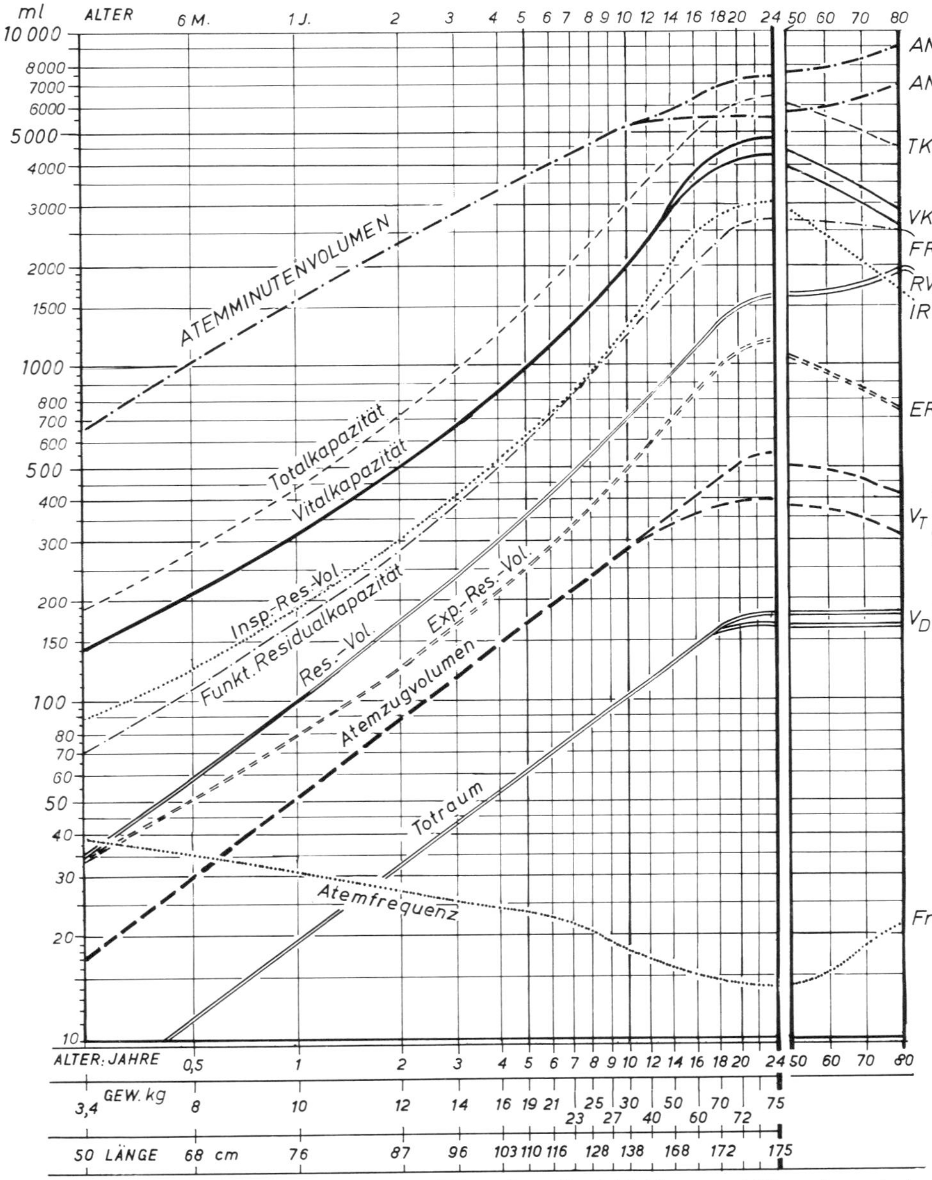

Die Kurven beziehen sich auf den „normalen" Menschen. Gewicht, Länge und Körperbau sind aber einflußreicher als das Alter. Große Variationen gibt es bis zum 3. Lebensjahr, sowie während und kurz nach der Pubertät.

Abb. 97

ALTER Jahre	NETTO-ATEMZUG-VOL.	FUNKTIONELLE RESIDUALKAPAZITÄT FRC	VERHÄLTNIS NETTO-ATEMZUG-VOLUMEN : FRC
0	10 ml	70 ml	14,3 %
1	33	180	18,5
6	115	700	16,5
12	210	1380	15,2
16	270	1920	14,0
20	335	2560	13,0
70	285	2660	11,4
80	245	2550	9,6

Abb. 98

Bei einem 80jährigen beträgt das Netto-Atemzugvolumen noch nicht einmal $^1/_{10}$ des funktionellen Residualvolumens gegenüber $^1/_7$ beim 20jährigen. Das Atemminutenvolumen ist daher auch fast um $^1/_3$ größer, um eine ausreichende Ventilation zu gewährleisten.
Der 80jährige Patient atmet pro Minute 9 l, aber davon sind 22 × 175 ccm oder 3850 ccm, also beinahe 4 l, nutzlose Arbeit: das Hin- und Herpumpen des Totraumes. Wenn bei einem älteren Patienten während der Narkose eine Atemmaske verwendet wird, dann ist der Totraum mindestens um 100 ccm größer und beträgt dann 22 × 275 ccm oder mehr als 6 l von den gesamten 9 l.
Das Netto-Atemminutenvolumen beträgt 3 l, pro Atemzug also 145 ccm, wie bei einem 10jährigen Jungen. Es muß aber in diesem Fall ein funktionelles Residualvolumen von 2550 ccm belüftet werden! Das Netto-Atemzugvolumen beträgt nur noch 5,2% des funktionellen Residualvolumens: das ist an sich schon eine Indikation, um einen älteren Patienten für eine längerdauernde Operation stets zu intubieren und eventuell zu beatmen.

Die Regulation der Atmung

Die Atmung wird entsprechend dem Sauerstoffbedarf und vor allem entsprechend der Menge CO_2, die entfernt werden muß, reguliert, ohne daß uns dies bewußt wird. Die Regulation erfolgt automatisch, obwohl Veränderungen der Atmung dem Willen unterliegen. Diese Automatik kommt in Gang, sobald der Mensch geboren ist. Sie bleibt auch bestehen, wenn das Bewußtsein verlorengeht, wie während der Anaesthesie, solange der Mechanismus, der diese Regulation zustandebringt, unversehrt ist. Die Regulation hat ihren Sitz im Atemzentrum, das ebenso wie andere Zentren für das autonome Nervensystem im verlängerten Rückenmark liegt (Abb. 99).

Atemzentren und Reflexe

Beim Atemzentrum werden, was Lokalisation und Funktion betrifft, drei Teile unterschieden, die nahe beieinanderliegen und eng miteinander verbunden sind:

Das Inspirationszentrum

Von hier aus werden die Einatemmuskeln gereizt. Für das Zwerchfell (Diaphragma) sind es Fasern, die sowohl links als auch rechts die motorischen Neuronen für das Zwerchfell aktivieren. Die Synapse liegt im Halsmark, und die motorischen Fasern treten aus mit dem 3.,

4. und 5. Halsmarknerv. Sie bilden zusammen den linken und rechten Nervus phrenicus. Beschädigung eines Nervus phrenicus lähmt die betreffende Zwerchfellkuppel, während eine höher im Halsmark gelegene Schädigung eine Lähmung des ganzen Zwerchfelles verursacht. Für die Interkostalmuskeln, die die Rippen bewegen, gehen die Fasern weiter herunter und geben die Reize weiter an die Interkostalnerven, die beiderseits mit der 1. bis zur 12. thorakalen Nervenwurzel aus dem Rückenmark treten.

Das Exspirationszentrum

Von hier aus erfolgen keine direkten motorischen Reize. Nur bei forcierter Ausatmung (Asthma) werden die Bauchmuskeln angespannt. Der Reiz dazu kommt über einen Umweg aus dem Exspirationszentrum. Weiter spielt das Exspirationszentrum vor allem eine Rolle bei der Automatie der Atmung.

Das Pneumotaxie-Zentrum

Auch dieser Teil gehört zur automatischen Steuerung der Atmung und kommandiert mehr oder weniger das Exspirationszentrum, wobei es vor allem Einfluß hat auf die Atempause zwischen dem Ende der Ausatmung und dem Beginn der folgenden Einatmung.
Der Vorgang bei einer regelmäßigen, ungestörten Atmung ist folgendermaßen:
Das Inspirationszentrum ist fortwährend aktiv und würde, wenn es nicht rhythmisch gehemmt wird, fortwährend die Einatmungsmuskeln arbeiten lassen. Die Aktivität wird durch verschiedene Faktoren geregelt:

1. Der CO_2-Partialdruck des Blutes (P_{CO_2}) ist der wichtigste aktivierende Reiz. Der P_{CO_2} wird im Zentrum registriert, wahrscheinlich als P_{CO_2} der Gewebeflüssigkeit und der Rückenmarksflüssigkeit (Liquor cerebrospinalis). Ein erhöhter P_{CO_2} treibt das Inspirationszentrum zu größerer Aktivität an: unwiderstehlicher Drang zur Einatmung und zur Vertiefung der Einatmung.
2. Der Säuregrad des Blutes (pH). Auch dieser wird durch das Zentrum registriert. Erhöhung des Säuregrades (niedriger pH) stimuliert ebenfalls die Einatmung und vertieft die Atmung. Sowohl der P_{CO_2} als auch der pH werden auch durch sogenannte Chemorezeptoren registriert, die in der Wand der Aorta und der Halsschlagader (Arteria carotis) liegen. Die von hier ausgehenden Signale verlaufen mit dem Nervus vagus in das Inspirationszentrum.
3. Der Sauerstoffpartialdruck des Blutes (P_{O_2}). Die hierfür empfindlichen Rezeptoren liegen vor allem in der Wand der Aorta und der Arteria carotis. Sauerstoffmangel (Hypoxämie) kommt als aktivierender Faktor für die Atmung erst an dritter Stelle in Frage. Ein ernsthafter Sauerstoffmangel verursacht vor allem eine Beschleunigung der Atmung und weniger eine Vertiefung.

Die Einatmung beginnt auf Kommando des Einatmungszentrums: Das Zwerchfell zieht sich zusammen; bei tiefer Einatmung beteiligen sich auch die Zwischenrippenmuskeln. Zunächst besteht ein hemmender Einfluß auf das Ausatmungszentrum, das schließlich unter den zunehmenden aktivierenden Einfluß des Pneumotaxiezentrums gerät: Ein zunehmender Strom von Impulsen aktiviert das Ausatmungszentrum, während dessen Aktivität umgekehrt das Einatmungszentrum hemmt.
Die Einatmung endet in dem Augenblick, in dem die Aktivität des Ausatmungszentrums überwiegt und die Ausatmung beginnt. Diese ist teilweise passiv, da das Gewicht der Brustwand und der Baucheingeweide den Inhalt des Thorax verkleinert. In dieser Phase werden das Pneumotaxiezentrum und das Einatmungszentrum gehemmt. Schließlich kommt es am Ende der Ausatmung zur Atempause. Danach beginnt erneut die Aktivität des Einatmungszentrums, das automatisch eine erneute Einatmung auslöst. Es handelt sich also um eine typische Rückkoppelung.
Ein weiterer Rückkoppelungsmechanismus ist durch die Dehnungsreceptoren und den soge-

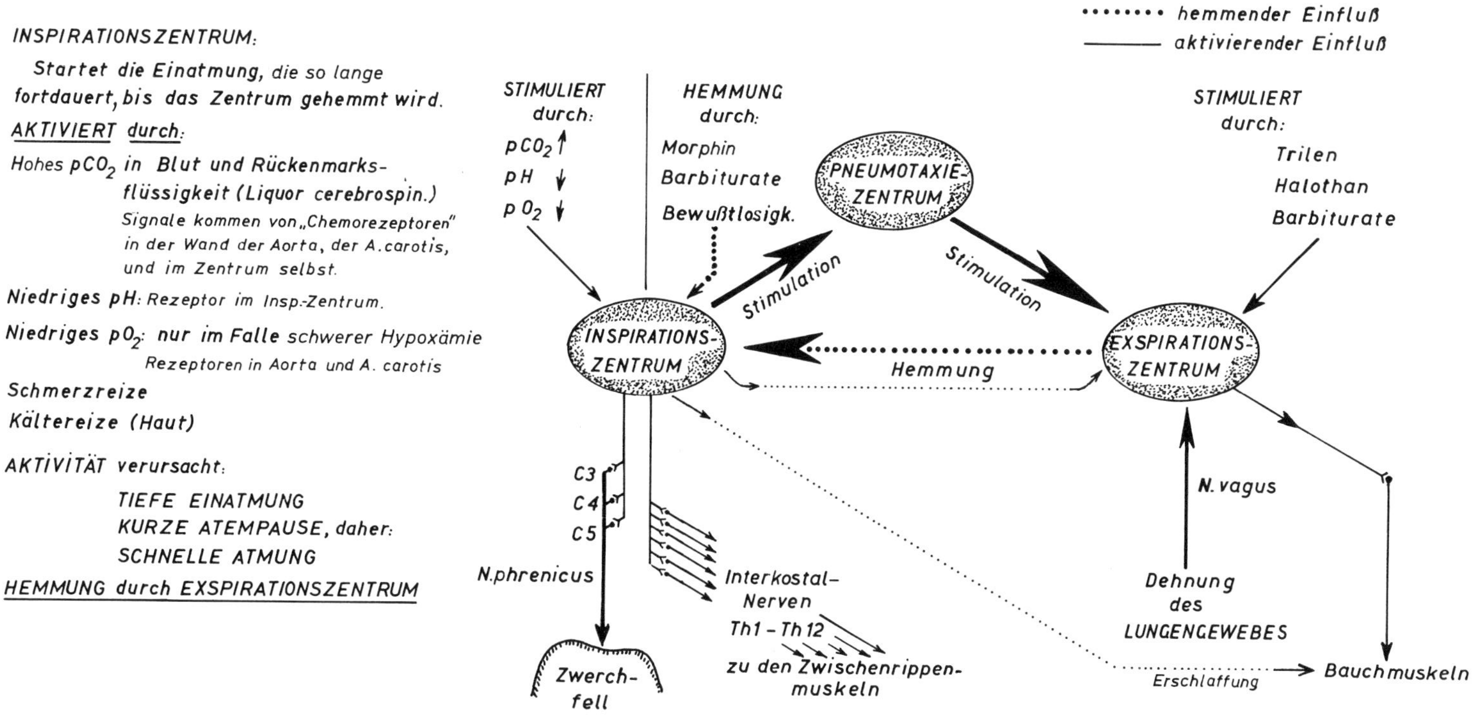
INSPIRATIONSZENTRUM:
Startet die Einatmung, die so lange fortdauert, bis das Zentrum gehemmt wird.
AKTIVIERT durch:
Hohes pCO_2 in Blut und Rückenmarksflüssigkeit (Liquor cerebrospin.)
Signale kommen von „Chemorezeptoren" in der Wand der Aorta, der A. carotis, und im Zentrum selbst.
Niedriges pH: Rezeptor im Insp.-Zentrum.
Niedriges pO_2: nur im Falle schwerer Hypoxämie
Rezeptoren in Aorta und A. carotis
Schmerzreize
Kältereize (Haut)
AKTIVITÄT verursacht:
TIEFE EINATMUNG
KURZE ATEMPAUSE, daher:
SCHNELLE ATMUNG
HEMMUNG durch EXSPIRATIONSZENTRUM
STIMULIERT durch:
pCO_2 ↑
pH ↓
pO_2 ↓
HEMMUNG durch:
Morphin
Barbiturate
Bewußtlosigk.
INSPIRATIONS-ZENTRUM
PNEUMOTAXIE-ZENTRUM
EXSPIRATIONS-ZENTRUM
Stimulation
Stimulation
Hemmung
hemmender Einfluß
aktivierender Einfluß
STIMULIERT durch:
Trilen
Halothan
Barbiturate
N. vagus
Dehnung des LUNGENGEWEBES
Erschlaffung
Bauchmuskeln
C3
C4
C5
N. phrenicus
Zwerchfell
Interkostal-Nerven
Th1 - Th12
zu den Zwischenrippenmuskeln

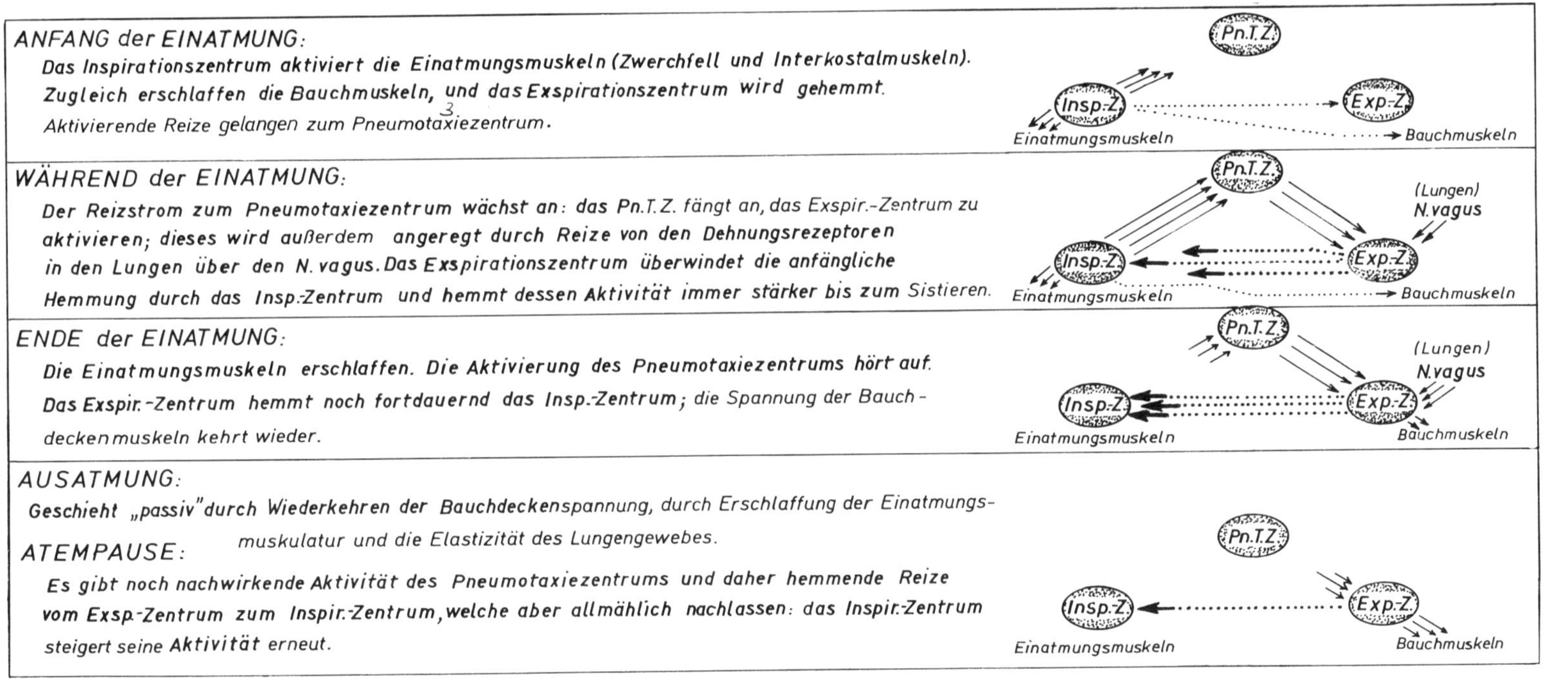

Abb. 99. Die Regulierung der Atmung

nannten Hering-Breuer-Reflex gegeben: Eine Dehnung der Lungen führt über den Nervus vagus automatisch zu einer Aktivierung des Ausatmungszentrums.

Anhand des beschriebenen Schemas für die Automatik der Atmung können viele Symptome erklärt werden, die während der Anaesthesie auftreten können:

Wenn wir während der Anaesthesie die Lungen einige Male kräftig aufblasen, hört die Spontanatmung auf, auch wenn der P_{CO_2} gleich geblieben ist. Durch das Aufblasen sind soviel Reize durch die „stretch receptors" über den Nervus vagus in das Exspirationszentrum gekommen, daß dadurch das Inspirationszentrum kräftig gehemmt wird und der Strom an Hemmungsreizen noch lange anhält.

Auf den Einfluß der „stretch receptors" ist auch zurückzuführen, daß wir einen Patienten ohne Anwendung von Relaxantien leichter beatmen können, wenn in der Atempause in der Lunge ein leichter Überdruck von ca. 4 cm H_2O hergestellt wird: also so, daß der Atembeutel auch in der Atempause leicht gebläht bleibt. Die geringgradige Dehnung des Lungengewebes, die bestehenbleibt, reicht aus, um durch die „stretch receptors" das Inspirationszentrum anhaltend zu hemmen.

Wenn am Ende der Anaesthesie die Atmung wieder in Gang kommen muß, weil der Patient vorher maschinell beatmet wurde und vorausgesetzt werden kann, daß die Wirkung von Relaxantien und Morphin-artigen Stoffen aufgehört hat, geht man meistens zur manuellen Beatmung über. Wenn wir nicht dafür sorgen, daß während der Atempause der Atembeutel ganz leer ist, also kein Überdruck besteht, kommt die Atmung nicht in Gang: der positive Druck wird das Inspirationszentrum weiterhin hemmen.

Morphin-artige Stoffe deprimieren die Atmung, und zwar vor allem die Frequenz: es gibt eine lange Atempause. Das kann durch die hemmende Wirkung auf das Inspirationszentrum erklärt werden, welches dann länger unter dem Einfluß von Hemmungsreizen aus dem Exspirationszentrum bleibt. Auch eine Aktivierung des Pneumotaxie-Zentrums ist möglich, so daß von hier aus die Hemmung länger andauert. Der Einfluß der „stretch receptors" wird nicht aktiviert, sondern vielleicht gerade gehemmt, denn die Morphin-Atmung ist langsam, aber nicht oberflächlich.

Barbiturate deprimieren auch die Atmung, aber nicht die Frequenz. Die Atmung wird oberflächlicher. Das deutet auf eine Hemmung des Inspirationszentrums hin, welches jetzt schwächer auf den CO_2-Reiz reagiert. Vielleicht besteht eine Aktivierung des Exspirationszentrums. Das würde mit der Parasympathikus-aktivierenden Wirkung der Barbitursäure-Verbindungen übereinstimmen.

Trilen und Halothan verursachen eine schnelle und dann oberflächliche Atmung, die durch Morphin gedämpft werden kann. Das Ausbleiben der Atempause deutet auf Ausschaltung der Wirkung des Pneumotaxie-Zentrums hin und auf Aktivierung des Hering-Breuer-Reflexes über die „stretch receptors", also Aktivierung des parasympathischen Einflusses auf das Exspirationszentrum, in Übereinstimmung mit dem erwähnten Einfluß von Halothan. Die Verlangsamung der durch Trilen und Halothan hervorgerufenen Tachypnoe mittels Morphin ist dann über die Aktivierung des Pneumotaxie-Zentrums und Hemmung des Inspirationszentrums zu erklären.

Schmerzreize aus der Haut und den Eingeweiden

Bei ungenügender Analgesie während der Narkose kann ein heftiger Schmerzreiz eine plötzliche Einatembewegung hervorrufen, ohne daß eine regelmäßige Atmung folgt. Reizung der Haut durch Kälte bewirkt eine tiefe Einatmung, wobei die Ausatmung sogar für kurze Zeit gehemmt wird.

Andere Faktoren, die die Regelmäßigkeit der Atmung unterbrechen:

Hustenreflex

Starker Reflex mit Schutzwirkung. Bei Reizung der Stimmbänder und der Tracheaschleimhaut, vor allem in der Umgebung der Carina – der Aufspaltung in die beiden Hauptbronchien –, tritt eine tiefe Inspiration auf. Danach schließt sich die Stimmritze. Dann folgt eine kräftige, explosionsartige Exspiration, wobei die Stimmritze plötzlich geöffnet wird. Die Luft entströmt dann mit großer Geschwindigkeit (600 km/Std) und reißt Staubteilchen oder Fremdkörper mit.

Niesreflex

Erfolgt in ähnlicher Weise; nur wird der Luftstrom durch die Nase geleitet, in dem die Zunge den Ausgang durch den Mund abschließt.

Schluckreflex

Ein komplizierter Mechanismus, wobei während des Schluckens die Epiglottis den Eingang zur Trachea abschließt und die Atmung aufhört. Das ist sowohl während der Einatmung als auch während der Ausatmung möglich.

Veränderungen in der Zusammensetzung des Blutes

Diese Veränderungen sind für die Anpassung der Atmung an den Bedarf des Organismus von großer Bedeutung.

Kohlendioxydpartialdruck des Blutes

Hat den größten Einfluß. Steigerung des Kohlendioxydpartialdruckes aktiviert direkt das Atemzentrum. Wenn der Kohlendioxydpartialdruck im arteriellen Blut über den normalen Wert von 40 Torr ansteigt, wird das Inspirationszentrum stark gereizt. Wenn der Kohlendioxydpartialdruck sehr niedrig ist, wie nach einer ausgiebigen Hyperventilation, sinkt die Aktivität des Inspirationszentrums, so daß man lange den Atem anhalten kann, bevor Atemnot eintritt. Diese „Atemnot“ wird durch die Kohlensäureansammlung und nicht durch den Sauerstoffmangel verursacht.

Säuregrad des Blutes

Normalerweise nimmt der Säuregrad vor allem durch Anhäufung von Kohlensäure zu. Man sieht aber, daß auch bei einer metabolischen Azidose, also einer Säuerung des Blutes durch gestörten Stoffwechsel, die Atmung stimuliert wird, obwohl der Kohlendioxydpartialdruck normal oder sogar niedriger sein kann. Offenbar ist hier durch die Vergiftung, die auch den komatösen Zustand verursacht hat, das Pneumotaxie-Zentrum gelähmt. Die „stretch receptors“ bewirken nun eine Hemmung der Inspiration. Dadurch entsteht die maschinenartige, tiefe Atmung – praktisch ohne Atempause – beim diabetischen Koma, die auch Kussmaulsche Atmung genannt wird.
Diese Form der Atmung kommt auch bei Vergiftung mit Salicyl-Verbindung (Aspirin) vor: die durch den niedrigen pH verursachte Hyperventilation bleibt trotz eines niedrigen CO_2-Partialdruckes bestehen.

Sauerstoffpartialdruck im Blut

Im Gegensatz zu dem, was man erwarten würde, ergibt ein niedriger Sauerstoffpartialdruck – unter 100 Torr – einen weniger starken Reiz als der zu hohe Kohlendioxydpartialdruck. Erfolgt schon eine Zunahme der Atmung, wenn der Kohlendioxydpartialdruck um einige mm

Hg ansteigt, etwa von 40 auf 45 Torr, so kann der Sauerstoffpartialdruck dagegen um 30 Torr sinken, also bis auf 70 Torr, bevor eine merkbare Vertiefung der Atmung eintritt.
Die Nervenfasern, die den Sauerstoffpartialdruck registrieren, liegen in der Wand der Aorta und der Arteria carotis.

Bewußtseinsverlust bei Tauchern. Es ist bei Tauchern zu Todesfällen gekommen, weil sie vor dem Tauchen stark hyperventilierten, um solange wie möglich unter Wasser bleiben zu können. Durch die Hyperventilation wird der CO_2-Partialdruck so stark verringert, daß die Taucher keine Atemnot verspüren und gezwungen wären, wieder aufzutauchen. Durch den Sauerstoffmangel kommt es jedoch zum Bewußtseinsverlust und Tod.

Atmung des Emphysem-Patienten in der postoperativen Phase. Patienten mit Emphysem haben einen schlechten Gasaustausch in der Lunge. Wegen des großen Totraumes wird CO_2 ungenügend entfernt, und der CO_2-Partialdruck im Blut ist fortwährend zu hoch. Das Atemzentrum stellt sich offenbar auf diesen Zustand ein, jedoch nur bis ein gewisser Maximalwert erreicht ist. Dann übernimmt der verringerte Sauerstoffpartialdruck im Blut den Antrieb des Atemzentrums. Während der Operation wird bei künstlicher Beatmung viel Kohlendioxyd-Gas abtransportiert. Selbst ein wenig erhöhter CO_2-Partialdruck wirkt dann nicht mehr als Atemreiz. Die Folge ist, daß die Atmung nicht in Gang kommt und eine gefährliche Hypoxämie (Sauerstoffmangel) auftreten kann. Wenn bei diesen Patienten der Sauerstoffmangel der wichtigste Reiz zur Vertiefung der Atmung darstellt, dann kann die Verabreichung von Sauerstoff bewirken, daß die Atmung aufhört oder nicht in Gang kommt. Bei Verabreichung von 100% Sauerstoff wird dann genügend Sauerstoff aufgenommen werden, aber der CO_2-Partialdruck wird auf eine gefährliche Höhe ansteigen – sogar bis zu einem Druck von 150 Torr. Solch ein hoher CO_2-Partialdruck hat eine narkotische Wirkung: der Patient wird komatös.
Bei einem Emphysem-Patienten, bei dem der erhöhte CO_2-Partialdruck noch die Atmung stimuliert, muß am Ende der Operation dafür gesorgt werden, daß der CO_2-Partialdruck in der Lunge ansteigt.
Einen Emphysem-Patienten, bei dem nur noch der Sauerstoff-Partialdruck als Antriebskraft wirksam ist – das sind die ernsten Fälle – wird man nach der Operation so lange künstlich beatmen müssen, bis die Folgen der Operation und Narkose verschwunden sind. Es muß dann selbstverständlich mit Luft beatmet werden und nicht mit reinem Sauerstoff bzw. mit einer Mischung, die mehr Sauerstoff enthält als Raumluft.

Depression des Atemzentrums

Hiervon spricht man, wenn die Atmung infolge einer zentral wirksamen Ursache ungenügend ist. Die Ursache kann mechanisch bedingt sein: Verletzung des verlängerten Marks durch Trauma, Hirnödem, erhöhter Hirndruck, Tumor; oder es kann sich um eine Vergiftung bei einer ernsthaften Stoffwechselstörung handeln, Toxine von Bakterien oder Viren, und schließlich um Vergiftungen durch Medikamente. Das Atemzentrum ist dann weniger empfindlich gegenüber der wichtigsten Antriebskraft geworden: dem CO_2-Partialdruck. Die Atmung kommt nur in Gang, wenn der CO_2-Partialdruck im Blut sehr hoch geworden ist. Man sieht dann eine tiefe regelmäßige Atmung, die nicht durch das Pneumotaxie-Zentrum gesteuert wird. Dadurch wird in kurzer Zeit viel Kohlensäure aus dem Blut entfernt und damit verschwindet auch der Reiz für das Inspirationszentrum: die Atmung hört auf, um dann wieder in Gang zu kommen, wenn nach einiger Zeit der CO_2-Partialdruck wieder gestiegen ist. Diese periodische Atmung, abwechselnd mit langen Pausen, nennt man eine Cheyne-Stokesche-Atmung.
Alle Substanzen, die Bewußtlosigkeit hervorrufen, hemmen die normale Funktion des Atem-

zentrums. Darum atmen alle Patienten in Narkose unzureichend (ausgenommen bei einer leichten Äthernarkose, weil Äther die Atmung anregt).
Das „Wachsein" ist nämlich eine der wichtigsten Antriebskräfte für die Atmung. Man kann das am Ende einer Anaesthesie beobachten, wenn die Atmung plötzlich in Gang kommt, weil der Patient durch den einen oder anderen Reiz (Extubation) wach wird. Später, in einer ruhigen Umgebung, im Aufwachraum, wo er nicht durch äußere Reize gestört wird, schläft der Patient wieder ein, und die Atmung kann von neuem ungenügend werden. Wenn ein Patient nach der Extubation nur bei lauten Kommandos: „Bitte atmen Sie tief ein und aus", gut atmet oder der Unterkiefer gehalten werden muß, dann ist keine ausreichende Atmung zu erwarten, wenn der Patient erst einmal den Operationssaal verlassen hat!

Atem-Stimulantien

Stoffe, die verabreicht werden können, wenn infolge zentralbedingter Ursache die Atmung unzureichend ist. Sie wirken jedoch nicht speziell auf das Atemzentrum ein, sondern sind Weckmittel, die auf den Bewußtseinszustand einwirken. Die Verabreichung dieser Stoffe (Micoren, Doxapram) hat daher nur Sinn, wenn die Bewußtlosigkeit nicht zu tief und eine Verletzung des Atemzentrums nicht zu erwarten ist. Bei Vergiftungen mit Barbitursäure-Verbindungen (Schlafmittel) können diese Stoffe mit Erfolg angewendet werden. Eine Überdosierung mit Morphinartigen Substanzen muß durch die Verabreichung des spezifischen Gegengiftes behandelt werden: Lorfan.

Die Atemarbeit

Die Einatmung erfolgt aktiv, die Ausatmung vor allem passiv. Daher muß während der Einatmung eine Arbeit geleistet werden:
1. Zur Ausdehnung des Brustkorbes: das Heben der Rippen gegen den elastischen Widerstand der Rippenknorpel und Verdrängung der Baucheingeweide nach unten gegen den elastischen Widerstand der Bauchmuskelspannung.
2. Zur Überwindung der durch elastische Kräfte bedingten Kontraktion der Lunge.
3. Zur Überwindung des Strömungswiderstandes für die Luft in den großen und kleinen Atemwegen.

Die Widerstände 1 und 2 sind statisch, d. h. wenn wir auf halbem Wege der Einatmung die Bewegung stoppen, müssen wir eine bestimmte Kraft ausüben: tun wir das nicht, dann fällt der Brustkorb von selbst in die Ausatemlage zurück.
Der Widerstand 3 ist dynamisch, d. h., der Widerstand ist nur da, solange die Luft strömt, also der Brustkorb in Bewegung ist.

Der statische Widerstand

Der Widerstand des Brustkorbes gegen die Volumenvergrößerung während der Einatmung wird hauptsächlich bestimmt durch die Elastizität der Rippenknorpel und die Flexibilität des Brustkorbes als Ganzem. Der Widerstand ist klein bei Kindern, und wird bei älteren Patienten durch die Versteifung von Gelenken und Bändern größer. Dadurch verringert sich bei hohem Alter die Vitalkapazität und vor allem das inspiratorische Reservevolumen. Ältere Patienten haben ein kleineres Atemzugvolumen bei schnellerer Atemfrequenz. Der Widerstand der Lunge wird durch die elastische Kontraktion des Lungengewebes bestimmt. Wenn wir den Brustkorb öffnen, fällt die Lunge z. T. zusammen, d. h. auch in der Ausatemlage ist die Lunge zur Innenwand des Brustkorbes hin „ausgespannt".

Während der Einatmung wird die Lunge noch mehr ausgedehnt, und die elastischen Fasern im Lungengewebe werden noch stärker in Spannung versetzt. Diese Spannung hilft also während der Ausatmung den Brustkorb zu verkleinern. (Beim Emphysem hat die Lunge ihre Elastizität verloren, und die Ausatmung wird gehemmt: das Residualvolumen wird größer.)
Die Flexibilität, mit der das Lungengewebe der Vergrößerung der Brusthöhle folgt, wird die „Compliance" genannt. Dieses Wort können wir mit „Nachgiebigkeit" übersetzen. Während der Einatmung entsteht zwischen der Innenwand des Brustkorbes und der Lunge ein Unterdruck[1], der gemessen werden kann, in dem man eine Sonde in den Oesophagus bringt (der Unterdruck herrscht in der ganzen Brusthöhle, also auch im Oesophagus). Ist nur ein kleiner Unterdruck nötig, um ein großes Volumen einzuatmen, dann folgt die Lunge leicht der Volumenvergrößerung des Thorax. Wir sprechen dann von einer großen Compliance. Ist die Lunge steifer geworden (durch Bindegewebebildung, chronische Lungenentzündung, Emphysem, Lungenödem oder Infiltration), dann läßt sie sich nicht so leicht ausdehnen, und die Compliance ist kleiner.
Die Compliance wird in Litern eingeatmeter Luft pro cm H_2O Unterdruck gemessen.
Bei einer kleineren Compliance wird also weniger Luft mit demselben Unterdruck eingeatmet: die Lunge gibt weniger nach. Eine normale Compliance entspricht ca. 0,2 l pro cm H_2O.
Die Compliance für die Lunge + Brustwand ist kleiner: auch die Brustwand leistet Widerstand gegen die Verformung während der Einatmung.

Der dynamische Widerstand

Dieser wird vor allem durch die Weite der Luftwege bestimmt. Der Widerstand wird größer bei Verengung: Ansammlung von Schleim, Schwellung der Schleimhaut, Schwellung durch Entzündung und Verengung der kleineren Bronchien, wie beim Asthma. Während der Ausatmung wird durch das Kleinerwerden der Lunge auch der Raum in den größeren Luftwegen enger: die Ausatmung wird gehemmt. Daher kann das Einatmen schneller ablaufen als das Ausatmen, was man leicht an sich selbst feststellen kannn. Bei Verengung der Luftwege ist also vor allem die Ausatmung erschwert, besonders wenn diese schnell erfolgt. (Asthmatische Patienten merken, daß sie weniger Atemnot haben, wenn sie bewußt langsam ausatmen.)
Bei Patienten, die an Entzündung der großen Luftwege leiden, und bei starken Rauchern kann man bei forcierter Ausatmung deutlich ein pfeifendes Geräusch am Ende der Exspiration hören, wenn die Luft mit Mühe durch die verengten Luftwege ausgepreßt wird.
Eine künstliche Verengung der Luftwege tritt als Folge der endotrachealen Intubation bei der Narkose auf bzw. bei einer Tracheotomie-Kanüle. (Der Widerstand ist umgekehrt proportional der vierten Potenz des inneren Durchmessers des Rohres: ein Rohr das 2 × so eng ist, hat einen $2^4 = 16 \times$ so großen Widerstand.)

Die Untersuchung der Lungenfunktion

Sie dient hauptsächlich zur Untersuchung der Ventilation und wird durch Bestimmung des Sauerstoff- und Kohlensäure-Partialdruckes im Blut ergänzt, um zu sehen, welchen Effekt die Ventilation auf den Austausch dieser Gase hat.

---

[1] Meistens wird der Ausdruck – negativer Druck – verwendet. Einen negativen Druck gibt es nicht, genauso wenig wie ein negatives Gewicht. Wir meinen einen Druck, der niedriger als der atmosphärische Luftdruck um uns ist. Der richtige Ausdruck ist deshalb „subatmosphärischer Druck", oder kürzer: „Unterdruck". In manchen Fällen kann man das Wort „Saugkraft" verwenden.

Die Ventilation wird mit einem Spirometer bestimmt. Mit diesem Gerät kann man das eingeatmete und das ausgeatmete Volumen registrieren und auch die Zeit, die für eine Ein- und Ausatmung notwendig ist. Wir können mit dem Spirometer das Atemzugvolumen messen, inspiratorisches und exspiratorisches Reservevolumen und die Vitalkapazität.
Es zeigt sich, daß bei verschiedenen Lungenerkrankungen (Emphysem, chronische Bronchitis oder Asthma) vor allem die Ausatmung erschwert wird.
Für die präoperative Untersuchung sind drei Angaben wichtig:

Die Vitalkapazität (VK)

Das gesamte Luftvolumen einer maximalen Ausatmung, nachdem zuvor eine maximal tiefe Einatmung durchgeführt wurde. Diese Größe hängt ab vom Geschlecht, Alter, Körperlänge und Körpergewicht des Patienten. Männer haben eine größere Vitalkapazität, ebenso lange, schlanke Menschen. Deshalb wird die gemessene Vitalkapazität oft in % des für den betreffenden Patienten geltenden Normalwertes ausgedrückt.
Ist die Vitalkapazität kleiner als 80% des Normalwertes, besteht eine deutliche Verringerung der Atemreserve. Diese Verringerung betrifft vor allem das inspiratorische Reserve-Volumen: der Patient kann weniger tief einatmen. Das funktionelle Residual-Volumen (FRV) bleibt gleich, so daß das Verhältnis zwischen Vitalkapazität und FRV ungünstiger wird.
Eine Abnahme der Vitalkapazität finden wir bei:

1. älteren Patienten,
2. übergewichtigen Patienten,
3. bei krankhaften Veränderungen des Brustkorbes: Kyphose, Skoliose,
4. Lungenerkrankungen: Pneumonie, Atelektase, nach Entfernung einer Lunge oder einem Teil der Lunge, bei Pleura-Erguß, bei Pneumothorax, Entzündungsprozessen in der Bauchhöhle, Magendilatation und Meteorismus, Lungenstauung bei ungenügender Herztätigkeit, Bindegewebebildung in der Lunge infolge eines Lungenprozesses (Pneumokoniose), Lungensklerose.

Der 1-Sekunden-Wert (Tiffeneau-Wert, FEV_t)

Um diesen Wert beurteilen zu können, bestimmt man dasjenige Volumen, welches nach tiefer Einatmung so schnell wie möglich in einer Sekunde ausgeatmet werden kann. Der Wert wird dann in % der Vitalkapazität angegeben. Dieser sogenannte „1-Sekunden-Wert“ ist also der Teil der Vitalkapazität, der in einer Sekunde ausgeatmet werden kann. Ein gesunder junger Patient kann 80–90% seiner Vitalkapazität in einer Sekunde ausatmen.
Bei Emphysem, chronischer Entzündung der Atemwege, starken Rauchern und Asthma, ist der 1-Sekunden-Wert verringert, und, wenn dieser unterhalb 50% sinkt, müssen wir mit einer ernsthaft gestörten Lungenfunktion rechnen. Wenn ein spastischer Faktor vorhanden ist, z. B. als Spasmus der kleineren Bronchien beim Asthma, dann verbessert sich der 1-Sekunden-Wert, wenn der Patient ein krampflösendes Mittel bekommt. Dies kann ein Adrenalin-artiger Stoff (Alupent) sein, oder ein Stoff mit Anti-Histamin-Wirkung (Multergan). Letzteres hat vor allem einen günstigen Einfluß, wenn eine Überempfindlichkeit (Allergie) die Ursache für die spastische Verengung der Bronchien darstellt. Hat sich der 1-Sekunden-Wert nach Verabreichung von einem dieser Stoffe verbessert, dann ist ein Faktor im Spiel, den wir therapeutisch günstig beeinflussen können. Verbessert sich der Zustand nicht, dann sind mechanische Ursachen vorhanden, wie Versteifung des Brustkorbes in der Inspirationslage (bei Emphysem), Ausdehnungs- und Elastizitätsverlust des Lungengewebes (Emphysem und chronische Bronchitis) oder Verlust der Beweglichkeit durch Alter, krankhafte Veränderungen der Wirbelsäule oder der Rippen.

Eine Abnahme des 1-Sekunden-Wertes finden wir bei:

1. Asthma und chronischer Bronchitis. Hier ist meistens ein spastischer und/oder allergischer Faktor vorhanden; Verabreichung von Alupent, Multergan oder Euphyllin ergibt eine Verbesserung.
2. Verengung der Luftwege durch andere Ursachen wie Tumor, Stauung der Lungenzirkulation oder Struma.
3. Emphysem. Beim Emphysem finden wir ein vergrößertes Lungenvolumen durch Verschiebung der Atemmittellage zur Einatmung hin, also ein vergrößertes Residual-Volumen. Das exspiratorische Reserve-Volumen kann nur langsam und mit Mühe ausgeatmet werden.

Der Atemgrenzwert (maximum breathing capacity)

Bedeutet das maximal mögliche Atemminutenvolumen. Diese Untersuchung stellt eine Belastung des Atemapparates dar und zeigt, wie schnell der Patient bei forcierter Atmung ermüdet. Der Atemgrenzwert gibt einen guten Eindruck von der Reservekraft, über die der Patient verfügen kann, wenn die Atmung auf die eine oder andere Weise erschwert wird. Der Atemgrenzwert wird meistens bestimmt, indem man den Patienten 20 Sekunden lang maximal atmen läßt. Die gemessene Ventilation wird dann mit 3 multipliziert, um den Wert für 1 Minute zu bekommen.

Auch der Atemgrenzwert ist abhängig von Alter, Körperlänge, Körpergewicht und Geschlecht.

In der Tabelle 13 sind einige Zahlen aufgeführt, die als Durchschnittswerte gelten können.

Tabelle 13. Atemgrenzwert (Liter/Minute) bei einer Atemfrequenz von 40/min

	Mann		Frau	
Alter	normal	untere Grenze	normal	untere Grenze
20 Jahre	155	122 (80%)	100	70 (70%)
30 Jahre	143	110 (75%)	95	64 (67%)
40 Jahre	130	95 (70%)	88	58 (66%)
50 Jahre	117	84 (70%)	83	51 (61%)
60 Jahre	105	70 (70%)	76	46 (60%)
70 Jahre	92	58 (63%)	70	40 (57%)

Die Untersuchung der Lungenfunktion kann noch eingehender durchgeführt werden, wobei nicht nur die Ventilation der gesamten Lunge, sondern auch die von einzelnen Teilen der Lunge untersucht werden kann. Hierbei wird dann auch der Effekt der Ventilation auf die Gase im Blut (O_2 und CO_2) bestimmt, nämlich durch direkte Messung der betreffenden Gas-Partialdrucke im arteriellen Blut. Eine derartige ausgedehnte Lungenfunktions-Untersuchung findet statt, bevor eine Lungenoperation ausgeführt wird, weil man präzise wissen muß, ob der verbleibende Teil der Lunge noch ausreichend funktionieren wird. Für die präoperative Untersuchung von anderen Patienten ist jedoch die Bestimmung der drei genannten Werte ausreichend.

Die Rolle des funktionellen Residual-Volumens (FRV)

Entspricht dem Residual-Volumen (RV) + exspiratorischem Reservevolumen (ERV), und ist also das Volumen, das in der Lunge nach einer normalen Ausatmung zurückbleibt. Erst bei forcierter Atmung – bei Anstrengung – wird das exspiratorische Reserve-Volumen ausge-

atmet. Diese zusätzliche Ausatmung kostet verhältnismäßig viel Energie, weil es zu einer Verengung der Luftwege kommt. Unsere Atemreserve liegt also vor allem im inspiratorischen Reserve-Volumen. Daher betrachten wir – was die Funktion betrifft – das RV zusammen mit dem ERV als funktionelles Residual-Volumen. Das Residual-Volumen ist vergrößert bei Emphysem und in geringem Maße auch bei älteren Patienten. Das exspiratorische Reserve-Volumen nimmt ab, wenn die Ausatmung wie bei Asthma und Emphysem erschwert ist.
Der Grund hierfür besteht beim Asthma in der Verengung der Bronchien. Beim Emphysem kostet die forcierte Ausatmung viel Arbeit und dauert extrem lange, so daß sogar ein schädlicher Effekt erzielt wird.
Ein Anteil des exspiratorischen Reserve-Volumens ist dann nutzlos. Man kann einen Eindruck von der Größe dieses nutzlosen exspiratorischen Reserve-Volumens gewinnen, wenn man die Volumen-Registrierung bei Bestimmung des 1 sec-Wertes in Augenschein nimmt. Offenbar ist bei forcierter Ausatmung, die bei dieser Bestimmung durchgeführt wird, nach der ersten Sekunde „das Pulver verschossen". Was nach der ersten Sekunde ausgeatmet wird, kostet so viel Energie, daß dieses Volumen für die effektive Atmung kaum mitzählt und daher einen Teil des funktionellen Residual-Volumens darstellt.

Vergrößerung des funktionellen Totraumes

Sie entsteht durch Verlust an gesundem Lungengewebe bei noch erhaltener Durchblutung. Es werden Lungenalveolen ventiliert, in denen ein ungenügender Gasaustausch stattfindet. Vorkommen bei Emphysem, Bronchiektasen und Schock.
Anmerkung: Der funktionelle Totraum ist ein Alveolar-Raum, der gut ventiliert, aber ungenügend mit Blut versorgt wird. *Das funktionelle Residual-Volumen* ist das Lungen-Volumen, das nach der Ausatmung übrigbleibt. Es besteht aus Residual-Volumen (wird nie ausgeatmet) und exspiratorischem Reserve-Volumen.

Zusammenfassung

Abnahme der Vital-Kapazität bedeutet eine verringerte Atemreserve. Im Verhältnis zur Atemreserve ist dagegen das Residual-Volumen vergrößert. Der funktionelle Totraum ist meistens vergrößert. Vorkommen im hohen Alter, bei Atelektasen, Pneumonie nach Brust- und Bauchoperationen.
Abnahme des 1-Sekunden-Wertes bedeutet, daß die Ausatmung erschwert ist. Ursachen: Bronchospasmus (Asthma, Bronchitis).
Oder *mechanischer Faktor:* Emphysem, Lungensklerose, Lungenstauung, Schleimbildung.
Ein vergrößertes funktionelles Residual-Volumen besteht aus *Residual-Volumen* (vergrößert bei Emphysem) und nicht nutzbarem *exspiratorischen Reserve-Volumen* (bei Asthma und Emphysem). Folge: ungenügende Ventilation.
Zunahme des funktionellen Totraumes. Ungenügender Austausch von Gasen mit dem Blut trotz guter Ventilation dieser Alveolar-Räume. Bei Emphysem und Schock.

Therapeutische Möglichkeiten:
1. Unterstützung der Atmung und Verkleinerung des Totraumes.
2. Beseitigung des Bronchospasmus (Euphyllin, Alupent, Atropin); Verdünnung des Schleimes: Anfeuchtung der Einatemluft, Anwendung von schleimlösenden Mitteln. Entfernung des Schleimes: Physiotherapie (Atemgymnastik).
3. Künstliche Beatmung mit großem Atemzugvolumen.
4. Bei Schockzustand: zirkulierendes Blutvolumen erhöhen (Infusion, Transfusion).

Die Bestimmung der Vitalkapazität und des 1-Sekunden-Wertes

Erfolgt mit einem Spirometer. Das Gerät besteht aus einer Leichtmetall-Glocke, die man hin- und herbewegen kann und deren offene Unterseite in einem Wasserreservoir luftdicht abgeschlossen ist. Die Glocke hängt an einem Draht, der über eine Rolle läuft. Am anderen Ende des Drahtes hält ein Gewicht die Glocke genau im Gleichgewicht (Abb. 100).

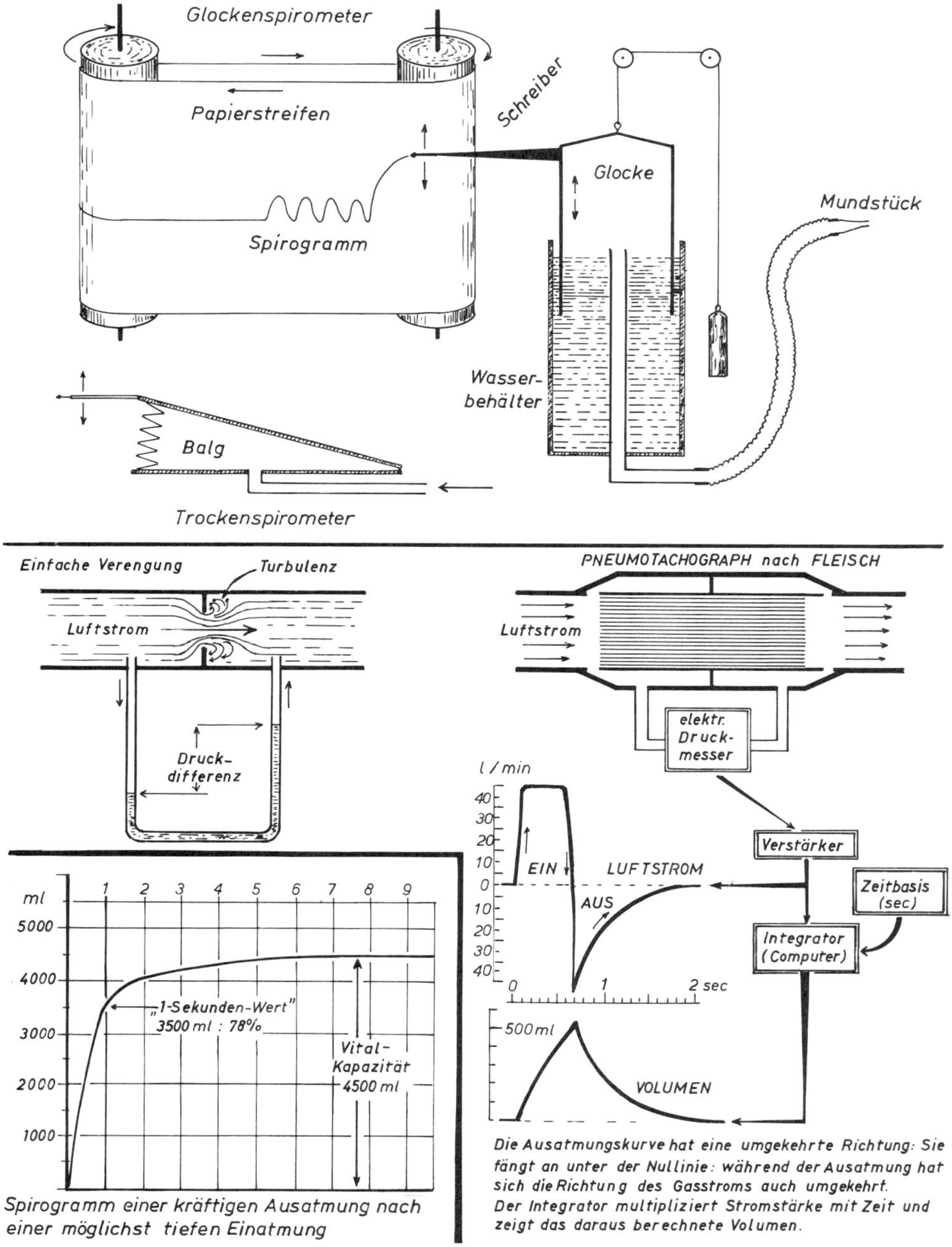

Abb. 100

Innerhalb des Wasserreservoirs befindet sich ein dickes Rohr, das oben in den Raum unterhalb der Glocke mündet und an der anderen Seite, außerhalb des Gerätes, mit einem Schlauch mit Mundstück verbunden ist.

Atmet die Versuchsperson durch das Mundstück, dann bewegt sich die Glocke auf und ab. Da das Volumen der Glocke genau bekannt ist, können wir das Atemzugvolumen, das inspiratorische Reserve-Volumen, das exspiratorische Reserve-Volumen und damit auch die Vitalkapazität messen. Ein Schreiber registriert die auf- und abwärtsgehende Bewegung der Glocke auf einem fortlaufenden Papierstreifen.

So entsteht ein Spirogramm. Ist die Geschwindigkeit, mit der das Papier sich bewegt, bekannt, z. B. 1 cm/sec, dann können wir auch messen, wieviel Luft pro Sekunde ein- oder ausgeatmet wird.

Außer diesem „nassen" Spirometer, gibt es auch ein Gerät, bei dem die Glocke durch eine Art Blasebalg aus leichtem Material ersetzt ist. Es ist wichtig, daß das Instrument sich so leicht wie möglich bewegt und der Atmung keinen Widerstand entgegensetzt. Sowohl das „nasse" als auch das „trockene" Spirometer arbeiten nach einem mechanischen Prinzip. Von Nachteil ist, daß noch ein Atemwiderstand überwunden, also Arbeit verrichtet werden muß, um die Uhr oder den Blasebalg zu bewegen. Außerdem hat die Aufzeichnung eine gewisse Verzögerung: schnelle Wechsel der Atembewegungen werden nicht gut erfaßt.

Das kann jedoch mit Hilfe eines Pneumotachographen erreicht werden. Die Messung beruht auf dem Prinzip, daß in einem kleinen Rohr ein Widerstand in Form einer Verengung angebracht ist. An beiden Seiten der Verengung ist ein Druckunterschied zu messen. Dieser Druckunterschied nimmt proportional der Geschwindigkeit des Luftstromes zu, vorausgesetzt, daß durch die Verengung keine Wirbel (Turbulenzen) in dem Luftstrom auftreten. Letzteres geschieht, wenn die Geschwindigkeit des Luftstromes eine gewisse kritische Grenze überschreitet; dann ist der Zusammenhang zwischen Stromstärke und Druckunterschied nicht mehr linear (s. Abb. 100).

Um der Wirbelbildung vorzubeugen, ist als Widerstand innerhalb des Rohres eine große Anzahl enger Röhrchen angebracht, die zusammen einen bestimmten Widerstand ergeben. Der Luftstrom bleibt jedoch innerhalb weiter Grenzen laminar, also ohne Wirbelbildung.

Der Widerstand, um den es hier geht, muß natürlich sehr klein sein, weil sonst keine freie Atmung möglich ist. Der Druckunterschied, der gemessen wird, entspricht daher meistens Werten, die kleiner sind als 1 cm Wassersäule, eine Belastung, die bei normaler Atmung kaum bemerkbar wird. Ein derartiger, aus feinen Röhrchen bestehender Widerstand wurde durch den Wissenschaftler Fleisch eingeführt, und der Widerstand wird als Fleisch-Kopf bezeichnet. Der Druckunterschied wird durch einen sehr empfindlichen Druckaufnehmer wahrgenommen und elektrisch verstärkt. Die Druckschwingungen geben dann den Wechsel in der Stromgeschwindigkeit und Stromrichtung an. Ein bestimmter Druckunterschied entspricht nach Eichung des Gerätes einer bestimmten Geschwindigkeit des Luftstromes. Will man die Größe des Atemzugvolumens wissen, muß der Wert für die Stromgeschwindigkeit (Liter/Sekunde) multipliziert werden mit der Zeit, die die Ein- oder Ausatmung gedauert hat (Liter/Sekunde $\times$ Sekunde = Liter). Weil die Stromgeschwindigkeit während der halben oder ganzen Sekunde, die die Einatmung dauert, nicht konstant ist und auch die Zeitdauer der Einatmung nicht genau festzulegen ist, geschieht diese Multiplikation auf elektrischem Wege durch einen „Integrator". Dieser Teil des Gerätes, der als Miniatur-Computer betrachtet werden kann, multipliziert die Stromgeschwindigkeit mit der Zeit, während der ein Atemstrom vorhanden ist, und berechnet als Ergebnis das geatmete Volumen. In dieser Form bezeichnet man die Kombination von Fleisch-Kopf mit Verstärker und Integrator als Pneumotachograph.

Die Bestimmung der Vitalkapazität und des 1 sec-Wertes geschehen folgendermaßen: Nachdem der Patient oder die Versuchsperson so tief wie möglich eingeatmet hat, bläst er mit

voller Kraft die Luft in das Spirometerrohr und atmet so lange wie möglich aus. Hierbei geht die Anzeigeuhr (bei einem „trockenen" Spirometer) erst schnell hoch und dann immer langsamer, bis der Patient ganz ausgeatmet hat.
Wenn der Patient nicht mit dem Gerät vertraut ist, muß man ihn erst einige Male üben lassen, um ein zuverlässiges Ergebnis zu bekommen. Die Kurve, die so auf dem Papierstreifen abgebildet wird (das Spirogramm), zeigt einen schnellen Anstieg, der dann immer langsamer wird. Die Gesamthöhe der registrierten Linie gibt dann die Vitalkapazität an bzw. die Höhe nach der 1. Sekunde, den 1 sec-Wert.

Die effektive Atemkapazität

Das Volumen, das nach einer tiefen Inspiration ohne besondere Anstrengung ausgeatmet werden kann. Von den beiden Reserve-Volumina, dem inspiratorischen und dem exspiratorischen Reserve-Volumen, wird das letztere nur bei sehr intensiver Atmung, also bei schwerer Anstrengung, benutzt. Die Benutzung des exspiratorischen Reserve-Volumens erfordert sogar zusätzliche Atemarbeit. Ein Patient, der sich gerade von den Folgen der Operation und Narkose langsam wieder erholt, kann das exspiratorische Reserve-Volumen nicht als Atemreserve ausnützen. Im Gegenteil, das exspiratorische Reserve-Volumen bildet zusammen mit dem Residual-Volumen das *funktionelle Residual-Volumen.* Der Anteil der Vital-Kapazität, der in der 1. Sekunde bei forcierter Ausatmung exspiriert wird, ist fast gleich groß wie das inspiratorische Reserve-Volumen + Atemzug-Volumen.
Was nach Ablauf der 1. Sekunde ausgeatmet wird, ist dagegen exspiratorisches Reserve-Volumen. Das gilt jedoch nur bei forcierter Ausatmung. Wir können also die folgende einfache Einteilung machen:

1. Effektive Atem-Kapazität: Volumen, das nach tiefer Einatmung in der ersten Sekunde ausgeatmet wird.
2. Funktionelles Residual-Volumen FRV): Volumen, das danach in der Lunge verbleibt.

Das Verhältnis zwischen diesen beiden Volumina gibt uns direkt einen Einblick in den Nutzeffekt der Atmung.

Beispiele (Abb. 101)

1. Untersuchung bei einem gesunden jungen Mann; die Totalkapazität beträgt 6 l, die Vitalkapazität ist 4,5 l. Nach tiefer Einatmung werden in der 1. Sekunde 3,8 l ausgeatmet. Das funktionelle Residual-Volumen beträgt 2,5 l. Das Verhältnis von effektiver Atemkapazität zu FRV ist 3,8 : 2,5 = ca. 1,5, also günstig (1 sec-Wert = 85%).
2. Ein gesunder 70 Jahre alter Mann hat eine kleinere effektive Atemkapazität (2,7 l), aber auch ein kleineres FRV (2,8 l). Das Verhältnis ist etwas ungünstiger (beinahe 1 : 1). Der gute 1 sec-Wert von 80% deutet auf eine ungehinderte Ausatmung hin.
3. Ein Patient mit einer schon länger bestehenden asthmatoiden Bronchitis: Residual-Volumen und exspiratorisches Reserve-Volumen sind auf Kosten des inspiratorischen Reserve-Volumens vergrößert. Nach tiefer Inspiration tritt bei forcierter Ausatmung ein hoher Widerstand auf, so daß während der 1. Sekunde nur das inspiratorische Reserve-Volumen ausgeatmet wird. Der Patient kann nicht das gesamte exspiratorische Reserve-Volumen ausatmen. Der 1 sec-Wert ist niedrig, und das Verhältnis von effektiver Atemkapazität zu FRV ist 2 : 3,6 = 0,55, also sehr ungünstig. Der 1 sec-Wert ist hier 57%.
4. Derselbe Patient nach Verabreichung eines bronchienerweiternden Mittels. Die Ausatmung geht nun viel leichter. Der 1 sec-Wert ist 2,8 l (70%), worin auch das Atemzugvolumen enthalten ist. Das exspiratorische Reserve-Volumen wird jetzt ausgeatmet, und das Verhältnis von effektiver Atemkapazität zu FRV ist jetzt 2,8 : 3,6 = 0,73. Das vergrößerte Residual-Volumen macht seinen ungünstigen Einfluß noch geltend.

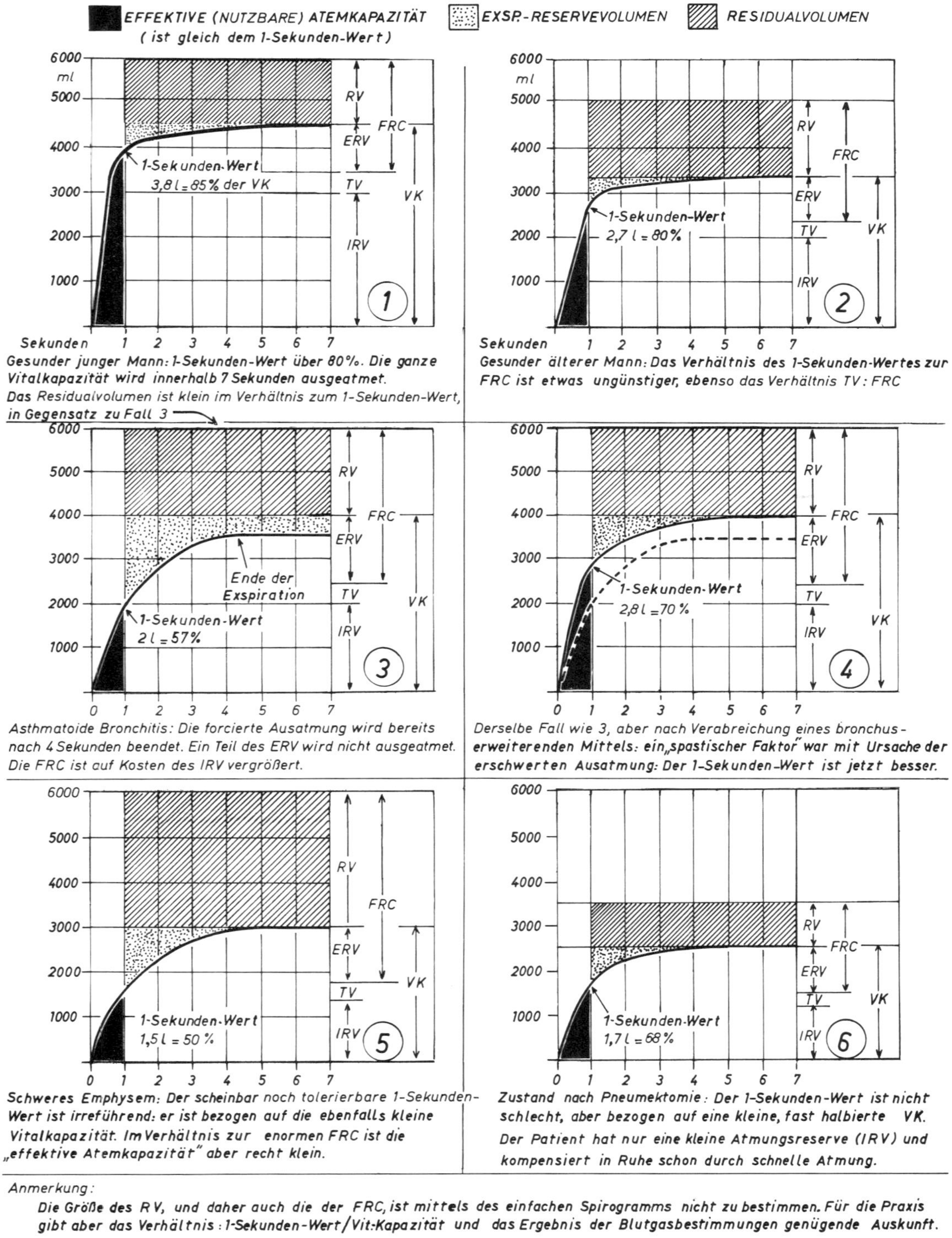

Abb. 101. Die forcierte Ausatmung der Vitalkapazität als präoperative Funktionsprüfung

5. Bei einem schweren Emphysem sehen wir ein großes Residual-Volumen und auch ein vergrößertes exspiratorisches Reserve-Volumen. Zwar beträgt der 1 sec-Wert 50%, ist also gleich groß wie bei dem Asthma-Patienten, aber die Vitalkapazität ist viel kleiner und das funktionelle Residual-Volumen viel größer. Das Verhältnis von effektiver Atemkapazität zu FRV ist hier 1,5 : 3,7, also nur 0,4 und weist auf eine sehr ungenügende Atmung hin. Das Atemzug-Volumen ist stark nach der inspiratorischen Seite hin verschoben: es findet sich nur ein kleines inspiratorisches Reserve-Volumen.
6. Ein Patient nach Pneumektomie: hier sind die Werte, die für eine normale Lungenfunktion gelten, nicht einfach halbiert. Die Totalkapazität und die Vitalkapazität des übriggebliebenen Lungenanteils sind durch Anpassungsvorgänge etwas vergrößert worden. Der 1 sec-Wert ist etwas vermindert. Das Verhältnis von effektiver Atemkapazität zu FRV ist 1,7 : 2 = 0,85, also besser, als man aus dem 1 sec-Wert schließen könnte. Qualitativ ist die Ventilation ausreichend. Quantitativ gesehen, kommt es zu einer Kompensation über eine höhere Atemfrequenz, um das benötigte Atem-Minuten-Volumen zu erreichen.

In den hier genannten Beispielen wurde das Verhältnis von effektiver Atemkapazität, bestimmt aus dem 1 sec-Wert, zum funktionellen Residual-Volumen (FRV) als Maßstab für eine nutzbare Atemreserve angenommen. Die Bestimmung des Residual-Volumens (RV) ist jedoch ziemlich schwierig und erfordert mehr Zeit und Berechnungen als das einfache Spirogramm. Steht nur das Spirogramm zur Verfügung und keine ausführliche Lungenfunktionsuntersuchung, so muß man das Verhältnis von 1 sec-Wert zu Vitalkapazität als Maßstab nehmen. Hierbei wird jedoch nicht der nachteilige Effekt eines großen FRV berücksichtigt.

Das Spirometer vermittelt uns einen Eindruck von der Quantität der Ventilation – der Menge Luft, die ein- und ausgeatmet wird –, jedoch nicht von der Qualität der Atmung, also der Abgabe von Kohlendioxyd und der Aufnahme von Sauerstoff.

Die Konzentration von Kohlendioxyd in der Atemluft läßt sich einfach bestimmen. Hierfür wird ein Gerät, das man Kapnograph nennt, verwendet. (Hyperkapnie nennt man das Zuviel an Kohlendioxyd, Hypokapnie den Mangel an Kohlendioxyd in der Ausatemluft bzw. im Blut.) Kapnos (griechisch) = Dampf.

Der Kohlendioxyd-Gehalt wird in Volumen % (ccm/100 ccm) angegeben. Die Messung wird folgendermaßen durchgeführt: Der Patient atmet durch ein Mundstück ein und aus. Von der vorbeiströmenden Luft wird über ein seitenständiges Röhrchen fortwährend eine kleine Luftmenge abgesaugt. Diese abgesaugte Luft wird durch einen Analysator geführt, in dem der CO_2-Gehalt gemessen wird (Abb. 102). Die Eichung erfolgt mit einem Gas, dessen Kohlendioxyd-Gehalt genau bekannt ist. Die Zusammensetzung der abgesaugten Luft verändert sich während der Atmung: während der Einatmung enthält die Luft kein Kohlendioxyd, bei Beginn der Ausatmung nur wenig (Totraum). Dann steigt der CO_2-Gehalt sehr schnell an, um am Ende der Ausatmung einen Wert zu erreichen, der fast mit der Zusammensetzung der Alveolarluft übereinstimmt. Diese schnelle Veränderung des Kohlendioxyd-Wertes können wir nur gut beurteilen, wenn sie auf einem Papierstreifen registriert wird.

So entsteht das *Kapnogramm,* vergleichbar mit dem Elektro-Kardiogramm. Die Kurve auf dem Papier gibt also den Anstieg des CO_2-Gehaltes in der ausgeatmeten Luft an.

Das Kapnogramm kann uns folgende Angaben vermitteln:
1. Den CO_2-Gehalt in der Alveolarluft.
2. Den Verlauf des CO_2-Gehaltes während der Ausatmung.

Bei gleichmäßiger Ventilation der ganzen Lunge sehen wir in dem Kapnogramm einen schnellen Anstieg, und dann wird die Kurve horizontal: „Plateaubildung".

Bei ungleichmäßiger Ventilation – Emphysem, Atelektasen – sehen wir nach dem ersten schnellen Anstieg eine zum Maximalwert schräg hochlaufende Linie oder sogar eine Kurve, die von Anfang an allmählich zum Maximalwert ansteigt.

Die Alveolarluft ist die Luft, die in den Alveolen im engen Kontakt mit dem Blut steht und deren Gehalt an Kohlendioxyd und Sauerstoff mit dem im arteriellen Blut übereinstimmt. Der CO_2-Partialdruck im arteriellen Blut beträgt normalerweise 40 Torr. Der Gesamtdruck (Barometerdruck) ist 760 Torr = 1 Atmosphäre. Der Gehalt an Kohlendioxyd der Alveolarluft soll also 40/760 oder 5,3% sein. Wir wissen aber, daß nicht alle Teile der Lunge gleich gut ventiliert werden. Blut aus weniger gut ventilierten Teilen mischt sich mit Blut aus gut ventilierten Gebieten. Bei Atmung im Ruhezustand und sicher auch während der Narkose gibt es Lungenteile, durch die wohl Blut strömt, die aber kaum an dem Gasaustausch teilnehmen (siehe Ventilations-Perfusions-Verhältnis). Aus diesen Lungenteilen wird dann auch kaum Kohlendioxyd entfernt. Demgegenüber gibt es Lungenteile, die im Verhältnis zur Durchblutung hyperventiliert werden. Die Luft, die aus diesen Lungenabschnitten kommt, wird einen niedrigen CO_2-Gehalt haben. Damit ergibt sich, daß der mit dem Kapnographen gemessene CO_2-Gehalt in dem letzten Rest der Ausatmungsluft, also auf dem höchsten Punkt der Kurve, ca. 4,5% beträgt, während doch in dem arteriellen Blut ein pCO_2 von 40 Torr gemessen wird, der ja einem CO_2-Gehalt von 5,3% in den Alveolen entsprechen müßte. Der Unterschied von ca. 1% CO_2 wird einerseits durch ungleichmäßige Ventilation der Lunge hervorgerufen; andererseits wird bei ruhiger Atmung und auch während der Anaesthesie nicht der allerletzte Anteil des exspiratorischen Reserve-Volumens (ERV) ausgeatmet, gerade der Anteil, der am besten mit der Alveolarluft übereinstimmt.

Schema eines Kapnographen (Abb. 102)

In dem *Analysator* befindet sich ein Glühdraht, der infrarote Strahlen (Wärmestrahlen) aussendet (G). Die Strahlen werden über den Spiegel S und die Linsen L als zwei parallele Bündel durch zwei kleine Kammern C1 und C2 geführt und passieren dann ein Quarzfenster, das sehr gut Strahlen durchläßt. Die Kammer C1 ist mit einem Referenz-Gas (Stickstoff) gefüllt, und die Kammer C2 wird mit der vom Patienten angesaugten Gasprobe gefüllt. Schließlich gelangen die Strahlen, wieder durch ein Quarzfenster, in die Kammern K1 und K2. Diese Kammern sind durch eine biegsame Wand (Membrane) getrennt, die zusammen mit einer nahe an dieser Wand liegenden Metallplatte einen Kondensator bildet (F). Enthält das Gas in Kammer C2 Kohlendioxyd, werden Wärmestrahlen absorbiert, und die Kammer K2 wird weniger stark erwärmt. Das Gas in K1 ist dagegen wärmer und wird sich daher ausdehnen, wodurch die Membrane verbogen wird und dichter an eine Metallplatte herankommt. Hierdurch wird die *Kapazität* des *Kondensators* größer, und Wechselstrom kann leichter durchtreten. Der Widerstand des Kondensators für Wechselstrom verändert sich also mit dem Kohlendioxydgehalt der Luft, die durch C2 gesaugt wird. Diese Widerstandsveränderungen werden über einen Verstärker durch ein Meßinstrument sichtbar gemacht.

Die beiden Platten, die den Kondensator bilden, reagieren sehr empfindlich auf Erschütterungen. Deshalb wird der Analysator nicht mit dem Rest des Gerätes in einem Gehäuse untergebracht, weil die darin befindliche Pumpe Schwingungen verursacht. Da die Messung auf dem Temperaturunterschied zwischen K1 und K2 beruht, dürfen Eichung und Messungen erst nach einer halben Stunde Betriebsdauer beginnen. Erst dann kann man annehmen, daß eventuelle Temperaturunterschiede zwischen K1 und K2 verschwunden sind. Da der Glühfaden, der die infraroten Strahlen aussendet, bei Kontakt mit brennbaren Gasen eine Explosion verursachen kann, ist der Analysator in einem massiven Kasten eingeschlossen. Dieser Kasten wird mit Stickstoff unter hohem Druck (10 Atmosphären) gefüllt. Das eventuelle Eindringen von Gasen ist hierdurch unmöglich.

Mittels der Pumpe, die in dem Verstärkerteil eingebaut ist, wird dem Patienten die Gasprobe abgesaugt, durch die Meßkammer C2 gefördert und dann nach außen gepumpt. Während der Narkose kann dieses Gas über einen Schlauch wieder in das Narkose-Kreissystem zurückgeführt werden. Die Stärke des Gasstromes kann reguliert werden und wird durch ein kleines

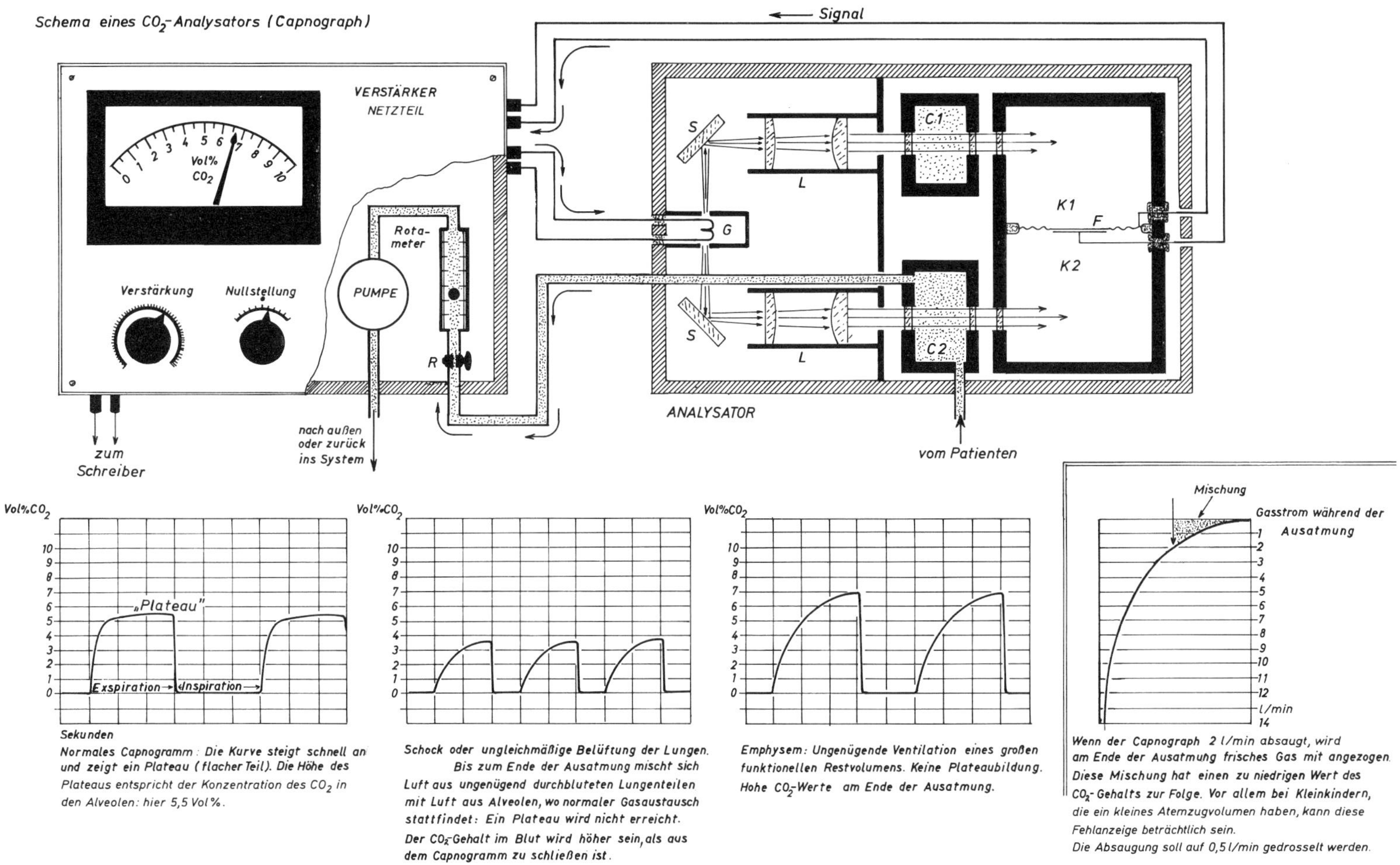

Abb. 102. Schema eines CO_2-Analysators (Capnograph)

Flow-Meter angezeigt (V). Ein Gasstrom von 2 l/min ist ausreichend. Ein zu kleiner Gasstrom gibt ein ungenaues Ergebnis: man sieht dann die Plateaubildung weniger genau und findet niedrigere CO_2-Werte. Wenn man eine korrekt gemessene CO_2-Kurve erhalten will, müssen die Schläuche vom Patienten bis zum Analysator so dünn wie möglich sein, da sonst in dem Schlauch eine Gasmischung stattfindet und die Kurve verzerrt wird.

Für eine genaue CO_2-Messung ist die Registrierung der Kurven erforderlich, und man darf sich nicht mit den Werten begnügen, die das Anzeigegerät angibt. Bei schneller Atmung vor allem schwingt die Nadel des Anzeigegerätes über den gemessenen Wert hinaus.

Eichung. Die Einstellung des Nullpunktes und des Verstärkungsfaktors (Einregulierung auf den Wert von 6% CO_2) sind nur eine Behelfsmaßnahme! Eine echte Eichung muß mit Gasen erfolgen, deren CO_2-Gehalt durch Analyse genau festgestellt wurde.

Das Kapnogramm (Abb. 102). Die Kurve ähnelt der des Spirogramms bei der Lungenfunktions-Bestimmung. Der Beginn der Exspiration liegt kurz vor dem steilen Anstieg der Kurve: zunächst wird ja Luft aus dem Totraum gemessen, die kein CO_2 enthält. Dann steigt die Linie schnell an bis Gas erhalten wird, das wirklich mit der Zusammensetzung der Alveolarluft übereinstimmt. Danach verläuft die Linie praktisch horizontal *(Plateau)*. Am Anfang der nächsten Einatmung sinkt die Linie plötzlich wieder auf Null. Schneller Anstieg und Plateaubildung deuten auf eine ungehinderte Exspiration und eine gleichmäßige Verteilung der Ventilation in beiden Lungen hin.

Bei Blutdruckabfall infolge Blutverlust oder anderen Ursachen strömt wenig Blut durch die Lungen. Es gibt Lungenanteile, die noch gut durchblutet werden, und andere (höhergelegene) Teile, die wohl ventiliert werden, aber schlecht durchblutet sind und daher kaum CO_2 abgeben (funktioneller Totraum). Dann kommt es während der Ausatmung zu einer Mischung von Gasen aus gut durchbluteten Teilen mit einem niedrigen CO_2-Gehalt. Dadurch wird ein langsamer Anstieg der CO_2-Kurve bedingt, das CO_2-Plateau fehlt, und in dem Gasgemisch wird ein niedriger CO_2-Wert gemessen. Der P_{CO_2} des arteriellen Blutes wird dann höher liegen als der Wert, den der Kapnograph angibt.

Bei einem Emphysem-Patienten sehen wir ebenfalls einen langsamen Anstieg des CO_2-Gehaltes, der durch Beimischung von Luft verursacht ist, die aus ungleichmäßig ventilierten Gebieten und aus einem sehr großen funktionellen Residual-Volumen stammt.

Eine *Erhöhung* des CO_2-Gehaltes in der Ausatemluft deutet immer auf eine *ungenügende Ventilation* hin.

Eine Verminderung des CO_2-Gehaltes in der Ausatemluft weist nur auf einen niedrigen CO_2-Gehalt der gut ventilierten Lungenanteile hin. Es kann gut möglich sein, daß große Lungenanteile nicht oder nur schlecht ventiliert werden, z. B. bei Atelektase, Pneumonie, so daß der arterielle Kohlensäuredruck normal oder sogar erhöht ist. Nur wenn die Ventilation in beiden Lungen gleichmäßig und ausreichend ist, können wir aus einem zu niedrigen Kohlendioxydgehalt in der Ausatemluft auf einen zu niedrigen Kohlendioxyddruck im Blut schließen.

Diffusion

Die Diffusion zwischen Alveolarraum und Blut

Die Ventilation bringt den Sauerstoff in den Alveolarraum und das Kohlendioxyd aus den Alveolen nach außen. Der Austausch der Gase zwischen dem Alveolarraum und dem Blut geschieht durch Diffusion.

Die Diffusion ist definiert als die Bewegung von Molekülen durch einen Raum, wobei eine Richtung dominiert. Diffusion ist also den Molekülen vorbehalten, die sich bewegen können: Gasmoleküle oder Moleküle, die in einer Flüssigkeit aufgelöst sind.
Die Bewegung zielt immer direkt in die Richtung, in der die Anzahl der Moleküle am kleinsten ist.Die Diffusion hört auf, sobald überall in dem Raum gleichviele Moleküle vorhanden sind. Die Moleküle bewegen sich also von einer Stelle mit höherer Konzentration zu einer Stelle mit einer niedrigeren Konzentration. Wenn wir es mit Gasen zu tun haben, wird die Konzentration des Gases bestimmt durch den Partialdruck (Teildruck), bei dem das Gas vorhanden ist bzw. in einer Flüssigkeit aufgelöst ist.
Die Diffusion geschieht also unter Einfluß eines Druckunterschiedes: der Partialdruck von Sauerstoff in dem Alveolarraum ist größer als im venösen Blut, das in die Lunge strömt. Darum diffundiert der Sauerstoff aus den Alveolen in das zuströmende Blut, bis der Druck in den Alveolen und im Blut ins Gleichgewicht gekommen ist.
Wie groß ist nun der Partialdruck von Sauerstoff in den Alveolen und im venösen Blut? Insgesamt betrachtet haben wir es mit verschiedenen Gasen zu tun, von denen jedes seinen eigenen Partialdruck hat. Der Gesamtdruck beträgt bei Meereshöhe 1 Atmosphäre (760 Torr), ein Druck, der in der Außenluft und in unserem Körper vorhanden ist. Die Außenluft enthält 21% Sauerstoff und 79% Stickstoff (die 0,04% CO_2 lassen wir außer Betracht).
Auf dem Wege zu den Alveolen wird die eingeatmete Luft durch die Schleimhäute der Nasenhöhle und der Luftwege und in den Alveolen selbst angefeuchtet, so daß 100% relative Feuchtigkeit in den Alveolen erreicht werden.
Dieser Wasserdampf hat einen Partialdruck, der mit dem Dampfdruck bei 37° C, nämlich 47 Torr, übereinstimmt. Für die Außenluft bleiben dann nur noch 760 − 47 = 713 Torr übrig. Der Partialdruck für Sauerstoff und für Stickstoff ergibt sich dann: Sauerstoff: 21% von 713 = 150 Torr, und Stickstoff: 79% von 713 = 563 Torr.
Setzen wir voraus, daß die Luft, welche in den Alveolen durch Gasaustausch erneuert werden muß, eine Zusammensetzung hat, die mit den Gaspartialdrucken im venösen Blut übereinstimmt, dann bekommen wir die in Tabelle 14 aufgeführten Zahlen.

Tabelle 14

zentralvenöse Werte		Einatemluft	Alveolarluft (mittl. Zusammensetzung)
Wasserdampf	47 Torr	47 Torr	47 Torr
Sauerstoff	40 Torr	150 Torr	100 Torr
CO_2	46 Torr	0 Torr	40 Torr
Stickstoff	627 Torr	563 Torr	573 Torr
Summe	760 Torr	760 Torr	760 Torr

Die Vermischung dieser drei verschiedenen Gasgemische ergibt eine durchschnittliche Gaszusammensetzung, die mit der Gaszusammensetzung im arteriellen Blut weitgehend übereinstimmt. Der Gasaustausch erfolgt sehr schnell und man kann annehmen, daß das Gasgemisch im Alveolarraum während der Ausatmung tatsächlich ein Spiegelbild der Verhältnisse im arteriellen Blut darstellt.
In Wirklichkeit haben wir es jedoch nicht, wie oben dargestellt, mit dem Austausch zwischen 3 Gasgemischen zu tun, sondern mit dem Austausch zwischen der Einatemluft und dem Gas, das sich im funktionellen Residual-Volumen (FRV) befindet. Dieses FRV, das einen Inhalt von 2500 ccm hat, wirkt als ein „Puffervolumen". Wenn dieser Puffer nicht vorhanden wäre,

würde sich mit jedem Atemzug die Zusammensetzung des arteriellen Blutes, das zum Herzen strömt, von venös nach arteriell verändern bzw. umgekehrt. Damit wäre das Herz mit Blut versorgt, dessen P_{CO_2} und pH mit jedem Atemzug sehr stark schwanken würden. Unter diesen Bedingungen würde sicher eine Beeinträchtigung der Herztätigkeit resultieren.

Das „Puffervolumen" sorgt dafür, daß diese starken Schwankungen vermieden werden. Im Grunde genommen erfolgt ein Gasaustausch zwischen Blut und „Puffervolumen" und zwischen „Puffervolumen" und Atemzugvolumen. Wenn wir voraussetzen, daß am Ende der Einatmung das „Puffervolumen" die gleiche Gaszusammensetzung hat wie das arterielle Blut, dann sind:

$P_{O_2} = 100$ Torr
$P_{CO_2} = 40$ Torr.

Während der folgenden Ausatmung wird sich die Gaszusammensetzung dagegen in Richtung auf venöse Werte verändern. Bei der nächsten Einatmung von 350 ccm Frischluft werden die obengenannten Werte wieder erreicht. Diese 350 ccm vermischen sich mit den 2500 ccm „Puffervolumen". Eine Berechnung zeigt, daß im „Puffervolumen" der P_{O_2} 92 Torr und der P_{CO_2} 44 Torr betragen müssen, wenn am Ende der Einatmung Werte von 100 Torr bzw. 40 Torr erreicht werden sollen. In dem Blut, das zum Herzen strömt, ändern sich der P_{O_2} und der P_{CO_2} mit der Ein- und Ausatmung, also von 100 Torr bzw. 40 Torr nach 92 Torr bzw. 44 Torr. Diese Veränderungen sind so klein, daß sie auf den Stoffwechsel des Herzens und des Gehirns nicht viel Einfluß haben.

Die Ursache für die Aufnahme von Sauerstoff im Blut bzw. für die CO_2-Abgabe aus dem Blut in den Alveolar-Raum, ist in der Partialdruck-Differenz zu suchen, die auch Druckgradient genannt wird. In dem „Pufferraum" finden sich nach Erneuerung der Gase (Ende der Einatmung) folgende Werte:

ein P_{O_2} von 100 Torr und ein P_{CO_2} von 40 Torr.

In dem zuströmenden venösen Blut:

ein P_{O_2} von 40 Torr und ein P_{CO_2} von 46 Torr.

Der Druckgradient für Sauerstoff ist 60 Torr und für CO_2 6 Torr.

Für die Diffusion von CO_2 ist ein kleinerer Druck-Gradient ausreichend, weil CO_2 viel schneller als Sauerstoff durch die Alveolenwände diffundiert. Wir können den gesamten Gasaustausch folgendermaßen zusammenfassen (Abb. 103).

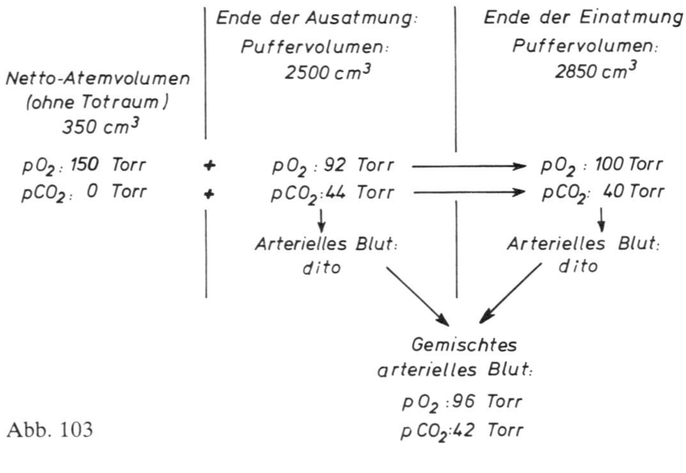

Abb. 103

Die letzten Werte geben die durchschnittliche Gaszusammensetzung im arteriellen Blut an. Eigentlich handelt es sich um arterielles „Mischblut", weil Blut während der Einatmung und während der Ausatmung die Lungen durchströmt.

Die Diffusion zwischen Blut und Gewebe

Auch dieser Gastransport wird durch den Unterschied der Partialdrucke bewirkt (Abb. 104). Der P_{O_2} in den Zellen beträgt ca. 30 Torr und der P_{CO_2} ca. 70 Torr. Für den Sauerstoff gibt es also einen Gradienten von ca. 66 Torr aus dem arteriellen Blut in die Zellen und für CO_2 einen Gradienten von ca. 30 Torr aus den Zellen ins Blut. Diese Werte gelten bei einer durchschnittlichen Stoffwechselaktivität des Gewebes. Bei schwerer Muskelarbeit kann der P_{O_2} in den Zellen viel weiter sinken und der P_{CO_2} höher ansteigen. Der Gradient wird dadurch größer und damit die Diffusion auch schneller. Außerdem läßt sich feststellen, daß die schnellere Diffusion, die also mehr Sauerstoff dem Blut entzieht bzw. mehr CO_2 zuführt, mit einer Zunahme der Durchblutung verbunden ist, um Bedarf und Angebot auszugleichen.

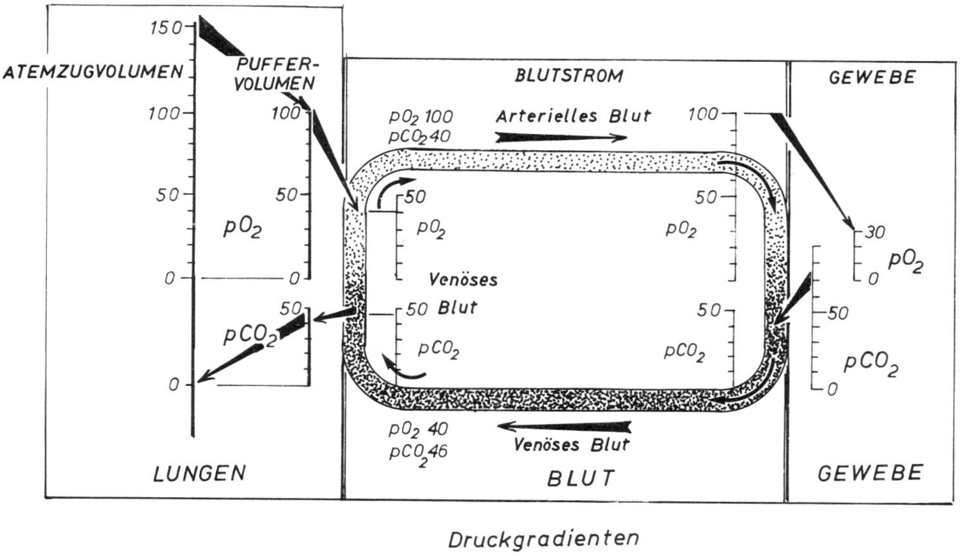

Abb. 104. Druckgradienten

Im Gewebe ist der Blutstrom, die Perfusion, die bestimmende Größe für den Ab- und Antransport von Kohlendioxyd und Sauerstoff.

Diffusionsstörungen

1. Störung der Diffusion zwischen Alveolen und Blut:
   Wenn wir den Gastransport vom Alveolarraum bis zum Inneren der roten Blutkörperchen betrachten, müssen folgende Barrieren überwunden werden:
   1. Oberflächenfilm auf dem Alveolar-Epithel.
   2. Die alveolare Epithelzelle.

3. Bindegewebe.
4. Endothelzelle des Blutgefäßes.
5. Blutplasma.
6. Die Wand des roten Blutkörperchens.

Nun sind 2, 3 und 4 zu einem dünnen Häutchen verschmolzen, so daß wir von der alveolär-kapillären Trennungswand sprechen können. Die äußerst dünne Schicht von Flüssigkeit und Plasma an beiden Seiten der Trennungswand setzt der Passage kaum Widerstand entgegen.

Eine Störung der Diffusion kann durch Verdickung oder krankhafte Veränderungen der Trennungswand bzw. der Zellenwand der Erythrozyten hervorgerufen werden.

Eine Verdickung der Trennungswand zwischen Alveole und Blut kann bei Ödem (Lungenödem) oder bei Entzündung auftreten. (Eine Störung der Diffusion durch die Zellwand des Erythrozyten kann bei Verwendung einer Herz-Lungen-Maschine auftreten, wenn sich eine Eiweißschicht auf der Außenseite der Zelle absetzt.)

Die Passage der Blutgase durch die alveolär-kapilläre Trennungswand geschieht jedoch so unglaublich schnell, daß sogar eine Verdickung durch Entzündung oder Ödem kaum einen Einfluß hat.

Es sind andere Ursachen, die den Gasaustausch beeinträchtigen: bei Ödem oder Entzündung wird eine große Anzahl von Alveolen durch Schleim und Exsudat und durch Schwellung des Gewebes verstopft. Diese Alveolen werden zwar mit Blut versorgt, aber nicht ventiliert. Es sieht dann so aus, als ob die Diffusion gestört sei, aber in Wirklichkeit ist die Ventilation in einen Engpaß geraten.

Bei ausgedehntem Emphysem und Bindegewebebildung in der Lunge wird der Alveolarraum wohl ventiliert, aber die Blutversorgung dieser Räume ist ungenügend: die scheinbare Diffusionsstörung beruht dann auf einer unzureichenden Perfusion des Lungengewebes.

2. Störung der Diffusion zwischen Blut und Gewebe:

   Diese Störung kann selbstverständlich durch einen ungenügenden Blutstrom verursacht werden, aber auch durch ein Ödem des Gewebes. Beim Ödem schwillt das Gewebe an, und der Abstand zwischen den Kapillaren und den Gewebszellen wird größer. Über diesen Abstand hinweg müssen ja Sauerstoff und Kohlendioxyd diffundieren. Infolge des vergrößerten Diffusionsabstandes verläuft der Gastransport zu langsam, und die Zellen können in Sauerstoffmangel geraten.

   Vor allem beim Ödem des Gehirns spielt dieser Faktor eine Rolle. Hinzu kommt, daß die sich ausdehnende Gehirnmasse in der harten Schädelhöhle eingeschlossen ist. Der Binnendruck wird dann so hoch, daß die kleineren Blutgefäße verschlossen werden.

Perfusion

Das Ventilations-Perfusions-Verhältnis

In Ruhe atmen wir mit einem Atemzugvolumen von ca. 500 ml. Bei Anstrengung können es 3 bis 4 l sein. Das bedeutet, daß in Ruhe ein Teil der Alveolen nicht oder nur schlecht ventiliert wird, also: ungleichmäßige Ventilation!

Wir haben gesehen, daß die Atemreserve vor allem im inspiratorischen Reserve-Volumen (IRV) enthalten ist, wobei vor allem die unteren Lungenanteile entfaltet werden. Diese Teile sind gerade die Gebiete, die das meiste Blut enthalten, wo also eine „Überperfusion“ vorhanden ist. Außer einer ungleichmäßigen Ventilation besteht demnach auch noch eine

ungleichmäßige Perfusion. Das Gebiet mit „Überperfusion“ entspricht in anatomischer Hinsicht dem IRV. Dies ist sehr günstig: bei tiefer Atmung wird eine große Menge Blut mit Sauerstoff versorgt.
Im Idealfall müßte in allen Lungenbezirken die Größe der Lungendurchblutung mit der Größe der Ventilation übereinstimmen. Das Blut im linken Vorhof wäre dann zu 100% mit Sauerstoff gesättigt und der Kohlendioxyd-Partialdruck wäre 40 Torr.
In Anbetracht der ungleichmäßigen Verteilung von Ventilation und Perfusion ist dies in Wirklichkeit nicht der Fall. Es gibt Lungenteile, die überventiliert werden (oder eine Unterperfusion haben, was auf das gleiche herauskommt). Dies sind vor allem die Lungenspitzen. Es gibt Teile mit Hypoventilation (oder Überperfusion), die wir vor allem in den untengelegenen Lungenbezirken finden.
Blut, das aus einem überventilierten Gebiet kommt, enthält weniger Kohlendioxyd, aber es ist niemals mit mehr als 100% Sauerstoff gesättigt.
Blut, das aus einem hypoventilierten Gebiet kommt, enthält mehr Kohlendioxyd, aber zu wenig Sauerstoff.
Das Blut aus diesen beiden Gebieten mischt sich miteinander, und das Ergebnis ist, daß das arterielle Blut nicht zu 100% mit Sauerstoff gesättigt ist, sondern etwa zu 96%.
Eine kleine Menge Blut strömt von der rechten zur linken Herzkammer, ohne am Gasaustausch teilgenommen zu haben. Das ist ein „Kurzschluß“ in der Lungenzirkulation, mit einem englischen Wort „shunt“ bezeichnet. Dieser „shunt“ ist relativ, wenn ein Lungenteil hypoventiliert wird, und absolut, wenn es überhaupt keine Ventilation gibt. Die Größe des Kurzschlusses hängt also von dem Verhältnis von Ventilation zur Perfusion ab. Dieser Kurzschluß wird auch *physiologischer Shunt* genannt.
Es gibt jedoch auch einen *anatomischen Shunt:* Blut, das über die Bronchialarterien in das Gewebe der Bronchien und Lunge gelangt und das zur Versorgung dieser Gewebe dient. Das venöse Blut aus diesem Strombett kommt auch in den linken Vorhof und mischt sich mit dem Blut aus der Lunge. Dieser „anatomische Shunt“ betrifft jedoch höchstens 2% der Lungenzirkulation.

Die Bedeutung der Perfusion

Perfusion heißt Durchblutung. Neben der Ventilation kommt der Perfusion, die den weiteren Gastransport zu bewerkstelligen hat, entscheidende Bedeutung zu. Die Größe der Perfusion ist an zwei Stellen für die Atmung wichtig: in der Lunge, wo Sauerstoff aufgenommen und Kohlendioxyd abgegeben wird, und im Gewebe, wo das Umgekehrte geschieht.

Die Perfusion der Lungen

Das Blut gelangt aus der rechten Herzkammer in die Lungen. In den Lungenkapillaren findet der Gasaustausch statt. Danach strömt das Blut in den linken Vorhof. Dieser Blutstrom wird durch einen sehr geringen Druckunterschied aufrechterhalten. Der normale arterielle systolische Blutdruck beträgt ca. 120 Torr. Der Druck in der Lungenschlagader, der durch die Kontraktionen der rechten Herzkammer erzeugt wird, ist im Durchschnitt nur 40 Torr. Der Blutstrom muß also innerhalb der Lunge nur einen geringen Widerstand überwinden, um in den linken Vorhof zu gelangen. Im arteriellen System wird der Blutdruck vor allem durch die Weite der kleinsten Arterien – den präkapillären Arteriolen – geregelt. In der Lunge fehlt diese Regelung, und die Füllung der Lungenkapillaren hängt hauptsächlich von der vorhandenen Blutmenge ab.
Die Lungendurchblutung verhält sich also mehr oder weniger wie die Durchblutung in dem großen Strombett von Kapillaren und Adern, das wir das „Niederdrucksystem“ nennen (Abb. 105).

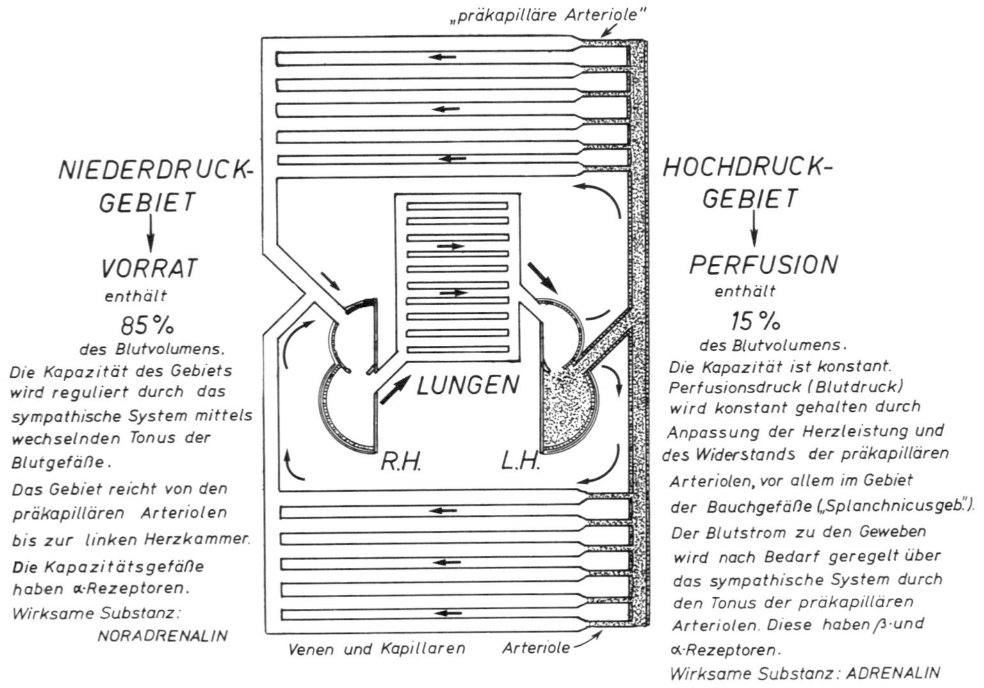

Abb. 105

Die Körperdurchblutung kann man in einen großen Kreislauf – von der linken Herzkammer über die Arterien, Kapillaren und Venen bis zur rechten Herzkammer –, und einen kleinen Kreislauf – von der rechten Herzkammer über die Lungen in die linke Herzkammer – einteilen. Diese Einteilung folgt anatomischen Verhältnissen und entspricht nicht der Funktion der Durchblutung.

Wir sollten daher den Kreislauf folgendermaßen unterteilen:

1. „Hochdruck-System": von der linken Herzkammer bis zu den Kapillaren. Dieses System transportiert arterielles Blut und enthält nur 15% der gesamten Blutmenge des Körpers.

2. „Niederdruck-System": von den Kapillaren bis zur linken Herzkammer. Dieses System umfaßt die Kapillaren, die Venen und die gesamte Lungendurchblutung und enthält 85% des gesamten Blutvorrates.

Die Lungendurchblutung gehört zum „Niederdruck-System". Die Füllung der Lungenkapillaren kann daher durch kleine Veränderungen des Blutdruckes und vor allem des Blutangebotes beeinflußt werden. Eine kleine Druckerhöhung läßt die Lungenkapillaren anschwellen und kann sogar ein Lungenödem verursachen. Ein Druckabfall wegen eines zu geringen Blutangebotes kann eine beträchtliche Minderdurchblutung einer großen Anzahl von Kapillaren bewirken. Auf dieselbe Weise wie sich die Adern auf dem Handrücken füllen, wenn wir die Hand nach unten halten bzw. man die Füllung verschwinden sieht, wenn die Hand nach oben gehalten wird, füllen sich auch die Lungenkapillaren unter dem Einfluß der Schwerkraft:

In den untengelegenen Lungengebieten finden wir gut gefüllte Lungenkapillaren (das Volumen der Alveolen ist relativ klein). In den hochgelegenen Lungenteilen – den Lungenspitzen – finden wir schlecht oder nicht gefüllte Kapillaren (das Volumen der Alveolen ist relativ groß).

Beim Menschen im Ruhezustand ist die Durchblutung der Lunge nicht regelmäßig verteilt, reicht aber für Sauerstoffversorgung und CO_2-Abgabe aus.
Bei Anstrengung und höherem Sauerstoffverbrauch würde das nicht der Fall sein. Daher nimmt die Herztätigkeit zu. Es fließt mehr Blut, und der Blutdruck steigt: die Gebiete in der Lunge, die vorher wenig oder gar nicht mit Blut versorgt wurden, empfangen nun mehr Blut. In diesen Gebieten wird dann das Ventilations-Perfusions-Verhältnis günstiger und sorgt für einen besseren Gasaustausch.
Bei sehr großem Blutverlust sehen wir das Umgekehrte: noch größere Lungengebiete empfangen dann zu wenig Blut, obwohl sie gut ventiliert werden. Der sogenannte funktionelle Totraum wird größer, und das Blut strömt vor allem in die niedriggelegenen Gebiete, die im allgemeinen am wenigsten ventiliert werden. Dieser „Shunt-Effekt" – Lungendurchblutung ohne ausreichenden Gasaustausch – bewirkt eine Zyanose (blaue Farbe) der Haut und Schleimhäute, entsprechend einem ungenügenden Sauerstoffgehalt im arteriellen Blut.

Faktoren, die den „Shunt" fördern

Den Anteil der Lungendurchblutung, der nicht am Gasaustausch teilnimmt, nennen wir „Shunt" oder Kurzschluß. Dieser Shunt ist absolut, wenn der betreffende Lungenanteil nicht ventiliert wird, und relativ, wenn eine ungenügende Ventilation besteht. Zwischen guter Ventilation und absolutem Shunt gibt es natürlich Übergänge.
Das Verhältnis zwischen Ventilation und Perfusion wird manchmal in Zahlen ausgedrückt. Wenn die Ventilation gerade mit der Perfusion übereinstimmt, so daß ein guter Gasaustausch bewirkt wird, dann ist das Ventilations-Perfusions-Verhältnis 1 : 1.
Wenn eine Hyperventilation besteht, z. B. 3 × soviel ventiliert wird wie in Hinsicht auf die Perfusion nötig ist, dann ist das Verhältnis 3 : 1.
Bei Hypoventilation kann das Verhältnis z. B. $\frac{1}{2}$: 1 sein, und bei einem absoluten Shunt sogar 0 : 1!
In dem Schema (Abb. 106) sieht man, daß das Ventilations-Perfusions-Verhältnis beim aufrecht stehenden Menschen tatsächlich große Unterschiede aufzeigt: die Lungenspitzen werden überventiliert, die Lungenbasis unterventiliert.
Aus den unterventilierten Gebieten würde also eine beträchtliche Beimischung von venösem Blut zum arteriellen Blut stattfinden, wenn hier nicht ein Schutzmechanismus korrigierend eingreifen würde.
In den unterventilierten Alveolen sinkt der Sauerstoffpartialdruck, und als Folge hiervon kontrahieren sich die Lungenarterien in dem betreffenden Gebiet, wodurch weniger Blut durch die Kapillaren strömt. Damit wird der nachteilige Effekt des Shunt vermindert.

„Absoluter Shunt"

Hiervon spricht man, wenn ein Lungenteil ganz von der Ventilation ausgeschlossen ist, also bei Verschluß des zugehörigen Luftweges.

Symptome
Hypoxämie. Zu wenig Sauerstoff im arteriellen Blut (Zyanose).
Hypercarbie. Zuviel Kohlensäure im arteriellen Blut.
100% Sauerstoff bringt keine Verbesserung.
Hyperventilation verringert nur den zu hohen Kohlensäuregehalt.

Ursachen

Verschluß.	Große Luftwege durch:	*Fremdkörper, Tumor, eingedickten Schleim.*
	Kleine Luftwege durch:	*Schleim* und *Eiter, Ödemflüssigkeit, Schwellung der Schleimhaut.*

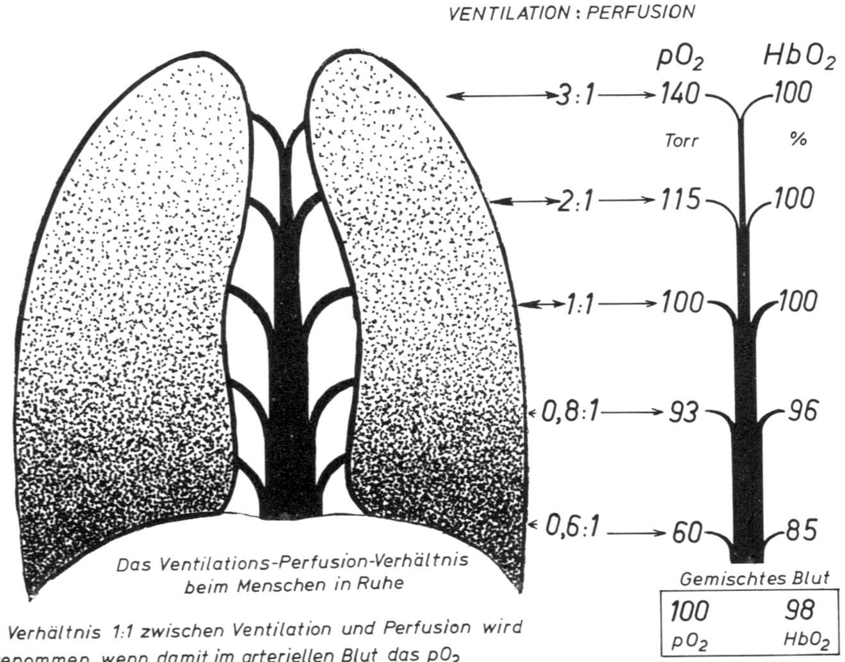

Das Verhältnis 1:1 zwischen Ventilation und Perfusion wird angenommen, wenn damit im arteriellen Blut das pO_2 von 40 Torr (venös) auf 100 Torr (arteriell) während Luftatmung ansteigt.
Es stellt sich heraus, daß nur in der Mitte der Lungen dieses Verhältnis tatsächlich 1:1 ist. Die oberen Abschnitte werden hyperventiliert und ungenügend durchblutet. Durch die unteren Abschnitte strömt mehr Blut, aber diese Abschnitte werden ungenügend ventiliert. Die Mischung des Blutes aus den verschiedenen Abschnitten ergibt ein pO_2 von 100 Torr.

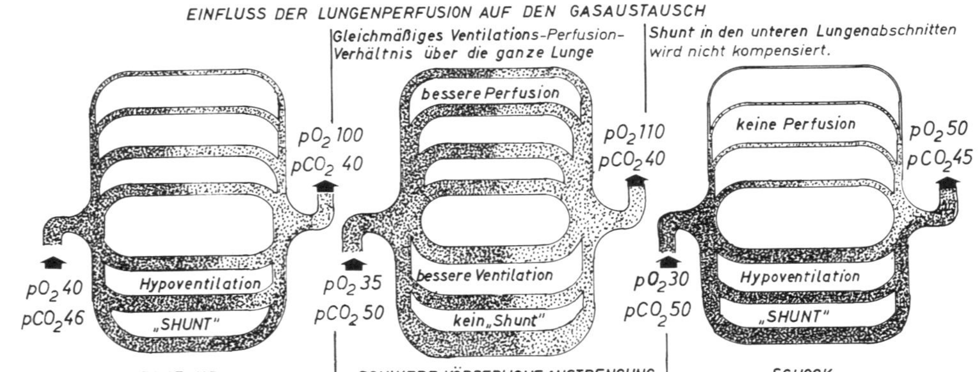

RUHEZUSTAND
Herzleistung: 5 l/min und normale Atmung

SCHWERE KÖRPERLICHE ANSTRENGUNG
Das Minutenvolumen des Herzens ist um das 5 fache vergrößert: Die oberen Abschnitte der Lungen erhalten jetzt mehr Blut, und durch die tiefere Atmung werden die unteren Abschnitte besser ventiliert.

SCHOCK
Die oberen Lungenabschnitte erhalten kein Blut. Die Hypoxämie des Blutes aus den unteren Abschnitten wird nicht durch Blut aus den oberen Abschnitten kompensiert.

Abb. 106

Wenn ein Teil der Lunge von der Luftzufuhr abgeschlossen wird, nachdem zuvor mit einem sauerstoffreichen Gasgemisch beatmet wurde, wird dieser Sauerstoff durch das Blut aufgenommen. Der Alveolarraum fällt dann zusammen, und das Lungengewebe enthält an dieser Stelle kein Gas mehr. Ein derartiges Gebiet nennt man eine *Atelektase.*

Sind einmal Atelektasen entstanden, dann ist es sehr schwierig, diese Gebiete wieder zu entfalten, wenn der Luftweg wieder freigemacht wird. Die Alveolenwände sind nicht mehr durch Luft voneinander getrennt, sondern liegen dicht aneinander; es ist dann ein großer Beatmungsdruck erforderlich, um diese Adhäsion zu überwinden.

Außer durch die genannten Ursachen können sich auch Atelektasen bilden, wenn ein Lungenteil längere Zeit unterventiliert wird. Beim gesunden Menschen geschieht dies nicht, weil unsere Atmung nicht regelmäßig ist, sondern von Zeit zu Zeit eine tiefe Inspiration (Seufzer) erfolgt. Dadurch werden die unterventilierten Gebiete (Lungenbasis) rechtzeitig wieder entfaltet, so daß der Atelektasenbildung vorgebeugt wird.

Der Patient in Narkose und auch der Patient im Koma haben dagegen eine gleichmäßige Atemform. Das Atemvolumen ist dann zwar für den Gasaustausch ausreichend, aber große Teile der Lunge nehmen nicht an der Ventilation teil. Dauert dieser Zustand lange an, dann können sich in dem unterventilierten Gebiet eine Anzahl kleiner Atelektasen entwickeln, die kaum auf einem Röntgenbild zu sehen sind, aber einen Shunt verursachen. Damit wird das arterielle Blut nicht vollständig mit Sauerstoff gesättigt.

Darum ist es während einer langdauernden Narkose oder Beatmung notwendig, die gleichmäßige Atemform durch eine tiefe, lange Inspiration zu unterbrechen. Hierbei können Beatmungsdrucke bis zu 50 cm H_2O erforderlich werden, um der Bildung von Atelektasen vorzubeugen.

Auch nach der Operation, also im Aufwachraum, ist die Gefahr der Atelektasenbildung noch groß: der Patient atmet nicht tief, weil er Schmerzen hat – vor allem nach Oberbauch-Operationen und Thorakotomien –. Außerdem werden schmerzstillende Mittel verabreicht, die die Atmung beeinträchtigen.

Daher ist die Durchführung einer Physiotherapie nach der Operation wichtig. Zumindestens muß der Patient fortwährend aufgefordert werden, tief durchzuatmen. Schnelles Erwachen nach der Narkose trägt dazu bei, der Atelektasenbildung vorzubeugen.

Die Atelektase ist nicht nur schädlich, weil dadurch die Sauerstoffversorgung verschlechtert wird, sondern sie ist auch gefährlich, weil in diesen abgeschlossenen Gebieten eine Entzündung entstehen kann: *die postoperative Pneumonie!*

Maßnahmen bei Atelektasenbildung:

Bei Verschluß der oberen Luftwege:

Bronchoskopie. Versuch, Schleim abzusaugen. Außerdem Physiotherapie.

Bei Verschluß der unteren Luftwege:

Aktive Physiotherapie. Häufige Umlagerung des Patienten!!

Anfeuchtung der Einatemluft.

Bronchuserweiternde Mittel (Alupent).

Vernebeln von schleimlösenden Mitteln in der Einatemluft.

Eventuell beatmen (positiver Druck auch in der Ausatemphase!). Der Druck während der Inspiration muß manchmal hoch eingestellt werden (bis mehr als 40 cm H_2O).

„Relativer Shunt"

Hervorgerufen durch unterventilierte Lungenbezirke. Die Ursachen, die zu einem absoluten Shunt führen, können auch hier vorhanden sein, aber sie führen nicht zum totalen Bronchus-Verschluß.

Symptome
Hypoxämie. Zu wenig Sauerstoff im arteriellen Blut (Zyanose).
Hypercarbie. Zuviel Kohlensäure im arteriellen Blut.
In diesem Fall bewirkt die Verabreichung von 100% Sauerstoff eine Verbesserung: wegen des jetzt viel größeren Sauerstoffpartialdruckes diffundiert der Sauerstoff auch in die unterventilierten Gebiete, ohne daß ein Atemstrom im üblichen Sinne zustandekommt. Selbstverständlich wird dann die CO_2-Ausscheidung nicht verbessert.
Ursachen für einen „Relativen Shunt". Teilweiser Bronchusverschluß durch Schleimhautschwellung oder Schleim und Eiter.
Schmerzen: Das tiefe Durchatmen wird erschwert. Der Patient atmet oberflächlich, wodurch die unteren Lungenteile kaum ventiliert werden.
Muskelschwäche: Nachwirkung von Relaxantien, niedriger Kaliumgehalt im Blut oder allgemeine Schwäche bei älteren Patienten.
Schock: Bei niedrigem Blutdruck strömt zu wenig Blut durch die höhergelegenen, besser ventilierten Lungengebiete, und der Blutstrom versorgt nur die untengelegenen Lungenanteile.
Maßnahmen bei „Relativem Shunt". Ventilation verbessern. Physiotherapie. Schmerzen bekämpfen. Sauerstoff verabreichen. Schock bekämpfen. Beatmen.

Störung des Ventilations-Perfusions-Verhältnisses

In Abb. 107 ist schematisch dargestellt, wie sich Sauerstoffverabreichung bzw. Hyperventilation auf die Gaspartialdrucke im arteriellen Blut bei „relativem Shunt" und bei „absolutem Shunt" auswirken.
Notgedrungen müssen wir voraussetzen, daß andere Faktoren, wie der Sauerstoffverbrauch und die Kohlensäureproduktion unverändert bleiben und auch die Lungendurchblutung sich nicht ändert. Außerdem gehen wir davon aus, daß die Durchblutung in einem gut ventilierten Gebiet gleich groß ist wie in einem weniger oder nicht ventilierten Gebiet: der Shunt beträgt 50%.
Was in dem Schema anhand von zwei Alveolen dargestellt ist, gilt genau so gut für zwei große Lungenanteile, oder sogar für die gesamte Lunge.
Anmerkung: Die Werte für P_{O_2} und HbO_2 steigen nicht gleichmäßig an. Der Zusammenhang zwischen diesen beiden Größen wird durch die Krümmung der Dissoziationskurve bestimmt. Wenn zwei Blutströme sich vermischen, kann man den resultierenden P_{O_2} nicht ermitteln, jedoch die O_2-Sättigung. Weiter wurde angenommen, daß der arterielle pH 7,4 beträgt und der venöse pH 7,3 ist. Der pH hat nämlich einen Einfluß auf das Verhältnis zwischen P_{CO_2} und CO_2-Gehalt und auf das Verhältnis von P_{O_2}: HbO_2.
Weiter nehmen wir an, daß ein Gleichgewichtszustand erreicht ist, nachdem das gestörte Ventilations-Perfusions-Verhältnis einige Zeit bestanden hat.
A1: Das Blut kommt in die Lungen mit einem niedrigen Sauerstoffgehalt: der P_{O_2} ist 35 Torr, statt normalerweise 40 Torr. Der P_{CO_2} ist erhöht: 50 statt 46 Torr. Die linke Alveole ist gut ventiliert und bringt den Sauerstoffgehalt auf eine normale Höhe (P_{O_2} = 100 Torr). Der CO_2-Partialdruck wird auf den Normalwert gesenkt. Der Zugang zu der rechten Alveole ist fast vollständig durch einen Schleimpfropfen versperrt. Daher ist die Ventilation ungenügend. Das Blut, das diese Alveole verläßt, hat nur wenig Sauerstoff aufgenommen, und der P_{CO_2} ist nur unwesentlich gesenkt worden. Wenn die beiden Blutströme sich vermischt haben, ergibt sich, daß das Blut nur zu 88% mit Sauerstoff gesättigt ist (P_{O_2} = 65 Torr). Der CO_2-Partialdruck beträgt noch 46 Torr. In der Ausatemluft werden mit dem CO_2-Analysator dann etwa 6 Vol. % CO_2 gemessen.
A 2: Der Patient bekommt nun 100% Sauerstoff zu atmen. Durch den hohen Sauerstoffpar-

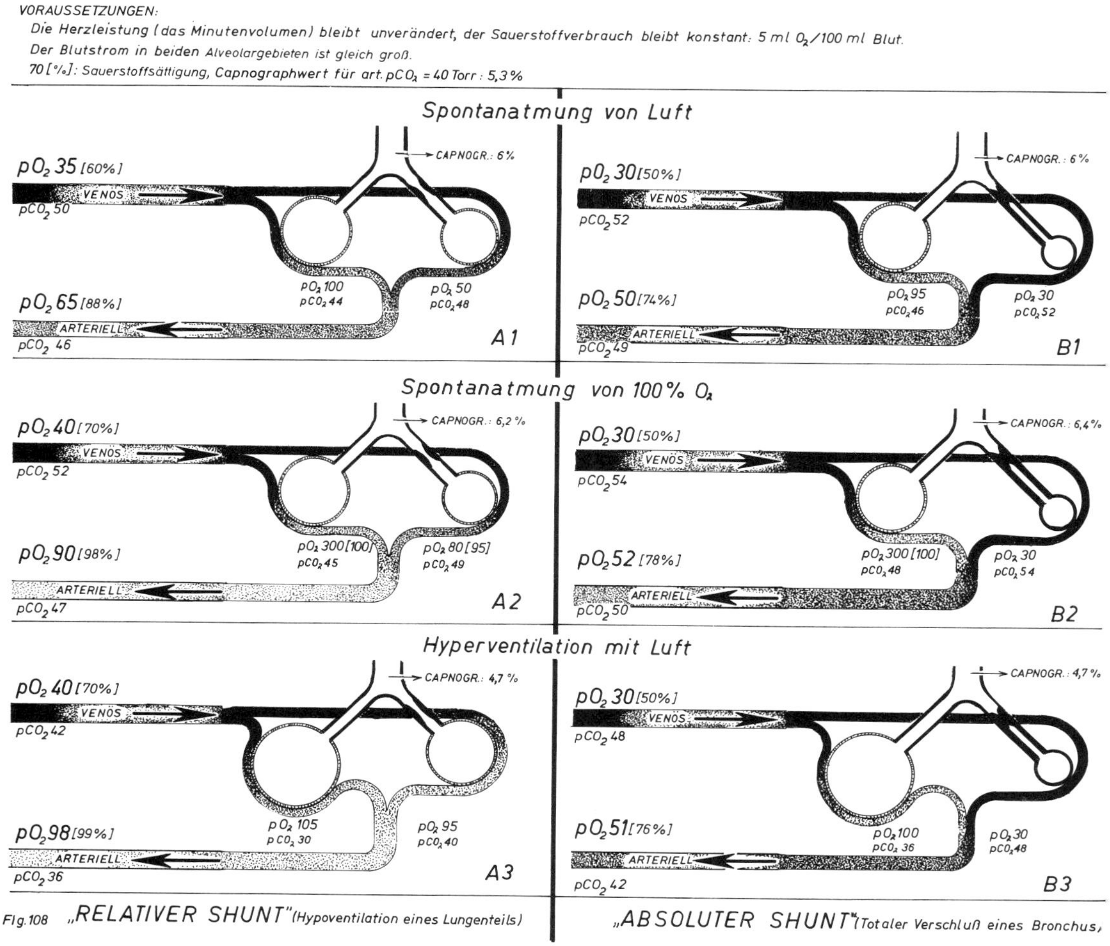

Abb. 107

tialdruck steigt der P_{O_2} im Blut, das die linke Alveole passiert, auf 300 Torr, und der Sauerstoff diffundiert nun so schnell in die rechte Alveole, daß auch da fast ein normaler P_{O_2} erreicht wird. Die Werte für CO_2 sind nur wenig verändert. Wir sehen, daß sie eher höher geworden sind, weil die Sauerstoffversorgung der Gewebe verbessert wurde. Wenn die beiden Blutströme sich vermischt haben, hat das arterielle Blut einen P_{O_2} von 90 Torr und einen P_{CO_2} von 47 Torr (CO_2-Analysator: 6,2%). Man sollte annehmen, daß der P_{O_2} von 300 Torr in der linken Alveole ausreichend sein müßte, um einen P_{O_2} von 100 Torr in dem arteriellen Blut zu erreichen. Ein P_{O_2} von 300 Torr bewirkt jedoch auch nur, daß das Blut zu 100% gesättigt ist,wie das bei 100 Torr schon der Fall ist. Die 200 zusätzlichen Torr verursachen nur, daß zusätzlich 0,6 ccm Sauerstoff im Plasma gelöst werden. Damit kann die O_2-Sättigung im Blut, das aus der rechten Alveole kommt, nur um 2% ansteigen.

Die Verabreichung von 100% Sauerstoff läßt den P_{O_2} auf fast normale Werte ansteigen aber verbessert die CO_2-Ausscheidung nicht.

A 3: Wird der Patient nun mit Luft hyperventiliert, sehen wir gleichfalls den Sauerstoffgehalt im Blut aus der rechten Alveole ansteigen, und das gemischte arterielle Blut hat praktisch einen normalen Sauerstoffgehalt (99%). Durch die Hyperventilation wird jedoch

über die linke (gesunde) Alveole soviel CO_2 ausgeschieden, daß auch das gemischte arterielle Blut einen niedrigen CO_2-Partialdruck hat: $P_{CO_2} = 36$ Torr (CO_2-Analysator zeigt 4,7 Vol. %).
Betrachten wir nun den Effekt derselben Maßnahmen für den Fall, daß ein absoluter Shunt vorliegt. Die rechte Alveole ist also ganz vom Gasaustausch abgeschlossen:
B 1: Die Anfangswerte zeigen einen deutlichen Sauerstoffmangel im arteriellen Blut: $P_{O_2} = 50$ Torr, entsprechend einer Sättigung von 74%, und einem noch höheren CO_2-Parialdruck. Auch an den Werten im venösen Blut ($P_{O_2} = 30$ Torr und $P_{CO_2} = 52$ Torr) läßt sich erkennen, daß die Ventilation ernsthaft gestört ist.
B 2: Die Erhöhung der Sauerstoff-Konzentration in der Einatemluft verbessert die Situation nicht nennenswert. Der CO_2-Partialdruck steigt sogar noch etwas an.
B 3: Auch eine Hyperventilation hilft hier nicht, die Sauerstoff-Sättigung des Blutes zu verbessern. Allerdings kann die linke Alveole soviel CO_2 ausscheiden, daß der P_{CO_2} im gemischt-arteriellen Blut beinahe normal ist. Nach der Anzeige des CO_2-Analysators (4,7%) würde man hier eine nahezu normale Ventilation annehmen.

Zusammenfassung

Bei „absolutem Shunt“ (Bronchus-Verschluß): keine Verbesserung durch zusätzliche Verabreichung von Sauerstoff oder durch Hyperventilation. Der CO_2-Analysator macht eine falsche Aussage. Bei „relativem Shunt“ (Unterventilation): günstiger Effekt durch zusätzliche Verabreichung von Sauerstoff. Hyperventilation hat auch einen Effekt und senkt außerdem den CO_2-Partialdruck. Der CO_2-Analysator ist auch hier nicht zuverlässig: es ist kein normales CO_2-Plateau erkennbar. Der anscheinend normale Wert der CO_2-Konzentration beruht auf einer Hyperventilation der gesunden Alveole und korrespondiert nicht mit der ungenügenden Sauerstoff-Sättigung des arteriellen Blutes.

Einfluß der Narkose auf das Ventilations-Perfusions-Verhältnis

Die Ventilation

Durch alle Narkosemittel außer Äther wird der Stoffwechsel gehemmt. Infolge Verminderung der Muskelkraft erfolgt eine Abflachung der Einatmung und durch den Spannungsverlust der Bauchmuskeln auch der Ausatmung. Außerdem wird die Empfindlichkeit des *Atemzentrums* gegen einen erhöhten CO_2-Gehalt im arteriellen Blut vermindert: ein Reiz zur Vertiefung der Atmung entsteht erst bei einem hohen CO_2-Gehalt.
Demgegenüber ergibt sich, daß durch den gesenkten Stoffwechsel der Sauerstoffverbrauch und damit der Sauerstoffbedarf verringert ist. Dies gilt vor allem für das Gehirn. Der Sauerstoffverbrauch des Herzens wird kaum gesenkt.
Bei einem Patienten, der spontan atmet, finden wir also im arteriellen Blut einen zu niedrigen Sauerstoffgehalt und einen zu hohen CO_2-Gehalt. Man kann die Hypoxämie verhindern, wenn die Sauerstoffkonzentration der Einatemluft erhöht wird. Der CO_2-Gehalt bleibt jedoch zu hoch. Der CO_2-Analysator zeigt bei einem spontan atmenden Patienten meistens eine Konzentration von 7–8% CO_2 am Ende der Ausatmung.
Durch die oberflächliche Atmung, die nicht durch tiefe Atemzüge (Seufzer) unterbrochen wird, werden die unteren Lungenteile kaum ventiliert: hier tritt also ein „relativer Shunt“ auf, dessen nachteiliger Effekt nicht vollständig durch Erhöhung der O_2-Konzentration in der Einatemluft auszugleichen ist.

Die Perfusion

Die Blutgefäße haben Muskelwandungen, mit denen die Weite des Gefäßes geregelt wird und dadurch auch die Blutfüllung und der Gefäßwiderstand. In den Arterien strömt das Blut schnell und unter hohem Druck. Hier findet man eine kräftig entwickelte Muskelschicht, vor allem in den Wänden der kleinsten Schlagadern, die in die Haargefäße übergehen. Der Blutdruck wird durch die Kraft des Herzschlages und durch die Spannung — den Tonus — dieser Muskelwandungen geregelt.

Die kleinsten Arterien kontrahieren sich unter dem Einfluß von *Noradrenalin,* das über Aktivierung des *sympathischen Nervensystems* in den Muskelwandungen freigesetzt wird.

Die Regelung des Blutdruckes ist also eine Funktion der kleinsten „präkapillaren" Arteriolen und geschieht durch das sympathisch-adrenerge System. Auch die Venen haben eine Muskelwand, jedoch viel dünner, deren Kontraktion die Weite dieser Gefäße regelt, und hiermit den gesamten Blutvorrat, der in dem kapillären und venösen Strombett vorhanden ist.

Auch die Kontraktion der Venen erfolgt unter dem Einfluß des sympathischen Systems. Wird die Blutmenge, die zum Herzen zurückströmt, zu klein, wie bei Blutverlust und Schock, dann kontrahieren sich die Venen, so daß ein großer Teil des Blutvorrates für die Zirkulation zur Verfügung steht.

Die Kapillaren und das venöse System enthalten 85% des gesamten Blutvorrates und das arterielle System nur 15%.

Nun haben alle Narkosemittel — außer Äther — eine hemmende Wirkung auf das sympathische Nervensystem. Bei der Narkose wird die Kontraktion der Blutgefäße also abnehmen. Im arteriellen System erfolgt ein Abfall des Blutdruckes, woran neben dem Tonusverlust der Blutgefäße auch die verringerte Kraft des Herzens schuld ist.

Im venösen System sind die Auswirkungen stärker ausgeprägt, weil es mehr Blut enthält. Durch den Spannungsverlust der Venen bleibt eine große Menge Blut in dem erweiterten Strombett zurück, und das Herz erhält ein verringertes Angebot, wodurch der Blutdruck auch sinkt.

Außerdem ist der Organismus wegen der Hemmung der sympathischen Aktivität nicht imstande, einen plötzlichen Abfall des Blutdruckes durch Kontraktion der Blutgefäße zu korrigieren.

Der träge Blutstrom im venösen System und der verringerte Transport in die rechte Herzkammer verursachen auch eine geringere Füllung des Lungenkreislaufes: verringerte Lungenperfusion.

Das Blut strömt vor allem durch die am niedrigsten gelegenen Lungenteile, und, wenn diese unterventiliert werden — was meistens der Fall ist — wird der Shunt-Effekt verstärkt.

Die Narkose verursacht also eine verringerte Perfusion der gut ventilierten Lungenteile, was einen niedrigen Sauerstoffgehalt im arteriellen Blut zur Folge hat.

Wie später besprochen werden wird, kann dieser nachteilige Effekt der Narkose vermieden werden, indem man die Narkose sehr leicht hält und dem Patienten kurz vor oder während der Narkose über eine Vene Flüssigkeit zuführt. Damit strömt trotz Erweiterung des venösen Systems doch genügend Blut zum Herzen und in die Lungen.

Abb. 108 zeigt den Einfluß der Schwerkraft auf die Füllung der Lungen-Blutgefäße, also auf die Lungenperfusion, bei einem sitzenden oder stehenden Patienten. In einer anderen Körperstellung verändert sich natürlich die Situation.

In liegender Körperstellung sind Vitalkapazität und 1-Sekunden-Wert vermindert, weil die Atmung durch den Hochstand des Zwerchfells erschwert ist.

Während der Narkose kommt es zu einer Abnahme des Atemzugvolumens. Das Ventilations-Perfusions-Verhältnis ist jedoch in ungünstiger Richtung verändert, weil nun das Gebiet mit relativer „Überperfusion" nicht die Lungenteile umfaßt, die über dem Zwerchfell liegen,

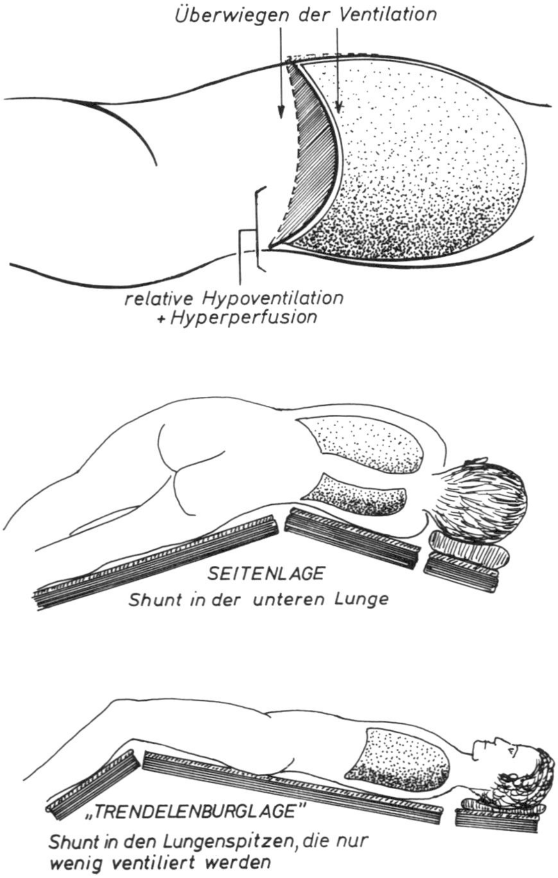

Abb. 108

sondern die am niedrigsten gelegenen Lungenteile zum Rücken hin. Diese Gebiete entsprechen nicht mehr der „Ventilations-Reserve". Der Zustand wird noch ungünstiger, wenn die Lagerung während der Operation so erfolgt, daß der Thorax niedriger als der Bauch zu liegen kommt, wie bei der sogenannten Trendelenburg-Lage bzw. bei der Seiten-Lage (Nieren- und Lungenoperationen). Bei Eingriffen an der Lunge wird die Operation an der obenliegenden – und daher besser ventilierten – Lunge ausgeführt. Oft wird ein Lungenteil operativ entfernt, so daß dann der „Shunt-Effekt" in der untenliegenden Lunge eine besondere Belastung darstellt. Während der Operation sehen wir meistens eine nicht vermeidbare Untersättigung des arteriellen Blutes, erkennbar an der blauen Farbe (Zyanose) des Patienten.

Bei Bauchlage wird die Einatmung erschwert, weil die Bewegungen der Bauchwand stark eingeschränkt sind (Abb. 109).

Wir sehen, daß die Lendenregion sich während der Einatmung hebt. Die Ausatmung wird dagegen erleichtert. Bei einem durch Relaxantien gelähmten Patienten ist das Zwerchfell mehr in Richtung Ausatmung verschoben.

Wenn der Patient beatmet wird, muß man zwar einen höheren Beatmungsdruck verwenden, aber der Gasaustausch wird nicht nachteilig beeinflußt.

Wenn man dem Patienten ein Kissen unter die Brust und unter die Leistengegend legt, erreicht man das Entgegengesetzte: der Bauchinhalt wird durch sein Gewicht die Bauchwand

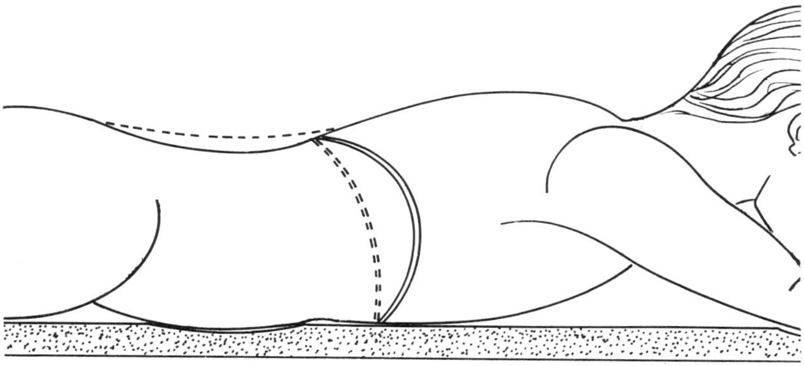

Bauchlage ohne Unterstützung: Während jeder Einatmung werden die Lenden hochgehoben. (Inspiration: gestrichelte Linie). In Ruhe (Atempause) wird das Zwerchfell hochgedrängt in die Exspirationslage.

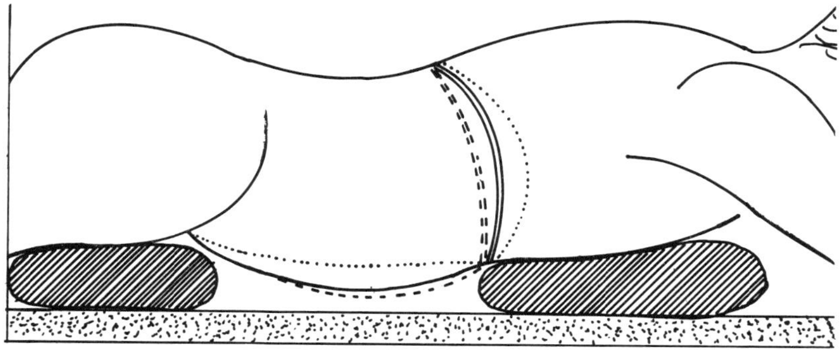

Unzweckmäßige Unterstützung: Die Bauchmuskeln haben während der Anaesthesie ihre Spannung verloren: Der schwere Bauchinhalt kommt herunter und zieht das Zwerchfell in Inspirationslage (gestrichelte Linie). Es gibt keine Inspirationsreserve und, falls der Patient beatmet werden soll, gibt es ein großes funktionelles Restvolumen (FRV).

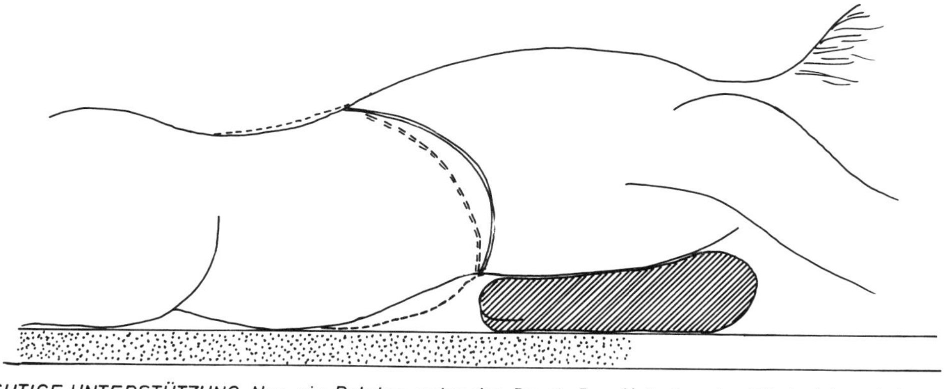

RICHTIGE UNTERSTÜTZUNG: Nur ein Polster unter der Brust: Der Unterbauch stützt sich auf den Tisch. Während der Einatmung (gestrichelte Linie) hat die Magengegend genügend Raum um sich auszudehnen.

Abb. 109

ausdehnen, und das Zwerchfell kommt mehr in Richtung Einatmung zu stehen, besonders, wenn der Patient relaxiert ist. Jetzt ist jedoch die Ausatmung erschwert, und das funktionelle Residual-Volumen ist vergrößert. Die Ventilation ist eingeschränkt.

Die beste Methode besteht darin, nur ein Kissen (ca. 8 cm dick) unter die Brust zu schieben, so daß die Magengegend sich frei ausdehnen kann. Der untere Teil der Bauchwand wird dann durch die Unterlage unterstützt.

Der Transport von Sauerstoff

Der Sauerstofftransport im Blut erfolgt auf 2 Wegen:
1. Physikalische Lösung im Plasma. Die gelöste Sauerstoffmenge hängt vom P_{O_2} ab. Bei einem P_{O_2} von 100 Torr sind im Plasma 0,3 ccm Sauerstoff gelöst. Bei einem höheren Druck wird auch eine größere Sauerstoffmenge gelöst.
2. Chemische Bindung an das *Hämoglobin* (Abb. 110). Diese Bindung erfolgt über ein *Eisen*-Atom. Das Eiweiß *Globin* ist mit einer kreisförmigen Struktur verbunden, gebildet aus 4 Pyrrolgruppen, die ihrerseits an ein Eisen-Atom gebunden sind. Diese Verbindung zwischen den 4 Pyrrolgruppen (Porphyrin) und dem Eisen heißt *Häm*. Durch Verschiebung von elektrischen Ladungen innerhalb des Hämoglobins können ein oder zwei Sauerstoffatome an das Eisen gebunden werden. Diese Bindung wird auch durch den pH (Konzentration der H^+ionen) beeinflußt. Da jedes Globinmolekül mit 4 Häm-Gruppen verbunden ist, kann jedes Hämoglobinmolekül maximal 4 Sauerstoffatome binden und ist dann mit Sauerstoff gesättigt.
Im Gegensatz zu der Sauerstoffmenge, die im Plasma gelöst wird, ist die Menge, die an das Hämoglobin gebunden wird, nicht genau proportional zum Partialdruck des Sauerstoffes. Wenn eine Hämgruppe Sauerstoff aufgenommen hat, wird dadurch die Aufnahme eines 2. und 3. Sauerstoffatoms erleichtert. Die Aufnahme des 4. – letzten – Atoms erfordert wiederum einen höheren P_{O_2}.
Der Zusammenhang zwischen dem P_{O_2} und der Stärke der O_2-Sättigung ist also nicht linear. Die graphische Darstellung dieses Zusammenhanges ist daher eine gekrümmte Linie, die die *Dissoziations-Kurve* genannt wird. Mit der Dissoziation ist hier das Dissoziieren (Auseinanderfallen) von *Oxyhämoglobin* in *Hämoglobin* und *Sauerstoff* gemeint.

Die Dissoziationskurve von Oxyhämoglobin (Abb. 110)

In der Abbildung sind links oben die Verhältnisse im Blut, das mit einem P_{O_2} von 100 Torr und einem P_{CO_2} von 40 Torr aus der linken Herzkammer kommt, dargestellt.
Das Blut ist praktisch zu 100% gesättigt, und bei einem Hämoglobingehalt von 100% enthalten 100 ccm Blut 20 ccm Sauerstoff. Auf dem Weg durch das Gewebe gibt das Hämoglobin Sauerstoff ab, weil in dem Gewebe der P_{O_2} niedriger ist. Durch diese Abgabe sinkt auch die Sättigung. Wenn 10 ccm Sauerstoff abgegeben sind, ist die Sättigung auf 50% gesunken.
Das Verhalten des Sauerstoff-Partialdruckes – des P_{O_2} – ist jedoch ganz anders: bei Abgabe von 2 ccm Sauerstoff ist die Sättigung noch 90%, aber der P_{O_2} ist schon auf 68 Torr verringert; nach Abgabe von 4 ccm Sauerstoff beträgt die Sättigung noch 80%, aber der P_{O_2} ist schon auf 53 Torr gesunken. Normalerweise verbraucht der Körper unter Ruhebedingungen von je-

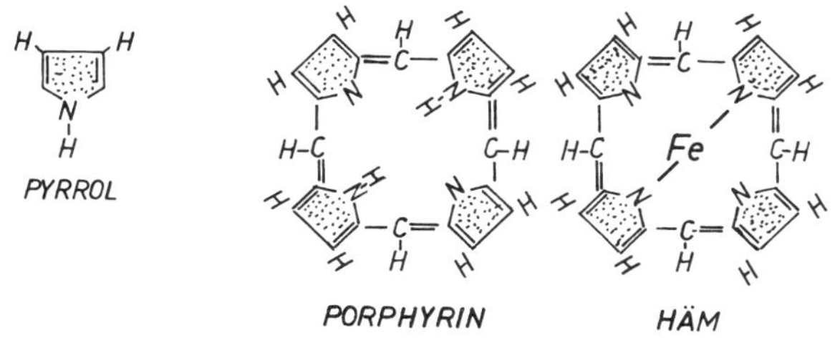

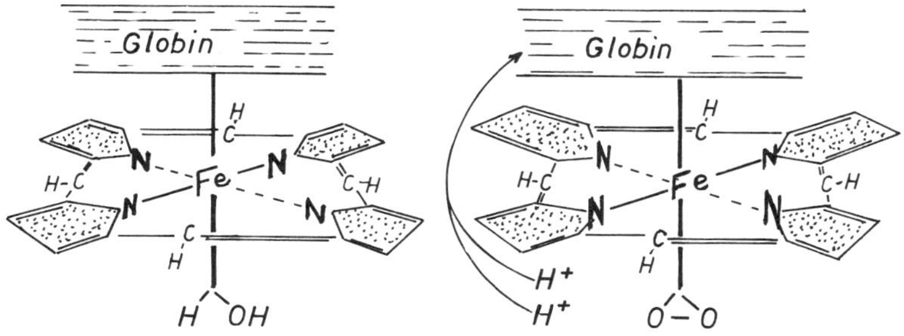

Reduziertes Hämoglobin
Das Eisenatom hat eine sechsfache kovalente Bindung.

Oxyhämoglobin
Die H⁺-Ionen werden im Globinmolekül gebunden: es wird dadurch „saurer" (bekommt eine positive Ladung).

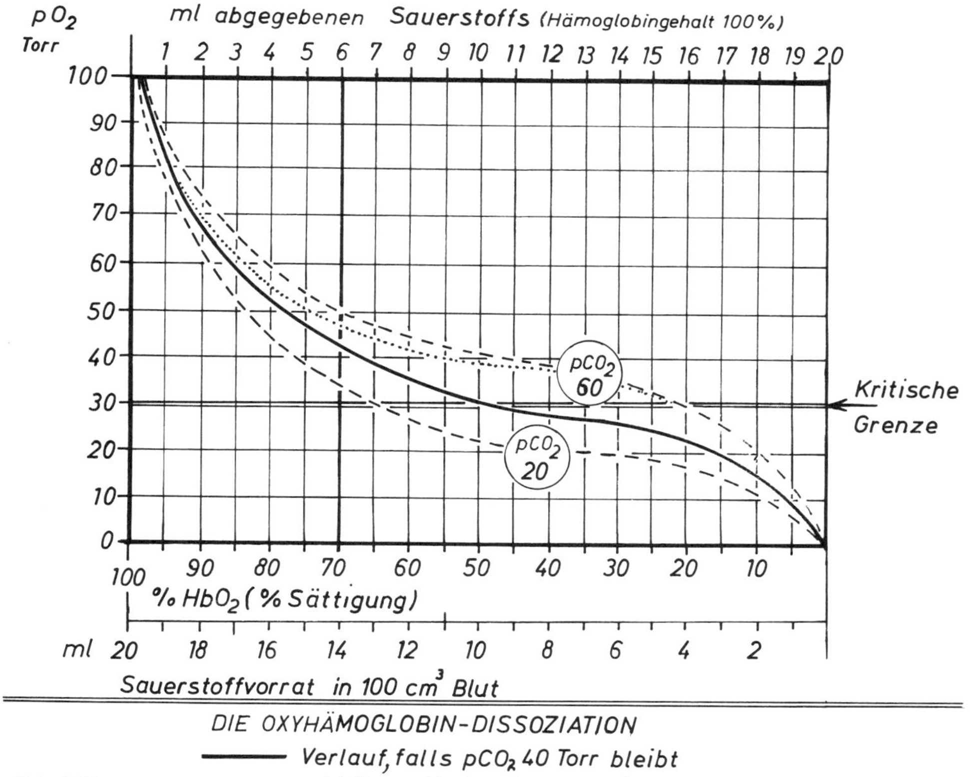

DIE OXYHÄMOGLOBIN-DISSOZIATION
——— Verlauf, falls pCO_2 40 Torr bleibt
·········· wirklicher Verlauf unter Einfluß eines ansteigenden pCO_2

Abb. 110

weils 20 ccm vorrätigem Sauerstoff nur 6 ccm. Das venöse Blut enthält dann noch 14 ccm und ist noch zu 70% gesättigt. Der P_{O_2} beträgt 40 Torr. Der anfangs steile Abfall des P_{O_2} geht in einen viel flacheren Verlauf über, je nachdem, wieviel Sauerstoff abgegeben wurde. Das ist sinnvoll: der P_{O_2} muß dann weniger stark abfallen, um die gleiche Menge Sauerstoff zur Verfügung zu stellen. Es ist ja der Sauerstoff-Partialdruck (P_{O_2}), der die treibende Kraft für die Sauerstoff-Diffusion in die Gewebszellen darstellt. Die Dissoziationskurve kann man als eine „Blut-Gewebe-Schranke" betrachten, die Trennungslinie zwischen Blut und Gewebe. Bezogen auf den Sauerstoff-Partialdruck entspricht das Gebiet oberhalb der Linie dem Zustand im Blut und das Gebiet unterhalb der Linie den Verhältnissen im Gewebe. Das Gewebe bekommt erst dann Sauerstoff aus dem Blut, wenn der P_{O_2} im Gewebe niedriger ist als im Blut.

Ist die Dissoziationskurve nach oben verschoben, dann muß der Sauerstoff-Partialdruck im Gewebe nicht so stark abfallen wie bei Verschiebung der Kurve nach unten (Abb. 110).

Ein Beispiel: Aus der Sauerstoffmenge, die in 100 ccm Blut enthalten ist, werden vom Gewebe 6 ccm verbraucht. Nehmen wir an, daß die Dissoziationskurve für einen $P_{CO_2} = 40$ Torr gilt, dann sinkt nach Abgabe von 6 ccm Sauerstoff der P_{O_2} auf 43 Torr. Braucht das Gewebe noch mehr Sauerstoff – z.B. das Gewebe eines schwer arbeitenden Muskels –, dann wird der P_{O_2} im Gewebe noch weiter sinken müssen, bevor das Blut mehr Sauerstoff abgibt. Nach Abgabe von weiteren 4 ccm Sauerstoff ist der Sauerstoff-Partialdruck auf 30 Torr gesunken. Nun ist eine kritische Grenze erreicht: für eine weitere Sauerstoffaufnahme würde der O_2-Druckgradient vom Blut zur Gewebszelle nicht mehr ausreichen. Jedoch tritt ein nutzbringender Effekt des im Gewebe produzierten CO_2 ein: durch den erhöhten P_{CO_2} – z.B. Anstieg bis 60 Torr – wird die Dissoziationskurve nach oben verschoben.

Damit muß der Gewebe-P_{O_2} nur bis auf 40 Torr sinken, um eine Menge von 10 ccm Sauerstoff aus dem Blut aufnehmen zu können. Eine Verschiebung der Dissoziationskurve nach oben bedeutet, daß die gleiche Menge Sauerstoff bei einem höheren P_{O_2} abgegeben werden kann. Eine Verschiebung der Dissoziationskurve nach unten bedeutet, daß der P_{O_2} stärker fallen muß, bevor die gleiche Menge Sauerstoff abgegeben wird. Der Sauerstoffverbrauch der verschiedenen Körpergewebe ist nicht überall gleich groß. Die Werte, die für das venöse Blut angegeben sind, entsprechen dem gemischt-venösen Blut, das in die Lungen strömt. Wenn Muskelgewebe arbeitet, wird mehr Sauerstoff benötigt und demnach mehr Sauerstoff durch das Blut abgegeben: die Dissoziation des Oxy-Hämoglobins geht weiter. Es können bis zu 15% Sauerstoff abgegeben werden: die Sauerstoffsättigung des Hämoglobins beträgt dann noch 25% und der Sauerstoff-Partialdruck ca. 25 Torr.

Effekt der Temperatur und des CO_2-Partialdruckes

Die Abgabe von Sauerstoff wird auch durch die Temperatur des Blutes beeinflußt. Bei hohem Energieverbrauch – in den Muskeln – entstehen viel CO_2 und Wärme. Beide Faktoren fördern die Abgabe von Sauerstoff in dem Sinne, daß bei einem gleichen Sauerstoff-Partialdruck mehr Sauerstoff durch das Oxy-Hämoglobin abgegeben wird. Ein niedriger CO_2-Partialdruck und eine niedrige Bluttemperatur wirken in umgekehrter Richtung.

Daher muß der Sauerstoff-Partialdruck in der Lunge nicht so hoch ansteigen, um das Blut mit Sauerstoff zu sättigen. In der Lunge gibt das Blut viel CO_2 ab und kühlt dort auch etwas ab. Der Einfluß von CO_2 und Temperatur auf die Dissoziationskurve fördern also den Gasaustausch:

Im Gewebe:	*In den Lungen:*
höhere Temperatur und	niedrigere Temperatur und
hoher CO_2-Partialdruck	niedriger CO_2-Partialdruck
fördern Sauerstoffabgabe.	fördern Sauerstoffaufnahme.

Je mehr CO_2 im Blut enthalten ist, desto mehr verschiebt sich die Dissoziationskurve. Der Einfluß des CO_2 auf die Dissoziation von Oxyhämoglobin wird der *Bohr-Effekt* genannt (siehe die gestrichelte Kurve in Abb. 108). Der Bohr-Effekt steht in einem engen Zusammenhang mit dem Transport von CO_2, der zum großen Teil auch durch das Hämoglobin erfolgt.

Faktoren, welche die Dissoziation ungünstig beeinflussen

Wir haben gesehen, daß die Auswirkungen von Temperatur und CO_2-Partialdruck den Gasaustausch normalerweise fördern. Dagegen wird der Gasaustausch vermindert, wenn folgende Veränderungen eintreten:

Im Gewebe: Niedrige Bluttemperatur und niedriger CO_2-Partialdruck hemmen die Abgabe von Sauerstoff. Ein Abfall der Bluttemperatur erfolgt bei Transfusion großer Mengen kalten Blutes oder schneller Kühlung mit der Herz-Lungen-Maschine. Der CO_2-Partialdruck fällt ab, wenn durch Hyperventilation zuviel Kohlendioxyd aus dem Blut entfernt wurde. Dazu kann es bei künstlicher Beatmung oder auch selten bei spontaner Hyperventilation kommen. Das Blut gibt dann weniger Sauerstoff ab. Gewebe mit hohem Sauerstoffverbrauch, wie das Gehirn, unterliegen dabei einem Sauerstoffmangel. Langdauernde Hyperventilation während einer Narkose bei älteren Patienten kann – zwar leichte – aber doch deutliche Störungen der Hirnfunktion verursachen.

In den Lungen: Hohe Temperatur und hoher CO_2-Partialdruck hemmen die Bindung von Sauerstoff im Hämoglobin. Bei hohem Fieber ist also die Sauerstoffaufnahme durch das Hämoglobin vermindert, obwohl der Sauerstoffverbrauch des Organismus zugenommen hat. Ungenügende Ventilation und daher unzureichende Ausscheidung von Kohlendioxyd verhindern die Sauerstoffaufnahme im Blut. Gleichzeitig ist die Sauerstoffzufuhr in die Alveolen vermindert.

Ein hoher Sauerstoffverbrauch bei Fieber bedeutet auch eine höhere Kohlendioxyd-Produktion. Wenn auch noch die Atmung unzureichend wird, ist mit 3 Ursachen für eine mangelhafte Sauerstoffversorgung zu rechnen. Bei hohem Fieber und unzureichender Sauerstoffaufnahme kann künstliche Beatmung lebensrettend wirken, weil ein Circulus vitiosus durchbrochen wird.

Effekte von Anämie, Hypoxämie und Herzzeitvolumen

auf den Verlauf der Sauerstoffsättigung (HbO_2%) und des Sauerstoff-Partialdruckes (P_{O_2}) des Blutes bei der Abgabe von Sauerstoff an das Gewebe (Abb. 111).

In Abb. 111 ist in den ersten vier Beispielen nur die obere Hälfte der Oxyhämoglobin-Dissoziationskurve dargestellt. Unter Ruhebedingungen werden nicht mehr als 6 ccm des Sauerstoffvorrates des Blutes an das Gewebe abgegeben. Nur bei schwerer Arbeit wird durch die Muskeln mehr Sauerstoff dem Blut entzogen, gefördert durch den ansteigenden P_{CO_2}. Die Sauerstoffsättigung kann bis auf 25% sinken, ohne daß die kritische Grenze von 30 Torr für den P_{O_2} unterschritten wird.

In den Beispielen wird angenommen, daß Ruhebedingungen vorliegen und das Gewebe pro 100 ccm Blut, die durch das Gewebe strömen, 6 ccm Sauerstoff verbraucht. Der Einfluß des P_{CO_2} auf die Dissoziation ist nicht in Rechnung gebracht.

1. Hier ist der Normalzustand dargestellt. Die Abbildung ist mit der unteren Hälfte der Abb. 110 zu vergleichen. Die Veränderungen der Sauerstoff-Sättigung des Hämoglobins (% HbO_2) entsprechen der durchgezogenen Linie. Nach Abgabe von 6 ccm Sauerstoff beträgt die Sättigung noch 70%, und der P_{O_2} ist auf 40 Torr gesunken.

2. In dieser Abbildung sind die Verhältnisse bei einer mäßigen Blutarmut (Anämie) dargestellt: die Hämoglobinkonzentration beträgt 70% des Normalwertes. Auch wenn das Hämo-

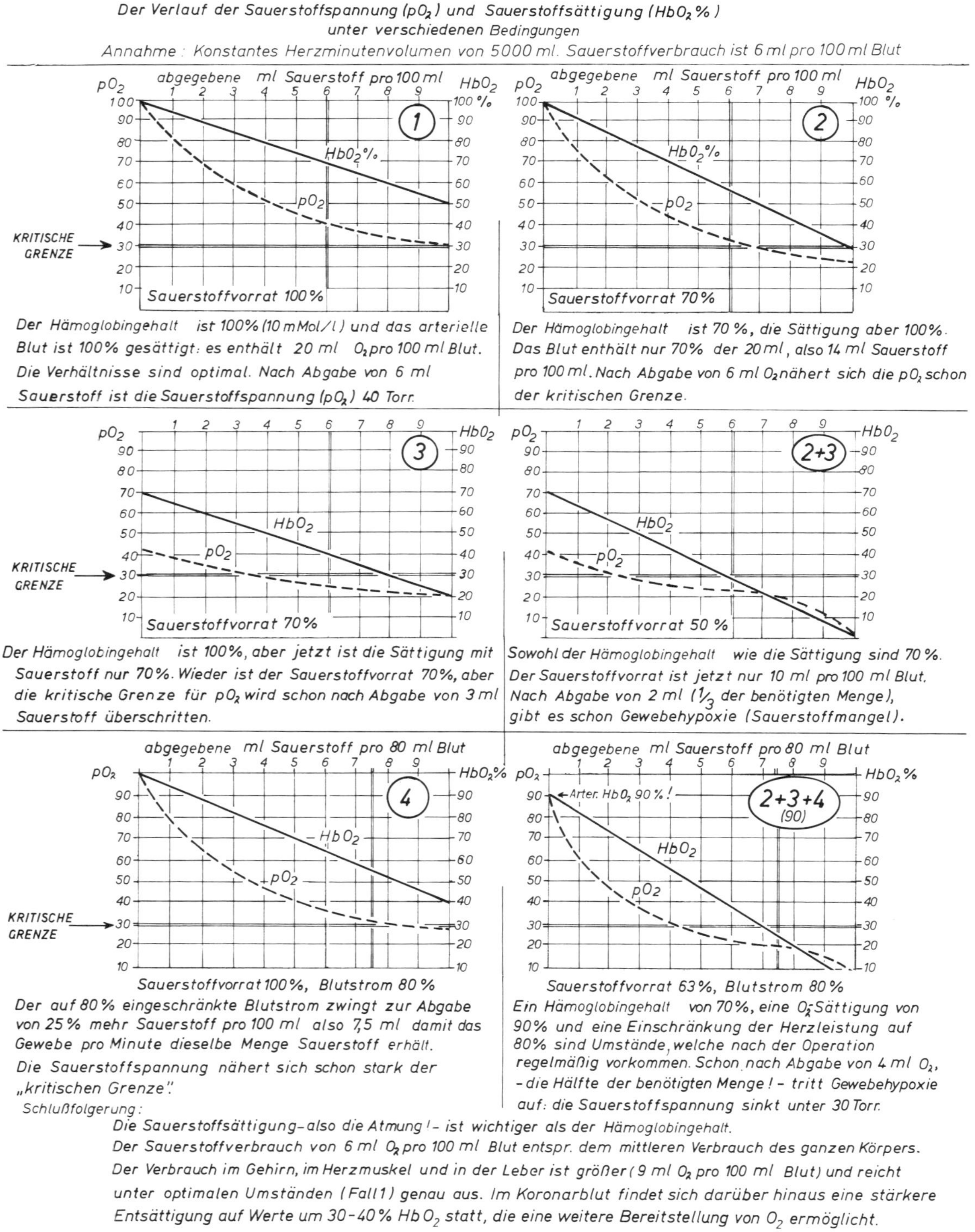

Abb. 111. Der Verlauf der Sauerstoffspannung (pO_2) und Sauerstoffsättigung (HbO_2%) unter verschiedenen Bedingungen

globin zu 100% mit Sauerstoff gesättigt ist, beträgt der gesamte Sauerstoffvorrat in 100 ccm Blut nur 70% des Normalwertes, also 14 ccm statt 20 ccm. Wenn von den vorhandenen 14 ccm jetzt 6 ccm an das Gewebe abgegeben werden müssen, sinkt die Sättigung auf 57% und der P_{O_2} auf 32 Torr, nahe an die kritische Grenze.
3. Auch hier beträgt der Sauerstoffvorrat 70%, jetzt aber, weil das vorhandene Hämoglobin nur zu 70% mit Sauerstoff gesättigt ist. Bei der Abgabe von Sauerstoff an das Gewebe verlaufen Sättigung und P_{O_2} ganz anders: nach der Abgabe von 6 ccm beträgt die Sättigung nur noch 40%, und der P_{O_2} ist sogar unter die kritische Grenze gesunken, nämlich auf 28 Torr. Eine Hypoxämie von 70% (O_2-Sättigung) ist also viel gefährlicher als eine Anämie von 70% (Hämoglobin-Konzentration)!
2 u. 3. Eine Blutarmut (Anämie) kann mit einer ungenügenden Sauerstoff-Sättigung (Hypoxämie) verbunden sein. Diese Kombination bedeutet natürlich eine viel ernstere Gefährdung. Die Verschlechterung des Zustandes wird meistens durch die Untersättigung verursacht. Eine Sättigung von 70% entspricht der Sättigung des venösen Blutes, und dieser niedrige Wert kommt im arteriellen Blut zum Glück selten vor. Das Gewebe erleidet nun einen ernsthaften Sauerstoffmangel. Schon nach der Abgabe von 2 ccm Sauerstoff sinkt der P_{O_2} unter die kritische Grenze. Der Sauerstoff-Partialdruck reicht für einen schnellen Sauerstofftransport in die Gewebezellen nicht mehr aus, und es entsteht eine Gewebehypoxie.
4. Hier werden die Auswirkungen des dritten Faktors, nämlich des Herzzeitvolumens oder der Perfusion, gezeigt. Es wurde angenommen, daß das Herzzeitvolumen auf 80% vermindert ist, also 4 l/min statt 5 l/min.
Das Gewebe bekommt nun pro Minute 20% weniger Blut zugeführt, z.B. 80 ccm/min, statt 100 ccm. Aber es müssen 6 ccm Sauerstoff pro Minute an das Gewebe abgegeben werden. Dadurch sinkt die Sauerstoffsättigung stärker, und zwar in demselben Maße, als ob 100 ccm Blut 7,5 ccm Sauerstoff abgeben müßten.

Wir sehen die Sättigung bis auf 63% und den P_{O_2} bis auf 36 Torr abfallen, wenn als Ausgangswerte eine Hb-Konzentration von 100% des Normalwertes und eine O_2-Sättigung von 100% angenommen werden. Sobald das Gewebe mehr Sauerstoff verbraucht – z.B. bei Arbeit –, sinkt der P_{O_2} unter die kritische Grenze.
2, 3 u. 4. Hier sind drei ungünstige Faktoren vorhanden, die sich summieren. Die Sauerstoffsättigung ist 90% (nicht 70% wie in 3). Die Hämoglobinkonzentration ist 70%, und das Herzzeitvolumen 80%. Diese Werte sind gar nicht so selten und können in der postoperativen Phase, wenn der Patient noch nicht optimal atmet, vorkommen.
Die Auswirkungen sind besorgniserregend: nach Abgabe von 4 ccm Sauerstoff der nun erforderlichen 7,5 ccm sinkt der P_{O_2} unter 30 Torr, und ca. 40% des Gewebes erleiden Sauerstoffmangel.
Jede besondere Anstrengung (Atmung!) ist durch die ungenügende Sauerstoffzufuhr praktisch unmöglich. Das Herz wird versuchen, durch Beschleunigung des Herzschlages (größerer Blutstrom) einen Ausgleich zu schaffen. Viel wichtiger ist die Verabreichung von Sauerstoff, um eine bessere Sättigung zu erreichen.

Die kritische Grenze

Für den P_{O_2} des venösen Blutes gibt es eine kritische Grenze.Diese Grenze beträgt 28 Torr (Abb. 112). Sobald der P_{O_2} niedriger wird, vergrößert sich durch Gefäßerweiterung der Blutstrom. Wenn der P_{O_2} im arteriellen Blut unter die kritische Grenze sinkt, wird das Gewebe sicher an Sauerstoffmangel leiden. Die Folgen sind Funktionsverlust des Gewebes und Milchsäurebildung durch unvollständige Glukoseverbrennung. Die Zellen, die in Nähe eines Blutgefäßes liegen, sind noch am besten dran: ein niedriger P_{O_2} kann gerade noch ausreichen, um Sauerstoff schnell zuzuführen. Für die weiter entfernt liegenden Zellen erfolgt der Transport zu langsam und reicht nicht aus, um den verbrauchten Sauerstoff zu ergänzen.

Aus all diesem zeigt sich, daß der Sauerstoff-Partialdruck, der P_{O_2}, entscheidend ist, und nicht die Sauerstoffsättigung (HbO_2). In einfachen Worten gesagt: es interessiert die Gewebezellen nicht, wie groß der Sauerstoffvorrat im Blut ist, wenn der P_{O_2} für einen schnellen Transport (schnelle Diffusion in die Zellen) ausreichend hoch ist.

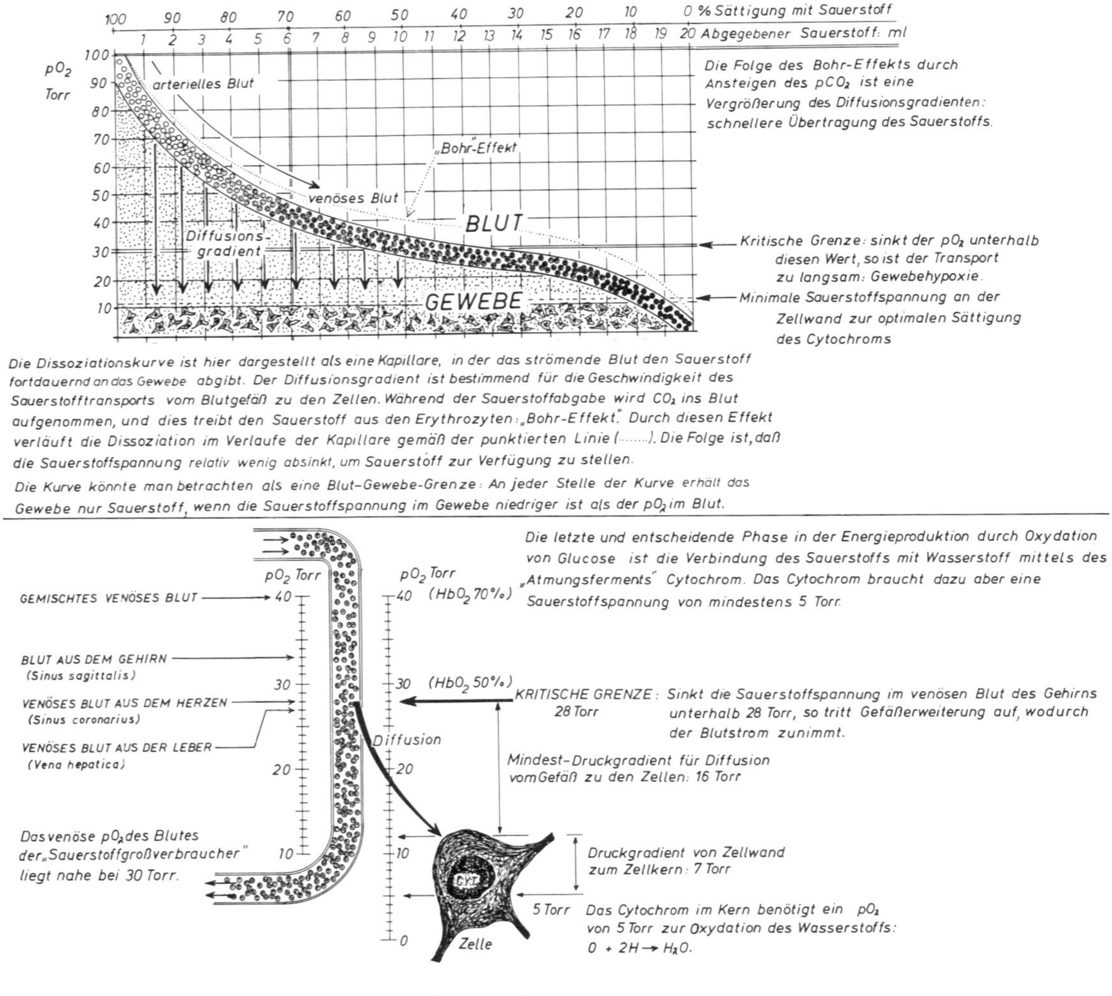

Abb. 112. Die Diffusion des Sauerstoffs vom Blut zum Gewebe

Transport des Kohlensäuregases

Das CO_2, das im Gewebe gebildet wird, ist das gasförmige *Kohlendioxyd: CO_2*.

Dieses Gas diffundiert aus den Geweben in das Blutplasma, weil der Partialdruck im Gewebe größer ist als im Blut. Das CO_2 löst sich im Plasma auf. Das Plasma kann bei einem Druck von

46 Torr nur 3 ml CO_2 gelöst aufnehmen. Die gesamte Menge an CO_2 im venösen Blut beträgt jedoch ungefähr 60 ml/100 ml Blut. Auch hier zeigt sich wieder, daß neben der gelösten Menge ein viel bedeutenderer Anteil auf andere Weise transportiert wird. Wir werden sehen, daß das Hämoglobin wieder eine große Rolle spielt.

Wenn sich CO_2 im Plasma auflöst, bildet sich mit dem Plasmawasser die echte Kohlensäure: H_2CO_3.

$CO_2 + H_2O = H_2CO_3$ und diese Säure dissoziiert in:

$H_2CO_3 = H^+ + HCO_3^-$ (Wasserstoff-Ion und Bikarbonat-Ion).

Diese Reaktion verläuft jedoch sehr langsam, und außerdem würde dann eine große Menge H^+-Ionen gebildet werden: der Säuregrad des Blutes würde stark zunehmen (der pH würde sinken).

Eine derartige Veränderung des Säuregrades wäre für den normalen Stoffwechsel schädlich. Dem muß vorgebeugt werden. Nun gibt es ein Enzym, das die Bildung von H_2CO_3 aus CO_2 und H_2O stark beschleunigt. Dieses Enzym heißt *Carbo-Anhydrase,* oder *Kohlensäureanhydrase.* Die Kohlensäureanhydrase beschleunigt sowohl die Bildung von H_2CO_3 als auch seine Spaltung in H_2O und CO_2. Nach welcher Seite hin das Enzym wirkt, hängt vom pH ab, also vom Säuregrad. Wenn das Blut in die Lungen strömt, verändert sich der Säuregrad, die Kohlensäureanhydrase spaltet H_2CO_3 in H_2O und CO_2, und entzieht der echten Kohlensäure (H_2CO_3) das Wasser. Daher der Name „Anhydrase".

Die *Kohlensäureanhydrase* befindet sich in den roten Blutkörperchen (Abb. 113).

Das im Plasma aufgelöste CO_2 dringt auch in die Erythrozyten ein und wird dort durch den Einfluß des Enzyms an das Wasser gebunden. Das gebildete H_2CO_3 spaltet sich in ein H^+-Ion und ein HCO_3^--Ion. Jetzt wird das Hämoglobin wirksam: das Übermaß an H^+-Ionen, das zu entstehen droht, wird durch das Hämoglobin aufgenommen, so daß der pH in der Zelle nicht zu sehr gestört wird. Das Hämoglobin kann wirksam werden, weil es inzwischen Sauerstoff verloren hat, wodurch es weniger sauer wird (Oxyhämoglobin ist nämlich stärker sauer als Hämoglobin). Das weniger saure Hämoglobin kann eine Anzahl saure H^+-Ionen aufnehmen und funktioniert als Puffer.

In den Erythrozyten ist jetzt eine Anzahl HCO_3^--Ionen entstanden, die jedoch frei durch die Zellwand in das Plasma diffundieren können.

Dieser Verlust der negativen Bikarbonat-Ionen stört jedoch das elektrische Gleichgewicht an beiden Seiten der Zellwand. Im Inneren der Zelle wird eine positive Ladung zurückgelassen. Hierdurch werden alle im Plasma vorhandenen Chlor-Ionen (Cl^--Ionen) angezogen, und diese passieren die Zellwand um die Stelle der verlorenen HCO_3^--Ionen einzunehmen. Dieser Austausch wird „Chlor-shift" genannt.

Das im Gewebe gebildete CO_2 befindet sich nun nach dem beschriebenen Umweg als Bikarbonat-Ion (HCO_3^--Ion) im Plasma, und in dieser Form wird tatsächlich der größte Teil der Kohlensäure transportiert. Aber es gibt noch eine andere Transportmöglichkeit: das vielseitige Hämoglobin kann nämlich eine lose Bindung direkt mit dem gasförmigen CO_2 eingehen. Diese Bindung wird *Carbamino-Hämoglobin* genannt. Sie erfolgt viel schneller als die Bildung von Bikarbonat, aber sie betrifft nur 20% der gesamten Kohlensäuremenge. Der Transport von Kohlensäure durch das venöse Blut erfolgt also auf 3 Wegen:

1. Aufgelöst im Plasma: ca. 3 ml.
2. In der Form von HCO_3^--Ionen unter dem Einfluß von Kohlensäureanhydrase und über die Aufnahme von H^+-Ionen durch das Hämoglobin: ca. 50 ml.
3. Als direkt an das Hämoglobin gebundenes CO_2: ca. 10 ml.

Für die beiden letzten Transportwege ist also eine genügend hohe Hämoglobinkonzentration sehr wichtig. Die Abgabe von Sauerstoff aus dem Oxyhämoglobin erleichtert die Aufnahme von CO_2. Weil der Sauerstoff das Hämoglobin-Molekül verläßt, findet in diesem eine elektri-

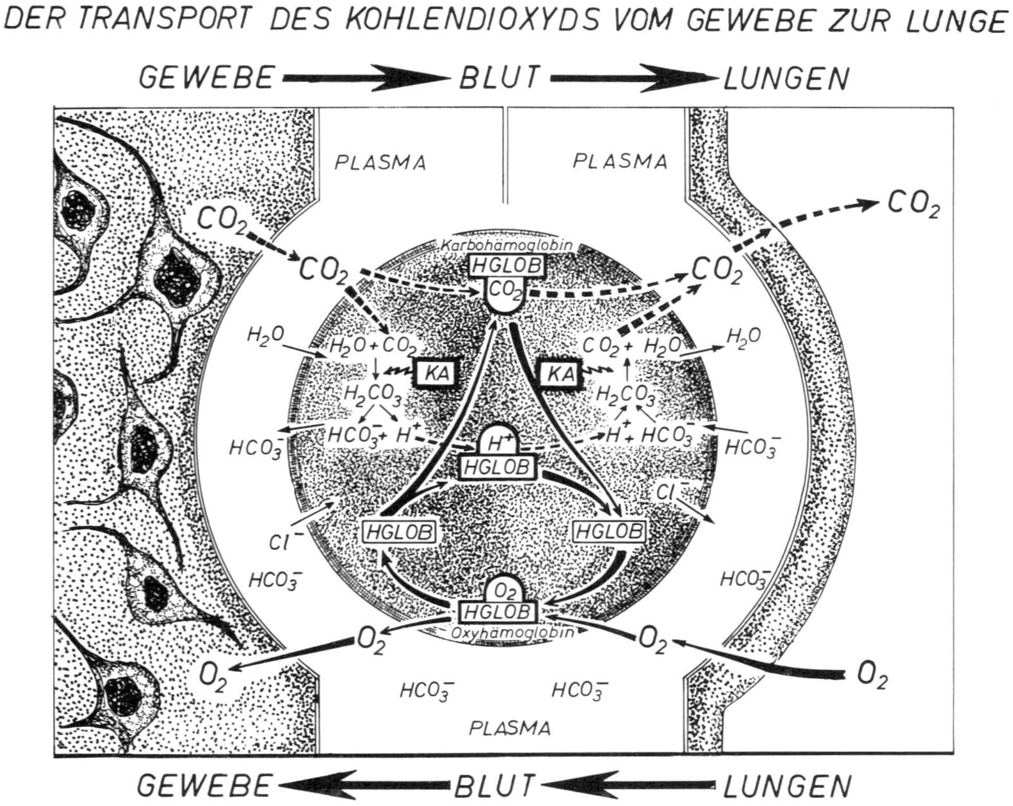

KA : *Das Enzym Karboanhydrase (innerhalb der Blutzelle) beschleunigt die Bindung von Wasser mit Kohlendioxyd zu Kohlensäure: H_2CO_3.*
Nach Dissoziation in H^+-und HCO_3^--Ionen werden letzere an das Plasma abgegeben (gegen Cl^--Ionen ausgetauscht) und die H^+-Ionen vorübergehend durch das Hämoglobin gebunden, das auch einen kleinen Teil des Kohlendioxyds zu binden vermag.
Ist das Blut in die Lungen gelangt, so kehrt sich der Vorgang um, erzwungen durch die ebenfalls umgekehrten Druckverhältnisse des Sauerstoffs und des Kohlendioxyds.

Abb. 113. Der Transport des Kohlendioxyds vom Gewebe zur Lunge

sche Verschiebung statt, wodurch es weniger stark sauer wird. Die H^+-Ionen und das gasförmige CO_2 können damit gebunden werden.

Der linke Teil der Abbildung stellt die Aufnahme von CO_2 dar, der rechte Teil die Abgabe von CO_2 in der Lunge. In dieser Phase verläuft die Reaktion auf entgegengesetztem Wege. Das HCO_3^- diffundiert in die Erytrozyten, das Cl^- geht wieder nach außen, und das CO_2 wird durch die Kohlensäureanhydrase abgekoppelt und verschwindet als Gas über das Plasma in die Lungenalveolen. Dabei werden die H^+-Ionen frei, die mit dem -OH-Rest aus dem HCO_3^- wieder H_2O entstehen lassen.

Die wichtige Pufferwirkung des Hämoglobins sorgt dafür, daß während des CO_2-Austausches in den Lungen die Anzahl der H^+-Ionen konstant bleibt: das *Säure-Basen-Gleichgewicht* wird erhalten. Für die zahlreichen Enzyme, die den Stoffwechsel ermöglichen, ist ein Konstantbleiben dieses Säure-Basen-Gleichgewichtes, das den pH des Blutes bestimmt, von entscheidender Bedeutung.

Das Säure-Basen-Gleichgewicht

Wir wissen, daß der Stoffwechsel aus der Zufuhr von Nahrungsstoffen und der Abgabe von Ausscheidungsprodukten besteht. Der Ablauf dieser Stoffwechselkette wird durch die Einwirkung einer großen Zahl teilweise noch unbekannter Fermente und Enzyme geregelt. Eine bestimmte Umwandlungsreaktion im Stoffwechsel besteht meistens aus einer langen Kette von teilweisen Umsetzungen, wobei jeder Schritt wieder durch ein anderes Enzym geregelt wird. Die Aktivität der Enzyme ist von äußeren Einflüssen abhängig, die nicht nur die Geschwindigkeit der Reaktion beeinflussen können, sondern sogar die Richtung der Umsetzung umkehren können (wie bei der Kohlensäureanhydrase). Für einen ungestörten Stoffwechsel ist also erforderlich, daß sich die Umgebung der Zellen, in denen die Reaktionen erfolgen, so wenig wie möglich verändert.

Daher wird unsere Körpertemperatur konstant gehalten, ändern sich die Konzentrationen von Natrium und Kalium im Blut nur innerhalb gewisser Grenzen, und läßt der Säuregrad, der pH des Blutes, nur einen kleinen Spielraum zu.

Die Umgebung, in der die Enzyme innerhalb der Zellen ihre Aufgabe verrichten, wird „Milieu Interieur" genannt. Das Konstanthalten dieses Milieus ist die wichtigste Aufgabe der Regelmechanismen, die hierzu im Körper vorhanden sind. Ein großer Teil der Stoffwechselprozesse beruht auf Austausch von H^+-Ionen und OH^--Ionen. Die Wirkung der Enzyme hängt daher auch sehr empfindlich von der Konzentration dieser Ionen ab. Außerdem haben die Abfallprodukte aus dem Stoffwechsel, wie Kohlensäure und Milchsäure, zur Folge, daß die Anzahl der H^+-Ionen zunimmt.

Diese Zunahme muß aufgefangen werden, so daß das *Säure-Basen-Gleichgewicht* nicht gestört wird, wobei es vor allem darauf ankommt, daß die H^+-Ionen-Konzentration, also der pH-Wert, konstant gehalten wird. Hierfür gibt es im Blut – dessen Zusammensetzung auch die der anderen Körperflüssigkeiten bestimmt – mehrere Mechanismen, die eine Pufferwirkung auf Änderungen des pH ausüben. Ein Beispiel stellt das Hämoglobin dar, das imstande ist, eine Anzahl H^+-Ionen aufzufangen. Auch die Eiweiße, die im Plasma vorhanden sind, das Albumin und das Globulin, können auf diese Weise eine Anzahl freier H^+-Ionen an ihr Molekül binden.

Puffersysteme

An erster Stelle geht es darum, die Anzahl der freien H^+-Ionen zu regulieren. Ein Stoff wird eine Pufferwirkung ausüben können, wenn die H^+-Ionen ohne große Mühe aufgenommen oder abgegeben werden können.

Säuren sind Verbindungen, die aufgelöst in Wasser, zerfallen können – dissoziieren – in einen Säurerest und ein oder mehrere H^+-Ionen:

Salzsäure: HCl zerfällt in Cl^--Ionen und H^+-Ionen.

Salzsäure ist eine starke Säure. Sie zerfällt vollständig in Cl^--Ionen und H^+-Ionen und kann zusätzliche H^+-Ionen nicht abpuffern, etwa durch Bildung von HCl-Molekülen. Die schwachen Säuren sind durch die Eigenschaft gekennzeichnet, daß nur ein Teil der Moleküle in Ionen zerfällt – dissoziiert –; das Verhältnis zwischen der Anzahl nicht-dissoziierter Moleküle und der Anzahl derjenigen, die in Ionen gespalten sind, ist konstant bei einer bestimmten Temperatur und einer bestimmten H^+-Ionen-Konzentration. Es findet sich ein Gleichgewicht, das Dissoziationsgrad genannt wird.

SÄURE ⇄ SÄUREREST und H^+-Ion

Die Pfeile bedeuten, daß das Gleichgewicht nach beiden Seiten verschoben werden kann. Fügen wir an der rechten Seite H^+-Ionen zu, wird diese Seite zu schwer, und es werden sich H^+-Ionen mit den Säureresten verbinden, um die ungespaltene *Säure* zu bilden, die auf der linken Seite steht. Dasselbe geschieht, wenn nur der Säurerest hinzugefügt wird. Umgekehrt, wenn an der rechten Seite H^+-Ionen entzogen werden, dann wird mehr *Säure* gespalten, um das Gleichgewicht wieder herzustellen.
Die schwachen Säuren, die im Körper eine Pufferfunktion erfüllen, sind, wie zu erwarten ist, Kohlenstoffverbindungen, also „Carbonsäuren".
Die wichtigste Säure ist die *Kohlensäure* (H_2CO_3), die teilweise in Bikarbonat-Ionen (HCO_3^-) und Wasserstoff-Ionen (H^+) zerfällt.
Wesentlich für die Pufferwirkung der Kohlensäure ist, daß ihr wichtigster Baustein, das CO_2, über die Lungen als Gas abtransportiert werden kann.
Die zwei wichtigsten Puffersysteme im Körper sind das *CO_2-Bikarbonat-System* und die *Eiweiße.*

Die Eiweiße als Puffersystem im Säure-Basen-Gleichgewicht

Die Eiweiße sind große Moleküle, die lange Ketten aus *Aminosäuren* enthalten. Es sind Carbonsäuren, die an einer Stelle eine Aminogruppe (NH_2-Gruppe) tragen. Die Aminosäuren können als schwache Säuren selbst schon eine Pufferwirkung haben. Zusätzlich ist die Aminogruppe imstande, ein Wasserstoff-Ion aufzunehmen und wieder abzugeben (abhängig von der Anzahl H^+-Ionen in der Umgebung).
Als Beispiel sei hier die einfache Aminosäure *Alanin* (Aminopropionsäure) dargestellt (Abb. 114): Das H^+-Ion, das durch die Carboxylgruppe abgespalten wird, kann an der anderen Seite des Moleküls gebunden werden: an die Aminogruppe (Abb. 114). Hierdurch entsteht ein Molekül, das an der einen Seite eine negative Ladung und an der anderen Seite eine positive Ladung hat. Das Molekül als ganzes ist neutral, und bei langen Aminosäuren liegen die Ladungen weit auseinander.
In dieser Form kann das Molekül nach beiden Seiten hin eine Pufferfunktion erfüllen: ist die Zahl der H^+-Ionen (niedriger pH) zu hoch, dann nimmt die Carboxylgruppe das H^+-Ion auf (die Pufferaktion einer schwachen Säure). Das ganze Molekül ist dann jedoch positiv geladen, durch die bereits an der Aminogruppe vorhandene positive Ladung. Ist die Zahl der H^+-Ionen vermindert (hoher pH), dann gibt die Aminogruppe das dritte H^+-Ion mit seiner positiven Ladung ab, und das ganze Molekül bleibt negativ geladen zurück. Neben ihrer Pufferfähigkeit können die Eiweiße viele Stoffe, die elektrisch geladen sind (Ionen), an eine der entgegengesetzten Ladungen binden: so werden Curare, Penthotal usw. zum größten Teil an Eiweiße des Blutes gebunden. Die Bindung ist natürlich abhängig vom pH: gibt es einen Überschuß an H^+-Ionen, dann können nicht so viele andere positiv geladene Ionen gebunden werden. Alle quaternären Ammoniumverbindungen (alle Relaxantien, Acetylcholin) bilden positiv geladene Ionen. Steigt der Säuregrad im Blut (viel H^+-Ionen), dann werden diese wirksamen Stoffe aus ihrerBindung an die Eiweiße vertrieben und kommen frei, wodurch ihre Wirksamkeit zunimmt: Azidose läßt die Wirkung von Curare zunehmen. Dies kann im postoperativen Zeitraum, wenn durch unzureichende Atmung oder ungenügende Sauerstoffzufuhr der pH sinkt, zur sogenannten „Recurarisierung" führen. Umgekehrt dissoziiert Penthotal in ein Na^+-Ion und ein negativ geladenes Penthotal-Ion. Hier wird also gerade eine Alkalose (hoher pH) den weniger wirksamen Stoff an das Eiweiß binden und die Wirkung von Penthotal verstärken.
Schließlich finden wir im *Hämoglobin* einen wichtigen Puffer für die H^+-Ionen. Die Puffer-

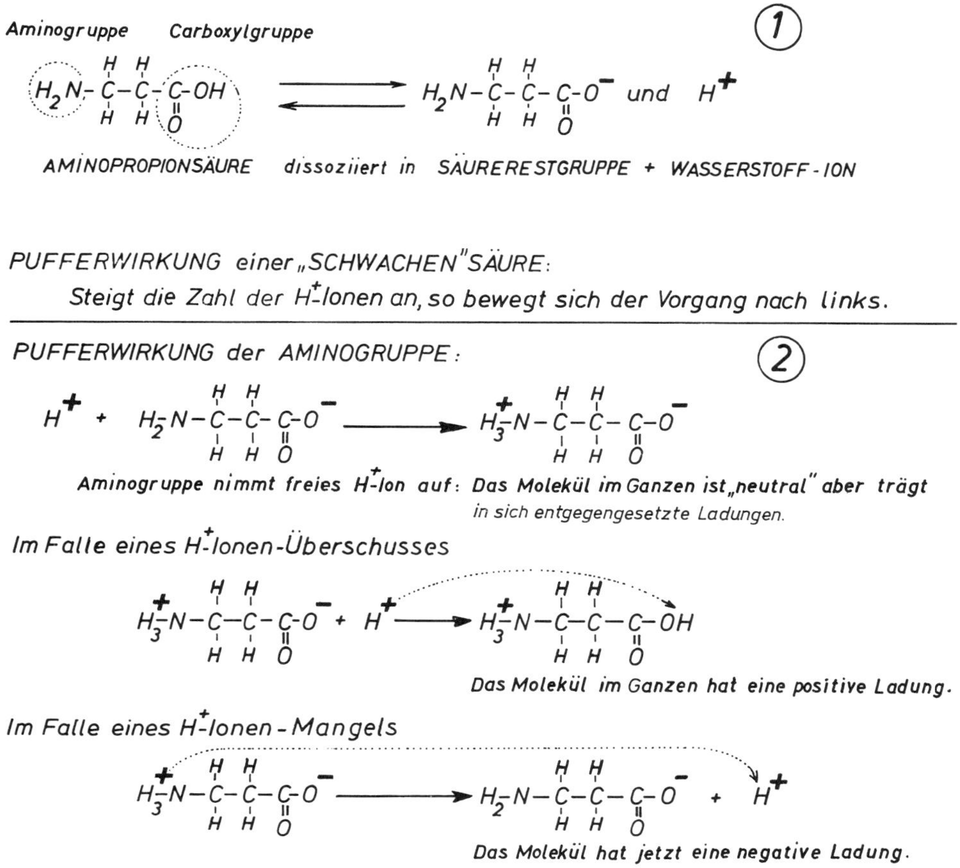

Abb. 114

wirkung nimmt zu, wenn der Sauerstoff vom Hämoglobin abgespalten wird, wobei dies weniger sauer wird (weniger positiv geladen ist).

Das Kohlensäure-Bikarbonat-System

Dieses ist das wichtigste Puffersystem, weil das gasförmige CO_2 über die Lungen aus dem Körper ausgeschieden werden kann. Bei diesem Puffersystem spielen also zwei Gleichgewichte eine Rolle, die eigentlich hintereinandergeschaltet sind:
1. $CO_2 + H_2O \rightleftharpoons H_2CO_3$ (unter dem Einfluß von Carbo-Anhydrase)
2. $H_2CO_3 \rightleftharpoons HCO_3^- + H^+$
Die obengenannten Gleichgewichte können wir auch hintereinander schreiben:
$CO_2 + H_2O \rightleftharpoons H_2CO_3 \rightleftharpoons HCO_3^- + H^+ \rightleftharpoons H_2CO_3 \rightleftharpoons H_2O + CO_2\nearrow$
im Gewebe   im Blut   im Plasma   im Blut   in den Lungen.
In diesem System können wir die Reaktion sowohl von links nach rechts als auch umgekehrt beeinflussen, indem wir einen der Faktoren ändern.
Beispiel. Ist die Ventilation unzureichend, dann steigt die CO_2-Konzentration in der Lunge an, so daß die Abgabe von CO_2 durch das Blut erschwert wird. Die H_2CO_3-Konzentration wird zunehmen und die Verbindung von HCO_3^- mit H^+ verzögert sich. Wir sehen darum auch einen Anstieg der HCO_3^--Konzentration im Plasma und eine Zunahme der Anzahl H^+-Ionen:

Senkung des pH. Eine weitere Auswirkung ist natürlich die erschwerte Abgabe der Gewebe-Kohlensäure an das Blut.

Beispiel. Bei Hyperventilation wird die Ausscheidung von CO_2 beschleunigt. Nun bewegt sich der Prozeß schneller nach rechts: wir sehen einen Abfall der HCO_3^--Konzentration und der H^+-Ionen-Konzentration, weil die Zufuhr von CO_2 aus dem Gewebe unverändert bleibt. Bei diesen Verschiebungen wird die Pufferwirkung des Bikarbonat-Systems wirksam. Wir betrachten dazu den mittleren Teil der Reaktionsreihe nämlich:

$$H_2CO_3 \rightleftharpoons HCO_3^- \text{ und } H^+$$

Es besteht ein Gleichgewichtszustand zwischen links und rechts, wobei das Verhältnis zwischen links und rechts konstant ist. Würden wir links zweimal so viel Kohlensäure entstehen lassen, dann würden auch rechts zweimal so viel HCO_3^--Ionen und H^+-Ionen entstehen. Lassen wir jedoch auf der rechten Seite einen der Bestandteile zunehmen, dann wird das Gleichgewicht nach links verschoben. Würden wir auf der rechten Seite fortwährend H^+-Ionen zuführen (z. B. durch Salzsäure), dann würde das Gleichgewicht solange nach links verschoben werden, bis alle HCO_3^--Ionen auf der rechten Seite verbraucht wären. Es entsteht dann folgende Situation:

$$H_2CO_3 \leftarrow H^+ + Cl^-$$

Führen wir noch mehr Säure zu, dann werden die H^+-Ionen nicht mehr als H_2CO_3 aufgenommen: die Pufferwirkung ist erschöpft, und die Lösung wird immer saurer.

Solange HCO_3^--Ionen vorhanden sind, können also die sauren H^+-Ionen unschädlich gemacht werden, als ob sie durch eine alkalische Lösung neutralisiert würden. Darum wird die Konzentration an HCO_3^--Ionen im Plasma die *Alkali-Reserve* genannt.

Bei der Dissoziation von H_2CO_3 in HCO_3^- und H^+ besteht, wenn wir die Konzentrationen der Komponenten betrachten, ein konstantes Verhältnis zwischen dem Faktor links von dem Gleichheitszeichen und dem Produkt der Faktoren auf der rechten Seite.

Also: $(H_2CO_3) : (HCO_3^-) \times (H^+)$ ist konstant.

(Die Klammern bedeuten die Konzentration des betreffenden Stoffes.)

Anders geschrieben:

$$\frac{(H^+) \times (HCO_3^-)}{(H_2CO_3)} = K \text{ (Bestimmte konstante Zahl, die Dissoziationskonstante)}$$

K gibt das Verhältnis an zwischen ungespaltenem H_2CO_3 und dem Produkt der dissoziierten H^+- und HCO_3^--Ionen, alle angegeben in mval/l Plasma.

Das Verhältnis hängt ab vom pH (H^+-Ionen-Konzentration) und von der Aktivität, mit der H_2CO_3 dissoziiert. Bei einem normalen pH im Blut (pH = 7,4) ist nur ein Zwanzigstel der gesamten Menge von H_2CO_3 im nicht-dissoziierten Zustand vorhanden. Diese Menge wird durch den CO_2-Partialdruck beeinflußt: pro 1 Torr CO_2 sind 0,03 mval/l ungespaltenes H_2CO_3 vorhanden. Im arteriellen Blut beträgt der P_{CO_2} 40 Torr. Die Menge von H_2CO_3 ist normalerweise $40 \times 0{,}03 = 1{,}2$ mval/l.

Das oben beschriebene Verhältnis können wir auch schreiben:

$$\frac{(H^+) \times (HCO_3^-)}{0{,}03 \times P_{CO_2}} = K$$

Der Faktor, der uns in diesem Verhältnis am meisten interessiert, ist die H^+-Ionen-Konzentration, also der pH. Darum bringen wir alle anderen Faktoren auf die andere Seite vom Gleichheitszeichen:

$$(H^+) = K \times \frac{0{,}03 \times P_{CO_2}}{(HCO_3^-)}$$

Der pH wird immer ausgedrückt als ein Kehrwert: (H^+) $\frac{1}{(H^+)}$

Darum muß das Verhältnis umgekehrt werden, und es entsteht:

$$\frac{1}{(H^+)} = \frac{1}{K} \times \frac{(HCO_3^-)}{0{,}03 \times P_{CO_2}}$$

Werden anstelle der Zahlenwerte ihre Logarithmen verwendet, dann wird das Verhältnis zu:

$$\log \frac{1}{(H^+)} = \log \frac{1}{K} + \log \frac{(HCO_3^-)}{0{,}03 \times P_{CO_2}}$$

Die Logarithmen von $1/(H^+)$ und von $1/K$ werden pH und pK genannt.
Die Formel wird dann zu:

$$pH = pK + \log \frac{(HCO_3^-)}{0{,}03 \times P_{CO_2}} \quad \text{(Formel von Henderson-Hasselbalch)}$$

pK ist eine konstante Zahl bei konstanter Temperatur, und die Formel gibt das Verhältnis von pH, HCO_3^--Konzentration und P_{CO_2} an.
Setzen wir in die Formel Werte ein, die mit dem Normalzustand im arteriellen Blut übereinstimmen, dann bekommen wir folgendes Ergebnis:

$$7{,}43 = pK + \log \frac{24}{1{,}2}$$

(Im arteriellen Blut sind 24 mval HCO_3^- pro Liter vorhanden und der P_{CO_2} ist 40 Torr: $40 \times 0{,}03 = 1{,}2$)

$7{,}43 = pK + \log 20$ (log 20 ist 1,301)
$7{,}43 = pK + 1{,}3$

Der pK ist also 6,13 bei einer Temperatur von 37°C. Wenn H_2CO_3 nun gerade zu 50% dissoziiert wäre, müßte die Menge der HCO_3^--Ionen gleich der Menge an ungespaltener H_2CO_3 sein.

Der Bruch: $\frac{(HCO_3^-)}{0{,}03 \times P_{CO_2}}$ oder $\frac{(HCO_3^-)}{(H_2CO_3)}$ wird dann gleich 1

Da $\log 1 = 0$ ist, wird der pH gleich dem pK.
Der pK ist also gleich groß wie der pH, wenn H_2CO_3 zu 50% dissoziiert ist. In der Formel haben wir es mit 3 Faktoren zu tun, die sich ändern können:

1. die H^+-Ionen-Konzentration, ausgedrückt als pH-Wert;

2. die HCO_3^--Ionen-Konzentration;
3. der P_{CO_2}, der CO_2-Partialdruck.

Der Zusammenhang dieser drei Faktoren kann auch in einer Graphik erläutert werden. Diese Graphik heißt Säure-Basen-Gleichgewicht-Diagramm. Anhand dieser Graphik können wir den dritten Faktor bestimmen, wenn die beiden übrigen bekannt sind.

Eine Störung des Säure-Basen-Gleichgewichtes kann verursacht werden durch:

1. unzureichende Atmung: *respiratorische Azidose* (pH niedriger als normal)
   Hyperventilation: *respiratorische Alkalose* (pH höher als normal).
2. Störungen des Stoffwechsels, bei denen ein Überschuß an H^+-Ionen entsteht: *metabolische Adzidose* (pH niedriger als normal).
   Großer Verlust von H^+-Ionen (Magensonde) oder Einnahme von alkalischen Stoffen: *metabolische Alkalose* (pH höher als normal).

Bei einer „reinen" respiratorischen Azidose werden wir einen hohen P_{CO_2}, eine hohe Konzentration an HCO_3^--Ionen und ein Absinken des pH-Wertes erwarten.

Bei einer „reinen" metabolischen Azidose erwarten wir eine pH-Senkung, aber einen gleichbleibenden P_{CO_2}. Aus der Formel folgt, daß auch die HCO_3^--Konzentration sinkt. Diese „reinen" Formen sind jedoch selten zu finden. Es zeigt sich, daß eine respiratorische Azidose über eine metabolische Alkalose korrigiert wird und eine metabolische Azidose über eine Hyperventilation (respiratorische Alkalose) korrigiert wird. Bei diesen Mischformen stimmen die Bezeichnungen Azidose und Alkalose oft nicht mit dem aktuellen pH überein. Inwieweit der respiratorische Faktor oder der metabolische Faktor an dem Zustandekommen des gemessenen pH-Wertes beteiligt sind, ist aus der Formel zu errechnen oder leichter aus der Graphik für das Säure-Basen-Gleichgewicht abzulesen (Abb. 115).

Obwohl wir in der Praxis stets von dem Säure-Basen-Diagramm Gebrauch machen werden, folgen nachstehend einige Beispiele für die Berechnung einer der Unbekannten, anhand der Formel von *Henderson-Hasselbalch:*

$$pH = pK + \log \frac{(HCO_3^-)}{0{,}03 \times P_{CO_2}}$$

Der pK ist bei Körpertemperatur 6,13.
Die Formel wird also:

$$pH = 6{,}13 + \log \frac{(HCO_3^-)}{0{,}03 \times P_{CO_2}}$$

1. Der Patient hat eine Azidose: der pH ist 7,0 und die HCO_3^--Konzentration im Plasma soll 8,8 mval/l sein.
   Diese Werte setzen wir nun ein:

$$7{,}0 = 6{,}13 + \log \frac{8{,}8}{0{,}03 \times P_{CO_2}}$$

$$(7{,}0 - 6{,}13 = 0{,}87)$$

$$0{,}87 = \log \frac{8{,}8}{0{,}03 \times P_{CO_2}}$$

0,87 ist der Logarithmus von 7,4. Also dann ist:

$$7{,}4 = \frac{8{,}8}{0{,}03 \times P_{CO_2}}$$

Eine Umwandlung der Faktoren bringt dann folgende Lösung:

$$P_{CO_2} = \frac{8{,}8 \times 100}{7{,}4 \times 3} = 40$$

Ein $P_{CO_2} = 40$ Torr bedeutet eine normale Ventilation. Die Azidose hat also eine metabolische Ursache.

2. Der Patient atmet schlecht und wir messen einen pH von 7,2 und eine hohe HCO_3^--Konzentration von 28,4 mval/l. Werden diese gemessenen Werte nun in die Tabelle eingetragen, dann ist

$$7{,}2 = 6{,}13 + \log \frac{28{,}4}{0{,}03 \times P_{CO_2}}$$

$(7{,}2 - 6{,}13 = 1{,}07)$

$$1{,}07 = \log \frac{28{,}4}{0{,}03 \times P_{CO_2}}$$

1,07 ist der Logarithmus von 11,8. Also dann ist:

$$11{,}8 = \frac{28{,}4}{0{,}03 \times P_{CO_2}}$$

Eine Umwandlung der Faktoren gibt dann:

$$P_{CO_2} = \frac{28{,}4 \times 100}{11{,}8 \times 3} = 80$$

Der P_{CO_2} von 80 Torr deutet auf eine respiratorische Ursache hin.
Bei einer *metabolischen Azidose* finden wir einen *niedrigen pH* und eine *niedrige HCO_3^--Konzentration.*
Bei einer *respriratorischen Azidose* bestehen ein *niedriger pH* und eine *hohe HCO_3^--Konzentration.*
Meistens liegt eine Mischform vor, und mit Hilfe des Säure-Basen-Diagramms kann herausgefunden werden, wie groß der Anteil der respiratorischen und der metabolischen Ursache an der Störung des Gleichgewichtes ist.

Die Anwendung des Säure-Basen-Diagramms (Abb. 115)

Die senkrecht verlaufenden Linien geben die pH-Werte an. Die waagerecht eingetragenen Linien geben die HCO_3^--Konzentrationen an.
Die gekrümmten Linien gelten für die CO_2-Partialdrucke.

Der schwarze Punkt ist der sogenannte Normalpunkt.
Der Punkt liegt auf der Linie für P_{CO_2} = 40 Torr. Von dem Punkt aus in horizontaler Richtung gehend, lesen wir an der Seite eine HCO_3^--Konzentration von 24 mval/l ab. Der Punkt befindet sich auf einer senkrechten Linie, die für einen pH = 7,41 gilt. Die schräg von links oben und nach rechts unten verlaufende Linie ist die sogenannte Pufferlinie. Wenn eine reine respiratorische Ursache vorliegt, verschiebt sich das Gleichgewicht entlang oder parallel zu dieser Linie. Wenn eine reine metabolische Ursache vorliegt, bewegt sich das Gleichgewicht entlang oder parallel zur gekrümmten P_{CO_2}-Linie.

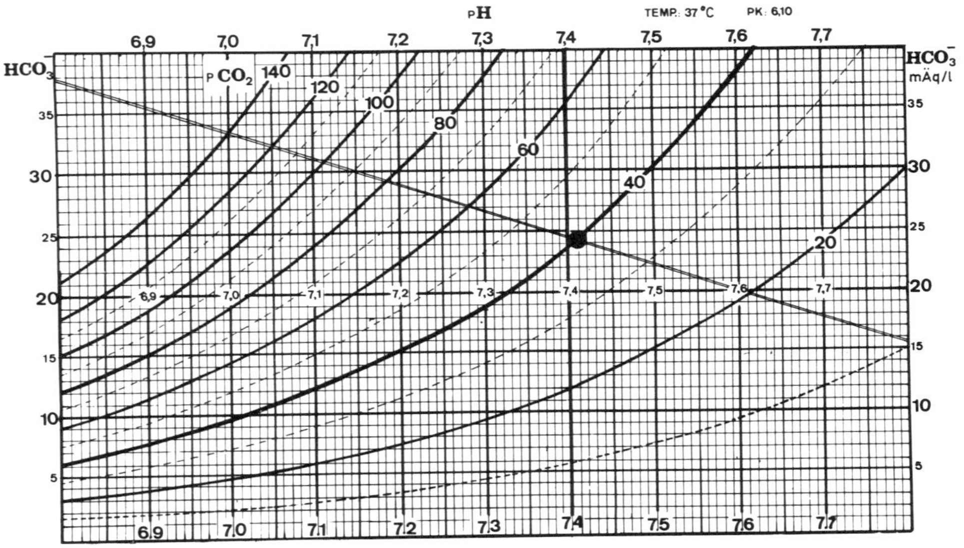

Abb. 115

Beispiele:

Hier sind zwei Punkte auf dem Diagramm angegeben (Abb. 116). Punkt A liegt auf der Pufferlinie. Der niedrige pH zeigt also eine ungenügende Atmung an: respiratorische Azidose. Der P_{CO_2} liegt zwischen den Linien für 60 und 70 Torr und beträgt also 65 Torr. Wenn die Atmung sich verbessert, verschiebt sich auch das Gleichgewicht, und der Pfeil geht an der Pufferlinie entlang bis zum Normalpunkt: P_{CO_2} = 40 Torr.
Punkt B liegt auf der Linie P_{CO_2} = 40 Torr. Es ist also keine respiratorische Ursache im Spiel, und der pH von 7,2 ist durch eine Stoffwechselstörung verursacht. Durch Verabreichung von Natrium-Bikarbonat verbessert sich der pH in der Richtung des Pfeiles entlang der Linie für P_{CO_2} = 40 Torr, bis der Normalpunkt erreicht ist.
Punkt P betrifft einen pH von 7,12 und liegt auf der Linie für P_{CO_2} = 70 Torr. (Abb. 202) Die HCO_3^--Konzentration ist 22 mval/l. Es besteht also eine respiratorische Azidose (P_{CO_2} = 70 Torr) und eine metabolische Azidose (der Punkt liegt unter der Pufferlinie).
Es liegt eine gemischte Azidose vor.
Wir können zunächst die metabolische Ursache durch Verabreichung von Natrium-Bikarbonat korrigieren: das Gleichgewicht verschiebt sich entlang der P_{CO_2} = 70 Torr-Linie zu R auf der Pufferlinie. Nun muß die respiratorische Ursache behandelt werden: durch Beatmung wird CO_2 ausgeschieden, und nun verschiebt sich das Gleichgewicht entlang der Pufferlinie, bis der Normalpunkt wieder erreicht ist. Wird erst die respiratorische Ursache korrigiert,

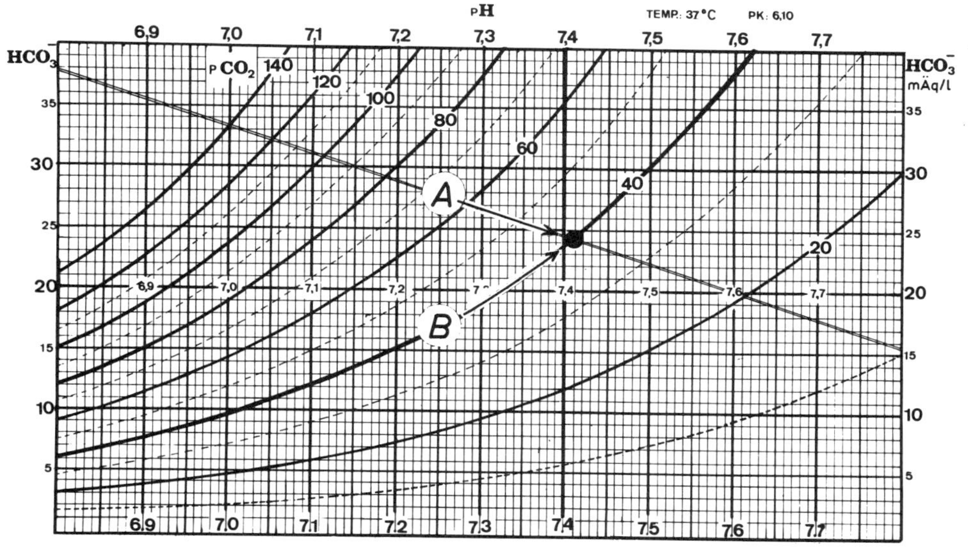

Abb. 116

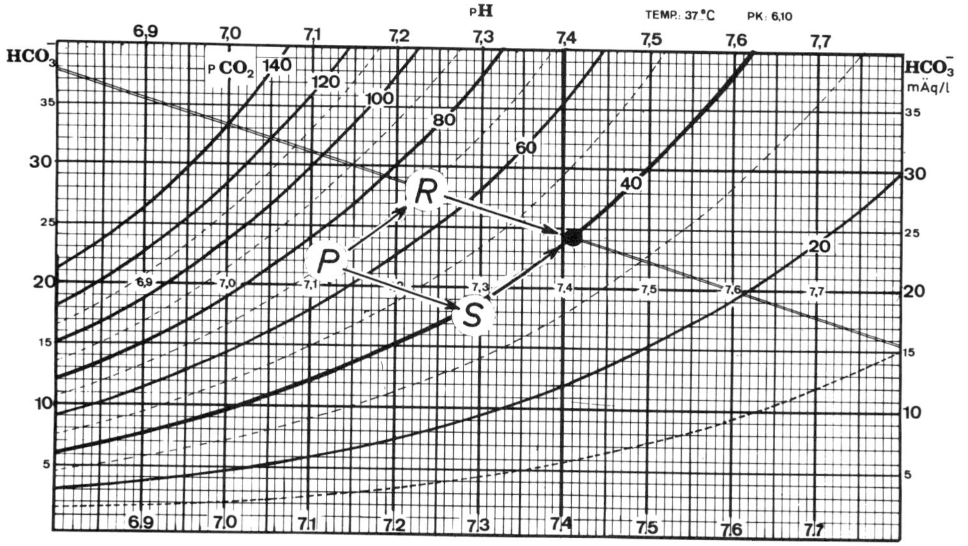

Abb. 117

dann verlegt sich das Gleichgewicht von P nach S (parallel der Pufferlinie) und Verabreichung von Natrium-Bikarbonat bringt das Gleichgewicht dann wieder entlang der P_{CO_2}-Linie bis zum Normalpunkt.
Die Abb. 118 zeigt die Korrektur einer metabolischen Azidose durch Verabreichung von Natrium-Bikarbonat ($NaHCO_3$). Das Natrium-Ion ist hier nicht wichtig, sondern die Zufuhr von HCO_3^--Ionen. Punkt 0 zeigt einen pH von 7,25 und einen normalen P_{CO_2}: 40 Torr. Es besteht eine metabolische Azidose.
Nun wird $NaHCO_3$ verabreicht. Die HCO_3^--Konzentration steigt von 19 mval/l zu Punkt T: 28 mval/l.

Punkt T liegt zwar auf der Pufferlinie, zeigt aber einen P_{CO_2} von 65 Torr. Dieser hohe P_{CO_2} stimuliert die Atmung, wodurch CO_2 entfernt wird, bis der P_{CO_2} wieder 43 Torr beträgt, und das Gleichgewicht wieder in die Nähe des Normalpunktes gebracht wurde.
Die Korrektur einer metabolischen Azidose durch Natrium-Bikarbonat gelingt nur, wenn die Atmung dazu ausreicht, das infolge der Bikarbonat-Zufuhr entstandene Übermaß an CO_2 zu entfernen.

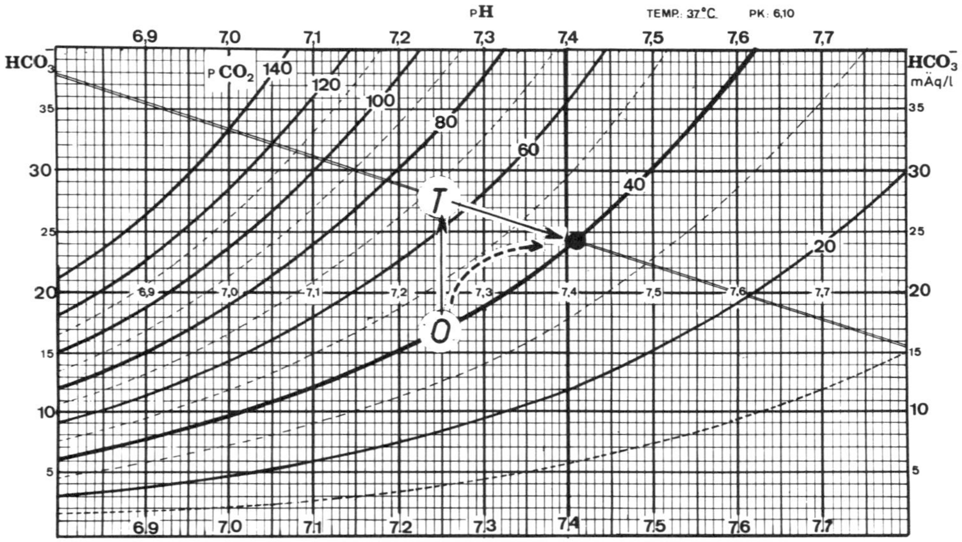

NB: In Wirklichkeit verläuft die Korrektur entlang der gestrichelten Kurve!

Abb. 118

Störungen des Säure-Basen-Gleichgewichtes

Eine Störung des Säure-Basen-Gleichgewichtes kann sowohl durch Veränderungen der Atmung (*respiratorisch*) als auch durch eine Störung des Stoffwechsels (*metabolisch*) verursacht werden. Bestimmte Stoffwechselstörungen wie sie bei der Zuckerkrankheit oder Leber- und Nierenkrankheiten auftreten können, verursachen eine metabolische Azidose. Während der Narkose und in der postoperativen Phase ist jedoch die häufigste Ursache eine ungenügende Sauerstoffversorgung des Gewebes, die auf einem ungenügenden Sauerstoffvorrat im arteriellen Blut, einem unzureichenden Herzzeitvolumen oder einer Kombination beider Faktoren beruhen kann.
Wir werden in einem später behandelten Kapitel sehen, daß bei Sauerstoffmangel die Verbrennung von Glukose nicht bis zu den Endprodukten H_2O und CO_2 fortgesetzt wird, sondern in einem Vorstadium stecken bleibt. Die Umsetzung von Glukose stoppt dann bei der Bildung von *Milchsäure.* Die Milchsäure sammelt sich im Gewebe an, wodurch die H^+-Ionen-Konzentration zunimmt und der pH sinkt (s. Kapitel 14, S. 361).

Korrektur der respiratorischen Azidose

Dies kann nur durch eine Zunahme des Atemminutenvolumens erreicht werden. Sauerstoffverabreichung hilft hier nicht. Die Atmung ist meistens unzureichend, infolge eines *ungenügenden Atemzugvolumens,* selten infolge einer zu niedrigen Atemfrequenz. Bei einem unge-

nügenden Atemzugvolumen ist der Totraum wichtig und bewirkt einen Anstieg der CO_2-Konzentration. Ein zu kleines Atemzugvolumen kann mechanisch (Hämatothorax, Pneumothorax, Infiltrat mit Entzündung, Lungenödem, Zwerchfellhochstand durch Meteorismus oder vollen Magen), oder schmerzreflektorisch (nach Thorakotomie, nach Oberbauchoperation) bedingt sein.
Die Behandlung besteht aus: *Physiotherapie,* Aufforderung zu *tiefen Atemzügen.*
Verkleinerung des Totraumes (Intubation, Tracheotomie).
Entleerung des Magens (Magensonde).
Schmerzbekämpfung.
Und als letzte Maßnahme: *künstliche Beatmung.*
Verabreichung von *Tham-* oder *Tris-Puffer* (Tris-Hydroxymethyl-Amino-Methan).

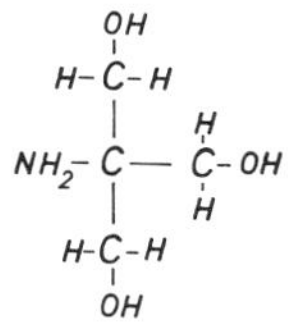

Der Stoff ist stark basisch und die Verabreichung muß langsam in Form einer 0,3 molaren Lösung (18 g in 500 ml) erfolgen. Diese Puffersubstanz bindet das gasförmige CO_2 sofort (nicht nur im Blut, sondern auch im Gewebe). Hierbei sinken die HCO_3^--Konzentration und der P_{CO_2} im Plasma stark ab, und die H^+-Ionen-Konzentration wird verringert.
Wir sehen also keinen vorübergehenden Anstieg der HCO_3^--Konzentration und des P_{CO_2}, wie es nach der Verabreichung von Natrium-Bikarbonat geschieht. Die plötzliche Senkung des P_{CO_2} kann eine gefährliche Abnahme der Atmung verursachen, so daß manchmal künstliche Beatmung erforderlich wird. Ein plötzliches Absinken der HCO_3^--Konzentration im Plasma kann einen nachteiligen Einfluß auf die Herztätigkeit haben.
Außerdem muß die Tham-CO_2-Verbindung durch die Nieren ausgeschieden werden, so daß man auf eine gute Nierenfunktion angewiesen ist. Letztere ist in der postoperativen Phase meistens nicht optimal. Bei zu schneller Verabreichung kann ein starker Blutdruckabfall auftreten. Kalium-Konzentration und Blutzucker-Konzentration können abfallen. Übelkeit und Erbrechen sind möglich.
Die Verabreichung von *Tham-* oder *Tris-Puffer* ist darum nur gerechtfertigt, wenn auf keine andere Weise die Ventilation zu verbessern ist, oder wenn bei einer metabolischen Azidose die Verabreichung von Natrium-Bikarbonat wegen einer schon bestehenden hohen Natrium-Konzentration im Plasma gefährlich sein würde.

Korrektur der metabolischen Azidose

Da die Ursache praktisch immer in der Kombination von Hypoxämie (zu wenig Sauerstoff im Blut) und mangelhafter Blutversorgung (Unterperfusion) liegt, müssen beide Faktoren bekämpft werden.
Hypoxämie: Sauerstoffzufuhr und Verbesserung der Atmung.
Unterperfusion: Schockbekämpfung, Flüssigkeit- und Blutzufuhr.
Eine respiratorische Azidose reagiert sofort auf die Verbesserung der Ventilation. Eine metabolische Azidose läßt sich dagegen nicht sofort durch eine bessere Sauerstoffzufuhr beheben. Wir können dies jedoch durch die Zufuhr eines Stoffes erreichen, der auf einem Umweg die H^+-Ionen-Konzentration verringert.
Natrium-Bikarbonat ($NaHCO_3$) in 5%iger oder 1,2%iger Lösung: Verabreichen wir $NaHCO_3$ durch eine Infusion, dann geben wir Na^+-Ionen und HCO_3^--Ionen. Indem die

Konzentration an HCO_3^- im Blut steigt, steigt auch der P_{CO_2}. Nun wird durch die Lunge mehr Kohlensäure, CO_2, abtransportiert und die H^+-Ionen werden an Wasser gebunden:

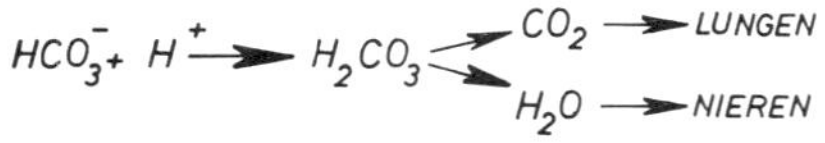

Die Korrektur durch Verabreichung von $NaHCO_3$ gelingt nur, wenn die Atmung das gebildete CO_2 entfernen kann und hängt also auch von einer ausreichenden Atmung ab. Der Nachteil dieser Therapie ist die verhältnismäßig große Menge Wasser, die als Lösungsmittel verabreicht werden muß, und der Anstieg der Natrium-Konzentration im Plasma. Wenn Natrium-Bikarbonat gegeben wird, sehen wir also zuerst eine Zunahme des P_{CO_2} und der HCO_3^--Konzentration im Plasma. Später folgt (durch das Abatmen von CO_2) eine Senkung des P_{CO_2} und eine Steigerung des pH. Die Dosierung ist abhängig von dem vorhandenen Basen-Defizit und kann erst genau erfolgen, wenn die Lage des Säure-Basen-Gleichgewichtes bekannt ist.

In Notsituationen – nach Herzstillstand oder ernsthafter Hypoxämie – wird man die zu verabreichende Menge abschätzen müssen. Diese Menge beträgt bei einem Erwachsenen mindestens 150–250 ml Natrium-Bikarbonat (5%ig).

Richtlinie für die Dosierung:

$$\text{Basen-Defizit (mval/l)} \times \frac{\text{Gewicht (kg)}}{3} = \text{Gesamt-Defizit}$$

Findet man bei einem Patienten mit einem Gewicht von 70 kg ein Basen-Defizit von 10 mval/l, dann ist das Gesamt-Defizit: $10 \times 70/3 =$ ca. 230 mval HCO_3^-.

100 ml Natrium-Bikarbonat (5%ig) enthalten 60 mval HCO_3^-. Der Patient braucht also ca. 400 ml der Bikarbonat-Lösung. Das HCO_3^--Defizit kann man aus dem Säure-Basen-Diagramm ablesen, wenn das Gleichgewicht darin eingezeichnet ist. Es ist die Entfernung vom eingezeichneten Gleichgewichtspunkt bis zur Pufferlinie bei dem gleichen pH-Wert.

In den Beispielen von Abb. 116 zeigt Punkt B eine HCO_3^--Konzentration von 17 mval/l. Gehen wir entlang der Linie für pH = 7,25 nach oben, dann erreichen wir die Pufferlinie bei einer HCO_3^--Konzentration von 28 mval/l. Das Defizit ist dann $28 - 17 = 11$ mval/l.

Punkt 0 in Abb. 118 zeigt ein Defizit von $28 - 19 = 9$ mval/l.

Für die Beurteilung des Säure-Basen-Gleichgewichtes werden folgende Größen verwendet:

Alkali-Reserve. Hierunter versteht man die vorhandene Pufferkapazität in der Form von HCO_3^--Ionen.

Standard-Bikarbonat bedeutet die HCO_3^--Konzentration, die das Blut bei einem $P_{CO_2} = 40$ Torr haben würde, also bei normaler Ventilation. Eine Abweichung des Standard-Bikarbonat-Wertes gibt also das Ausmaß einer metabolischen Azidose oder Alkalose an.

Basen-Exzeß bedeutet einen Überschuß der Puffer-Basen (Summe von Bikarbonat und von negativ geladenen Gruppen des Hämoglobins und der Plasmaproteine) vom Normwert, wiederum gemessen unter standardisierten Bedingungen, d. h. bei einem $P_{CO_2} = 40$ Torr.

Basen-Defizit bedeutet einen Mangel an Puffer-Basen.

„Negativer Basen-Exzeß" heißt natürlich Basen-Defizit.

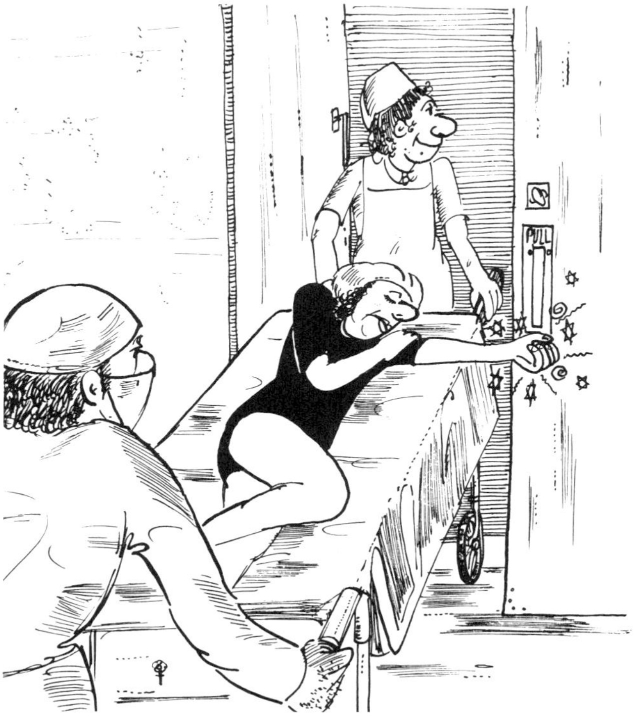

Auf dem Transport:
ALLE EXTREMITÄTEN AN BORD!

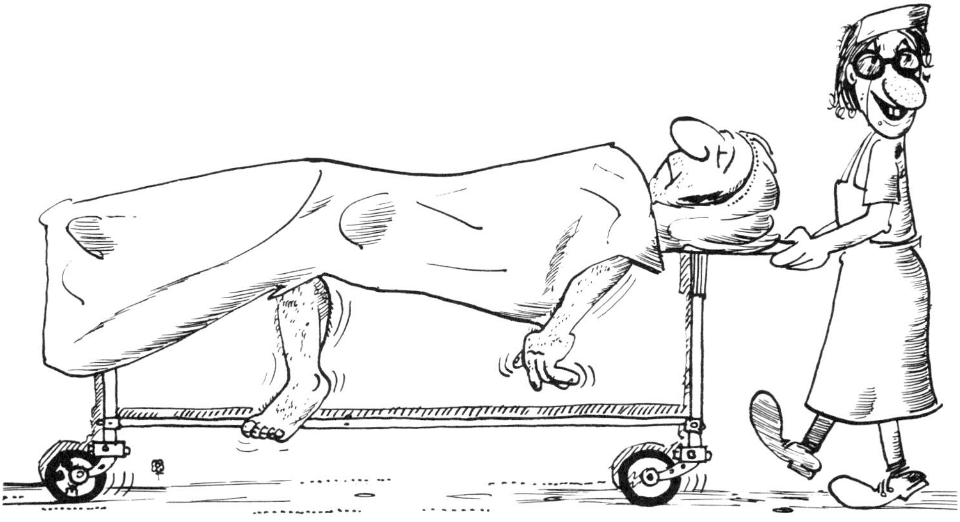

Eine Trage ist manchmal etwas schmal....

KAPITEL 10

PHYSIOLOGIE UND PATHOPHYSIOLOGIE DES HERZENS

Das Herz ist ein Hohlorgan, dessen Wände aus Muskelgewebe bestehen. Bei Kontraktion der Muskelschicht werden die Höhlen verkleinert, und der in ihnen befindliche Inhalt wird in Richtung des geringsten Widerstandes ausgetrieben. Der Zu- und Ausgang der Herzhöhlen wird durch Klappen abgeschlossen, die den Blutstrom nur in eine Richtung fließen lassen. Das Säugetierherz kann anatomisch und funktionell in eine rechte und eine linke Hälfte aufgeteilt werden (in der Folge „rechtes" und „linkes Herz" genannt) (Abb. 119). Sowohl das rechte wie auch das linke Herz kann in einen Vorhof (Atrium) und eine (Druck-)Kammer (Ventrikel) unterteilt werden. Die Vorhöfe beinhalten ein größeres Volumen als die Kammern. Die Kammern haben aber eine dickere Muskelschicht. Der Ventrikel des linken Herzens ist ein Teil des Hochdrucksystems. Die linke Herzkammer hat die dickste Muskelschicht, um das Blut unter entsprechendem Druck in die Aorta austreiben zu können. Das venöse Blut fließt aus der unteren und oberen Hohlvene (Vena cava inferior und superior) in den rechten Vorhof (r. Atrium). Während der Diastole (Entspannung) des Herzmuskels wird die rechte Kammer (r. Ventrikel) aus dem Vorhof gefüllt. Durch Kontraktion der rechten Kammer wird das Blut über die Arteria pulmonalis in die Lungen gepumpt. Zwischem rechten Vorhof und der rechten Herzkammer befindet sich die Trikuspidalklappe, die verhindert, daß Blut während der Kontraktion in den Vorhof zurückströmt. Das Lungengefäßstrombett hat einen geringeren Widerstand als das Stromgebiet des großen Kreislaufs. Der systolische Druck in der rechten Kammer liegt daher nur bei etwa 30 mm Hg. Aus der rechten Kammer strömt das Blut durch die A. pulmonalis (Lungenschlagader) in die Lungenkapillaren. Zwischen Kammer und Lungenschlagader befindet sich die Pulmonalklappe, die verhindert, daß das Blut nach der Austreibung in die A. pulmonalis in den rechten Ventrikel zurückströmt. Das in den Lungenkapillaren arterialisierte Blut strömt über die Vv. pulmonales in den linken Vorhof. Während der Diastole wird die linke Kammer (l. Ventrikel) aus dem linken Vorhof gefüllt. Auch hier befindet sich zwischen der linken Kammer und dem linken Vorhof die Mitralklappe, die während der Systole verhindert, daß das Blut in den linken Vorhof zurückströmt. Das Blut wird während der Systole aus der Kammer in die Aorta ausgetrieben. Die Aortenklappen, die sich zwischen Kammer und Aorta befinden, verhindern das Zurückfließen des Blutes in die Kammern. Die Füllung der Ventrikel über die beiden Vorhöfe wird durch eine zusätzliche Kontraktion der Vorhöfe kurz vor der Kontraktion der Kammermuskulatur unterstützt. Die Kontraktion der rechten und linken Kammer geschieht praktisch gleichzeitig. Die Kontraktion des Herzmuskels wird Systole genannt. Die Erschlaffung der Muskeln heißt Diastole. Der Herzmuskel leistet vor allem bei Belastung viel Arbeit und verbraucht entsprechend viel Sauerstoff. Die Durchblutung des Herzmuskels erfolgt durch die sogenannten Herzkranzgefäße (Aa. coronaria dextra et sinistra). Die Herzkranzgefäße entspringen unmittelbar über den Aortenklappen aus der Aorta. Kurz nach der Systole erfolgt der Einstrom des Blutes in die Koronararterien, sobald die Aortenklappen sich geschlossen haben. Die Aortenwand, die aufgrund ihrer Elastizität einen Teil der bei der Kammerkontraktion entwickelten Energie aufnehmen kann, übt nach Beendigung der Systole einen von allen Seiten auf den Blutstrom einwirkenden Druck aus und unterstützt so den Bluteinstrom in die Koronargefäße.

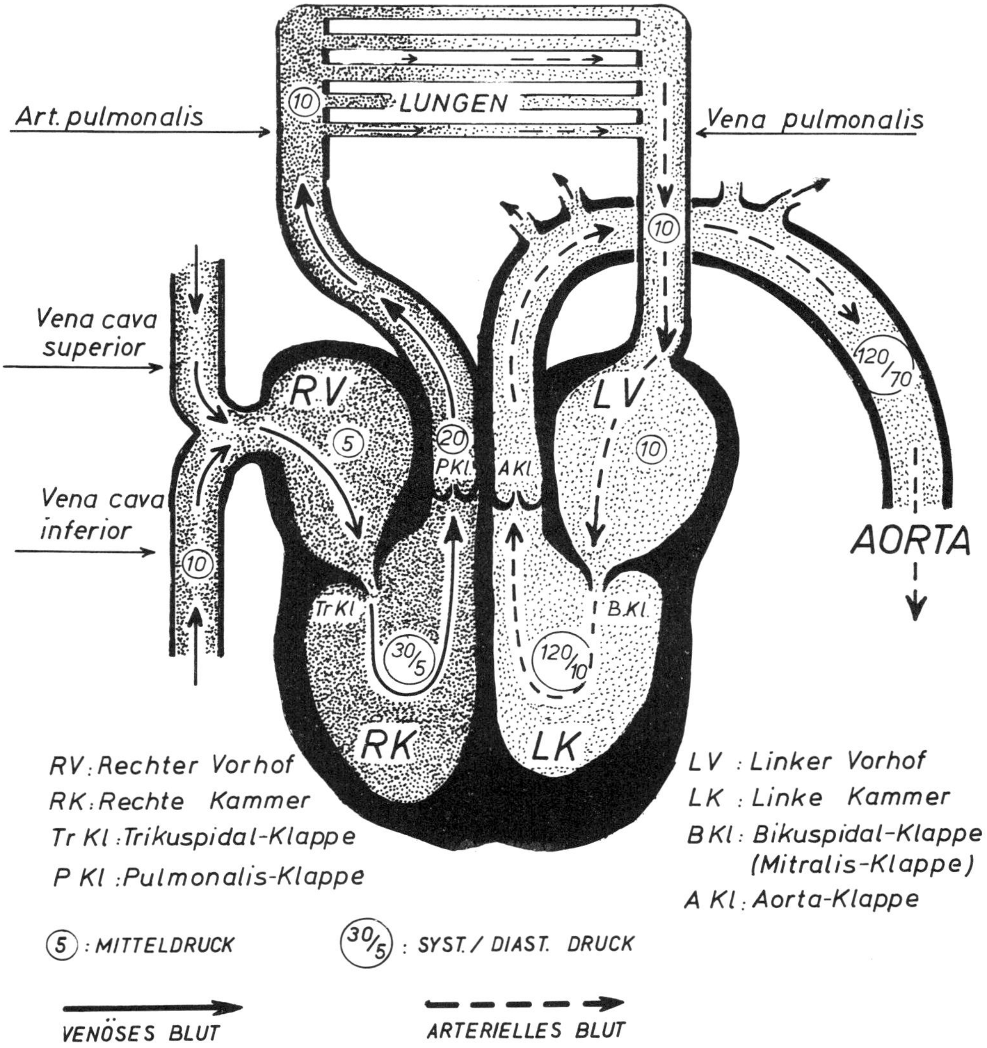

Abb. 119. Kreislauf und Blutdrucke im Herzen (schematisch)

Der Bluteinstrom in die Koronargefäße erfolgt vor allem in der Diastole. Während der Systole behindert die kontrahierte Ventrikelmuskulatur den Bluteinstrom. Je länger also die Diastolendauer (bei langsamem Herzschlag), desto besser ist die Durchblutung und damit die Ernährung des Herzmuskels.

Der Automatismus der Herztätigkeit und seine Störungen

Im Gegensatz zur Atmung ist die Herztätigkeit nicht unserem Willen unterworfen. Es hat sich gezeigt, daß ein aus dem Körper herausgenommenes Herz weiter arbeitet, vorausgesetzt, es wird mit Substraten und Sauerstoff versorgt. Der Automatismus des Herzschlages muß also im Herzen selbst liegen und nicht in einem höheren – im zentralen Nervensystem gelegenen – Zentrum. In Untersuchungen hat sich gezeigt, daß die Muskelfasern im Herzen nicht überall die gleichen Eigenschaften haben und daß bestimmte Muskelfasern für das Zustandekommen der automatischen Reizbildung und Reizleitung verantwortlich sind. Wir wollen zuerst ergründen, auf welche Weise die Kontraktion einer normalen Muskelfaser zustandekommt.

Bau der Muskelfaser

Ein Muskel – auch der Herzmuskel – besteht aus langen, parallelen Bündeln von Muskelfasern. Die Länge variiert zwischen 1und 40 mm. Die Dicke liegt zwischen 0,05 bis 0,1 mm. Jede Muskelfaser besteht aus einer großen Anzahl von Fibrillen, die schichtweise aus den Eiweißkörpern Aktin und Myosin aufgebaut sind. Das Aktin besteht aus Eiweißmolekülen, die die Fähigkeit besitzen, sich durch eine Änderung in der Molekülstruktur verkürzen zu können. Diese Verkürzung kostet Energie. Nach der Kontraktion des Aktin-Myosin-Systems muß diese Energie in sehr kurzer Zeit (einige Tausendstel Sekunden) wieder aufgebaut

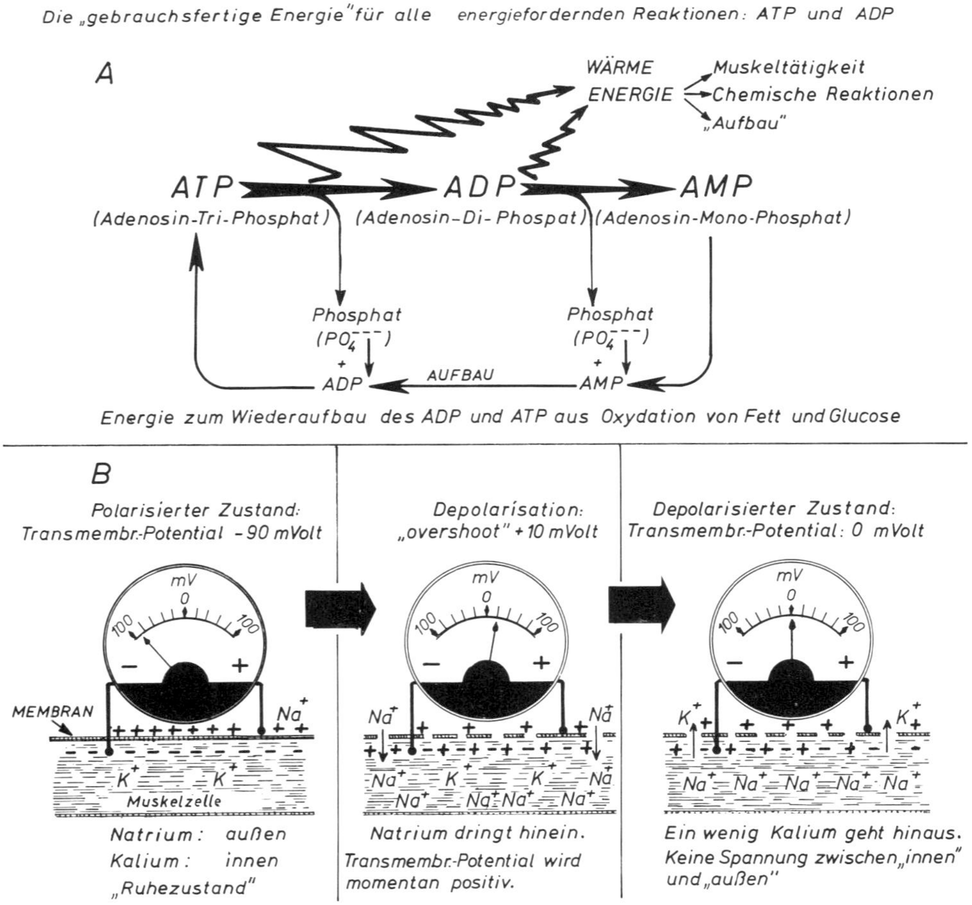

Abb. 120

werden. Der Energielieferant hierfür ist das Adenosin-Tri-Phosphat (ATP) – die wichtigste Quelle für eine sofort zur Verfügung stehende Energie. Diese Energie wird freigesetzt wenn ATP durch Abspaltung eines Phosphat-Ions (PO_4^{3-}) zu Adenosin-Di-Phosphat (ADP) reduziert wird. Der Vorrat von ATP in den Muskeln wird durch intensive Muskelarbeit schnell erschöpft und muß wieder aus seinen Spaltprodukten aufgebaut werden. Die für die ATP-Synthese benötigte Energie wird ausschließlich aus der Verbrennung von Glukose mit Sauerstoff gewonnen. Dieser Mechanismus nimmt jedoch Zeit in Anspruch, und aus diesem Grunde besteht ein weiterer kleinerer Energievorrat für den sofortigen Gebrauch in Form von Kreatinphosphat. Kreatin wird in der Leber aus Methionin, Glycin und Arginin gebildet; im Skelettmuskel wird es zu Kreatinphosphat phosphoryliert, das als „Reserveenergiespeicher" für die ATP-Synthese dient (Abb. 120).

Elektrophysiologie des Herzens

Für die Kontraktion der Muskelfaser und die Erregungsausbreitung im Muskelgewebe wird Energie benötigt. Die elektrischen Vorgänge und die Ionenverschiebungen im Skelettmuskel sind denjenigen im Nerven sehr ähnlich, jedoch bestehen quantitative Unterschiede hinsichtlich Zeitablauf und Ausmaß. Zu beiden Seiten der Zellmembran besteht ein elektrischer Spannungsunterschied: die Innenseite hat eine negative Ladung, die Außenseite der Membran eine positive. Diesen Spannungsunterschied von ca. $^1/_{10}$ Volt nennt man „Membranpotential"; die Zelle ist in diesem Zustand *polarisiert,* so als ob es einen Plus- und einen Minuspol zu beiden Seiten der Zellmembran gäbe.
Wenn sich die Muskelzelle kontrahiert, was mit Energieverbrauch verbunden ist, wird das Membranpotential verändert. Diese Entladung nennt man *Depolarisation* (Abb. 120 und 121). Gleichzeitig mit der Entladung tritt auch eine chemische Verschiebung auf. An der polarisierten Zelle befindet sich innerhalb der Zelle eine hohe Konzentration von Kalium-Ionen (30mal so hoch als im Plasma) und eine niedrige Konzentration von Natrium-Ionen (30mal niedriger als im Plasma). Die Zellmembran ist für Natrium$^+$-Ionen durchlässig und gleichfalls – wenn auch weit geringer – für K^+-Ionen. Der Konzentrationsunterschied zu beiden Seiten der Membran ist also ein künstlicher Zustand während der Polarisation. Während der Depolarisation können die Natrium-Ionen plötzlich die Zellmembran passieren und strömen dann in die Zelle ein, wobei sie mit ihrer positiven Ladung die negative Ladung innerhalb der Zelle neutralisieren. Zu einem späteren Zeitpunkt treten dann auch die Kalium$^+$-Ionen im Austausch für die Natrium$^+$-Ionen aus der Zelle durch die Zellmembran aus und tragen so zu dem Konzentrationsunterschied zwischen „innen" und „außen" bei. Während des Einstroms der Natrium$^+$-Ionen schlägt das „Trans-Membran-Potential", das anfangs -90 mVolt war, nach $+10$ mVolt um. Bei dem später erfolgenden Efflux der Kalium$^+$-Ionen verschwindet dieser sogenannte „Overshoot", es gibt keinen Spannungsunterschied mehr zwischen der Innen- und Außenseite der Zellmembran: der Potentialunterschied ist dann Null.

Die Depolarisation schreitet schnell über die ganze Muskelfaser fort. Anstelle der Depolarisation fließt ein kleiner elektrischer Strom von der Außenseite der Zellmembran zur Innenseite, und die positive Ladung an der Außenseite geht in eine weniger positive über. Wenn wir diesen Zustand nur von der Außenseite betrachten, scheint es, als ob eine schnell fortlaufende Welle negativer Ladung über die Länge der Muskelfaser geht (Aktionspotential) (Abb. 121). Bei der Repolarisation, der Wiederherstellung der ursprünglichen Ionen-Konzentrationen außerhalb und innerhalb der Zelle, werden die Natrium-Ionen aus der Zelle in den Extrazellularraum transportiert und die Kalium-Ionen in die Zelle – gegen einen Konzentrationsunterschied – hineintransportiert. Hierfür ist Energie nötig, die die Zelle aus dem Stoffwechsel

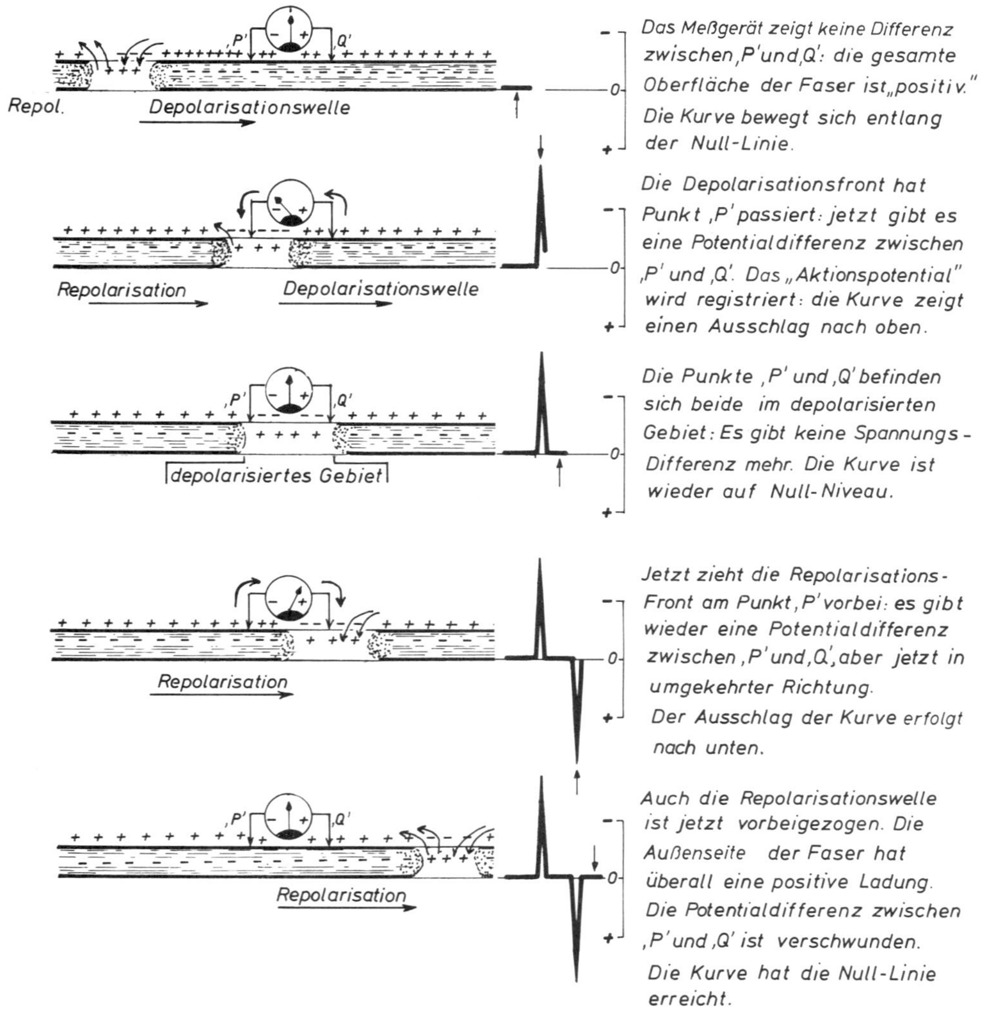

Abb. 121. Die Registrierung des Aktionspotentials an der Oberfläche einer Nerven- oder Muskelfaser während des Ablaufs einer Depolarisationswelle

entnehmen muß. Der Spannungsunterschied zwischen innen und außen stellt sich so wieder her. Wir wissen, daß die Kontraktion der quergestreiften Muskulatur durch eine örtliche Depolarisation an der „Muskelendplatte" durch eine Überträgersubstanz, *das Acetylcholin,* eingeleitet wird. Durch das Einwirken von Acetylcholin wird die Muskelzellmembran an dieser Stelle plötzlich durchlässig für die Natrium-Ionen und der Vorgang der Depolarisation läuft ab. Diese Depolarisation führt zur Verkürzung der Muskelfibrillen, die über die gesamte Länge der Muskelfaser fortläuft. Die Kontraktion des Herzmuskels unterliegt einem gewissen Automatismus. Die Erregungsbildung erfolgt im sogenannten Sinusknoten, der mehr oder weniger durch das autonome Nervensystem beeinflußt werden kann. Die Ionenverteilung zu beiden Seiten der Zellmembran und die Membraneigenschaften erklären die Entstehung des Membranpotentials. Bei der Polarisation liegt für die Muskelzelle ein stabiler Zustand vor, wobei die Innenseite gegenüber der Außenseite ein Potential von ca. −90 mVolt hat. Dieses Membranpotential wird auch als „Ruhepotential" bezeichnet. Dieser Zustand der Polarisation muß fortwährend aufrechterhalten werden: durch die großen Ionen-Konzentrationsunterschiede zwischen Zellinnerem und Zelläußerem werden permanent Natrium^{+}-Ionen in die Zelle und Kalium^{+}-Ionen nach außen wandern. Um diesem Mechanismus entgegenzuwirken, muß die Zelle fortwährend Energie aufbringen. Die Aufrechterhaltung des Ruhepotentials kostet Energie. Im Herzmuskel können wir zwei Arten von Fasern unterscheiden: 1. solche, die ein Ruhepotential von -90 mVolt haben und nur depolarisiert werden, wenn die Zündschwelle erreicht ist und 2. Fasern, deren Ruhepotential nicht konstant ist, sondern sich langsam verringert. Das Ruhemembranpotential der einzelnen Herzmuskelfasern beträgt etwa -90 mVolt. Reizung verursacht ein fortgeleitetes Aktionspotential, das für den Beginn der Kontraktion verantwortlich ist. Die Depolarisation erfolgt schnell und überschießend („Overshoot"), die Repolarisation verläuft jedoch langsam. Die Depolarisation benötigt

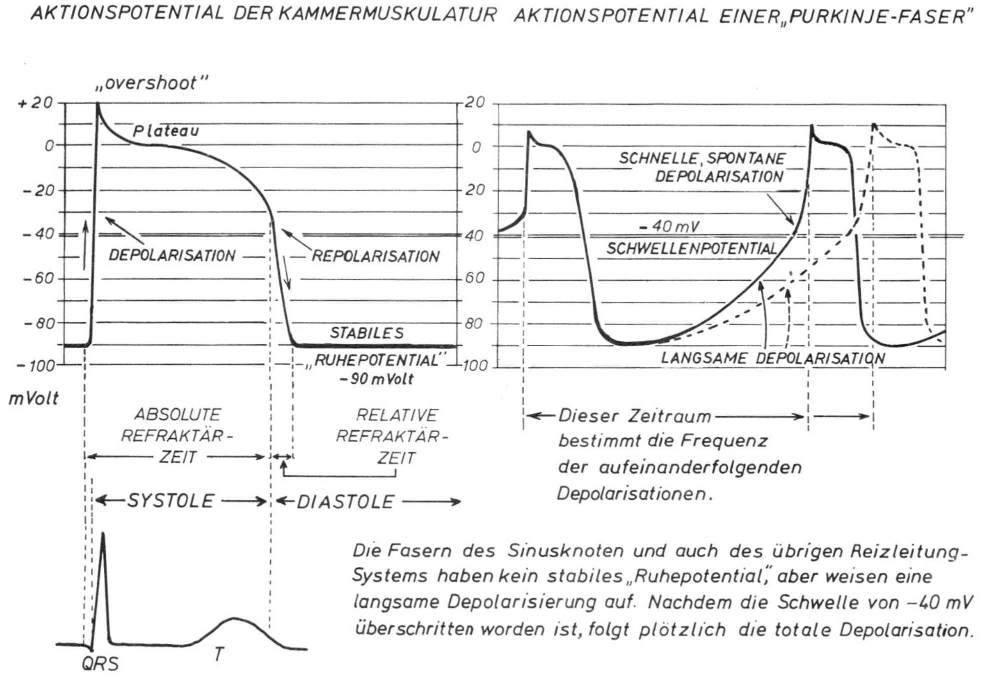

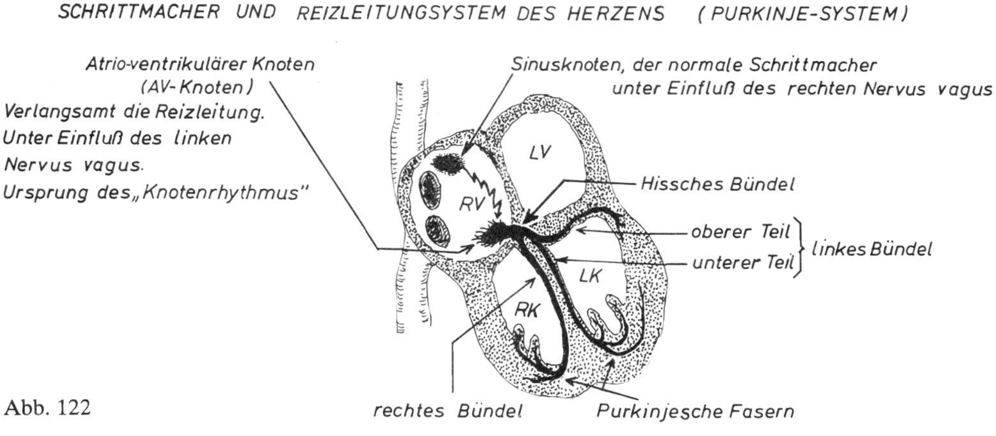

Abb. 122

etwa 2 msec, die Repolarisation aber 200 msec oder mehr (Abb. 122). Bei einem Membranpotential von ca. −50 mVolt existiert eine kritische Phase: wenn das Potential dieses Niveau erreicht hat, ist die Muskelzelle besonders empfindlich für eine Depolarisation auf den geringsten Reiz hin. Bei der Repolarisation wird dieses Schwellenpotential schnell überwunden. Bei einem gestörten Stoffwechsel der Herzmuskelzelle, z.B. durch Sauerstoffmangel, kann es vorkommen, daß die Repolarisation sehr langsam abläuft (diese Phase kostet Energie!), so daß die sogenannte vulnerable Phase (verletzbare Phase) verlängert wird. Es besteht die Gefahr für eine spontane Depolarisation in Form von z.B. ventrikulären Extrasystolien. Dieser labile Zustand kann außerdem eintreten, wenn die Herzmuskelzelle infolge Sauerstoffmangel nicht imstande ist, das volle (−90 mVolt) Ruhepotential aufzubauen, so daß sich das Membranpotential auf ein niedrigeres Niveau z.B. −60 mVolt − nicht weit also von der kritischen Schwellenspannung − einstellt. Die 2. Art der Muskelfasern macht sich diese erstgenannten Eigenschaften zunutze, indem eine spontane Depolarisation eintreten kann, wenn das Ruhepotential ein Niveau von ca. −40 bis −50 mVolt erreicht hat. Bei diesen Fasern sehen wir, daß nach einer anfänglichen totalen Repolarisation bis −90 mVolt das Ruhepotential allmählich kleiner bis zum Niveau des Schwellenwertes wird, worauf dann eine spontane Depolarisation erfolgt, die jetzt an die anderen Muskelfasern weitergeleitet wird. Auf diese Weise entsteht eine sich automatisch wiederholende Depolarisation, deren Frequenz durch das Tempo, in dem die Verringerung des Ruhepotentials stattfindet, bestimmt wird. Sinkt dieses schnell von −90 mVolt auf −40 mVolt, dann werden die Depolarisationen schnell aufeinanderfolgen. Geht dieser Prozeß langsamer, dann ist die Frequenz niedriger. Aus derartigen Fasern bestehen die Schrittmacher des Herzens (Sinusknoten, Artrioventrikularknoten). Sie bilden außerdem innerhalb des Herzmuskels eine Art Leitungssystem, um die Depolarisation geordnet über den Herzmuskel fortzuleiten. Die Reizleitung geht also vom primären Schrittmacher, dem Sinusknoten, zu dem Artrioventrikularknoten und von dort über das His'sche Bündel und Purkinje-System zur Herzmuskelzelle. Wir finden also Fasern mit der schnellen automatischen Depolarisation im sogenannten Sinusknoten, dem primären Schrittmacher des Herzens, der in der Wand des rechten Vorhofes in der Nähe der Einmündung der Vena cava im Vorhof liegt. Im Prinzip ist die sich wiederholende Depolarisation automatisch. Die Herzfrequenz wird jedoch durch das autonome Nervensystem (über Fasern des Nervus vagus und sympathischer Nerven) beeinflußt. Über das autonome Nervensystem wird die Geschwindigkeit der spontanen Depolarisation verändert. Das Reizleitungssystem kann folgendermaßen eingeteilt werden (Abb. 122 unten).

Der Sinusknoten

Er besteht aus einem Netzwerk von dünnen Fasern mit einer reichen Blutversorgung und liegt nahe der Einmündung der Vena cava im rechten Vorhof. Die automatische Depolarisation dieses Gewebes läuft schneller ab als die der anderen Teile des Herzmuskels, wodurch die Frequenz bestimmt wird.

Der Sinusknoten ist der Schrittmacher oder „Pacemaker" des Herzens. Der Rhythmus ist jedoch beeinflußbar. Fasern des parasympathischen und sympathischen Nervensystems stehen in Verbindung mit dem Sinusknoten. Die parasympathischen Fasern entspringen aus dem rechten Nervus vagus. Reizung des Nervus vagus verlangsamt den Rhythmus. Reizung der sympathischen Fasern beschleunigt die Herzfrequenz.

Vom Sinusknoten verbreitet sich die Depolarisationswelle über das Muskelgewebe des Vorhofes und gelangt dann zum Atrio-Ventrikular-Knoten (AV-Knoten), der an der hinteren Vorhofwand dicht am Kammerseptum liegt.

Der Atrio-Ventrikular-Knoten (AV-Knoten)

Der AV-Knoten besteht aus derselben Art Muskelgewebe wie der Sinusknoten. Sein Automatismus ist jedoch langsamer als der des Sinusknotens; dadurch dominiert der Reiz aus dem Sinusknoten. Auch der AV-Knoten steht mit Fasern des autonomen Nervensystems in Verbindung. Die parasympathischen Fasern entspringen jedoch aus dem linken Nervus vagus. Bei Unterbrechung der Reizleitung zwischen dem Sinusknoten und dem AV-Knoten kann der Atrio-Ventrikular-Knoten die Funktion des Schrittmachers übernehmen. Man spricht dann von einem Knotenrhythmus (Nodal-Rhythmus). Aus dem Atrio-Ventrikular-Knoten entspringt ein dickes Bündel von Reizleitungsfasern, das sich in zwei Äste aufteilt und an beiden Seiten des Kammerseptums bis weiter zur Spitze der beiden Kammern verläuft.

Das Hissche Bündel

Die fein verzweigten Enden des His'schen Bündels verteilen sich über die Kammermuskeln von der Spitze des Herzens in Richtung Herzbasis. Die Kontraktion des Herzmuskels beginnt an der Spitze und breitet sich zentralwärts aus. Der Sinn dieses speziellen Reizleitungssystems ist, daß die Kontraktionswelle sich langsam über den Herzmuskel ausbreitet und so die Austreibung des Kammerinhaltes allmählich stattfindet. Würde die Reizübertragung durch ein gewöhnliches Nervengewebe geschehen, dann würde der ganze Herzmuskel sich plötzlich kontrahieren, zu kurz, um die Blutmenge der Kammern in die Pulmonalis bzw. Aorta auszutreiben. Eine verlangsamte Reizleitung läuft in dem Atrio-Ventrikular-Knoten ab. Hier wird die Depolarisationswelle verzögert, um den Vorhöfen Gelegenheit zu geben, ihren Inhalt in die Kammern zu entleeren. Die Kontraktion der Herzmuskelfasern geschieht nach dem „Alles-oder-Nichts"-Gesetz. Die Kraft, mit der sich der Herzmuskel kontrahiert, wird also nicht wie beim Skelettmuskel dosiert, sondern durch folgende Faktoren bestimmt:

1. die Länge der Fasern vor der Kontraktion: werden die Herzmuskelfasern durch eine ausreichende Ventrikelfüllung vorgedehnt (Vordehnung), erfolgt eine kräftige Zusammenziehung;
2. die Dauer der vorangegangenen Diastole: während der Diastole werden die Kammern gefüllt;
3. die Versorgung des Herzmuskels mit Sauerstoff und Nährsubstraten.

Die refraktäre Phase

Während der Depolarisation ist der Herzmuskel unempfindlich für einen folgenden Reiz: *absolute refraktäre Periode*

Wir sehen also, im Gegensatz zum Skelettmuskel, daß aufeinanderfolgende Reize die Kontraktionen nicht verstärken können. Nach der Kontraktion, also während der Repolarisation, ist der Herzmuskel für normale Reize unempfindlich. Ein besonders starker Reiz kann jedoch doch noch eine – wenn auch sehr schwache – Kontraktion auslösen: *relative refraktäre Periode.*

Extrasystolen

Normalerweise entspringt der Reiz für jeden Herzschlag aus dem Sinusknoten in einem regelmäßigen Rhythmus. Der gesamte Herzmuskel ist jedoch in der Lage, durch einen ausreichenden äußeren Reiz eine Kontraktion auszulösen. Diese Reize können von außen kommen, z. B. durch Berührung des Herzmuskels, können aber auch von bestimmten Teilen des Herzmuskels, die auf die eine oder andere Weise geschädigt sind, ausgehen. Wir haben gelernt, daß jede Herzmuskelfaser sich automatisch zusammenziehen kann, und daß die Bereitschaft zu einer Depolarisation durch ein Absinken oder durch ungenügende Höhe des Membranpotentials ausgelöst werden kann. Letzteres kann durch Verletzung z. B. Infarkt, ungenügende Sauerstoffzufuhr oder durch den Einfluß von bestimmten Stoffen, wie z.B. Adrenalin, geschehen. So kann es vorkommen, daß unabhängig vom Sinusknoten ein sekundäres oder tertiäres Zentrum von sich aus mit einer Depolarisation beginnt, die sich dann über den Rest des Muskels ausdehnt. Selbst vom Sinusknoten kann zwischen dem regelmäßigen Rhythmus ein Extra-Herzschlag ausgehen; die hierdurch verursachte Extrasystole wird nach dem Ort des Ursprungs benannt. So spricht man von Sinus-Extrasystolen, wenn der Sinusknoten nicht im richtigen Rhythmus seine Impulse bildet; von einer nodalen Extrasystole, wenn der Ursprung im atrio-ventrikulären Knoten liegt, und von ventrikulären oder Kammer-Extrasystolen, wenn der Reiz in der Kammermuskular entstanden ist. Wir beobachten manchmal, daß nach einer Extrasystole eine lange Pause eintritt, bevor der nächste regelmäßige Herzschlag folgt. Dieses ist bedingt durch die refraktäre Periode, also die Unempfindlichkeit des Herzens, die nach einer Extrakontraktion besteht. Hier hat der erste nachfolgende Reiz aus dem Sinusknoten keinen Effekt auf den Herzmuskel. Diese Pause wird *kompensatorische Pause* genannt. Extrasystolen können also auftreten infolge von örtlicher Verletzung durch operative Eingriffe oder infolge O_2-Mangel bei Herzinfarkt, durch die Einwirkung von Adrenalin und auch durch kardiodepressiv wirkende Anaesthetika wie Halothan und Chloroform.

Alle Pharmaka mit anaesthetischer Wirkung hemmen den Stoffwechsel und damit auch den normalen Aufbau des Ruhepotentials des Herzmuskels und dessen Aufrechterhaltung. Je mehr der Stoffwechsel des Herzmuskels gehemmt wird – sowohl bei der Repolarisation als auch bei der Aufrechterhaltung des Ruhepotentials –, desto mehr bleibt das Membranpotential an der gefährdeten Zone des „Schwellenpotentials", mit der Möglichkeit einer spontanen Depolarisation. Auch das Verhältnis der Elektrolyte hat auf das Ruhepotential einen Einfluß. Ein hoher Kalium-Gehalt im Plasma vermindert das Verhältnis zwischen Zellinnerem und Zelläußerem, wodurch das Ruhepotential niedriger wird. Die Kontraktionskraft des Herzmuskels nimmt ab und das Membranpotential liegt näher am Schwellenpotential. Calcium-Ionen, die in der Zellmembran vorhanden sein müssen, werden wahrscheinlich bei der Depolarisation freigesetzt. Calcium-Ionen aktivieren die ATPase des Myosins und leiten dadurch die Kontraktionen ein. Bei einer Verminderung der Calcium-Ionen wird das Ruhepotential nicht erreicht und die Repolarisation kann nicht aufrechterhalten werden. Hierdurch können gleichfalls spontane Depolarisationen auftreten.

Für eine übermäßige Reizbarkeit des Herzmuskels sprechen ventrikuläre Extrasystolen, die zu ventrikulärer Tachykardie und zu Kammerflimmern führen können. Bei dem unorganisierten Aufeinanderfolgen von Kammerkontraktionen wird kein oder wenig Blut in die Aorta ausgeworfen.

Herzblock

Beim Herzblock liegt eine Unterbrechung des Reizleitungssystems vor, d.h. von der Depolarisation des Sinusknotens wird der Reiz nicht zu den kontraktilen Elementen des Herzmuskels weitergeleitet. Wir beobachten, daß die Vorhöfe sich regelmäßig kontrahieren, aber die Kammern ganz unabhängig davon in ihrem eigenen Rhythmus schlagen. Der Kammereigenrhythmus ist mit ca. 40 Schlägen pro Minute langsamer als der des Sinusknotens. Es ergibt sich also eine Trennung zwischen Vorhof- und Kammerrhythmus (sog. atrio-ventrikuläre Dissoziation). Eine solche Blockade kann an unterschiedlichen Stellen zustandekommen:

1. Zwischen dem Sinusknoten und dem Atrio-Ventrikular-Knoten. Wir beobachten dann, daß der AV-Knoten als Schrittmacher fungiert. Es entsteht ein „Nodal-Rhythmus", wobei die Kammern sich auf die Depolarisation des AV-Knotens hin kontrahieren.

2. Im His'schen Bündel. Hier bestimmt der primäre und sekundäre Schrittmacher nicht mehr den Rhythmus. Die Kammern kontrahieren sich in ihrem eigenen, langsamen Rhythmus.
3. In einem Schenkel des His'schen Bündels. Man spricht dann von einem *Schenkel-Block*. Hier kontrahiert sich ein Teil der Kammermuskulatur sofort auf den Reiz des Pacemakers, die übrigen Teile der Kammermuskulatur empfangen die Depolarisationswelle auf einem Umweg, so daß die Kontraktion dieser Teile etwas später erfolgt. Ein Herzblock kann durch Verletzung des His'schen Bündels infolge eines Herzinfarktes total sein. Ein partieller Block kann durch eine Hemmung der Reizleitung im Bündel infolge von Sauerstoffmangel, Koronarsklerose oder durch Vergiftungen zustandekommen. Pharmaka, die die Erregbarkeit des Herzmuskels steigern, können auch die Reizleitung im His'schen Bündel verbessern. Bei Vorliegen eines partiellen Blocks können deshalb Katecholamine durchaus den Zustand verbessern.

Rhythmusstörungen

Vorhofflimmern

Eine Störung des regelmäßigen Herzrhythmus kann bedingt sein durch das Auftreten eines Herzblockes oder durch Extrasystolen, die an mehreren Stellen im Herzmuskel ihren Ursprung haben können. Vorhofflimmern ist eine wichtige Ursache für eine unregelmäßige Herzschlagfolge. Ebenso wie beim Kammerflimmern sehen wir hier eine unregelmäßige Folge von schwachen Muskelkontraktionen in der Vorhofwand, so als ob die ganze Muskelwand in einer schwingenden Bewegung wäre. Die Ursache kann in einer Überlastung und Überdehnung der Vorhofwände liegen, wie sie z. B. bei Mitralstenosen oder bei Insuffizienz der linken Herzkammer oder auch durch eine Intoxikation (z. B. bei Hyperthyreose) vorkommen. Eine mögliche Ursache ist auch eine Verletzung des Sinusknotens durch sklerotische Prozesse. Die Anzahl der Kontraktionen des Vorhofes kann bis zu 600 pro Minute betragen. Die Kammermuskulatur wird vor dieser Lawine von Depolarisationsreizen durch die refraktäre Periode des AV-Knotens geschützt. Von den ankommenden Reizen wird nur ein kleiner Teil weitergeleitet, so daß die Reize, die schließlich die Kammern erreichen, zu unregelmäßigen Kammerkontraktionen führen. Bei einem unbehandelten Vorhofflimmern können wir einen unregelmäßigen, schnellen Pulsschlag beobachten. Es kann vorkommen, daß, wenn wir das Herz abhören und gleichzeitig den Puls fühlen, das Herz schneller zu schlagen scheint, als es nach dem Puls zu erwarten wäre. Durch den schnellen Rhythmus und durch das Fehlen der regelmäßigen Vorhofkontraktion ist die Kammerfüllung ungenügend. Es werden also Kammerkontraktionen die Folge sein, bei denen praktisch kein Blut in die Aorta ausgeworfen wird. Bei diesen Kammerkontraktionen ist der Puls nicht fühlbar. Diese fehlenden Pulsschläge werden als „Pulsdefizit" bezeichnet.

Pulsus alternans

Diese Unregelmäßigkeit ist oft am Puls zu fühlen, aber zeitweilig auch nur im Elektrokardiogramm sichtbar. Wir fühlen abwechselnd einen vollen und einen kleinen Pulsschlag. Die Ursache beruht wahrscheinlich auf einer ungenügenden Blutzufuhr zum Herzen. Bei einem vollen Pulsschlag war das Herz ausreichend mit Blut gefüllt. Für den nächsten Schlag ist dann nicht genügend Blut in das Herz geströmt, so daß der Pulsschlag schwächer ausfällt. Der darauffolgende Schlag hat dann wieder den vollen Effekt usw. Dieses Symptom kommt hauptsächlich vor bei Halothan- und Trilen-Anaesthesie sowie bei hohem Kohlensäuregehalt im Blut, z. B. bei hypercapnischen Patienten. Es deutet alles darauf hin, daß die Erklärung für den fühlbaren Pulsus alternans nicht allein auf einem ungenügenden venösen Rückfluß beruhen kann. Dies ergibt sich auch aus der Tatsache, daß der abwechselnd schwache und starke Pulsschlag gleichfalls im EKG oder auf dem Oszilloskop zu sehen ist. Die Depolarisation des Herzmuskels wechselt also auch. Man kann annehmen, daß die kardiodepressive Wirkung von Halothan und Trilen zunächst die Funktion der Dehnungs-Rezeptoren in der Vorhofwand hemmt, so daß die Kontraktion der Kammern nicht dem Füllungsgrad der Vorhöfe angepaßt wird und daß außerdem durch eine Hemmung der normalen Repolarisation – bedingt durch die halogenierten Kohlenwasserstoffe – das normale Ruhepotential von −90 mVolt der Ventrikelmuskulatur nicht für jeden folgenden Herzschlag erreicht wird: wenn das Ruhepotential vor der Depolarisation niedriger ist, sehen wir einen kleineren Ausschlag im EKG. Die niedrigere und die hohe Amplitude im EKG können auf einer Ermüdung der Muskelzelle nach einer normalen Kontraktion mit der längeren Anspannungsdauer während der Austreibungsphase des Blutes beruhen. Der normalen Kontraktion folgt eine kürzerdauernde Kontraktion, die mit einem geringeren Energieverlust einhergeht. Die darauffolgende Systole kann wieder mit der vollen Kontraktionskraft ausgeführt werden. Welche Rolle bei diesem Mechanismus ein erhöhter Kohlensäuregehalt spielt, ist unklar. Bei einem erhöhten pCO_2 geben die Nebennieren Adrenalin an das Blut ab. Adrenalin erhöht die Kontraktionskraft und die Herzfrequenz. Es ist möglich, daß durch die Beta-Wirkung des Adrenalins auf die Herzmuskelzellen eine gewisse Irregularität der Herzkontraktion entsteht.

Respiratorische Arrhythmie

Diese atemabhängige Arrhythmie wird auch Sinusarrhythmie genannt. Parallel mit dem Atemzyklus können wir einen Wechsel der Pulsfrequenz beobachten. Die Ursache liegt in dem wechselnden Einfluß des Nervus vagus bei der Ein- und Ausatmung, wobei – in bezug auf die Pulsgröße – auch die Passage des Blutes durch die Lungen bei der Ein- und Ausatmung eine Rolle spielt.

Die normale Regelung des Herzschlages (Abb. 123)

Die Leistung des Herzens gemessen an der Menge Blut, die es pro Minute fördert, wird als Herzminutenvolumen (cardiac output) bezeichnet. Das Herzminutenvolumen wird bestimmt durch das *Schlagvolumen* (Blutmenge pro Herzschlag) und der *Herzfrequenz* (Anzahl der Schläge pro Minute). Für einen gesunden ruhenden Erwachsenen ist ein Herzminutenvolumen von 5–6 l normal, bei Anstrengung kann sich das Herzminutenvolumen bis auf 25 l pro Minute erhöhen. Das heißt, daß in Ruhe das gesamte Blutvolumen in der Minute einmal das Herz durchläuft. Das *Schlagvolumen* wird bestimmt durch die Füllung des Herzens in der Diastole, d.h. vor der Kammer-Kontraktion. Bei einer langsamen Herzschlagfolge kann das Schlagvolumen größer sein, weil die Kammern in der Diastole besser gefüllt werden. Bei einer Schocksituation und bei einer sehr hohen Herzfrequenz wird das Schlagvolumen kleiner. Die *Herzfrequenz* wird durch den Sinusknoten und durch die Reizleitung zum AV-Knoten bis zum Hisschen Bündel bestimmt. Die Kontraktionskraft des Herzens wird bestimmt durch die Vordehnung der Muskelfasern vor der Kontraktion (Füllung der Kammer) und durch die Erregbarkeit des Herzmuskels mit seinem Reizleitungssystem: eine schnelle Reizleitung über das Purkinje-Netz bedeutet eine schnellere Ausdehnung der Depolarisationswelle.

Herzfrequenz

Die Herzfrequenz wird durch ein Gleichgewicht zwischen dem Einfluß des Nervus vagus und dem sympathischen System bestimmt. Der Nervus vagus hat eine fortdauernde, hemmende Wirkung auf den Herzrhythmus. Eine Reizung des Nervus vagus verlangsamt den Rhythmus des Sinusknotens und verzögert die Reizleitung zum Atrio-Ventrikular-Knoten. Als Überträgerstoff fungiert hier das Acetylcholin. Eine sehr starke Vagusreizung kann zu einer sehr langsamen Herzfrequenz oder sogar zum Herzstillstand führen. Eine Vagushemmung durch

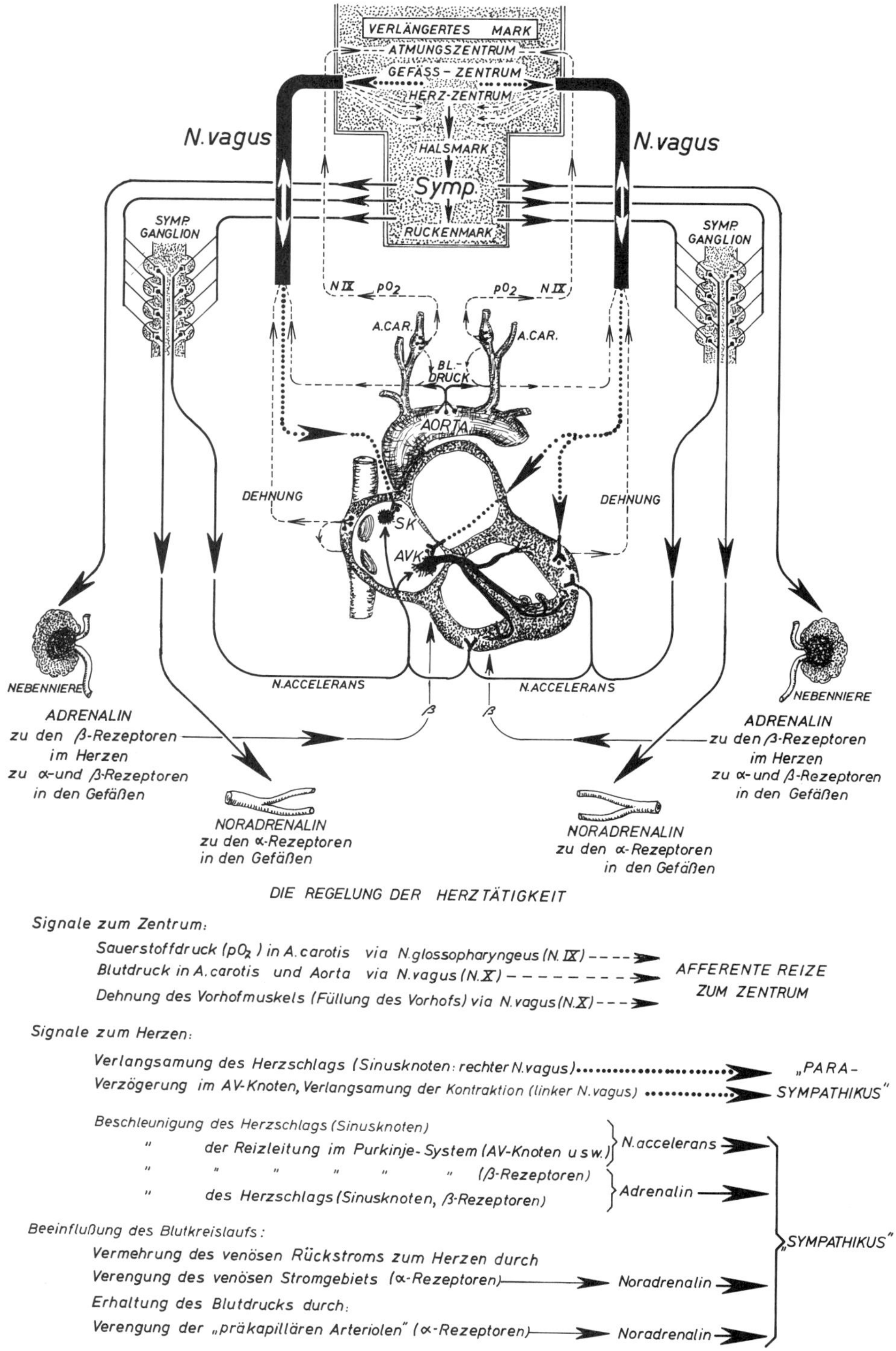
VERLÄNGERTES MARK
ATMUNGSZENTRUM
GEFÄSS-ZENTRUM
HERZ-ZENTRUM
N. vagus
N. vagus
HALSMARK
Symp.
RÜCKENMARK
SYMP. GANGLION
SYMP. GANGLION
N IX
pO_2
pO_2
N IX
A.CAR.
A.CAR.
BL.-DRUCK
AORTA
DEHNUNG
DEHNUNG
SK
AVK
NEBENNIERE
NEBENNIERE
N.ACCELERANS
N.ACCELERANS
β
β
ADRENALIN zu den β-Rezeptoren im Herzen zu α- und β-Rezeptoren in den Gefäßen
ADRENALIN zu den β-Rezeptoren im Herzen zu α- und β-Rezeptoren in den Gefäßen
NORADRENALIN zu den α-Rezeptoren in den Gefäßen
NORADRENALIN zu den α-Rezeptoren in den Gefäßen
DIE REGELUNG DER HERZTÄTIGKEIT
Signale zum Zentrum:
Sauerstoffdruck (pO_2) in A. carotis via N. glossopharyngeus (N. IX)
Blutdruck in A. carotis und Aorta via N. vagus (N. X)
Dehnung des Vorhofmuskels (Füllung des Vorhofs) via N. vagus (N. X)
AFFERENTE REIZE ZUM ZENTRUM
Signale zum Herzen:
Verlangsamung des Herzschlags (Sinusknoten: rechter N. vagus)
Verzögerung im AV-Knoten, Verlangsamung der Kontraktion (linker N. vagus)
„PARA-SYMPATHIKUS"
Beschleunigung des Herzschlags (Sinusknoten)
" der Reizleitung im Purkinje-System (AV-Knoten usw.)
N. accelerans
" " " " " " (β-Rezeptoren)
" des Herzschlags (Sinusknoten, β-Rezeptoren)
Adrenalin
Beeinflußung des Blutkreislaufs:
Vermehrung des venösen Rückstroms zum Herzen durch
Verengung des venösen Stromgebiets (α-Rezeptoren)
Noradrenalin
Erhaltung des Blutdrucks durch:
Verengung der „präkapillären Arteriolen" (α-Rezeptoren)
Noradrenalin
„SYMPATHIKUS"

Abb. 123

Atropin kann den Herzschlag hingegen beschleunigen. Durch eine Stimulation des sympathischen Systems werden Erregbarkeit und Reizleitung im Herzmuskel erhöht. Dieser Einfluß gelangt auf zwei Wegen zum Herzen:

1. durch eine direkte Wirkung der sympathischen Fasern auf den Sinusknoten und den AV-Knoten;
2. durch das Adrenalin, das das Herz über den Blutkreislauf erreicht.

Eine Vergrößerung der Erregbarkeit im Reizleitungssystem bedeutet einen schnelleren Rhythmus des Sinusknotens und eine schnellere Fortleitung der Depolarisationswelle zum AV-Knoten und über die Hisschen Bündel in den Herzmuskel. Eine kräftige Kontraktion kommt durch eine schnelle Ausbreitung der Depolarisation über die Muskelwand zustande.

Kardiale Wirkungen der adrenergen Wirkstoffe

Noradrenalin: erhöhte Erregbarkeit des Herzmuskels (Alpha-Wirkung).

Adrenalin: erhöhte Erregbarkeit des Herzmuskels (Alpha-Wirkung)
erhöhte Erregbarkeit des Reizleitungssystems
(Beta-Wirkung)
Herzfrequenzerhöhung, Verstärkung der Kontraktionskraft des Herzmuskels
(Beta-Wirkung).

Substanzen mit Einfluß auf die Herztätigkeit

Es gibt nur wenige Pharmaka, die die Wirkung des Herzens günstig beeinflussen. Diese Pharmaka sollten folgende Wirkung haben:

1. die Kontraktionskraft des Herzmuskels vergrößern und dabei, wenn möglich, das Herz ökonomischer arbeiten lassen;
2. die Reizleitung im Reizleitungssystem verbessern;
3. die Reizleitung zu diesem System verzögern;
4. die Erregbarkeit der Muskeln hemmen.

Digitalis-Gruppe

Die Herzglykoside wurden aus dem Roten Fingerhut (Digitalis purpurea) und aus dem Strophanthus kombé gewonnen. Später wurden Reinglykoside auch aus Digitalis lanata und aus anderen Pflanzen isoliert. Einige wurden auch chemisch modifiziert. Die Digitaliskörper haben eine dem Zucker verwandte Struktur und werden deshalb auch Digitalis-Glykoside genannt. Die pharmakologischen Eigenschaften der Kardiotonika sind jedoch von der zukkerfreien Komponente abhängig, von dem A-Glycon oder Genin. Die häufigsten zur Therapie gebrauchten Substanzen sind: *Digoxin* (Lanicor, Lanitop); *Digitoxin* (Digimerck, Digitoxin-Sandoz); *Lanatoside C* (Cedilanid). Diese Pharmaka sind abgeleitet von der Digitalis-Pflanze. Strophanthin K (Kombetin) und Strophanthin G (Ouabain) sind abgeleitet von der Strophanthus-Pflanze. Der Unterschied zwischen den Herzglykosiden liegt in der Dosierung und dem Wirkungseintritt. Der Beginn der Wirkung wird 10–15 Minuten nach Verabfolgung von K- und G-Strophanthin, Lanatosid C, Acetyldigoxin oder Digoxin beobachtet. Die Wirkung der Glykoside liegt 1. in der Verzögerung der Reizleitung im AV-Knoten und im Hisschen Bündel, 2. in der Steigerung der Inotropie des Herzens, also Erhöhung der Kraft der Myokardkontraktion. Zur Verzögerung der Reizleitung im AV-Knoten wird Digitalis bei Vorhofflimmern eingesetzt. Die Anzahl der Vorhofimpulse kann bis zu 600 pro Minute betragen. Dieser Frequenz kann die Kammer nicht folgen. Durch Verzögerung der Reizleitung im AV-Knoten kann die Anzahl der Reize, die über das Hissche Bündel die Kammermuskulatur erreicht, auf eine normale Frequenz zurückgeführt werden (in Abhängigkeit von der Dosierung!). Die Irregularität des Rhythmus bleibt jedoch unbeeinflußt. Die positiv inotrope Wirkung ist vor allem bei einem überfüllten (dilatierten) Herzen günstig. Durch die kräftige Kontraktion kann das Herz sich besser entleeren. Herzminutenvolumen und Blutdruck steigen. Als Folge davon sinkt die Herzfrequenz. Die Abnahme der Herzfrequenz wurde früher einer direkten Reizung des Nervus vagus durch Digitalis zugeschrieben. Im Prinzip ist es wohl die normale Reaktion auf das Ansteigen des Blutdruckes. Dosierung: Digoxin + Cedilamid 0,25 mg 3–4mal am Tag bis zur Sättigung. Nach einigen Tagen wird die Sättigung erreicht, und die weitere Dosierung wird nach dem Digitalisspiegel und der Pulsfrequenz durchgeführt. Die Verabreichung erfolgt per os oder als Injektion. Eine intravenöse Injektion von Digitalis kann bei einem Patienten, der über eine lange Zeit digitalisiert wurde, gefährlich sein. Strophanthin + Ouabain: 0,25–0,5 mg intravenös als Einzeldosis.

Überdosierung und Unverträglichkeit

Die Folgen einer Überdosierung sind:
1. Zunehmende Verzögerung der Reizleitung bis zum totalen Block. Im EKG wird eine Verlängerung der PQ-Zeit sichtbar. Es kann ein Knotenrhythmus auftreten.
2. Die erhöhte Erregbarkeit des Herzmuskels kann zu Extrasystolien führen und sogar zum Flimmern des Ventrikels. Im EKG zeigt sich die Digitalis-Wirkung in einer schalenförmigen ST-Senkung und einem niedrigen oder verschwundenen T-Gipfel. Die therapeutische Breite von Digitalis ist sehr eng, d.h. der Spielraum zwischen ausreichendem Effekt und den Symptomen der Intoxikation ist sehr klein. Die Verabreichung von Digitalis sollte bei Tachykardie, Sinustachykardie und ventrikulärer Tachykardie vermieden werden. In diesen Fällen ist das Herz schon übermäßig erregbar, und eine Digitalisierung kann ein Flimmern der Kammermuskulatur bewirken. Gleiches gilt auch bei der durch Atropin bedingten Tachykardie. Schock und Kollaps, bedingt durch Blutverlust oder Gefäßerweiterung, führen zu einer Frequenzsteigerung mit einem erhöhten Adrenalinspiegel im Blut. Die Gabe von Digitalis kann dann ein Kammerflimmern auslösen.

Muskelrelaxantien

Die Gabe von Succinylcholin kann bei digitalisierten Patienten – wahrscheinlich durch einen nikotinähnlichen Effekt auf den Sympathikus – zu ventrikulären Extrasystolen und auch zu Kammerflimmern führen. Eine Intubation bei digitalisierten Patienten sollte besser mit einem nicht depolarisierenden Muskelrelaxans (z.B. Pancuroniumbromid, Alloferin, Curare) durchgeführt werden. Flaxedil verursacht dagegen eine unerwünschte Tachykardie.

Cholinergische Substanzen – Halothan

Der verzögernde Effekt von Digitaliskörpern auf die Reizleitung und die Aktivität des Sinus- und AV-Knotens läuft parallel mit dem Einfluß des Vagus auf diese Zentren. Unter dem Einfluß von Halothan und nach der Gabe von Neostigmin kann eine starke Bradykardie (langsamer Puls) eintreten. In beiden Fällen wird diese Bradykardie durch Atropin beseitigt.

Adrenergische Stoffe

Pharmaka, die die Erregbarkeit des Herzmuskels erhöhen und vor allem auch auf die Beta-Rezeptoren stimulierend einwirken, erhöhen die Gefahr der Extrasystolie bei digitalisierten Patienten (Adrenalin, Alupent, Isuprel).

Calcium

Ein erhöhter Calcium-Gehalt im Blutplasma erhöht die Erregbarkeit des Herzmuskels. In bestimmten Fällen macht man von der Gabe von Calcium Gebrauch (z.B. bei einem hohen Kalium-Gehalt). Bei einem Patienten unter der Einwirkung von Digitalis können dadurch jedoch Symptome einer Digitalis-Intoxikation auftreten: Extrasystolen und Kammerflimmern. In diesem Fall muß die Calcium-Verabreichung vermieden werden oder in sehr kleinen Dosen und sehr langsam erfolgen.

Chinidin

Dieses Pharmakon ist verwandt mit Chinin und hat folgende Wirkungen:
1. Verlängerung der refraktären Periode im Purkinje-Netz.
2. Verminderung der Erregbarkeit und dadurch Abnahme der Inotropie.
3. Anticholinergische Wirkung (Atropin-artig) auf den Sinusknoten.
4. Verzögerung der Reizleitung im AV-Knoten und im Hisschen Bündel.

Der Chinidin-Effekt ist weniger gut voraussehbar als die Wirkung von Digitalis. Im Vergleich zu Digitalis ist die verminderte Herzleistung eine ungünstige Nebenwirkung, die durch Pharmaka mit beta-blockierenden Eigenschaften (Dociton, Visken) verstärkt werden kann. Chinidin verzögert nicht den normalen Sinusrhythmus und wird auch nach einer erfolgreichen Kardioversion genutzt, um den Sinusrhythmus zu stabilisieren. Die Verzögerung der normalen Reizleitung kann allerdings zur Folge haben, daß ventrikuläre Extrasystolen auftreten. Chinidin kann die Wirkung von Muskelrelaxantien potenzieren.
Dosierung: Nach der Test-Dosis von 200 mg (per os) im Hinblick auf eine mögliche Überempfindlichkeitsreaktion 200–400 mg/Tag. Kontraindikationen: Wenn Stoffe mit alphablockierender Wirkung verabreicht werden (Dehydrobenzperidol, Regitin, blutdrucksenkende Pharmaka), kann nach Chinidin eine ernsthafte Blutdrucksenkung auftreten, bedingt durch die negativ inotrope Wirkung auf das Herz ohne eine Kompensationsmöglichkeit durch Erhöhung des peripheren Widerstandes (Wirkung der Alpha-Blocker). Eine Schädigung des Herzmuskels (Infarkt, Myokarditis, stark dilatiertes Herz) und hohes Alter machen die Verabreichung von Chinidin gefährlich.

Beta-Rezeptoren-Blocker (Aptin, Dociton, Visken, usw.)

Der Einfluß des Sympathikus auf das Herz erfolgt über die Beta-Rezeptoren. Seine Wirkungen sind in einer verstärkten Erregbarkeit des Herzmuskels und des Reizleitungssystems, in der Erregungsbildung des Sinusknotens (höhere Frequenz) und in der Erweiterung der Herzkranzgefäße zu sehen.
Bei der Gabe von Beta-Blockern nehmen wir dem Herzen die Möglichkeit, sich Kreislaufänderungen anzupassen, insbesondere, wenn durch Atropin auch eine Gegenregulation über den Nervus vagus blockiert ist. Negativ inotrope Effekte von anderen Pharmaka auf das Myokard und auf den peripheren Gefäßtonus (Halothan, Barbiturate) führen in verstärktem Maße zu einer weiteren Blutdrucksenkung.
Pharmaka mit Beta-Rezeptoren-blockierenden Eigenschaften werden in der Regel verwandt, um Extrasystolen zu unterdrücken, insbesondere Extrasystolen, die ihren Ursprung in der Kammermuskulatur haben. Dabei resultiert eine depressorische Wirkung auf den Herzmuskel (negativ inotroper Effekt). Außerdem muß man damit rechnen, daß diese Substanzen gleichfalls die Beta-Rezeptoren in den Bronchien blockieren, die hier einen bronchuserweiternden Effekt haben. Intravenöse Verabreichung eines Beta-Blockers kann dann auch einen Bronchospasmus verursachen, der nicht oder nur verzögert auf die Verabreichung von

Alupent (Pharmakon mit Beta-Wirkung) reagiert. Während der Anaesthesie ist es zweckmäßiger, Extrasystolen mit Xylocain (Lidocain) 50–100 mg intravenös zu behandeln. Diese Substanz vermindert gleichfalls die Erregbarkeit der Kammermuskulatur mit weniger negativ inotropem Einfluß auf den Herzmuskel. Dieser letztgenannte Faktor kann in Kombination mit verabreichten Anaesthetika eine unerwünschte und gefährliche Blutdrucksenkung verursachen. Patienten, die zur Entfernung eines Phäochromozytoms operiert werden müssen (aktiver Nebennierentumor, der Adrenalin produziert), werden oft mit alpha-blockierenden Stoffen vorbehandelt (Regitin), um einem extrem hohen Blutdruck vorzubeugen. Gleichzeitig erfolgt die Behandlung mit beta-blockierenden Stoffen unter dem Aspekt, Extrasystolien zu vermeiden. Es ist verständlich, daß unter beta-blockierenden Substanzen der Mechanismus der Blutdruckregulation ausgeschaltet ist, d.h. sowohl Gefäßverengung als auch eine verstärkte Herztätigkeit sind ausgeschaltet. Die Anaesthesie muß äußerst vorsichtig eingeleitet werden, mit Anaesthetika, die den Blutdruck so wenig wie möglich senken, unter gleichzeitiger Verabreichung von Infusionen, um einen Volumenmangel zu vermeiden.

Pharmaka mit aktivierendem Effekt auf die Beta-Rezeptoren

Diese Substanzen erhöhen die Erregbarkeit des Reizleitungssystems und beschleunigen den Rhythmus des Sinusknotens. Daraus ergibt sich eine Vergrößerung des Herzzeitvolumens und eine Erhöhung des Blutdruckes. Die Verabreichung solcher Pharmaka geschieht in Notsituationen: z. B. nach Herzstillstand oder einer „Herzschwäche", die sich mit keiner anderen Maßnahme verbessern läßt. Dabei liegt die Vorstellung zugrunde, daß das Herz eine bessere Leistung bringt und damit auch seine eigene Sauerstoffzufuhr und Substratzufuhr verbessern und so aus dem Circulus vitiosus gelangen kann. Ein anderes Anwendungsgebiet ist der sogenannte partielle Block. Wenn die Reizübertragung vom Sinusknoten zum AV-Knoten verzögert abläuft, oft durch eine ungenügende Sauerstoffzufuhr in diesem Gewebe, wird die Erregbarkeit dieses Teils des Purkinje-Systems durch Stoffe mit Beta-Aktivität vergrößert.

Isuprel (Isoprenalin = Isopropyl-Noradrenalin) (s. S. 216): Isuprel wirkt sowohl auf die Beta-Rezeptoren im Herzen als auch auf die in den Bronchien.

Alupent (Orciprenalin) stimuliert vor allem die Beta-Rezeptoren in den Bronchien. Es wird bei Asthma bronchiale oder bei anderen Komplikationen, die zu einem Bronchospasmus führen, verabreicht.

Pharmaka, die die Vaguswirkung auf das Herz blockieren

Die Wirkung von Atropin und Scopolamin wurde im Kapitel über das autonome Nervensystem beschrieben (s. S. 218). Die Reduzierung des Vagus-Einflusses auf den Sinusknoten verursacht die uns schon bekannte Tachykardie. Dieses geschieht jedoch nur, wenn tatsächlich ein Sinusrhythmus besteht. Bei einem Patienten mit Vorhofflimmern und unter dem Einfluß von Digitalis haben wir es mit einer fixierten Pulsfrequenz, die nicht auf Atropin reagiert, zu tun. Eine verstärkte Sympathikus-Aktivität durch Vagusblockade kann in Form von Extrasystolen eine ungewünschte Nebenwirkung darstellen, insbesondere bei einem Herzmuskel, der ohnehin dazu neigt (bei z. B. schon bestehender Tachykardie, Hypoxie, erhöhtem Adrenalin-Spiegel im Blut, erhöhtem pCO_2). Bei langsamer Gabe von Atropin kann der cholinergische Effekt, der vor der Blockade auftritt, eine Pulsverlangsamung verursachen. Diese kann, wenn Neostigmin gleichzeitig mit Atropin verabfolgt wird, zu ernsthafter Bradykardie führen. Da dieser cholinergische Effekt von Atropin nicht abzuschätzen ist und u. a. von der Herzfrequenz abhängt, wird die gefährliche Potenzierung nicht immer bemerkt. Neostigmin sollte deshalb erst appliziert werden, wenn durch den Einfluß von Atropin eine Pulsbeschleunigung eingetreten ist. Atropin in der üblichen Dosierung von 0,5–1 mg gibt keinen totalen Schutz gegenüber den über den Vagus auf den Sinusknoten einwirkenden Reizen. Eine Dosierung von 4–5 mg wäre für einen erwachsenen Patienten dafür nötig.

Das Elektrokardiogramm

Die elektrophysiologischen Prozesse, die bei jeder Herzaktion ablaufen, kann man registrieren. Das Fortschreiten der Depolarisation über den ganzen Muskel und die darauffolgende Repolarisation gibt nur Auskunft über den Verlauf des elektrischen Potentials während dieses Prozesses. Das Elektrokardiogramm erlaubt kein Urteil über die Leistung des Herzens. Das Fortschreiten einer Depolarisationswelle über die Länge einer Muskelfaser wird über zwei Punkte an der Muskeloberfläche wie eine zweiphasische Welle registriert (Abb. 121 und 122). Die gleiche Registrierung an der Oberfläche des Herzmuskels zeigt den gesamten Effekt der Depolarisation von Tausenden Muskelfasern, die nicht alle gleichzeitig depolarisieren. Hierdurch ist die Form des EKG nicht vergleichbar mit einer Kurve, wie sie in Abb. 122 gezeigt wird.
Beim Ableiten eines Elektrokardiogramms werden die Spannungen nicht an der Herzoberfläche gemessen. Die Ableitung erfolgt an der Haut des Körpers, also in einer großen Entfernung vom Herzmuskel. Dieses macht den Zusammenhang zwischen der geschriebenen EKG-Kurve und dem tatsächlichen elektrophysiologischen Ablauf im Herzmuskel schwierig. Die Spannungen, die an der Herzoberfläche gemessen werden, betragen wenige mVolt. Der vergrößerte Abstand und der Widerstand der Haut bedeutet, daß die für die EKG-Ableitungen nötigen Spannungen noch geringer sind. Um den Hautwiderstand so gering wie möglich zu halten, wird zwischen Haut und Elektroden eine Elektrodenpaste gebracht. Die über die Elektroden abgenommenen Spannungen werden in einem EKG-Verstärker (AC-Verstärker) zu einem ausreichenden Energieniveau verstärkt. Diese Verstärkung des EKG-Signals ist nötig, um das EKG-Signal einmal als Kurve auf einem Bildschirm und zum anderen auf einem Papierstreifen zu registrieren. Die notwendige Verstärkung des EKG-Signals bedeutet auch, daß alle möglichen Störungen, wie z. B. fehlerhafter Kontakt durch nichtklebende Elektroden, Induktionen durch Wechselstrom oder Diathermie-Gerät verstärkt werden und das Elektrokardiogramm stören können. Die Kurve, die vom Registriergerät auf das Papier übertragen wird, hat folgende Merkmale (Abb. 124). Zu Beginn der Registrierung sehen wir eine kleine Welle, die mit der Kontraktion des Vorhofes übereinstimmt. Diese Welle heißt P-Welle. Danach folgt eine isoelektrische Linie, gleichbedeutend mit der Überleitung. Dann folgt plötzlich ein scharfer gipfelförmiger Anstieg als Ausdruck der Kammerkontraktion. Diese Welle wird als R-Welle bezeichnet. Vor und nach der R-Welle gibt es meist kleine Ausschläge nach der negativen Seite, die Q- und S-Wellen genannt werden. Dieser ganze Prozeß, durch die Kammerkontraktion verursacht, wird QRS-Komplex genannt. Nach dem QRS-Komplex findet sich wieder eine isoelektrische Linie, die mit der refraktären Periode des Herzmuskels übereinstimmt. Schließlich folgt die Repolarisation, wobei das Membranpotential wieder aufgebaut wird. Diese Phase stimmt überein mit einer niedrigeren, flachen Welle, der T-Welle. Ein Zyklus umfaßt also:

P-Welle
(Vorhof-Kontraktion)
QRS-Komplex
(Kammer-Kontraktion)
T-Welle
(Repolarisation).

Die Form und Richtung der EKG-Ausschläge ist jedoch abhängig von der Stelle, von der wir den elektrischen Strom auf der Körperoberfläche ableiten. Bei der Ableitung eines EKG's messen wir das Fortschreiten der Depolarisationswelle. In bezug auf die Längsachse des Körpers bildet die Herzachse im Thorax einen Winkel. Es ist notwendig, das Herz von

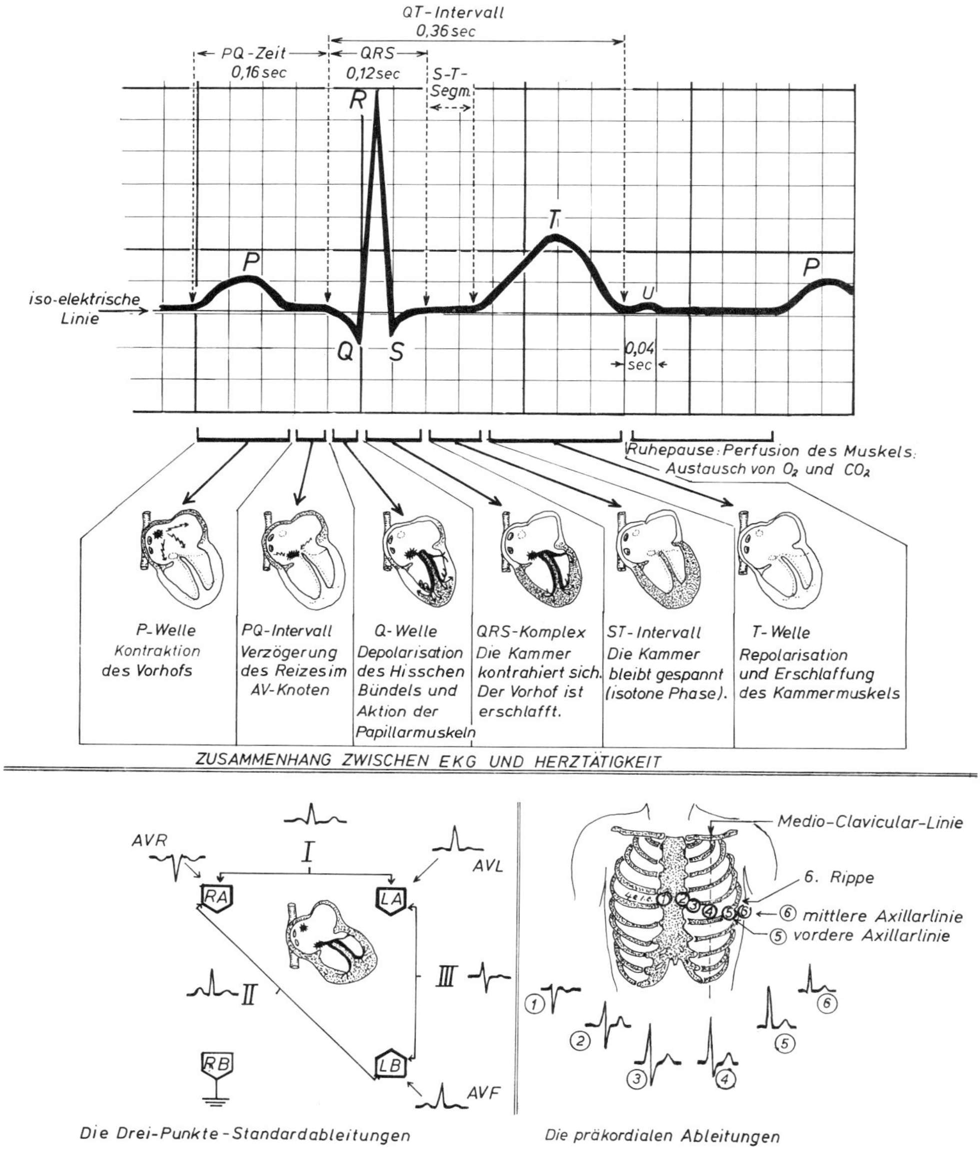

Abb. 124

verschiedenen Seiten zu betrachten, wenn man das Fortschreiten der elektrischen Aktivität des Herzens untersuchen will. Dazu muß man den elektrischen Strom nicht nur an einer Stelle ableiten. Das Ableiten des EKG's geschieht nach einem international abgesprochenem Schema, wobei die Ableitungen folgendermaßen eingeteilt sind:

Ableitung I: rechter Arm und linker Arm

Ableitung II: rechter Arm und linkes Bein

Ableitung III: linkes Bein und linker Arm.

Auf diese Weise betrachten wir das Herz gleichsam von oben (I), von rechts unten (II) und von links (III):

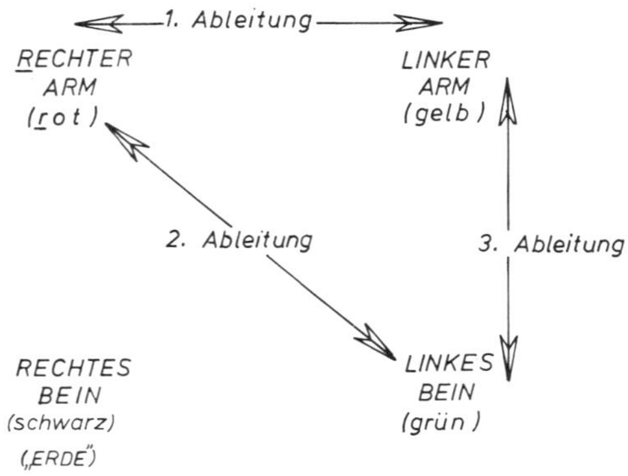

Abb. 125

Das IV. Kabel (schwarz) wird mit dem rechten Bein verbunden und dient dazu, störende elektrische Ströme aus der Umgebung über das Gerät abzuleiten. Eine weitere Möglichkeit, ein EKG zwischen einem Punkt und den zusammengefaßten Elektroden abzuleiten, ergibt sich neben der I., II. und III. Ableitung, d. h. also zwischen rechtem Arm, linkem Arm und linkem Bein (Ableitung AVR). Zwischen dem linken Arm und den zusammengefaßten Elektroden von rechtem Arm und linkem Bein ergibt sich die Ableitung AVL, zwischen dem linken Bein und den zusammengefaßten Elektroden des rechten Armes und linken Armes die Ableitung AVF (F steht für Fuß). Des weiteren kann die elektrische Aktivität des Herzens über der Brustwand direkt oberhalb der Stelle abgeleitet werden, an der das Herz liegt. Auch hier ist eine internationale Absprache über die Ableitungspunkte erfolgt. Diese Ableitungen sind numeriert von V_1 bis V_6. Der Ausgangspunkt liegt rechts neben dem Brustbein in Höhe des 4. Interkostalraumes (ICR).
Für ein komplettes Elektrokardiogramm sind die Ableitungen I, II und III sowie AVR, AVL und AVF und die Brustwandableitungen V_1 bis V_6 nötig. Die handelsüblichen Elektrokardiographen sind so konstruiert, daß, wenn 4 Elektroden an den Armen und Beinen angebracht sind, die verschiedenen Ableitungen durch einen Wählschalter angewählt werden können. Nur für die Brustwandableitungen gibt es freie Elektroden die mit Saugnäpfen versehen sind, so daß diese auf jeder Stelle der Brustwand aufgesetzt werden kann.

Das Aufnehmen eines Elektrokardiogramms

Wie wir wissen, sind die elektrischen Aktivitäten, die an der Körperoberfläche wahrzunehmen sind, außerordentlich schwach. Es ist von größter Wichtigkeit, daß der Strom auf dem Wege vom Körper über das Kabel in das Gerät so wenig wie möglich Widerstand findet. Das sogenannte Patientenkabel eines EKG-Gerätes endet in 5 Einzelkabeln mit je 1 Stecker. Die Drähte oder die Stecker sind durch eine Farbe und einen Buchstaben gekennzeichnet. Die EKG-Kabel der europäischen Herstellerfirmen haben folgende Farben:
rot: an den rechten Arm,
gelb: an den linken Arm,
grün: an das linke Bein,
schwarz: an das rechte Bein,
weiß: Elektrode für die V-Ableitungen.
Das EKG-Gerät muß außerdem noch durch ein weiteres Kabel mit der Erde verbunden werden, d. h. es muß eine leitende Verbindung zwischen dem Gerät und dem Grundwasser hergestellt werden. Wir benutzen im allgemeinen ein leitendes Rohr der Wasserleitung. Diese „Erdung" des EKG-Gerätes ist nötig, weil in der Umgebung immer störende elektrische

Ströme fließen (die 220-Volt-Leitungen in den Decken und in den Wänden), die durch Ausstrahlung das EKG stören können. Durch die Verbindung des EKG-Gerätes mit der Erde können die störenden Einflüsse in den Boden abgeleitet werden. Auch das schwarze Kabel am rechten Bein ist in dem EKG-Gerät selbst mit der Erdleitung verbunden, um störende Einflüsse des Körpers abzuleiten. Vor der Registrierung sollte der Schreiber-Ausschlag eingestellt werden. Die Empfindlichkeit des EKG-Gerätes können wir ändern, so daß sowohl ein großer als auch ein kleiner Ausschlag auf dem Schreiber erfolgen kann. Die Einstellung geschieht durch Knopfdruck. Hierbei wird eine Spannung von $^{1}/_{100}$ Volt (10 mVolt) auf das Schreibsystem gegeben. Wir stellen die Empfindlichkeit so ein, daß der Spannung von 10 mVolt 1 cm Ausschlag auf dem Papier entspricht. Bei der Wahl der Ableitung wird der Wählknopf benutzt. Man wartet nun, bis sich der bewegende Schreibzeiger ungefähr in der Mitte des Papiers eingestellt hat. Dann erst wird der Papiervorschub eingeschaltet. Jedes EKG-Registriergerät hat seine eigenen Charakteristika. Man sollte für eine präzise Arbeitsmethode die Gebrauchsanweisung eines jeden Gerätes studieren. Die Standardgeschwindigkeit für den Papiervorschub ist 25 mm/sec. Ein Abstand von 25 mm auf dem Papier stimmt also mit 1 Sekunde überein. 1 mm = 0,04 Sekunden. Zur Auswertung des EKG's sollte jedoch der Papiervorschub auf eine Geschwindigkeit von 50 mm/sec eingestellt werden. Bei einer Herzfrequenz von 60/min werden also die Ausschläge auf dem Papier einen Abstand von 25 mm haben und bei einem Rhythmus von 120/min einen Abstand von 12,5 mm.

Das normale Elektrokardiogramm

Der Verlauf der EKG-Kurve ist von der Wahl der Ableitung abhängig. Die I. und II. Ableitung sind ungefähr gleich groß. In der II. Ableitung ist lediglich die P-Welle etwas deutlicher. Die III. Ableitung zeigt schächere Ausschläge, weil wir ungefähr in die Richtung der Herzachse sehen, während die Depolarisation gerade in der Längsrichtung verläuft. Die Ableitungen AVL und AVF ergeben ungefähr das gleiche Bild wie das der Ableitung I. Die AVR-Ableitung zeigt jedoch das Spiegelbild der Ableitung I. Liegen Abweichungen in der Herzachse vor, so treten Veränderungen in den Kurvenverläufen in den verschiedenen Ableitungen auf. Die Auswertung und die Schlüsse aus den EKG-Veränderungen sollten von einem Kardiologen, der eine spezielle Erfahrung hat, vorgenommen werden. Während der Überwachung eines Patienten ergeben sich jedoch Veränderungen im EKG, die deutlich genug sind, um auch einem nicht speziell geschulten Beobachter anzuzeigen, daß das Herz Rhythmusstörungen aufweist. Für die Überwachungskontrolle wählen wir die Ableitung, die das am meisten vertraute Muster des EKG's (Ausschlag der R-Zacke nach oben) und außerdem eine deutliche P-Welle zeigt. Dieses Muster finden wir meistens in den Ableitungen I oder II. Folgende Charakteristika sind für uns von Belang:

1. Regelmäßigkeit des Rhythmus,
2. Abstand zwischen der P-Welle und dem QRS-Komplex (PQ-Zeit),
3. die Form des QRS-Komplexes,
4. die Lage der ST-Strecke,
5. Extrasystolen, Auftreten von anders konfigurierten Komplexen zwischen den normalen Schlägen.

Der regelmäßige Rhythmus (Abb. 126)

Sinusrhythmus. Wir sehen vor dem QRS-Komplex die kleine positive Welle der Vorhofkontraktion (P-Welle), wobei der Abstand von der P-Welle bis zum QRS-Komplex konstant ist. Die normale PQ-Zeit beträgt 0,18 Sekunden. Der Abstand wird kleiner bei schnellerem Herzschlag und größer bei einer Bradykardie, wie sie z. B. durch Digitalis auftreten kann. Ein Wechsel im PQ-Abstand kommt dadurch zustande, daß die P-Welle sehr nahe an den

QRS-Komplex herankommt oder sich sogar in dem QRS-Komplex auflöst. Dieses entsteht, wenn das Reizzentrum sich vom Sinusknoten in Richtung des AV-Knotens und wieder zurück bewegt. Dieses Symptom nennt man den „wandernden Schrittmacher".

Nodalrhythmus (Knotenrhythmus). Der Herzschlag ist zwar regelmäßig, und die QRS-Komplexe sehen genauso aus wie bei einem Sinusrhythmus, es fehlt jedoch die P-Welle. Offenbar ist der Sinusknoten als Schrittmacher ausgefallen, und der AV-Knoten hat seine Aufgabe übernommen. Für die Kammern kommt jedoch der Reiz noch aus dem AV-Knoten, wie es normalerweise der Fall ist. Aus diesem Grunde sind die Kammerkomplexe unverändert. Manchmal kommt es jedoch vor, daß sich die Vorhöfe durch einen Reiz kontrahieren, der im AV-Knoten gebildet wird und retrograd die Vorhöfe aktiviert. Wir sehen dann jedoch eine P-Welle, die durch die umgekehrte Richtung der Depolarisationswelle negativ ist.

Ventrikelrhythmus. Hierbei entsteht der Reiz an einer noch tiefer gelegenen Stelle im Hisschen Bündel oder an irgendeiner Stelle im Herzmuskel. Die Herzfrequenz ist meistens sehr langsam, die Frequenz beträgt ca. 40 Schläge pro Minute, und die QRS-Komplexe sind verändert, weil die Reize an einer atypischen Stelle entstehen, und der Verlauf der Depolarisation anders gerichtet ist. Ein Ventrikel-Rhythmus kann durch eine Unterbrechung der Schrittmacherwirkung des Sinusknotens entstehen. Wir haben also, je nach Höhe der Unterbrechung, einen partiellen oder kompletten Block. Ein Ventrikelrhythmus kann jedoch auch dadurch entstehen, daß ein Teil des Kammermuskels besonders erregbar wird und als Schrittmacher auftritt. Die Ursache kann durch eine Verletzung, z. B. durch Herzinfarkt, durch Sauerstoffmangel oder durch Digitalis und Pharmaka mit sympathikomimetischer Wirkung (Adrenalin, Noradrenalin usw.) bedingt sein. In diesen Fällen haben wir jedoch eine schnelle Herzfrequenz.

Sinustachykardie. Unter Sinustachykardie verstehen wir eine schnelle Herzfrequenz, wobei der Sinusknoten als Schrittmacher fungiert. Es ist der normale, schnelle Puls, den wir bei Fieber und Anstrengung sehen. Durch Reizung des Nervus vagus oder durch Verabreichung von Pharmaka mit parasympathischer Wirkung wird der Puls langsamer. Bei Verzögerung der Reizleitung zwischen Sinusknoten und AV-Knoten kann die Pulsfrequenz sinken. Die Sinustachykardie ist also beeinflußbar.

Ventrikeltachykardie. Hierunter verstehen wir einen Kammerrhythmus mit sehr schnellem Herzschlag. Er ist meistens durch schädigende Einflüsse auf den Herzmuskel bedingt. Der Nutzeffekt einer derartig schnellen Herzaktion (200/min) ist jedoch gering. Wir finden den Patienten meistens im Schock. Die Substratversorgung für einen schnell schlagenden Herzmuskel ist ungenügend, und die Tachykardie kann leicht in ein Kammerflimmern übergehen. Eine Tachykardie bedeutet einen gefährlichen Zustand, der rasch therapeutisch beeinflußt werden muß. Die Tachykardie ist z. B. beeinflußbar durch eine Kardioversion (Defibrillation). Das Herz steht einen Moment still, danach kann wieder ein langsamer Sinusrhythmus auftreten.

Der unregelmäßige Rhythmus (Abb. 126 und 127)

Vorhofflimmern. Der Reiz aus dem Sinusknoten wird nicht mehr zum AV-Knoten weitergeleitet. Es wird nur die Vorhofmuskulatur erregt. Der Reiz läuft in den Sinusknoten zurück. Ein Teil der Erregung erreicht jedoch den AV-Knoten. Die Erregung, die den AV-Knoten erreicht, leitet dieser weiter an die Kammern. Die Folge ist ein unregelmäßiger Kammerrhythmus mit meist zu schnellem Herzschlag. Die Frequenz liegt etwa zwischen 100–150/min. Beim Vorliegen eines Vorhofflimmerns arbeitet das Herz nicht ökonomisch. Die Kammern füllen sich ungenügend durch eine insuffiziente Vorhofkontraktion. Die Ursache ist oft eine Überlastung und Überdehnung des Vorhofs oder eine Schädigung durch Sauerstoffmangel. Bei der Behandlung haben wir unser Augenmerk auf die Kammern zu

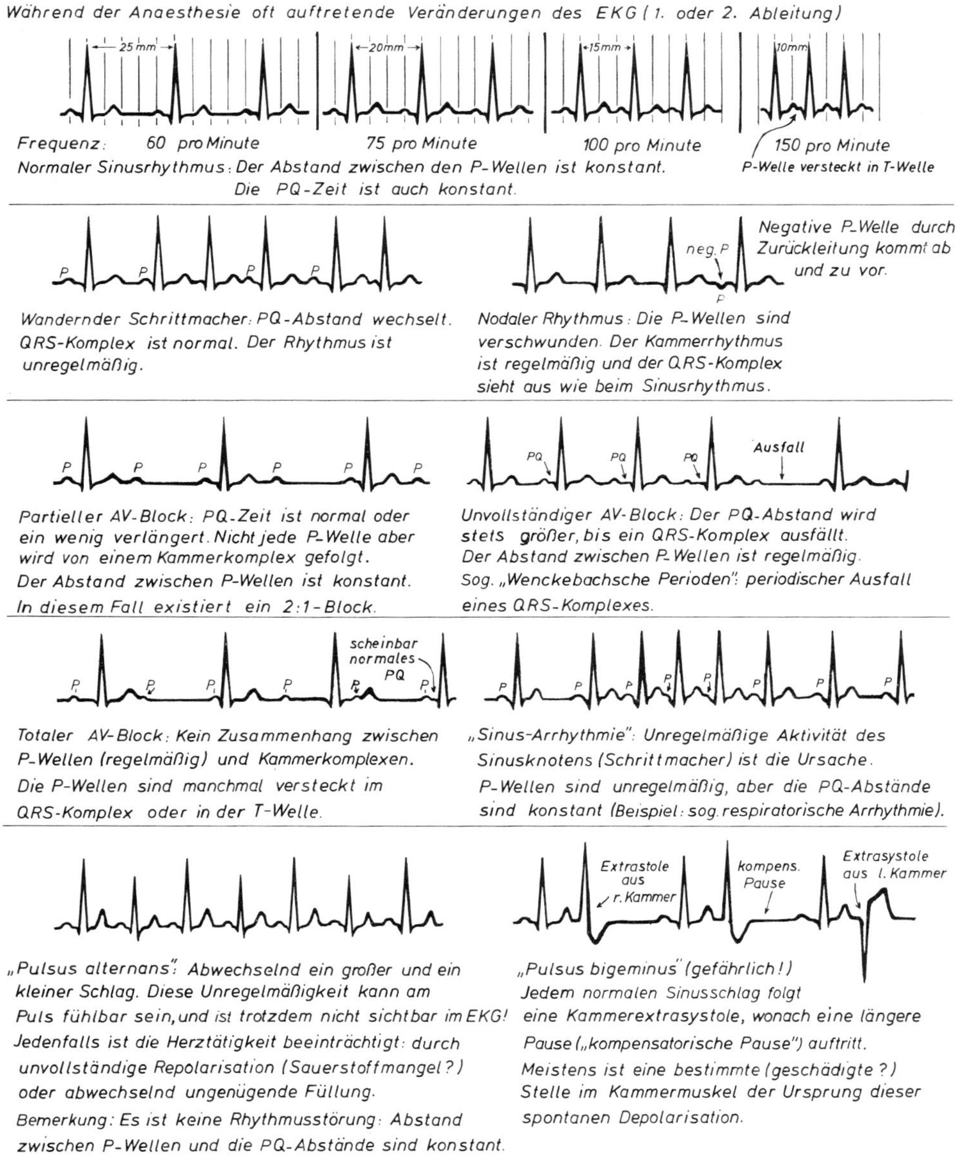

Abb. 126

richten, und zwar müssen wir sie gegen den zu schnellen Rhythmus schützen. Eine therapeutische Möglichkeit liegt darin, die Leitung im AV-Knoten zu verlangsamen. Digitalis ist darum auch das geeignete Pharmakon bei Vorhofflimmern mit schnellem Kammerrhythmus. Eine Defibrillation kann das Vorhofflimmern in einen normalen Sinusrhythmus umwandeln. Im EKG vermissen wir die P-Welle, die normalen Kammerkomplexe folgen in unregelmäßigen Abständen.

Vorhofflattern. Hierbei sind zunächst noch echte Vorhofkontraktionen zu sehen (schnell aufeinanderfolgende P-Wellen), die aber einen zu schnellen und unregelmäßigen Kammerrhythmus zur Folge haben. Im EKG sehen wir eine Reihe von P-Wellen schnell aufeinanderfolgend mit dazwischenliegenden QRS-Komplexen.

Pulsus alternans. 1. Mechanisch: Wir fühlen bei der Palpation einer Arterie abwechselnd eine große und eine kleine Druckwelle, jedoch in einem regelmäßigen Rhythmus. Im EKG zeigt sich nichts Auffälliges. Es ist anzunehmen, daß dieser Wechsel durch eine unterschiedliche Füllung des Herzens vor der Kontraktion verursacht wird. Nach einer kräftigen Kontraktion hat das Herz sein Schlagvolumen entleert, und wenn jetzt ungenügend Blut von der venösen Seite her zuströmt, ist das folgende Schlagvolumen kleiner. Danach steht dem Herzen wieder mehr Blut zur Verfügung, die nächste Füllung des Herzens ist wieder optimiert usw. Dieses Phänomen ist zu beobachten bei ungenügender Füllung des Gefäßsystems, verbunden mit einer Bradykardie. Während der Halothan-Narkose, bei der beide Fakten vorliegen können, sehen wir das Symptom öfter auftreten.

2. Elektrophysiologisch: Im EKG können wir abwechselnd einen großen und einen kleinen Ausschlag beobachten, die Form ist jedoch normal. Es ist möglich, daß die Ernährung des Herzens ungenügend ist, wodurch nach einer normalen Kontraktion die verbrauchte Energie nur ungenügend ersetzt wird. Die nächste Depolarisation ist dann schwächer, mit einem kleineren Ausschlag im EKG. Es kann weiterhin möglich sein, daß der Reiz durch die Depolarisation abwechselnd an einer anderen Stelle entsteht, d. h. also, abwechselnd im Sinusknoten und irgendwo in der Nähe des AV-Knotens oder sogar im AV-Knoten. Durch eine genaue EKG-Analyse und vor allem durch Kontrolle des PQ-Abstandes kann diese Differenzierung vorgenommen werden.

Extrasystolen. Extrasystolen sind Kammerkontraktionen, die außerhalb des normalen Sinusrhythmus entstehen. Der Extraschlag kann sogar im Sinusknoten selbst entstehen. Meistens liegt der Ursprung aber niedriger, entweder im AV-Knoten oder im Kammermuskel selbst. Die Kammerextrasystolen unterscheiden sich durch eine andere Form des QRS-Komplexes. Nach einer Extrasystole sehen wir die sogenannte kompensatorische Pause: nach der Extrasystole ist der Muskel in der refraktären Periode einen Moment unempfindlich für den nächsten Sinusreiz und überschlägt diesen. Extrasystolen treten auf, wenn die normale Reizleitung gestört ist, oder wenn die Erregbarkeit der sekundären Reizbildungszentren des Herzens erhöht ist. Kammerextrasystolen können die Vorboten von drohendem Kammerflimmern sein. Eine erhöhte Erregbarkeit der Kammermuskulatur tritt nach Sauerstoffmangel und unter dem Einfluß von Katecholaminen (Adrenalin usw.) auf.

Die Form des QRS-Komplexes

Die Form des QRS-Komplexes gibt uns Aufschluß über den Verlauf der Depolarisationswelle über den Kammermuskel. Vom Ort der Elektrode aus bedeutet ein negativer Ausschlag eine nach unten gerichtete Welle: der Reiz kommt auf die Elektrode zu. Ein positiver Ausschlag, d. h. nach oben gerichtet, bedeutet, der Reiz entfernt sich von der Beobachtungsstelle. Amplitude und Form der einzelnen EKG-Zacken variieren mit der Lokalisation der Elektroden. Alle EKG-Schwankungen sind klein im Vergleich zum Aktionspotential der einzelnen Herzmuskelfasern, da das EKG in beträchtlicher Entfernung vom Herzen registriert wird. Die Form des QRS-Komplexes ist abhängig von der Stelle, von der wir das Herz aus betrachten. Wir sehen also unterschiedliche QRS-Komplexe in den verschiedenen Ableitungen.

Das ST-Segment oder die ST-Strecke

Die ST-Strecke ist der flache Teil der Kurve zwischen den QRS-Komplexen und dem Beginn der T-Welle. Das ST-Segment oder die ST-Strecke und die T-Zacke kommen durch die ventrikuläre Repolarisation zustande. Normalerweise liegt die ST-Strecke auf dem gleichen Niveau wie die PQ-Strecke, d. h. auf einer isoelektrischen Linie. Bei Sauerstoffmangel des

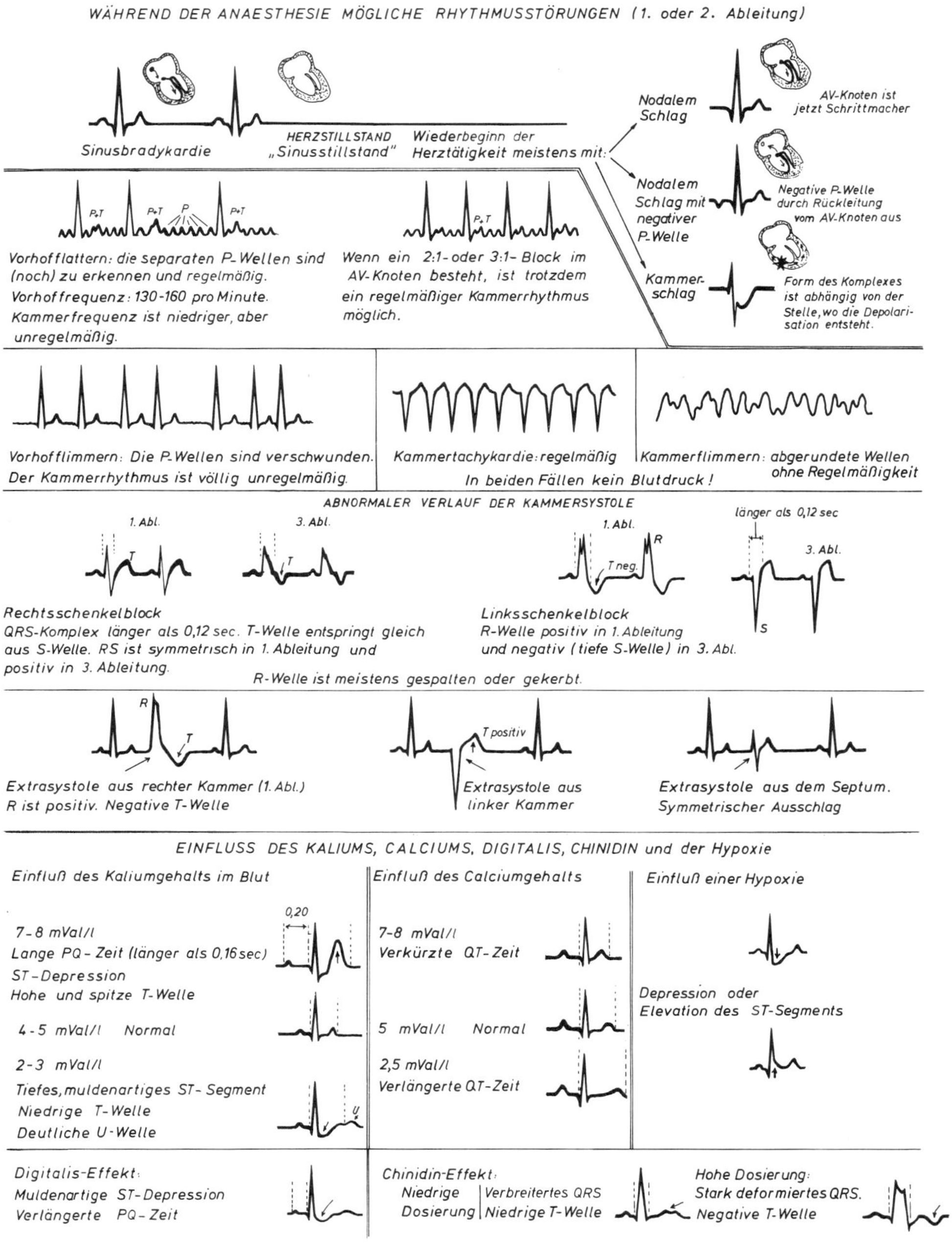

Abb. 127

Herzmuskels kann das ST-Segment verschoben sein. Die Verschiebung erfolgt meistens unter die isoelektrische Linie. Man spricht von einer Depression des ST-Segmentes. In den Ableitungen, in denen die R-Zacke negativ gerichtet ist (AVR), liegt die Verschiebung des ST-Segmentes bei Hypoxie oberhalb der isoelektrischen Linie. Bei Läsionen des Herzmuskels oder örtlichem Sauerstoffmangel sehen wir eine viel stärkere Abweichung des ST-Segmentes, die sowohl positiv als auch negativ gerichtet sein kann, je nach dem, wo die Stelle der Veränderung im Herzmuskel liegt.

Die T-Welle

Die T-Welle ist meistens gleichgerichtet mit dem Ausschlag der R-Zacke und stimmt mit der Repolarisation des Herzmuskels überein. (Auch der Vorhof hat eine Repolarisationsphase, die jedoch in den QRS-Komplex hineinprojiziert wird.) Ein flacher Verlauf oder ein Nichtvorhandensein der T-Welle deutet auf eine verzögerte Repolarisation und auf eine ungenügende Ernährung des Herzmuskels oder aber auf eine Störung in der Ionen-Balance hin (s. nachstehende Erklärung). Eine negative T-Welle, d. h. entgegengesetzt von der R-Zacke, ist bei starker Hypertrophie der Kammer zu sehen. Ein erhöhter Kalium-Gehalt verursacht eine hohe, spitze T-Welle. Ein niedriger Kalium-Gehalt im Plasma verursacht eine niedrige, flache T-Welle. Ein erhöhter Calcium-Gehalt im Plasma bedeutet eine Verkürzung des ST-Segmentes, ein niedriger Calcium-Gehalt im Plasma bedeutet ein verlängertes ST-Segment. Für die Beurteilung des EKG's während und nach der Operation müssen wir das Elektrokardiogramm stets mit dem EKG, das vor der Operation registriert wurde, vergleichen. Aus diesem Grund ist eine genaue Plazierung der Elektroden notwendig. Folgende Punkte sind für uns von Wichtigkeit:

a) Die Frequenz und die Regelmäßigkeit des Rhythmus.
b) Das Vorhandensein von P-Wellen und die Regelmäßigkeit der PQ-Strecke (Sinusrhythmus).
c) Unregelmäßiger Herzschlag: gibt es eine regelmäßige P-Welle? Ist der PQ-Abstand regelmäßig? Sieht der Kammer-Komplex (QRS) normal aus? Gibt es Kammerextrasystolen?
d) Form des QRS-Komplexes durch Hypoxie: wird die Höhe der R-Zacke kleiner? Wird der QRS-Komplex breiter?
e) Lage des ST-Segmentes durch Hypoxie: gibt es eine Verschiebung der ST-Strecke im Hinblick auf die isoelektrische Linie? (Abb. 124).

Für die Überwachung eines Patienten während und nach der Operation ist es ausreichend, wenn man grobe Veränderungen im EKG zu erkennen vermag, um frühzeitig einen EKG-Spezialisten zu benachrichtigen. Die Rhythmusstörungen und Symptome der Hypoxie müssen an erster Stelle beachtet werden.

Störungen im Elektrokardiogramm

1. Das EKG sieht verändert aus: die Ableitung I ist der AVR-Ableitung ähnlich, oder es findet sich eine negative R-Zacke in Ableitung AVF. Kontrollieren, ob die Elektroden korrekt angelegt und ob sie nicht verwechselt worden sind.
2. Die Kurve zeigt schnelle Zickzack-Bewegungen, die regelmäßig sind und den Bewegungen des EKG's folgen (Abb. 128): Wechselstromstörungen. Der Kardiograph ist nicht geerdet, der Patient ist mit einem anderen Gerät in Kontakt oder letzteres steht zu nahe bei dem Patienten (Diathermie-Gerät, elektrische Heizdecke, Bestrahlungslampe usw.).
3. Die Kurve zeigt schnelle, unregelmäßig kleine Ausschläge. Meistens bedingt durch Muskelkontraktionen bei wachen Patienten (durch Bewegung von Armen und Beinen); auch die Atemmuskulatur kann dieses verursachen.
4. Das EKG zeigt plötzlich heftige Ausschläge ohne Regelmäßigkeit. Hierbei kann der Schreibzeiger sogar über das Papier hinausschlagen. Die Ursache kann in einer locker sitzenden Elektrode oder in einem ungenügenden Hautkontakt der Elektrode sowie auch in einem defekten EKG-Kabel liegen.
5. Kontinuierlich niedriger werdende Ausschläge: Eintrocknen der Elektrodenpaste, erhöhter Hautwiderstand.

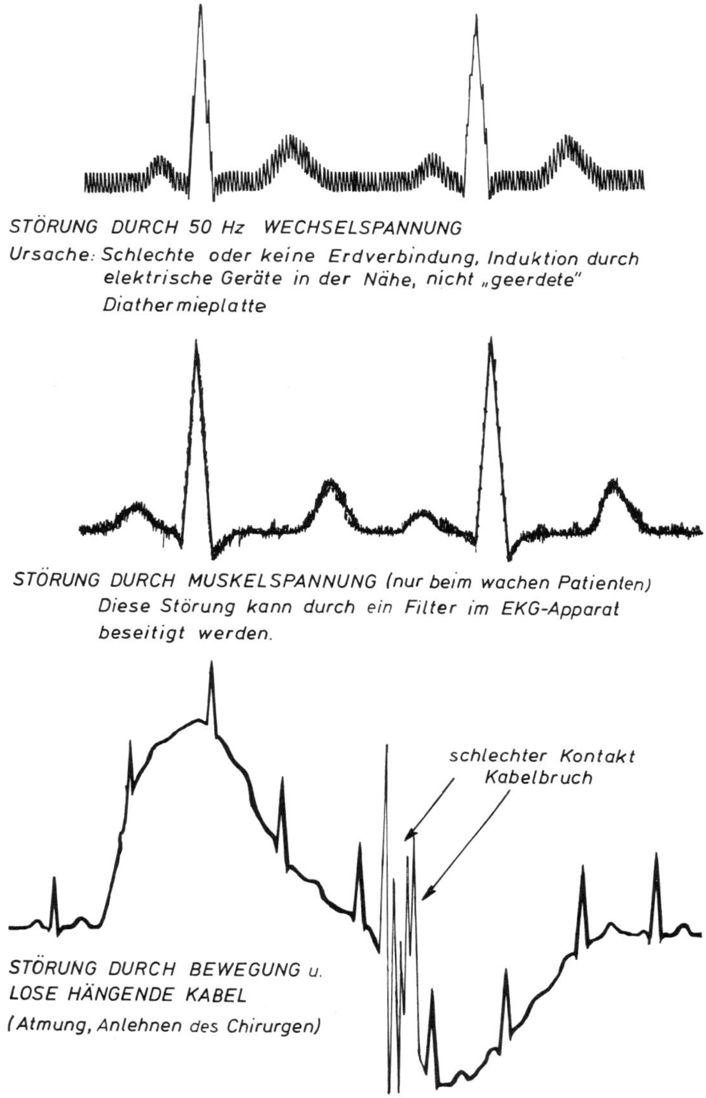

Abb. 128

Monitoring über das EKG

Für die Überwachung der Herzaktion kann bei einem Patienten das EKG benutzt werden. Über einen AC-Verstärker wird hier das EKG auf ein Oszilloskop gebracht. Gleichzeitig wird bei jedem QRS-Komplex ein akustisches Signal gegeben. Die Triggerung erfolgt über die R-Zacke. Der Trigger des Monitors läßt sich so einstellen, daß tatsächlich nur die R-Zacke auf dem Analog- oder Digitalinstrument angezeigt wird. Diese Art der Überwachung registriert nur die elektrische Aktivität des Herzens und sagt nichts aus über den Blutdruck und über den effektiven Blutkreislauf. Eine mögliche Warnung bezieht sich also nur auf eine zu schnelle oder zu langsame Herzaktion und nicht auf eine Erhöhung oder Erniedrigung des Blutdruckes.
Das EKG gibt in der ersten und zweiten Ableitung Auskunft über:

Rhythmus

Sinusrhythmus. Messen der Abstände mehrerer aufeinfolgender P-Wellen. Sind diese Abstände gleich, arbeitet der Sinusknoten regelrecht. Ist auch der PQ-Abstand gleich, so ist die Reizleitung ungestört. Der Abstand zwischen den R-Zacken ist abhängig von der Frequenz. Die Vorhoferregung, die sich in der P-Welle ausdrückt und die jedem QRS-Komplex normalerweise vorausgeht, kann einen wechselnden Abstand zum QRS-Komplex haben. Diese Erregung entsteht also in verschiedenen Abständen vom AV-Knoten, manchmal sogar im AV-Knoten selbst. Wenn der QRS-Komplex normale Formen hat, geht die Kammerdepolarisation den normalen Weg über das Hissche Bündel.
Knotenrhythmus. Bei einem Knotenrhythmus können wir keine P-Wellen im EKG sehen. Die Erregungen entstehen regelmäßig im AV-Knoten: langsamer Rhythmus mit normalen QRS-Komplexen (partieller AV-Block). Der Abstand zwischen den P-Wellen ist regelmäßig, aber nicht jeder P-Welle folgt ein QRS-Komplex. Die Erregungsleitung ist zeitweilig blokkiert.
Unregelmäßiger Rhythmus, totaler Block. Beim totalen Block ist die atrio-ventrikuläre Überleitung gänzlich blockiert. Im EKG sehen wir regelmäßig P-Wellen, die aber in keinem Zusammenhang mit den dazwischen auftretenden Kammerkomplexen stehen. Der QRS-Komplex hat eine normale Form, d. h. der Reiz für die Kammermuskulatur entspringt irgendwo im normalen Reizleitungssystem (im AV-Knoten oder Hisschen Bündel). Regelmäßiger Rhythmus!
Vorhofflattern: Unter Vorhofflattern versteht man ein schnelles Aufeinanderfolgen der normalen P-Wellen. Hierbei wird jedoch nicht jede Erregung zum AV-Knoten fortgeleitet, und es folgen nur einige Kammerkontraktionen. Unregelmäßiger Rhythmus!
Vorhofflimmern: Beim Vorhofflimmern sind keine P-Wellen mehr zu erkennen. Es zeigt sich eine Unruhe in der isoelektrischen Linie. In unregelmäßigen Abständen folgen normale QRS-Komplexe. Unregelmäßiger Rhythmus!

Die Form des QRS-Komplexes

Hypertrophie des linken Ventrikels. Hohe R-Zacken durch kräftige Muskelkontraktionen. Ein tiefes S mit einem niedrigen Abgang des ST-Segmentes in der I. Ableitung. Symmetrisches RS in der II. Ableitung.
Hypertrophie der rechten Kammer. Kleine R-Zacke und eine tiefe S-Zacke in der I. Ableitung.
Hypoxie des Herzmuskels. Hoher oder niedriger Abgang des ST-Segmentes: die ST-Strecke liegt ober- oder unterhalb der isoelektrischen Linie.
Rechter Schenkelblock. Breiter QRS-Komplex durch die veränderte Fortleitung der Depolarisation. Einkerbungen im letzten Teil der RS-Strecke.
Linker Schenkelblock. Einkerbungen im ersten Abschnitt der RS-Strecke in der I. Ableitung und in dem aufsteigenden Teil der QR-Strecke in der II. Ableitung.
Ventrikuläre Extrasystolen. Zwischen normalen Sinuserregungen, gefolgt von normalen QRS-Komplexen, völlig abweichende QRS-Komplexe mit großem Ausschlag.
Ventrikuläre Tachykardie. QRS-Komplexe mit schnellem, regelmäßigen Rhythmus. Die abweichende Form des Kammerkomplexes deutet auf ein Reizzentrum hin, welches außerhalb des normalen Reizbildungszentrums liegt.
Kammerflimmern. Unregelmäßige, schnelle, wellenförmige Komplexe.
Digitalis-Effekt. Tiefes, muldenförmiges ST-Segment.
Kalium-Effekt. 1. Zu niedriger Kalium-Gehalt: verlängerte PQ-Zeit, tiefes, muldenförmiges ST-Segment. Manchmal negative T-Welle, oft auch flache oder völlig fehlende T-Welle.
2. Zu hoher Kalium-Gehalt: breiter QRS-Komplex, hohe, spitze T-Welle (s. Abb. 127).

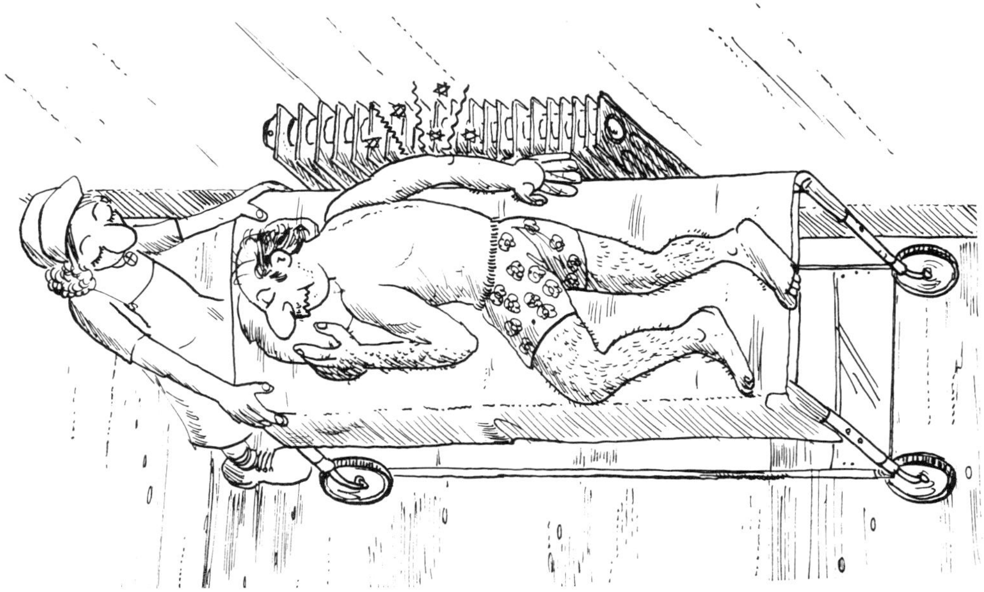

Stelle den bewußtlosen Patienten nicht an einer Heizung ab!

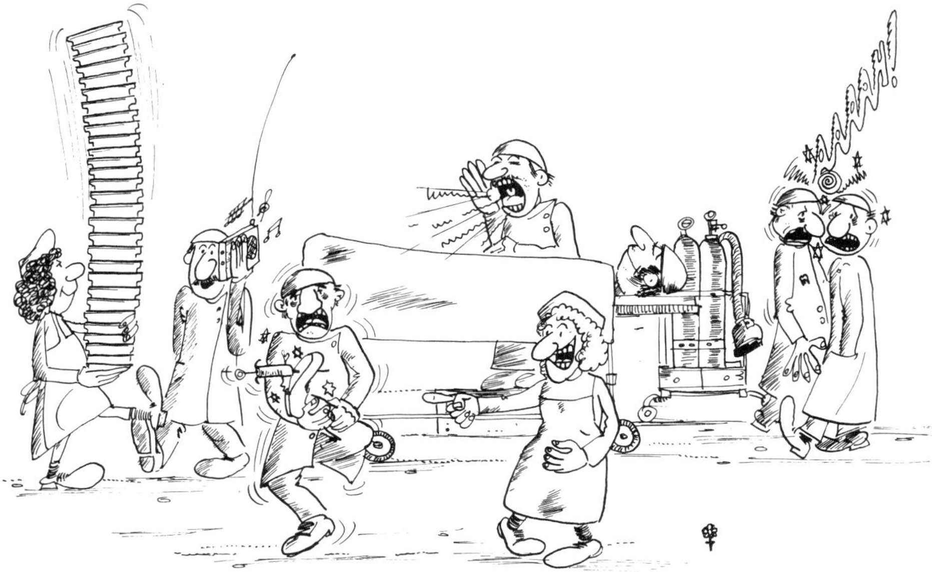

Kein Lärm bei der Einleitung!

KAPITEL 11

PHYSIOLOGIE UND PATHOPHYSIOLOGIE DES BLUTKREISLAUFS

Das Blut bewegt sich im Körper in einem geschlossenen Kreislauf – Zirkulation –, in dem das Herz als Pumpe eingeschaltet ist.
Der Bedarf an Blut und Sauerstoff ist für jedes Organ unterschiedlich groß und wird außerdem von ihrem jeweiligen Energieverbrauch bestimmt. Organe mit einem hohen Energieumsatz werden besser durchblutet als Gewebe mit geringerer Stoffwechselaktivität und entsprechend geringerem Sauerstoffverbrauch. Die Blutzufuhr wird nach Bedarf durch Erweiterung oder Verengung der zuführenden Gefäße geregelt. Diese Regulation funktioniert nur, wenn das Blut unter konstantem Druck zugeführt wird. Nur dann kann eine Verengung oder Erweiterung der Blutgefäße einen Effekt auf die Organdurchblutung haben.
Die engen Kapillaren, in denen der Austausch von Gasen und Flüssigkeiten mit dem Gewebe stattfindet, bieten dem Blutstrom einen bestimmten Widerstand. Um diesen Widerstand zu überwinden, ist ein hoher Blutdruck in den zuführenden Gefäßen nötig. Wir finden deshalb in dem zuführenden arteriellen System einen hohen Blutdruck und einen schnellen Blutstrom, in dem abführenden venösen System dagegen einen niedrigen Druck mit langsamer Strömung.
Das arterielle oder Hochdrucksystem (Abb. 105) enthält nur etwa 15% des totalen Blutvolumens (ca. 750 ml).
Das venöse oder Niederdrucksystem enthält die übrigen 75% (4,5 l) und fungiert mehr oder weniger als Vorratskammer, aus der das arterielle System bei Bedarf sofort aufgefüllt werden kann.

Herzminutenvolumen (HMV oder HZV)

Die Menge Blut, die pro Zeiteinheit (Minute) durch den Körper gepumpt wird, nennt man Herzminutenvolumen. Da dieses Blut das Herz passiert, stimmt die Menge mit der Auswurfleistung des Herzens überein.
Bei einem ruhenden Erwachsenen beträgt das Herzminutenvolumen etwa 5 l. Bei einer Frequenz von 70 Schlägen pro Minute werden also vom Herzen pro Schlag 5000 : 70 = ca. 70 ml gefördert. Das Volumen, das das Herz pro Schlag in die Aorta auswirft, bezeichnet man als Schlagvolumen. Das Herzminutenvolumen kann bei großer Anstrengung bis zu 25 l pro Minute ansteigen. Die 5 l Blut, die in Ruhe das Herz passieren, sind auf die Organe etwa wie folgt verteilt:

Gehirn	800 ml/min
Muskeln	800 ml/min
Nieren	1300 ml/min
Leber	1500 ml/min
übrige Organe	600 ml/min

(Das HMV in Ruhe beträgt durchschnittlich 3 l pro m^2 Körperoberfläche bei normaler Temperatur und normalem Stoffwechsel.)

Die Regelung des Blutdruckes

Zwei Faktoren bestimmen den Blutdruck:
1. die Auswurfleistung des Herzens (HMV)
2. der Widerstand des Stromgebietes.

Die Auswurfleistung des Herzens

Regelung des Herzminutenvolumens
Das Herzminutenvolumen wird durch die Anzahl der Schläge pro Minute und das Auswurfvolumen pro Schlag bestimmt: Frequenz × Schlagvolumen = HMV (l/min).

Frequenz

Die Frequenz wird durch das autonome Nervensystem beeinflußt. Über den Nervus vagus wird der Rhythmus fortwährend gehemmt; die sympathischen Fasern führen dagegen Reize zu, die den Herzschlag beschleunigen. Die Reizleitung geschieht über verschiedene Reflexbahnen, die ein gemeinsames Zentrum im verlängerten Mark – das Vasomotorenzentrum – haben, das in etwa mit dem Atemzentrum vergleichbar ist. Im Vasomotorenzentrum wird das Gleichgewicht zwischen den hemmenden und den aktivierenden Einflüssen auf die Herzfunktion geregelt. Die Schlagfrequenz des Herzens ist folgenden Einflüssen unterlegen:

a) Höheren Zentren im Gehirn (s. auch Abb. 89). Plötzliche Emotionen können Pulsverlangsamungen verursachen (Ohnmacht, bedingt durch Reize, die von der Großhirnrinde ausgehen und über den Hypothalamus in den Vaguskern gelangen. Aufregung verursacht Pulsbeschleunigung, bedingt durch Reizung der Nebennieren via Hypophyse (Freisetzung von Adrenalin). Die Übertragung geschieht hier über die Blutbahn; es wird also mehr Zeit benötigt im Vergleich zur Reflexbradykardie (infolge von Schreck oder Emotion).

b) Dem „Atemzentrum": das „Atemzentrum" liegt in der Medulla oblongata dicht am Vasomotorenzentrum. Die Reize während der Einatmung strahlen in den in der Nähe liegenden Vaguskern aus und unterdrücken dessen Einfluß auf das Herz: schnellerer Pulsschlag bei Inspiration.
Dieser regelmäßige Rhythmuswechsel wird Sinusarrhythmie genannt und ist hauptsächlich bei Kindern wahrzunehmen.
Selbst bei erschlaffter Atemmuskulatur – z. B. durch Curare – ist die respiratorische Arrhythmie noch nachweisbar. Die Ursache ist also zentral zu suchen und nicht nur mechanisch durch die Atembewegungen oder im Wechsel der Blutzufuhr zum Herzen zu erklären.

c) Speziellen Barorezeptoren in der Aortenwand und in der Arteria carotis: diese Barorezeptoren sind kleine Gebilde, die in der Gefäßwand liegen (Aortenkörperchen und Körperchen im Glomum caroticum). Diese Rezeptoren sind imstande, Schwankungen im Blutdruck zu registrieren. Eine Erhöhung des Blutdrucks z. B. reizt diese Rezeptoren. Von ihnen werden Signale zum Vasomotorenzentrum ausgestrahlt und von dort über den Nervus vagus zum Herzen: die Herzfrequenz wird verlangsamt. Bei Senkung des Blutdrucks wird der Einfluß des Nervus vagus verringert: der Herzrhythmus wird schneller. Die Barorezeptoren sind also fortwährend damit beschäftigt, über den Nervus vagus das Herz zu hemmen oder zu beschleunigen.

d) Einflüssen aus dem rechten Vorhof: plötzliche Überfüllung des rechten Vorhofes – bedingt durch schnelle Infusion oder Transfusion – beschleunigt den Herzrhythmus (Bainbridge-Reflex).
e) Sauerstoffmangel: es ist gleichgültig, ob der Sauerstoffmangel durch einen zu niedrigen pO_2 (hypoxische Hypoxie), durch eine Anämie (anämische Hypoxie) oder durch eine ungenügende Zirkulation (zirkulatorische Hypoxie) verursacht wird. Bei einer zu niedrigen Sauerstoffspannung (hypoxische Hypoxie) werden Rezeptoren gereizt, die sich wiederum in der Aorta und der Arteria carotis finden. Die Reizantwort besteht in einer Beschleunigung des Herzschlages, die wahrscheinlich durch Adrenalin nach Aktivierung der Nebennieren über diese Rezeptoren bedingt ist. Im Falle einer Anämie oder Kohlenmonoxydvergiftung funktionieren die Chemorezeptoren nicht und die Tachykardie hat hier ihre Ursache in einer direkten Einwirkung des Sauerstoffmangels auf den Sinusknoten und auf die Nebennieren.
f) Katecholamine (Adrenalin, Noradrenalin): bei Senkung des Blutdruckes oder durch zentrale Reize werden die Nebennieren angeregt, Katecholamine an das Blut abzugeben. Außer der gefäßverengenden Wirkung haben die Katecholamine eine direkte Wirkung auf das Herz (Beta-Wirkung). Die Beschleunigung der Herzfrequenz ist ein Beispiel dafür.

Schlagvolumen

Das Schlagvolumen wird bestimmt durch die Füllung der Kammern während der Diastole, also durch das Blutangebot von der venösen Seite (venöser Rückstrom). So ist das Schlagvolumen größer bei einem liegenden Patienten, weil sich dann weniger Blut in den unteren Körperpartien befindet. Bei zu geringer Füllung des Gefäßsystems (Schock, Erweiterung des venösen Strombettes usw.) ist das Schlagvolumen kleiner. Eine bessere Füllung des Herzens während der Diastole hat eine Verlangsamung der Herzfrequenz über die Barorezeptoren zur Folge, weil dann pro Schlag eine stärkere Druckwelle in der Aorta entsteht. Die Arbeit des Herzens nimmt mit einer besseren Füllung vor der Systole zu. Ein langsamer Puls mit einem großen Schlagvolumen ist also wirkungsvoller als ein schneller Puls mit kleinem Schlagvolumen.

Der Widerstand des Strömungsgebietes

Der wichtigste Faktor bei der Kontrolle des Blutdruckes ist die Regelung des peripheren Widerstandes. Sie geschieht über das Vasomotorenzentrum im Hirnstamm. Neben den Signalen, die den Blutdruck registrieren (Barorezeptoren), wird das Vasomotorenzentrum auch beeinflußt (Chemorezeptoren) durch die chemische Zusammensetzung des Blutes (pCO_2, pH und pO_2) sowie durch Reize aus der Gehirnrinde (Anstrengung, Schmerzen, „Streß").

Barorezeptoren (Abb. 123)

Diese sind lokalisiert im Aortenbogen, in der Arteria carotis und auch im Herzen selbst. Bei Senkung des Blutdrucks werden Reize über das Vasomotorenzentrum zu den Nebennieren geleitet, die dann als Reizbeantwortung Adrenalin ausschütten. Ebenso können über das sympathische System Reize zu den Arteriolen weitergeleitet werden. Hierauf erfolgt eine Verengung mit Erhöhung des peripheren Widerstandes.

Kortikale Reize

Kortikale Reize aus der Hirnrinde können über das Vasomotorenzentrum direkt auf die Arteriolen einwirken:
a) über die sympathischen Fasern oder
b) durch Innervation der Nebennieren.

Kohlensäuregehalt des Blutes

Die Kohlensäure hat einen doppelten Effekt:
a) auf das Vasomotorenzentrum und
b) auf die Blutgefäße selbst.
a) Zentrale Wirkung: ein hoher Kohlensäuregehalt bedeutet Reizung des Vasomotorenzentrums, wodurch eine Aktivierung der Nebennieren und eine Adrenalinausscheidung erfolgt. Die Folge davon ist eine Erhöhung des Blutdruckes und eine Herzfrequenzzunahme. Zu niedriger Kohlensäuregehalt führt zu einer Hemmung des Vasomotorenzentrums. Hierdurch kommt es zu einer Gefäßerweiterung im Splanchnikusgebiet (Eingeweide) und Senkung des Blutdruckes.
b) Periphere Wirkung (direkte Wirkung auf die Blutgefäße): eine hohe Kohlensäurespannung bewirkt eine Gefäßerweiterung und eine niedrige Kohlensäurespannung eine Gefäßverengung.

CO_2 wirkt also über das Vasomotorenzentrum gefäßverengend (Druckanstieg), über seinen direkten Angriffspunkt an den Gefäßen dagegen gefäßerweiternd (Drucksenkung).
Beide Effekte kombiniert ergeben bei Hyperkapnie eine Gefäßerweiterung und einen vollen, kräftigen Puls; die Haut ist rosa und warm. Bei Hypokapnie findet sich Gefäßverengung, kleiner Puls und niedriger Blutdruck. Die Haut ist blaß und kalt.
Die Größe des peripheren Widerstandes wird durch den Tonus (Spannung) der kleinen Arterien geregelt, d. h. in dem Gebiet, bevor die kleinen Arterien in das Netz der Haargefäße (Kapillaren) übergehen, also in den präkapillären Arteriolen. Die Weite dieser kapillären Arteriolen hängt vom Einfluß der sympathischen Nerven ab, die einmal vom Vasomotorenzentrum beeinflußt werden und zum anderen auch durch die im Blut zirkulierende Katecholamine. Die Aufrechterhaltung des Blutdruckes müssen wir in Zusammenhang mit den anderen regelnden Einflüssen auf den Gefäßtonus sehen. Die Verteilung des verfügbaren Blutes auf die einzelnen Organe erfolgt nach deren Bedarf. Während der Verdauung sind die Blutgefäße, die den Magen-Darm-Kanal versorgen, stark erweitert. In diesem Gebiet – dem Splanchnikusgebiet – zirkuliert dann eine große Menge Blut, die anderen Teilen des Körpers nicht zur Verfügung steht. In den Stromgebieten von Muskeln und Haut tritt eine Vasokonstriktion auf.
Umgekehrt sehen wir, daß bei der Muskelarbeit der Blutstrom in das Splanchnikusgebiet stark reduziert wird, und in den Muskeln eine Gefäßerweiterung auftritt. Diese regionale Verteilung des Blutstromes geschieht unter dem Einfluß des autonomen Nervensystems. Der Blutdruck im Gesamtorganismus wird dabei konstant gehalten. Ungeachtet der regionalen Verteilung wird jedoch bei Senkung des Blutdruckes die Blutzufuhr in all den Gebieten beschränkt, für die eine Reduktion des Blutflusses nicht gefährlich ist: der Haut, den Eingeweiden und dem venösen System. In diesen Gebieten findet also eine Vasokonstriktion unter dem Einfluß von Reizen über die sympathischen Nervenfasern statt.
Im Falle eines Schocks beobachten wir, daß trotz eines Blutverlustes der Blutdruck solange wie möglich aufrechterhalten wird. Diese Anpassung erfolgt einmal durch Beschleunigung der Herzfrequenz und zum anderen durch eine Einschränkung des Blutzuflusses in alle

Körperteile, außer Herz und Gehirn. Bei einem beginnenden Schock ist darum auch nicht der systolische Blutdruck, sondern die Herzfrequenz und das Ansteigen des diastolischen Druk-kes maßgebend. Das Ansteigen des diastolischen Druckes zeigt uns die Verengung von großen Gefäßgebieten (Erhöhung des peripheren Widerstandes). Für den Schock haben wir also folgende Indizien: schneller Puls, später sinkender Blutdruck, erhöhter diastolischer Druck (kleiner Pulsdruck), blasse Haut, blaue Farbe der Fingerspitzen, schlechte Füllung der oberflächlichen Gefäße, Schwitzen (Wirkung von Adrenalin auf die Schweißdrüsen), verminderte Diurese (reduzierter Blutstrom durch die Nieren und Wirkung von antidiuretischem Hormon), beschleunigte Atmung (niedriger pO_2 im arteriellen Blut), verminderte Durchblutung der Eingeweide und der Leber.
Wenn der systolische Blutdruck sinkt, bedeutet dies, daß der Organismus nicht mehr imstande ist, den Mangel an zirkulierendem Blut zu kompensieren, und es kommt zum progressiven und schließlich irreversiblen Schock. Ein Schockzustand sollte möglichst schon dann behandelt werden, bevor der systolische Blutdruck absinkt. Bei sinkendem systolischen Blutdruck können wir davon ausgehen, daß ein erwachsener Patient schon einen Volumenverlust von 1–3 l Blut erlitten hat.

Der Schockzustand

Die Definition von Schock (engl.: shock) ist schwierig und wird am besten wiedergeben durch: **Schock = ungenügender Druck und Blutstrom im arteriellen System.**
Die Ursache kann sein:
1. Blutverlust nach außen.
2. Blutverlust nach innen (Bauchhöhle, Pleurahöhle, Uterus, ausgedehnte Hämatome).
3. Erweiterung des venösen und kapillären Stromgebietes (Substanzen mit anti-adrenergischer Wirkung wie Anaesthetika, Procain, Überempfindlichkeit, Histamin usw.)
4. Verringerter peripherer Widerstand (Lähmung der präkapillären Arteriolen durch Histamin, gefäßerweiternde Stoffe usw.).
5. Flüssigkeitsverluste nach außen (Durchfall, übermäßiges Schwitzen, Erbrechen, Magen-Darm-Fistel).
6. Flüssigkeitsverlust nach innen (entzündliches Ödem, Peritonitis, Pleuritis).
7. Ungenügende Flüssigkeitszufuhr.
8. Herzinsuffizienz.

Im Falle eines drohenden Schocks versucht der Körper, den Blutdruck solange wie möglich konstant zu halten. Dies geschieht durch:

A. Erhöhung des peripheren Widerstandes: unter dem Einfluß der sympathischen Nerven und Noradrenalin-Ausscheidung verengen sich die kapillären Arteriolen.

B. Ausschaltung von Gefäßgebieten, die mit weniger Blut auskommen können: Magen-Darm-Kanal (Spanchnikusgebiet), Haut und Muskeln werden z. B. weniger durchblutet. Herz- und Gehirndurchblutung dagegen werden bevorzugt.

C. Mobilisation der Blutdepots: Blutdepots finden sich in den Lungen, der Milz, dem Magen-Darm-System und im venösen Stromgebiet. Ein erhöhter Tonus der Gefäße unterstützt die Blutzufuhr in das Herz. Die Milz gibt durch Kontraktion ebenfalls Blut in den Kreislauf ab.

D. Einschränkung des Flüssigkeitsverlustes: verringerte Diurese und Schweißabsonderung.

E. Beschleunigte Herztätigkeit: Die zu kleine Blutmenge wird in einem schnellen Tempo durch den Körper gepumpt.

Diese Gegenregulation können wir am Patienten durch ein Ansteigen des diastolischen Druckes (A) und der Herzfrequenz (E) bemerken. Die Blässe mit manchmal blauer Verfärbung der Fingerspitzen ist eine Folge von (B) und die Einstellung der Urinproduktion eine Folge von (D). Daß große Gebiete inzwischen ungenügend mit Blut und damit auch mit Sauerstoff versorgt werden, bleibt auf die Dauer nicht ohne Auswirkung. Da in diesen Gebieten der Stoffwechsel weiterhin besteht, entsteht eine Anhäufung von Kohlensäure und Milchsäure. Beide Stoffwechselprodukte beeinflussen die Mikrozirkulation und verursachen eine Erweiterung des kapillären Stromgebietes mit einer Stenosierung des postkapillären Schließmuskels. Die Folge davon ist, daß in dem kapillären Gebiet eine große Menge Blut festgehalten wird, das auf diese Weise dem Kreislauf entzogen ist. Auch ein Großteil des durch Transfusion zugeführten Blutes bleibt im kapillären System liegen (Abb. 129). Wenn dieser Zustand erreicht ist, spricht man von einem irreversiblen Schock. Der irreversible Schock entsteht also durch ungenügende Gewebsperfusion infolge Vasokonstriktion der Arteriolen und Erweiterung des kapillären Systems.

Behandlung des Schockzustandes

Der akute Schockzustand

Der akute Schock durch Blutverlust: Beine hochlegen. Der Patient braucht nicht in eine Trendelenburgsche Lagerung gebracht zu werden! Oberkörper horizontal. Zufuhr von Blut oder Plasmaersatzmitteln. Falls keins von beiden zur Verfügung steht, mit 0,9%iger Kochsalzlösung den Kreislauf auffüllen.

Der akute Schock durch plötzliche Gefäßerweiterung: Beine hochlegen. Blutdruckerhöhende Pharmaka (Novadral, Akrinor).

Der akute Schock durch Herzschwäche:

1. Bradykardie durch Vagusreize (Ohnmacht).
   Therapie: Patienten horizontal und die Beine hochlagern. $\frac{1}{2}$ bis 1 mg Atropin i. v. und abwarten.
2. Versagen des linken Herzens (Infarkt, Kammerflimmern).
3. Lungenembolie.

Bei Punkt 2 und 3 sind die vorzunehmenden Maßnahmen abhängig von den vorausgegangenen Ereignissen und der Grundursache für das bestehende Leiden. Eine allgemeine Therapie ist in diesen Fällen nicht vorauszuplanen.

Der latente Schockzustand

Durch Aufnahme von Flüssigkeit aus den Geweben ist der Organismus in der Lage, den Blut- oder Flüssigkeitsverlust teilweise zu kompensieren. Eine Blutuntersuchung ist notwendig, um den Zustand des Patienten zu beurteilen. Bei Blutverlusten finden wir einen niedrigen Hämoglobingehalt mit einer geringen Anzahl roter Blutzellen – der Hämatokrit ist erniedrigt –. In diesem Fall ist eine Blutzufuhr erforderlich. Diese soll vorsichtig erfolgen, um das Gefäßsystem nicht zu überfüllen. Bei Flüssigkeitsverlusten werden wir dementsprechend einen normalen oder erhöhten Hämoglobingehalt vorfinden und eine große Anzahl roter Blutzellen. Hier muß also Flüssigkeit zugeführt werden, wobei die Zusammensetzung der Infusionsflüssigkeit abhängig von der Elektrolytzusammensetzung des Blutes ist. Davon unabhängig muß natürlich die Ursache des Schockes behandelt werden.

Der irreversible Schockzustand

Im Schock gelingt es dem Organismus nicht, einen ausreichenden Blutdruck aufrechtzuerhalten. Durch die Einschränkung des Blutstromes zu den meisten lebenswichtigen Organen nimmt der Sauerstoffmangel in den Organen und Geweben ein solches Ausmaß an, daß der Stoffwechsel dort ernsthaft gestört wird und sogar Zellen irreversibel geschädigt werden. Die mangelnde Blutversorgung – oft noch verschlimmert durch die Verabreichung von gefäßverengenden Mitteln (Adrenalin, Noradrenalin) – führt zur Anhäufung von CO_2. Durch anaerobe Glykolyse (Spaltung von Glukose ohne Sauerstoff) kommt es zur Ansammlung von Milchsäure in den Geweben. Infolge Energiemangel verlieren die Zellen Kalium an die Gewebsflüssigkeit.

Durch die Gabe von Pharmaka, die den Spasmus in den Arteriolen aufheben, kann dieser Circulus vitiosus evtl. durchbrochen werden. Durch bestimmte Vasodilatatoren werden die sympathischen Ganglien (Arfonad) oder direkt die Alpha-Rezeptoren (Regitin oder Dibenzilin) in den kleinsten Blutgefäßen blockiert.

Wenn diese Stoffe verabreicht werden, müssen mindestens zwei sichere venöse Zugänge vorhanden sein. Wenn die Gefäßverengung aufgehoben wird, kann nämlich eine sehr schnelle Blutdrucksenkung eintreten. Diese kann jedoch verhindert werden, indem man dem Patienten in sehr kurzer Zeit eine größere Menge Flüssigkeit zuführt.

Es kann notwendig sein, daß innerhalb weniger Minuten bis zu 10 Flaschen Flüssigkeit verabreicht werden müssen, von denen ein Teil aus Plasmaersatzmitteln bestehen sollte. Das Vorhandensein der erforderlichen Menge Infusionsflüssigkeit ist notwendig. Der irreversible Schock läßt sich auch daran erkennen, daß im Verlauf der Behandlung immer größere Mengen Infusionsflüssigkeit – auch Plasma und Plasmaersatzmittel – erforderlich werden, um den Blutdruck aufrechtzuerhalten, während der Effekt der blutdruckerhöhenden Mittel immer geringer wird. Man hat den Eindruck, als ob die verabreichte Flüssigkeit durch den Körper wie von einem Schwamm aufgenommen wird, ohne daß der Blutstrom in den Gefäßen wiederhergestellt werden kann.

Die zunehmende metabolische Azidose mit einem erhöhten Kalium-Gehalt in dem noch zirkulierenden Blut deutet auf eine ernsthafte Störung des Stoffwechsels hin. Eine Erklärung für dieses Symptom ist in der aufgehobenen Mikrozirkulation zu sehen. D. h. in dem ausgedehnten Netz von Haargefäßen in den Geweben verbleibt ein großer Teil des Blutes (Abb. 129).

Die Verteilung des Blutes in die Gewebe erfolgt immer aufgrund des regionalen Bedarfs, d. h. durch die Aktivität des Stoffwechsels in einem bestimmten Gewebe und nicht durch das sympathische System. Die Verteilung erfolgt durch eine direkte Verbindung zwischen den kleinsten Arterien und den kleinsten Venen. Diese Verbindung ist die arterio-venöse Kapillare, die noch eine Muskelwand besitzt und sich also verengen kann. Von diesen Gefäßen gehen die feinsten Haargefäße aus, die ihrerseits keine Muskelwand mehr haben. Der Blutzufluß zu diesen Kapillaren von der arterio-venösen Kapillare aus wird durch den Schließmuskel geregelt, der jeweils nach den Veränderungen im Säure-Basen-Haushalt und CO_2-Gehalt der umgebenden Gewebsflüssigkeit den Zugang öffnen oder schließen kann. Der Säuregrad (pH-Wert) und der CO_2-Gehalt sind ein Maß für die Stoffwechselaktivität im Gewebe. Steigt der CO_2-Gehalt und sinkt der pH-Wert ab, dann öffnet sich der Zugang zu den Kapillaren und frisches, sauerstoffreiches Blut strömt in die Gewebe. Das abströmende Blut transportiert die Abfallprodukte ab.

Der gesamte Blutstrom, der ein derartiges Gebiet versorgt, wird durch die Schließmuskeln am Anfang und Ende der arterio-venösen Kapillare geregelt, ein Mechanismus, der durch die direkte Verbindung zwischen Arterie und Vene auch den Blutdruck beeinflußt. Neben dem Einfluß des Stoffwechsels (CO_2 und pH) stehen diese Schließmuskeln auch unter dem Einfluß

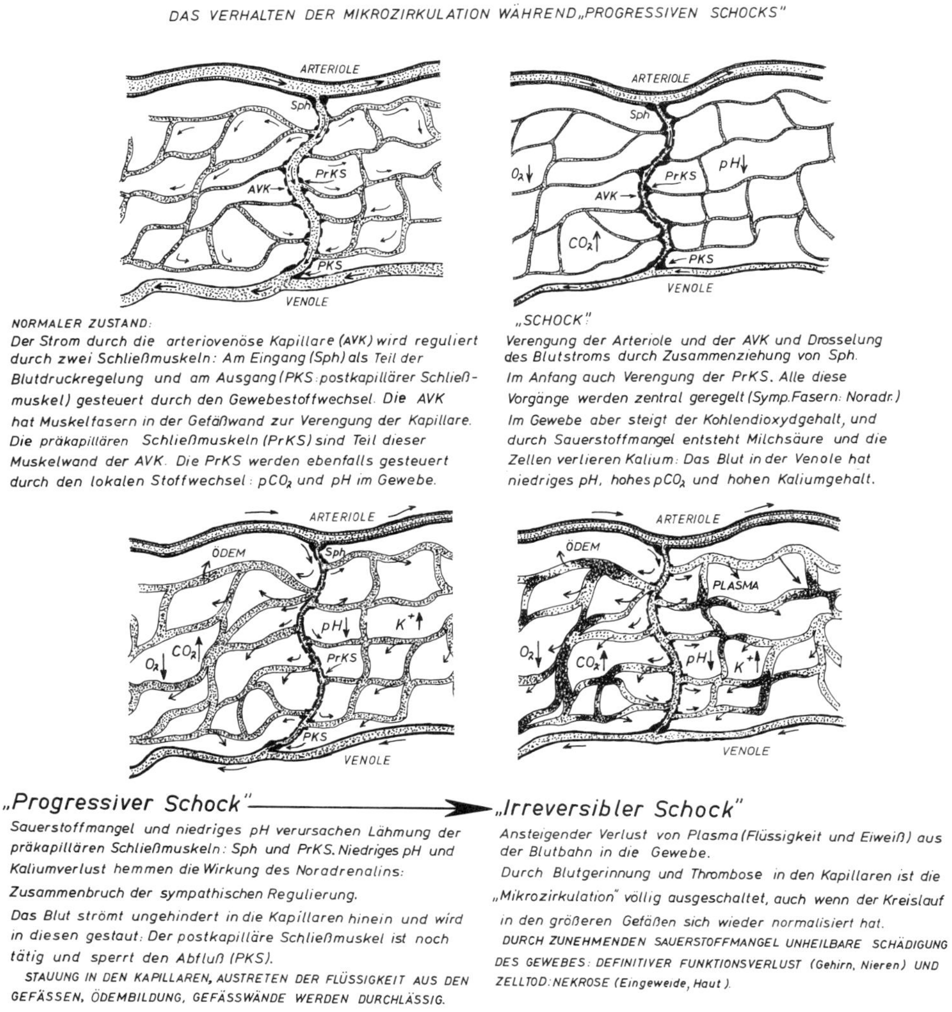

Abb. 129. Das Verhalten der Mikrozirkulation während „progressiven Schocks"

des sympathischen Systems. Das betrifft sowohl den präkapillären Schließmuskel (Sph in Abb. 129) als auch den postkapillären Schließmuskel (P. K. S.).
Bei Blutdrucksenkung wird der Zugang zu der arterio-venösen Kapillare (Sph) zunächst stenosiert oder sogar komplett verschlossen. Das Gewebe wird dann praktisch nicht mehr durchblutet. Gleichzeitig verengt sich die arterio-venöse Kapillare als Ganzes. In dem umgebenden Gewebe häuft sich CO_2 an, das nicht mehr abgeführt werden kann. Durch die anaerobe Glykose (Sauerstoffmangel) häuft sich Milchsäure an. Die Milchsäure entsteht durch unvollständige Verbrennung von Glukose infolge Sauerstoffmangel. Als Folge entsteht gleichzeitig ein Energiemangel. Die Zellen sind nicht mehr imstande, die Balance von Kalium und Natrium zwischen Zelle und Umgebung aufrechtzuerhalten.
Durch den Energiemangel verlieren auch die Sphinkteren, die den Blutstrom in den Kapillaren regeln, ihren Tonus. Das aus den Arterien zufließende Blut strömt nun ungehindert in das Kapillargebiet. Der postkapilläre Schließmuskel verhindert den Abstrom des Blutes in die

Vene, so daß das Blut in dem Kapillargebiet verbleibt und dem übrigen Blutstrom entzogen wird.
Der Sauerstoffmangel im Gewebe dauert inzwischen an. Die übervollen Kapillaren werden für Flüssigkeit und auch für Eiweiße durchlässig. Die intravasal verbleibenden Blutkörperchen kleben zusammen und bilden Pfröpfe, die den Blutstrom in das Kapillargebiet definitiv blockieren.
Wenn dieser Zustand anhält, kann schließlich durch die Hypoxie eine Zellschädigung auftreten, die irreversibel sein kann.

Metabolische Azidose als Schockfolge

Die metabolische Azidose entsteht hauptsächlich durch die Bildung von Milchsäure, die – wie wir wissen – entsteht, wenn Glukose ohne genügende Sauerstoffzufuhr abgebaut wird. Als Ausdruck dieser metabolischen Azidose finden wir eine Abnahme des pH und des Bikarbonatgehaltes im Blut. Diese metabolische Azidose kann sich sehr schnell ausbilden, wenn eine erhebliche Senkung des Blutdruckes und der Blutversorgung (z. B. bei Herzstillstand) auftritt.
Die pH-Senkung und die damit verbundene Steigerung des Kaliumspiegels verursachen eine zunehmende Beeinträchtigung sowohl des Herzmuskels als auch der Sphinkteren in den Blutgefäßen, und es droht die Entstehung eines Circulus vitiosus. Eine Korrektur der metabolischen Azidose wird sofort erforderlich. Zur Korrektur verwendet man entweder Natriumbikarbonat-Lösungen oder Tris-Puffer. Die Menge, die für die Korrektur der metabolischen Azidose erforderlich ist, kann man grob berechnen: $\frac{1}{3}$ des Körpergewichtes in kg $\times$ negativer BE = mval Natriumbikarbonat. Nach einem akuten Schockzustand, der schon längere Zeit besteht, kann man mit einem Bedarf von etwa 2 mval/kg Körpergewicht Natriumbikarbonat rechnen. In diesen Beispielen muß man also, wenn eine 5%ige $NaHCO_3$-Lösung zur Verfügung steht, für einen Erwachsenen von 70 kg 140 mval (ca. 240 ml) applizieren. Eine Analyse des Säure-Basen-Status ist unerläßlich.

Messung des zentralvenösen Druckes (Abb. 130)

Bei der Behandlung eines drohenden irreversiblen Schocks müssen mitunter große Mengen von Flüssigkeit verabreicht werden. Unter diesen Umständen ist der arterielle Blutdruck kein Maßstab mehr für eine ausreichende Zirkulation. Da der sinkende colloid-osmotische Druck des Plasmas infolge von Überschuß an freiem Wasser und zuwenig Eiweiß das Entstehen eines Lungenödems fördert, ist die Gefahr einer solchen Komplikation bei massiven Flüssigkeitsinfusionen groß. Als Parameter für die Infusionstherapie muß hier der zentralvenöse Druck dienen. Der zentralvenöse Druck wird gemessen in den großen zuführenden Gefäßen zum rechten Vorhof. Der Normalwert im rechten Vorhof beträgt 5 cm Wassersäule. Eine Erhöhung dieses Druckes bedeutet eine Überfüllung des Kreislaufsystems. Hierdurch kann auch das Strombett der Lungen überfüllt werden und zu einem Lungenödem führen. Außerdem kann durch Überdehnung des rechten Vorhofes und Belastung der rechten Kammer die Herztätigkeit nachteilig beeinflußt werden. Durch das Einschieben eines Katheters über eine periphere Vene bis in die obere Hohlvene (Vena cava superior) kann der zentralvenöse Druck gemessen werden. Bei der Katheterisierung ist zu beachten, daß die Katheterspitze nicht im Vorhof zu liegen kommt, da die Möglichkeit besteht, daß die Katheterspitze die dünne Wand des Vorhofes perforiert. Auf dem Röntgenschirm kann die Position des Katheters kontrolliert werden. Bei Verwendung von nicht röntgendichten Kathetern muß zur Kontrolle ein Kontrastmittel injiziert werden. Durch eine mit langsamer Geschwindigkeit laufende Infusion wird der Katheter offengehalten. Der Katheter steht über einen 3-Wege-Hahn mit einem sterilen Steigrohr in Verbindung. Durch Umschalten des 3-Wege-Hahnes wird in dem Steigrohr der Venendruck gemessen. Man mißt die Höhe der Wassersäule in

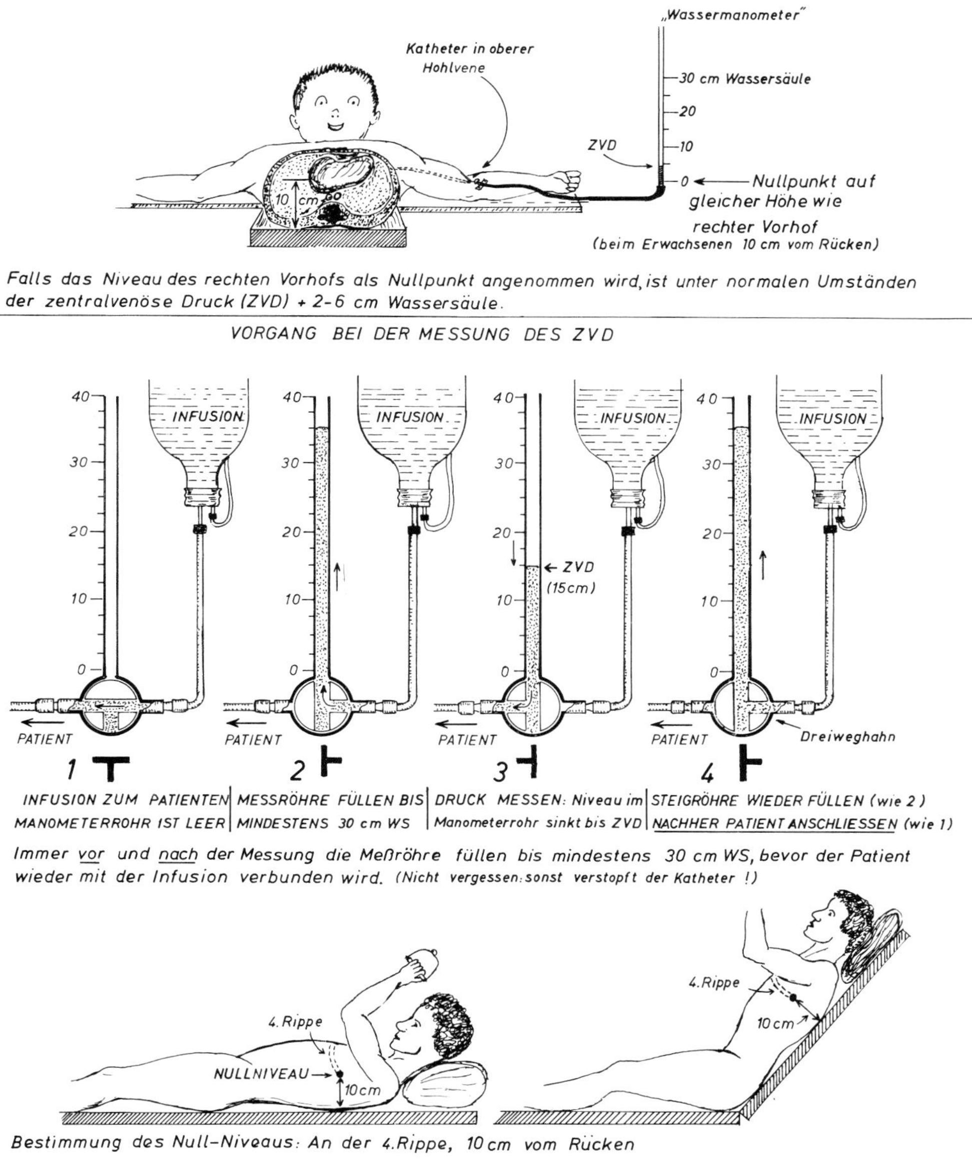

Abb. 130

bezug auf den Nullpunkt, der in Höhe des rechten Vorhofes liegt. Der zentralvenöse Druck liegt zwischen 6–12 cm Wassersäule. Dieser Wert wird überschritten, wenn der Patient beatmet wird bzw. auch beim Husten und Erbrechen. Ein zentralvenöser Druck über 20 cm Wassersäule bedeutet eine Überfüllung des venösen Systems und muß tunlichst vermieden werden. Wenn kein Katheter gelegt worden ist, kann überschlägig der venöse Druck mittels einer intravenösen Infusion gemessen werden, wenn diese in ein genügend großes Blutgefäß infundiert wird. Diese Werte sind jedoch sehr ungenau. Wenn wir in einer peripheren Vene den Druck messen, können wir annehmen, daß das Meßergebnis – da im Grunde alle Venen kommunizierende Gefäße sind – identisch ist. Das gilt aber nur für den Fall, daß in den

Venen keine Strömung ist, also im Falle eines ausgeprägten Schocks. Der Blutstrom in den Venen ist herzwärts gerichtet. Diese Strömung kann nur entstehen, wenn der Druck in den Armvenen höher ist als im rechten Vorhof. Wenn wir nun den peripheren venösen Druck messen, ist dieser also umso höher, je weiter wir vom Herzen entfernt sind und je nachdem wie gut die Strömung und die Füllung in den Venen sind. Der venöse Druck, gemessen am Unterarm, beträgt ca. 10 cm Wassersäule, am Oberarm 8 cm Wassersäule und in der Vena subclavia ca. 6 cm Wassersäule. Messen wir den peripheren venösen Druck durch eine Nadel oder durch einen Katheter im Arm, dann beträgt der Druck – einen normalen Blutkreislauf vorausgesetzt – ca. 14 cm Wassersäule. Der Druck ist bei ungenügender Füllung des Gefäßsystems erniedrigt. Einen erhöhten venösen Druck finden wir bei:

1. Überfüllung des Gefäßsystems,
2. Dekompensation des Herzens,
3. Husten und Erbrechen des Patienten,
4. schnellaufende Infusion im gleichen Arm,
5. positiver Druckbeatmung.

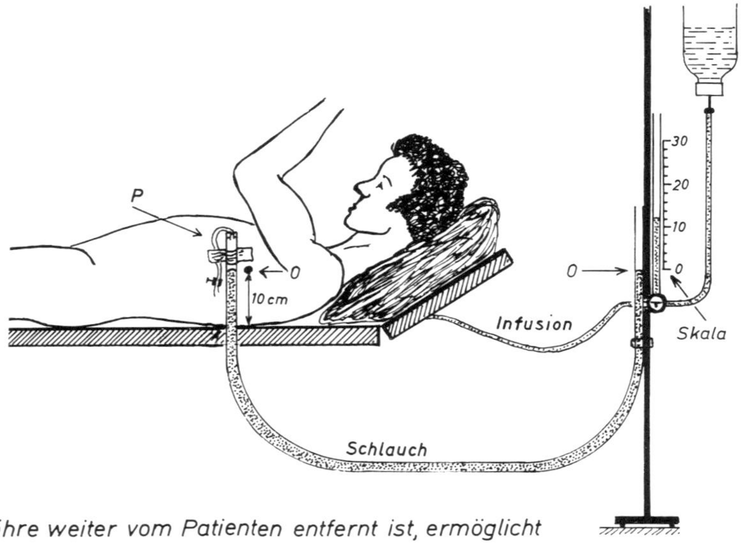

Wenn die Meßröhre weiter vom Patienten entfernt ist, ermöglicht eine „Schlauchwasserwaage" die exakte Einstellung des Null-Niveaus. Der transparente Schlauch soll mindestens 1cm Durchmesser haben, damit Luftblasen aus der Flüssigkeit entfernt werden können. Entlüftung bei P mit durchbohrtem Stöpsel und dünnem Schlauch, der mit einem Infusionsregler verschlossen werden kann.
*(**Diese Vorrichtung** ist nötig, um ein Überlaufen der Flüssigkeit an der Patientenseite zu verhindern.)*
Die genaue Einstellung des Null-Niveaus (z.B. nach Umlagerung des Patienten) ist eine absolute Bedingung!

Abb. 131

Wenn bei peripherer Messung der Druck höher als 20 cm ist, können wir annehmen, daß der zentralvenöse Druck zu hoch ist. Bei einem Patienten im Schock liegt dieser Grenzwert bei ca. 14 cm Wassersäule. *Wir wollen jedoch nicht vergessen, daß die periphere Messung des venösen Druckes nicht zuverlässig ist.*
Am besten wird der zentralvenöse Druck durch einen hocheingeführten Katheter gemessen. Dieser Katheter ist durch einen 3-Wege-Hahn mit einer langsam laufenden Infusion und

einem Steigrohr mit einer Millimetereinteilung verbunden. Die Nullage wird auf Herzhöhe, etwa 10 cm oberhalb der Fläche, auf der der Patient liegt, eingestellt. Die Erfahrung lehrt, daß die Distanz vom rechten Vorhof bis zur Rückseite des Patienten vom Körperbau unabhängig ist. Diese Distanz beträgt bei einem Erwachsenen durchschnittlich 10 cm.

Durch Drehen des 3-Wege-Hahnes wird das Steigrohr über die Infusion bis auf mindestens 30 cm Wassersäule gefüllt. Durch ein weiteres Drehen des 3-Wege-Hahnes wird das Steigrohr mit dem Katheter in Verbindung gebracht: die Flüssigkeit in dem Steigrohr sinkt nun langsam ab und bleibt schließlich auf einem bestimmten Niveau stehen. Dieses Niveau gibt den zentralvenösen Druck an. Ein sich mit der Atmung änderndes Niveau zeigt, daß die Verbindung Steigrohr/Katheter gut durchgängig ist. Nach der Messung wird das Steigrohr wieder auf 30 cm Wassersäule gefüllt. *(Keinen Blutdruck messen am gleichen Arm: während der Messung kann Blut in das Steigrohr gelangen und gerinnen.)*

Abb. 131 zeigt das Einstellen des Venendrucksystems auf die richtige Höhe. Das Einstellen des Nullpunktes des Meßrohres auf den Nullpunkt des Patienten kann entweder mit dem Auge geschehen oder aber mit Hilfe eines Lineals oder mit einer Wasserwaage. Da es sich um Änderungen in cm handelt, ist die Einstellung sehr wichtig. Da die Meßröhre etwas von dem Patienten entfernt steht, nimmt man zum Einstellen des Nullpunktes am besten einen dicken, durchsichtigen Polyäthylenschlauch (PVC), der zu $^3/_4$ mit Wasser gefüllt ist. Man hält nun das Flüssigkeitsniveau an dem einen Ende auf der Höhe des Nullpunktes beim Patienten. Das Flüssigkeitsniveau am anderen Ende — auch wenn die Entfernung 2 m beträgt — gibt den Nullpunkt für die Meßröhre an. Wenn diese „Schlauchwasserwaage“ fortwährend mit dem Patienten und dem Infusionsständer verbunden ist, hat man eine dauernde Kontrolle über das Nullniveau, das durch Lageveränderungen des Patienten oder Höherstellung des Bettes wechseln kann.

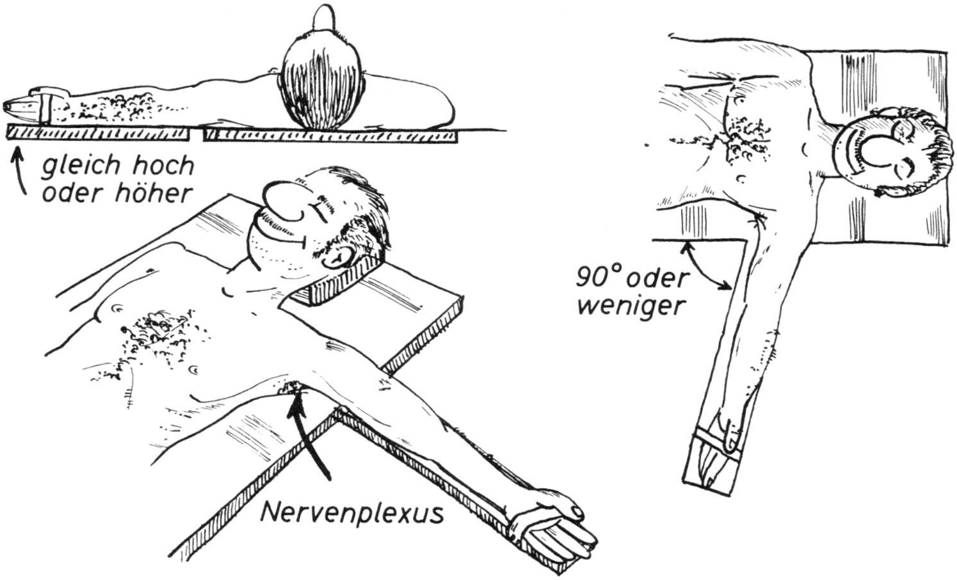

DEN ARM NICHT MEHR ALS 90° ABSPREIZEN
und NICHT NIEDRIGER ALS DAS OP-TISCH-NIVEAU LAGERN
(lieber etwas höher!).
Gefahr: Überdehnung des Plexus axillaris

KAPITEL 12

BLUT UND BLUTGERINNUNG

Das Blut besteht aus einer flüssigen (Plasma) und einer festen Phase (Blutzellen). 1 l Blut enthält normalerweise 450 ml Blutzellen und 550 ml Plasma. Der Anteil der Blutzellen beträgt demnach 45% der Blutmenge. Dieser Prozentsatz wird ausgedrückt als „Hämatokritwert" von 45. Das Blut ist wichtig für den Transport von Sauerstoff, Kohlensäure, Nährstoffen, Hormonen, Stoffwechselendprodukten (Abfallstoffe, die entfernt werden müssen) usw. Eine weitere Funktion des Blutes besteht darin, daß „Milieu interieur", d. h. die Umgebung, in der die Zellen leben, konstant zu halten. Das bezieht sich auf die Temperatur, den pH-Wert, den Elektrolytgehalt und den osmotischen Druck (Tabelle 15).

Tabelle 15. Normalwerte im Blut

	neue Einheiten (Mol/l)	Alte Einheiten (mval/l, mg%)
Natrium$^+$	135–140 mMol/l	135–145 mval/l
Kalium$^+$	3,5–4,5 mMol/l	3,5–4,5 mval/l
Calcium^{++}	2,2–2,6 mMol/l	4,4–5,2 mval/l
Magnesium^{++}	0,6–1,2 mMol/l	1,2–2,4 mval/l
Chlor$^-$	96–108 mMol/l	96–108 mval/l
Phosphat^{--}	0,7–1,5 mMol/l	2,2–4,5 mg%
Bikarbonat$^-$	22–27 mMol/l	22–27 mval/l
Glukose	3,2–5,8 mMol/l	60–110 mg%
Laktat, arteriell	0,25–0,6 mMol/l	2–5 mg%
venös	0,5–1,7 mMol/l	3,5–15 mg%
Harnstoff	3,3–7,5 mMol/l	20–45 mg%
Gesamt-Eiweiß	60–80 g/l	6–8 g%
Albumin	35–50 g/l	3,5–5 g%
Hämoglobin	8–10 mMol/l	13–16 g%
Hämatokrit	0,37–0,50	37–50 %
HbO_2, arteriell	0,95–0,97	95–97 %
venös	0,60–0,70	60–70 %
pO_2, arteriell	85–100 Torr	85–100 mm Hg
venös	35–40 Torr	35–40 mm Hg
pCO_2, arteriell	40 Torr	40 mm Hg
venös	44–48 Torr	44–48 mm Hg
pH, arteriell	7,38–7,45	7,38–7,45
venös	7,30–7,36	7,30–7,36

Plasma

Das Plasma enthält Wasser mit darin gelösten Salzen, Nährstoffen und Stoffwechselendprodukten sowie Plasmaeiweiße. Die im Plasma befindlichen Eiweiße (insgesamt 6–8 g%) sind:

Albumine (4,8%), Mol.-Gew. 69000

Dieses Eiweiß ist hautsächlich für den collidosmotischen Druck verantwortlich und hat als weiteres eine wichtige Pufferfunktion im Hinblick auf das Gleichgewicht im Säure-Basen-Haushalt (ca. 5% der gesamten Pufferkapazität des Blutes). Die Albumine werden in der Leber produziert.

Globuline (2,3%), Mol.-Gew. 156000

Die Globuline sind nicht einheitlich. Sie lassen sich in die Alpha-, Beta- und Gamma-Fraktionen aufteilen (Alpha-, Beta- und Gamma-Globuline). An die Globuline sind vor allem die Antikörper gebunden, die gegen Infektionen und körperfremde Stoffe, manchmal sogar gegen vom Körper selbst produzierte Stoffe (Auto-Immun-Stoffe), reagieren. Die Globuline werden auch außerhalb der Leber gebildet. So z. B. in den Lymphdrüsen.

Fibrinogen (0,3%), Mol.-Gew. 400000

Es ist der Grundstoff für das Fibrin, das während der Blutgerinnung gebildet wird und das sich in langen Fäden netzförmig „auskristallisiert".

Blutzellen

Diese kann man in rote Blutzellen (Erythrozyten), weiße Blutzellen (Leukozyten) und Blutplättchen (Thrombozyten) unterteilen. Die Erythrozyten enthalten das Hämoglobin und sind verantwortlich für den Transport von Sauerstoff und Kohlensäure.

Erythrozyten

Die Erythrozythen werden in dem roten Knochenmark, der Leber und der Milz gebildet. Der erwachsene Erythrozyt enthält keinen Zellkern. Bei beschleunigter Produktion von roten Blutkörperchen (z. B. nach gravierenden Blutverlusten) können junge Zellen im Blut vorkommen, in denen noch Reste des Kernes zu sehen sind. Der normale Erythrozyt ist eine Scheibe mit einem Durchmesser von 7,3 µ, der in der Mitte dünner ist als am Rande. Im Durchschnitt gibt es 5 Millionen Erythrozyten pro mm^3 Blut. Bei einem normalen Hämoglobingehalt in den Blutzellen und einer normalen Anzahl von Zellen pro mm^3 enthalten 100 ml Blut ca. 15 g Hämoglobin (15%) oder auch mmMol/l. Eine Blutarmut (Anämie) kann z. B. auf zu wenig Hämoglobin pro Erythrozyt (hypochrome Anämie) oder auf zu wenig Erythrozyten (normochrome Anämie) beruhen. Die Lebensdauer eines Erythrozyten beträgt ca. 120 Tage. Der Abbau erfolgt hauptsächlich in der Milz und im Knochenmark.

Leukozyten (4000 bis 11000 pro mm^3)

Es gibt 3 Arten von weißen Blutkörperchen:

Granulozyten (enthalten Körnchen = „granula")

Durch Anfärben der Granulozyten mit einem Farbstoff können diese Körnchen oder Granula sichtbar gemacht werden. Je nach Anfärbung der Granula unterscheidet man die eosinophilen (rotgefärbte Granula) und die basophilen Granulozyten (blauangefärbte Granula). Die Lebensdauer der Granulozyten beträgt nur einige Tage. Die Granulozyten werden im Knochenmark gebildet. Die Granulozyten spielen eine große Rolle bei der Abwehr gegen fremde Stoffe. Da sie sich sehr leicht verformen können, können sie durch Lücken der Gefäßwand (Poren) in das umgebende Gewebe austreten. Das beobachten wir z. B. bei Entzündungen des Gewebes. Die Leukozyten können fremde Stoffe in sich aufnehmen (Phagozytose), die so abtransportiert oder unschädlich gemacht werden. Der bei einer Entzündung entstehende Eiter besteht hauptsächlich aus abgestorbenen Leukozyten.

Lymphozyten (Lymphzellen)

Die Aufgabe dieser Zellen ist noch nicht ganz geklärt. Sie werden hautpsächlich in den Lymphdrüsen gebildet und enthalten Gamma-Globuline mit den damit verbundenen Antistoffen. Bei dem regelmäßigen Absterben der Zellen werden diese Antistoffe frei und gelangen in das Blut.

Monozyten

Die Funktion dieser Zellen ist ebenfalls nicht ganz geklärt. Auch diese Monozyten zeigen eine starke Phagozytose, sie können sogar Parasiten in sich aufnehmen.

Thrombozyten (200000 bis 500000 pro mm^3)

Die Blutplättchen werden im roten Knochenmark gebildet und in der Milz abgebaut. Wenn sich Blutplättchen außerhalb eines Blutgefäßes befinden, also bei einer Blutung austreten, werden sie beschädigt, kleben aneinander und setzen einen Stoff frei, aus dem Thromboplastin gebildet wird (s. Schema). Die Plättchen enthalten außerdem Heparin (Antigerinnungsstoff) und 5-Hydroxytryptamin, das gefäßverengend wirkt und dadurch die Blutung einschränkt.

Die Blutgerinnung

In großen Zügen beruht die Blutgerinnung auf der Umwandlung des gelösten Fibrinogens in fadenförmige Fibrinkristalle. In dem Netzwerk der Fibrinfäden werden die Blutzellen eingelagert, es entsteht ein Blutkoagel, das sich im Anfang gelatineartig anfühlt. Wenn dieses Blutkoagel trocknet, d. h. die in ihm vorhandene Flüssigkeit verliert, entsteht eine feste Kruste, die die Wunde bedeckt. Die Flüssigkeit, die aus dem festen Blutkoagel abgepreßt werden kann, ist Plasma ohne Fibrinogen und wird Serum genannt.
Plasma: Blutflüssigkeit mit allen Bestandteilen aber ohne Blutzellen.
Serum: Plasma ohne Fibrinogen.
Für die Umformung des gelösten Fibrinogens in Fibrinfäden benötigt man ein Enzym, das Thrombin. Thrombin entsteht aus dem an sich unwirksamen Prothrombin unter dem Einfluß von einem anderen Enzym, dem Thromboplastin und mit Hilfe von den im Plasma vorhandenen Calcium-Ionen. Thromboplastin kann sowohl aus zerstörten Blutplättchen als auch aus zerstörtem Gewebe entstehen. Für die Synthese von Thromboplastin werden mehrere andere Stoffe benötigt, die man „Faktoren" genannt hat und deren Herkunft und Zusammensetzung noch nicht gänzlich bekannt sind. Das folgende Schema gibt eine klarere Übersicht über die Blutgerinnung als es in einem Text zu beschreiben ist.

Die verschiedenen Faktoren der Blutgerinnung (Abb. 132)

Faktor I:	Fibrinogen	Fibrinogen ist ein Eiweißkörper und ist im Plasma gelöst. Es wird in der Leber gebildet.
Faktor II:	Prothrombin	Ebenfalls im Plasma vorhanden. Prothrombin wird auch in der Leber gebildet, unter Mitwirkung von Vitamin K.
Faktor III:	Thromboplastin	Thromboplastin wird aus zerstörten Blutplättchen (Thrombozyten) und aus zerstörtem Gewebe unter dem Einfluß von anderen Faktoren frei. Es wird im roten Knochenmark gebildet.
Faktor IV:	Calcium-Ionen	Calcium-Ionen werden sowohl bei der Bildung von Thromboplastin benötigt als auch für die Umformung von Prothrombin in Thrombin.
Faktor V:	Proakzelerin	Proakzelerin findet sich ebenfalls im Plasma. Es wird während der Blutgerinnung „aufgebraucht". Im Transfusionsblut ist Proakzelerin nach einigen Tagen Aufbewahrung nicht mehr vorhanden. Der Faktor V bestimmt vor allen Dingen die Menge des gebildeten Thromboplastins.
Faktor VII:	Proconvertin	Proconvertin fehlt im Plasma von Patienten, die mit einem Antigerinnungsmittel behandelt wurden und bei einem Mangel an Vitamin K. Der Mechanismus besteht in der – durch Faktor VII katalysierten – direkten Aktivierung des Faktors X durch einen Protein-Phospholipid-Komplex (Thromboplastin, in Gefäßwänden u. a. Geweben).
Faktor VIII:	Antihämophiler Faktor	Dieser Faktor fehlt naturgemäß bei Patienten, die an einer Hämophilie leiden. Er beschleunigt das Auseinanderfallen der Blutplättchen, so daß mehr „Plättchenfaktoren" entstehen. Dieser Faktor wird während der Gerinnung verbraucht.
Faktor IX:	Christmas-Faktor	Die Benennung dieses Faktors erfolgte nach dem Patienten, bei dem dieser Faktor entdeckt wurde. Dieser Faktor wird für die Bildung von Thromboplastin aus den Blutplättchen benötigt. Ein Fehlen dieses Faktors kann angeboren (erblich) sein. Diese Krankheit gleicht dann der Hämophilie.

Fibrinolyse

Im Organismus wird unter normalen Umständen eine Gerinnung aufgehoben, indem die Fibrinfasern aufgelöst werden (Fibrinolyse). Dies geschieht durch ein eiweißauflösendes (proteolytisches) Enzym, das Fibrinolysin oder Plasmin. Das aktive Plasmin entsteht aus einer Vorstufe – dem Plasminogen – unter dem Einfluß von bestimmten anderen Stoffen. Einige davon werden z. B. durch Bakterien gebildet (Streptokinase).

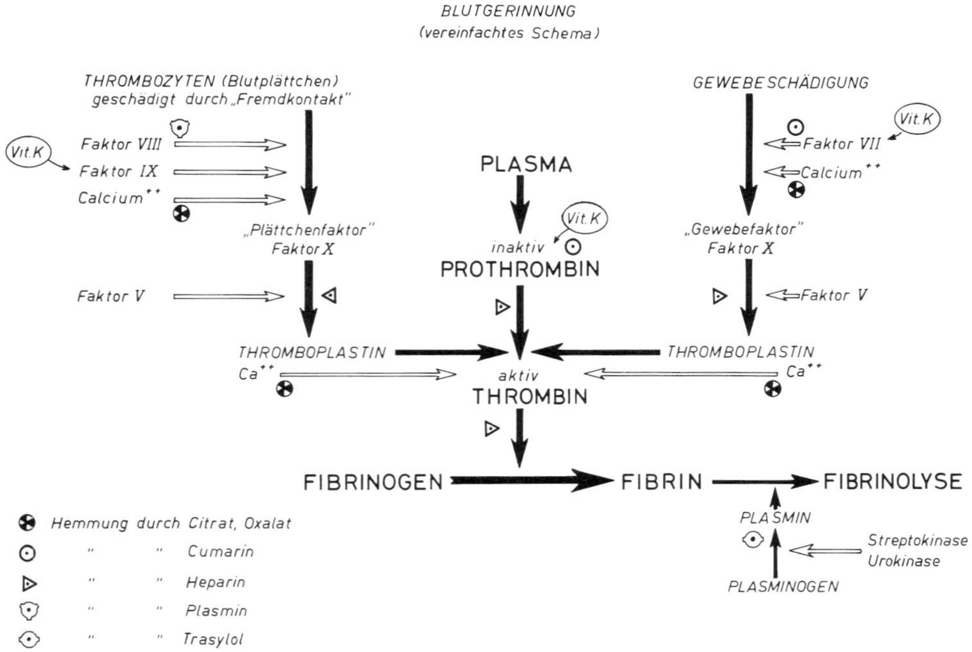

Abb. 132. Blutgerinnung (vereinfachtes Schema)

Transfusionsblut

Das Transfusionsblut wird durch Hinzufügen von Natriumcitrat, das Calcium an sich bindet, ungerinnbar gemacht. 100 ml der stabilisierenden Lösung enthalten 2,5 g Natriumcitrat, 0,5 g Zitronensäure und 1,6 g Glukose (Dextrose). Diese 100 ml werden mit 400 ml frischen Blutes zu 500 ml Transfusionsblut (sog. ACD-Blut) gemischt. Transfusionsblut (Citratblut) ist also immer verdünnt! Eine weitere Möglichkeit, Blut ungerinnbar zu machen, besteht in dem Zusatz von Heparin (2500 E auf 500 ml). Dieses Blut ist unverdünnt!

Heparin

Heparin verhindert unter anderem die Bildung von Thrombin aus Prothrombin und auch die Bildung von Fibrin aus Fibrinogen. Es wird in der Leber gebildet (daher auch der Name). Diese Substanz wird fortwährend in kleinen Mengen an das Plasma abgegeben, um einer ungewünschten Blutgerinnung vorzubeugen. Der Wirkungseintritt erfolgt nach einigen Minuten und hält mehrere Stunden an. Um die durchschnittliche Gerinnungszeit um mehr als 15 Minuten zu verlängern, benötigt man für einen Erwachsenen eine Dosierung von 10 000 bis 15 000 E Heparin/4 Stunden.

Protamin

Heparin kann durch die Verabreichung von Protamin unwirksam gemacht werden.

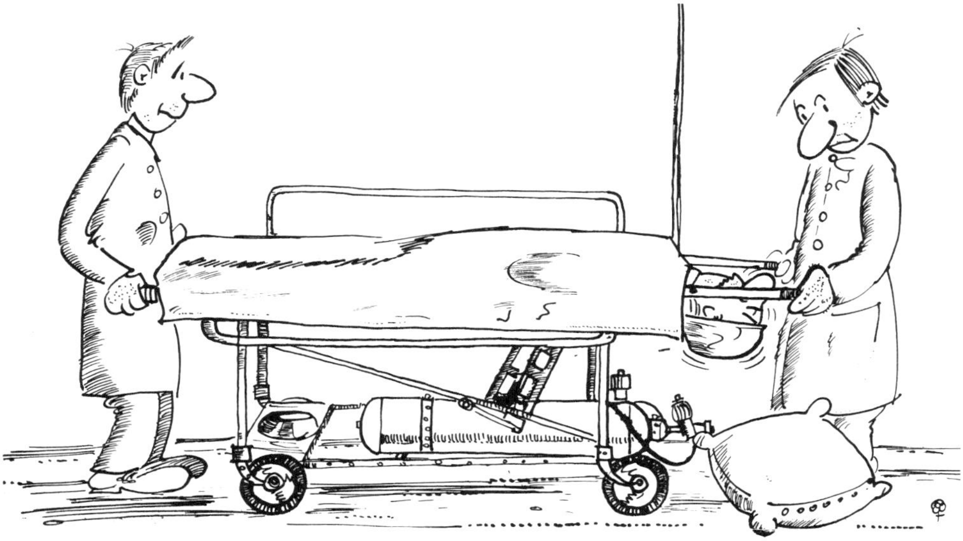

Ist die Trage etwas kurz?

KAPITEL 13

DIE NIERENFUNKTION IM RAHMEN DER ANAESTHESIE

Die Funktion der Nieren besteht im Konstanthalten der Zusammensetzung des Blutes und der Ausscheidung von Abfallstoffen und körperfremden Stoffen.
Die Niere hat keinen Einfluß auf die Blutzellen und die Eiweiße. Sie reguliert jedoch die Konzentration der Elektrolyte (Ionen), einschließlich der H^+-Ionen im Blut. Außerdem wird auch der Wasserhaushalt zum großen Teil durch die Nieren reguliert, wobei hauptsächlich die Natrium-Konzentration des Plasmas maßgebend ist.
Bei Absinken der Natrium-Konzentration, die meistens eine Verdünnung des Plasmas ausdrückt, hält die Niere weniger Wasser zurück. Bei einer hohen Natrium-Konzentration, die auf einen Wassermangel hinweist, wird so wenig Wasser wie möglich ausgeschieden. Eine Veränderung des Wassergehaltes im Plasma beeinflußt auch den osmotischen Druck: im konzentrierten Plasma ist dieser Druck höher.
Die „Rezeptoren", die auf die Natrium-Konzentration und den osmotischen Druck des Plasmas ansprechen, sitzen in der *Hypophyse* und in der Nebennierenrinde. Diese Drüsen produzieren 2 Hormone, die – jedes auf seine Weise – die Natrium- und Wasserbalance beeinflussen:

ADH (antidiuretisches Hormon) wird im Hypophysenhinterlappen gebildet und hemmt die Ausscheidung von Wasser durch die Nieren, indem praktisch alles Wasser, das normalerweise in die Tubuli gelangt, reabsorbiert wird. Es entsteht so ein sehr konzentrierter Urin.

Aldosteron

Dies ist ein in den Nebennierenrinde gebildetes „Mineralo-Kortikosteroid" und ist verwandt mit Cortison. Es fördert die Reabsorption von Natrium aus dem Urin.
Das Blut erreicht die Nieren über die beiden Nierenschlagadern (Arteriae renales), die sich in den Nieren in eine sehr große Anzahl parallellaufender, dünner Arterien verzweigen. Diese sind jeweils wieder in ca. 50 Seitenäste verzweigt. Jeder dieser Seitenäste bildet ein Knäuel dünnwandiger Blutgefäße *(Glomerulum)*. Jedes Glomerulum ist von einem Bläschen *(Bowmansche Kapsel)* umgeben, das den Anfang des Ausscheidungssystems bildet. Das Ausscheidungssystem besteht aus einem Rohr, das schlauchförmig verläuft (Tubulus). In enger Nachbarschaft zum Tubulus befindet sich das Blutgefäß, das aus dem betreffenden Glomerulum stammt (Abb. 133). Der Tubulus hat einen gewundenen Verlauf und wird unterteilt in: proximaler Tubulus, Henlesche Schleife mit einem absteigenden und einem aufsteigenden Teil, distaler Tubulus. Dieses ganze System steht noch in engem Kontakt mit dem Blutgefäß. Der distale Tubulus geht in das Sammelrohr über, das den Urin in das Nierenbecken transportiert. Von dort gelangt der Urin schließlich in die Harnblase.
Glomerulum, zugehöriger *proximaler* und *distaler Tubulus* sowie die *Henlesche Schleife* bilden eine funktionelle Einheit, die Nephron genannt wird. Jede Niere enthält ungefähr 1 Million Nephren.

Nephron

Anatomisch und funktionell betrachtet können wir zwei Teile unterscheiden:

Das Glomerulum

Ist ein Knäuel arterieller Haargefäße, umgeben von der Bowmanschen Kapsel.
Das Glomerulum hat nur eine Filterfunktion: pro 1200 cm³ Blut (also 660 cm³ Plasma), die pro Minute die Nieren passieren, werden ca. 120 cm³ durch eine Trennwand gepreßt, die das Blutgefäß von dem Inneren der Bowmanschen Kapsel trennt (Abb. 133). Diese Trennwand (gebildet von dem Endothel des Blutgefäßes und dem Epithel der Bowmanschen Kapsel) läßt wohl Wasser, Glukose und Salze hindurch, aber nicht die Bluteiweiße (Albumin, Globuline und Fibrinogen) und die Zellen.
Für die Durchlässigkeit gibt es eine scharfe Grenze: Albumin mit einem Molekulargewicht von 70000 (ein großes Molekül) wird nicht durchgelassen; die Durchlässigkeit nimmt mit fallendem Molekulargewicht zu. Die Niere hat also ein scharfes Selektionsvermögen. Dieser Mechanismus reagiert sehr empfindlich auf schädigende Einflüsse wie Sauerstoffmangel, Entzündung und toxische Stoffe.
Der Filtrierprozeß verläuft passiv und hängt nur von dem Druckgradienten zwischen Blutgefäß und Kapsel ab. Der Blutdruck im Glomerulum beträgt durchschnittlich ca. 70 Torr.

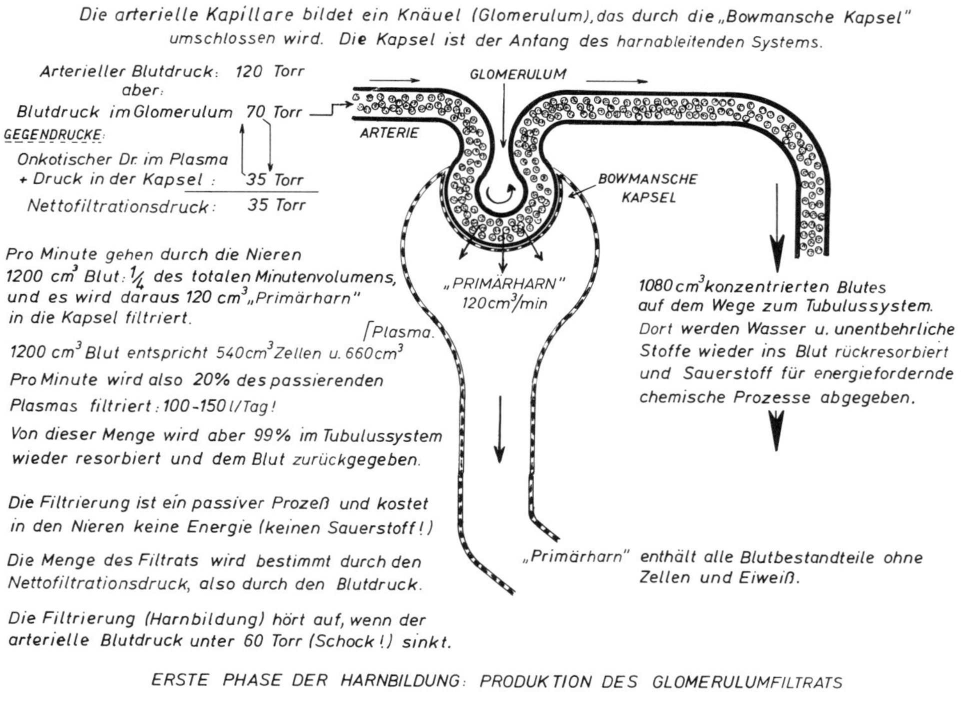

Abb. 133

Diesem Druck wirken der colloid-osmotische Druck des Plasmas von ca. 30 Torr, der das Wasser innerhalb der Gefäße hält und der Druck in der Bowmanschen Kapsel von ca. 5 Torr sowie der Druck im Tubuluslumen von 10 Torr entgegen. Der effektive Filtrationsdruck beträgt somit 70 –45 Torr = 25 Torr.

Der Filtrationsdruck ist also direkt abhängig vom glomsulären Blutdruck. Die ihm entgegenwirkenden Faktoren sind praktisch konstant (vorausgesetzt, daß z. B. kein Nierenstein die Ausscheidung verstopft, wodurch der Druck in der Bowmanschen Kapsel steigt).

Je niedriger der Blutdruck, desto weniger Urin wird filtriert. Bei einem Blutdruck, der niedriger als 60 Torr ist, kommt die Filtration zum Stillstand.

Von den 120 cm^3 Wasser, die pro Minute in die Bowmansche Kapsel gelangen, werden in dem Tubulus-System ca. 99% wieder resorbiert. Das ADH beeinflußt diese Resorption. Das Filtrat, der sogenannte Primärurin, enthält alle kleinen Molekular-Stoffe aus dem Plasma: alle Salze, Aminosäuren, Glukose und andere lösliche Stoffe, wie Harnstoff, Phosphate, Sulfate, Harnsäure, Kreatinin. Diese stellen zum Teil Abfallprodukte des Stoffwechsels und zum Teil kostbare Stoffe dar, die nicht verloren gehen dürfen. Die Zurückgewinnung letzterer geschieht selektiv durch das Epithel der Tubuli, das hierfür spezielle Transportmechanismen besitzt und für diese chemische Arbeit Energie verbraucht (Sauerstoff!).

Der Sauerstoff und der Brennstoff werden mit einer Arterie zugeführt, die aus dem Glomerulum stammt und in der das Blut noch mit Sauerstoff beladen ist. Das Glomerulum reagiert sehr empfindlich auf Sauerstoffmangel und vor allem auf ungenügende Perfusion in Kombination mit Hypoxämie. Diese ungünstige Kombination liegt z. B. beim Schock vor.

Das Versagen der Nierenfunktion nach einem längeren Schockzustand, z. B. nach Unterbrechung der renalen Blutversorgung während einer Operation an den großen Gefäßen im Bauch, ist daher eine gefürchtete Komplikation. Die Urinproduktion direkt nach der Operation ist ein grober Maßstab für eine eventuelle Nierenschädigung.

Das Tubulus-System (Abb. 134)

In diesem System laufen die wichtigsten Nierenfunktionen ab: die selektive Rückgewinnung von Stoffen aus dem Primär-Harn und von 99% des filtrierten Wassers. Außerdem besteht ein komplizierter Mechanismus, der auf drei Wegen das Säure-Basen-Gleichgewicht im Blut korrigieren kann.

Die Tubuli sind von Gefäßen umgeben, die für eine ausreichende Sauerstoffzufuhr sorgen und außerdem die resorbierten Stoffe wieder in das Blut aufnehmen. Glukose wird normalerweise völlig resorbiert, ebenfalls Vitamin C, sowie der überwiegende Teil an Natrium, Calcium, Chlor und Aminosäuren. Kalium wird nur zu 50%, Phosphat zu 25% resorbiert. Die selektive Resorption findet hauptsächlich in dem absteigenden Teil der Henleschen Schleife statt. Komplizierte chemische Prozesse, die in den Zellen der Tubuluswände ablaufen, erfolgen im aufsteigenden Teil der Schleife und in den daran anschließenden distalen Tubuli.

Wichtig ist die Korrektur des Säure-Basen-Gleichgewichtes. Als Folge der Oxydationsprozesse im Stoffwechsel gibt es im Prinzip immer einen Überschuß an H^+-Ionen. Die Korrektur einer Störung im Säure-Basen-Gleichgewicht besteht daher hauptsächlich in der Elimination von H^+-Ionen, die über einen Umweg an ein anderes Ion gekoppelt werden. Hierbei nehmen sie die Stelle des gleichfalls positiven Natrium-Ions ein: H^+ wird gegen Na^+ ausgetauscht. Außerdem werden durch Anlagerung an Ammoniak ($NH_3{}^+$) H^+-Ionen gebunden. Das NH_3 entsteht durch Abspalten von NH_2 (Aminogruppe) aus einer Aminosäure. Eine Aminosäure, die leicht eine Aminogruppe abgibt, ist z. B. das Glutamin.

Die drei Wege, auf denen H^+-Ionen eliminiert werden können, sind schematisch in Abb. 135 dargestellt.

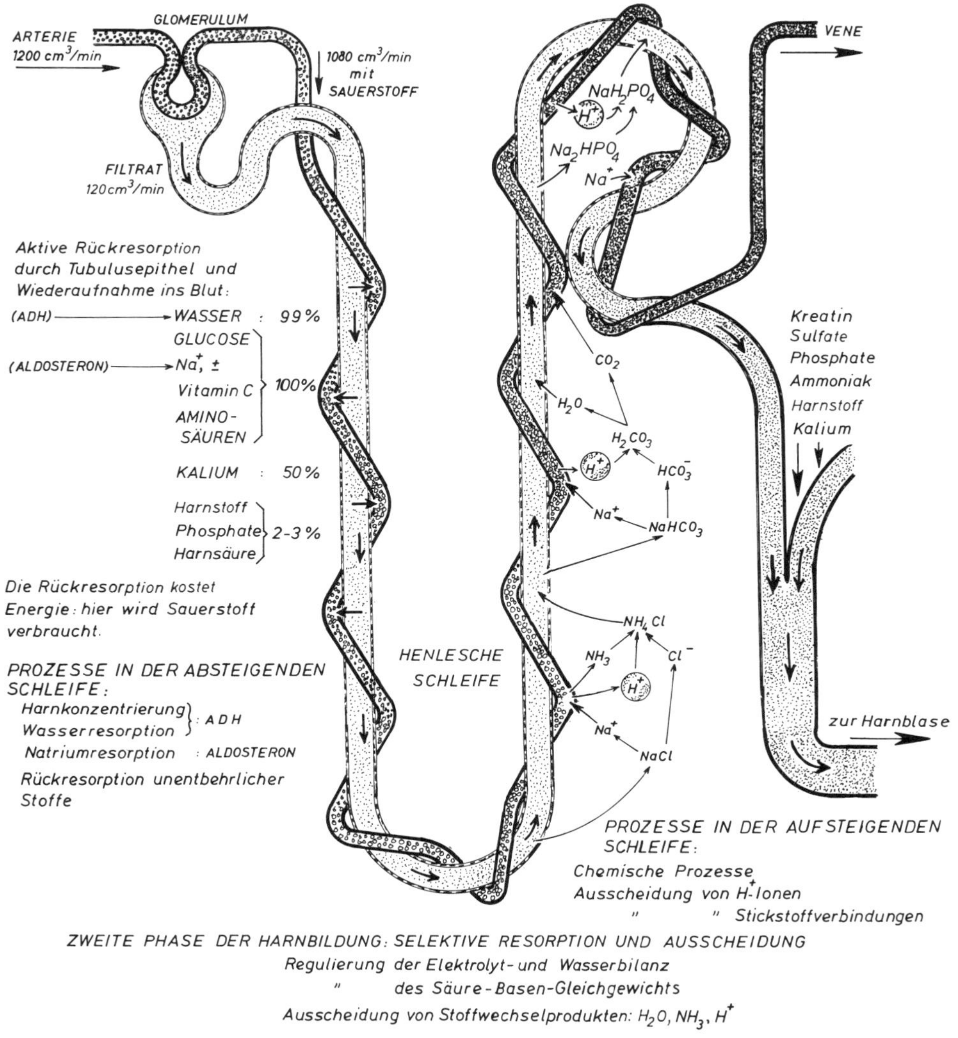

Abb. 134

Regelung des Säure-Basen-Gleichgewichts (Abb. 135)

Der Einfluß der Nieren auf das Säure-Basen-Gleichgewicht erfolgt langfristig und ist langsamer als die Korrektur durch die Atmung. Vor allem eine Störung aus metabolischen Ursachen muß durch die Nieren aufgefangen werden. Ein Überschuß an H^+-Ionen kann auf drei Wegen entfernt werden:

Der Ammoniumchlorid-Zyklus

Die Zelle nimmt CO_2 aus dem Blut und Wasser (H_2O) aus dem Harn auf. Unter Einfluß des Enzyms *Carboanhydrase* bildet sich H_2CO_3, Kohlensäure, die in H^+ und HCO_3^- dissoziiert. Das Bikarbonat-Ion wird an das Blut zurückgegeben, um als Base ein H^+-Ion zu binden. Das H^+-Ion in der Zelle wird gegen ein Natrium-Ion aus dem Harn ausgetauscht. Gleichzeitig gibt Glutamin unter Einfluß des Enzyms Glutaminase eine NH_2-Gruppe ab. Die so entstan-

Regulierung des Säure-Basen-Gleichgewichts durch die Zellen des Tubulussystems (Henlesche Schleife)

Der Vorgang beruht auf Entfernung von H^+-Ionen durch Austausch gegen Na^+-Ionen und Kopplung an NH_3 zu NH_4^+. Carboanhydrase spielt eine wichtige Rolle.

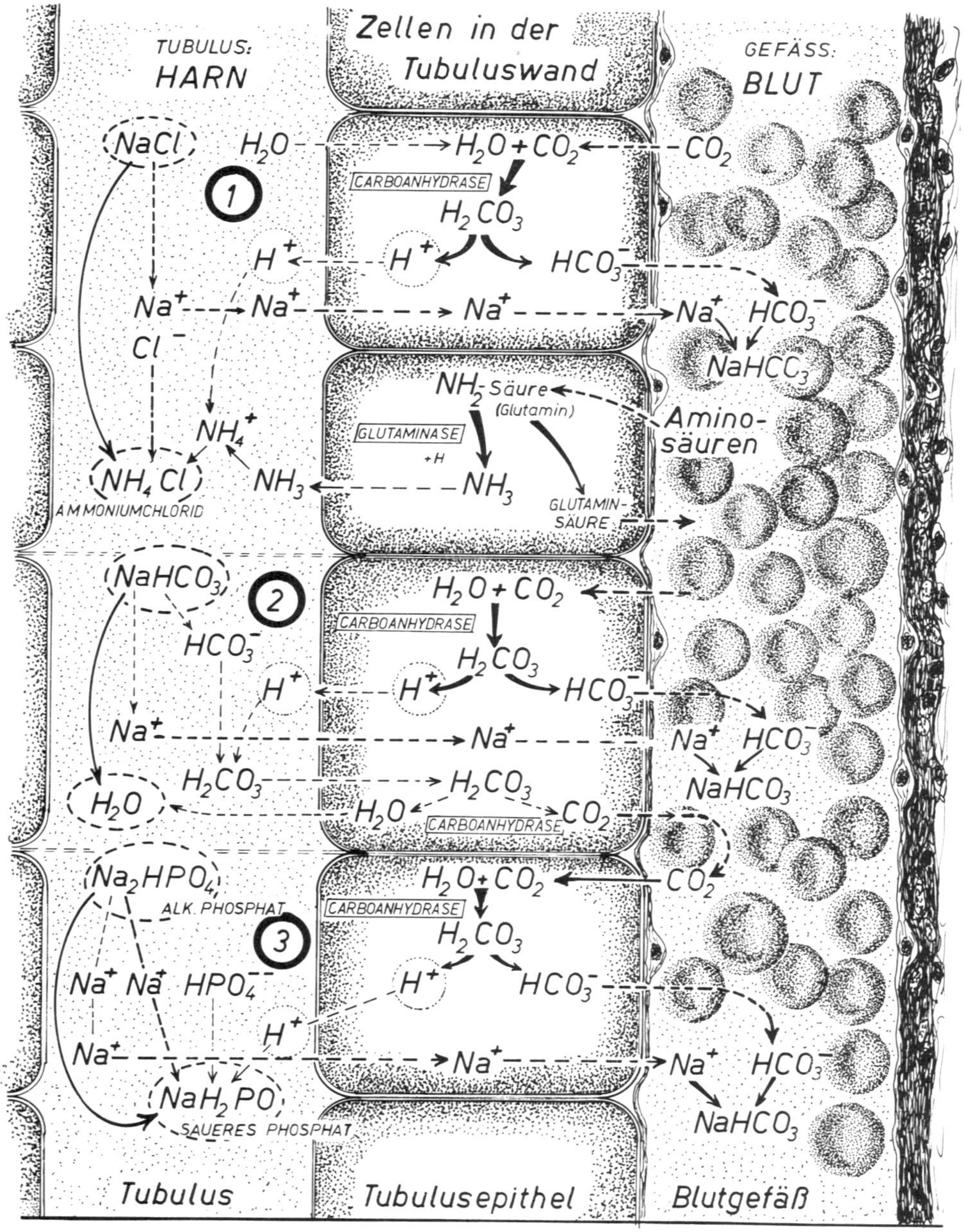

Abb. 135

dene Glutaminsäure kehrt in das Blut zurück und wird in der Leber wieder zu Glutamin ergänzt. Durch Aufnahme eines H-Ions entsteht aus NH_2 das NH_3: Ammoniak, das im Harn das freie H^+-Ion aufnimmt und so zu Ammonium (NH_4^+) wird. NH_4^+ bildet mit Cl^- das NH_4Cl, Ammoniumchlorid, das schließlich durch den Urin ausgeschieden wird.
Sehen wir uns die rechte Seite an (Abb. 135), dann ergibt sich, daß im Austausch für CO_2 das Blut Na^+ und HCO_3^- enthält. Ein H^+-Ion ist, gebunden in NH_4Cl, auf dem Weg in die Harnblase. CO_2 wird über die Lungen abgeraucht (Abb. 136).

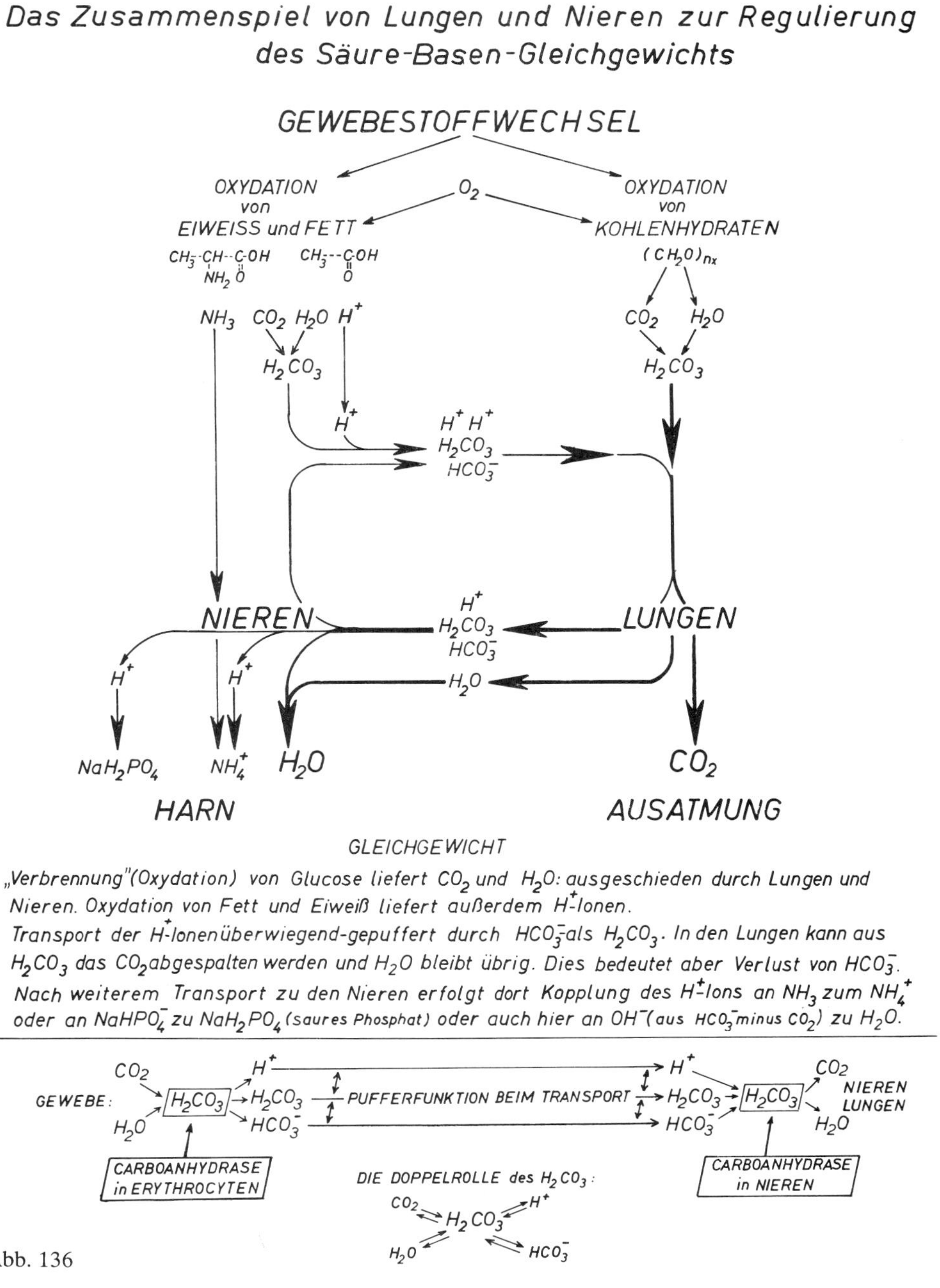

Abb. 136

Der Bikarbonat-Wasser-Zyklus

Auf die gleiche Weise wie zuvor wird CO_2 aus dem Blut aufgenommen und verbindet sich mit Wasser zu H_2CO_3. Das HCO_3^--Ion gelangt als Base wieder in das Blut. Das H^+-Ion seinerseits wird im Urin an dort vorhandene HCO_3^--Ionen zu H_2CO_3 gebunden. Dies wird in der Zelle wieder in H_2O und CO_2 gespalten. Das CO_2 wird wieder an das Blut zurückgegeben und das H_2O mit dem Urin ausgeschieden. Die *Carboanhydrase* wirkt also hier in zwei Richtungen. Im Prinzip findet auch hier ein Austausch von H^+ gegen Na^+ statt, und das Blut wird wieder mit HCO_3^- angereichert, während Natrium zurückgewonnen wird.

Der Phosphat-Zyklus

Dieser beruht darauf, daß Natrium-Hydrogen-Phosphat in zwei Formen vorkommen kann, nämlich als NaH_2PO_4 (saures Phosphat) und als Na_2HPO_4 (alkalisches Phosphat).
Die CO_2-H_2CO_3 Umwandlung sorgt wieder dafür, daß ein H^+-Ion zur Verfügung steht, das an alkalisches Phosphat (Na_2HPO_4) gebunden wird, nachdem dies ein Na^+-Ion abgegeben hat. Wieder ist ein H^+-Ion gegen ein Na^+-Ion ausgetauscht worden, und das saure Phosphat verläßt mit dem H^+-Ion den Körper durch den Urin.
Bei einer Störung des Säure-Basen-Gleichgewichtes kann eine respiratorische Ursache (ungenügende Atmung) oder eine metabolische Ursache (gestörter Stoffwechsel) vorliegen. Eine reine metabolische oder respiratorische Azidose – oder Alkalose – liegt selten vor, weil immer in einem gewissen Maß eine Kompensation stattfindet. Eine metabolische Azidose wird z. B. respiratorisch kompensiert werden usw., so daß immer mit einer gemischten Form gerechnet werden muß.
Auch in den Nieren spielt der CO_2-Bikarbonat-Zyklus die wichtigste Rolle. Das Gleichgewicht: $CO_2 + H_2O \rightleftharpoons H_2CO_3 \rightleftharpoons H^+ + HCO_3^-$ hat ein großes Aufnahmevermögen, weil sowohl die Elimination als auch die Retention von CO_2 über die Lungen und von H_2O über die Nieren über einen großen Bereich variiert werden können.
Die *Carboanhydrase* in der Tubulus-Zelle und in den Erythrozyten verschiebt das Gleichgewicht beliebig nach links oder nach rechts, hauptsächlich nach Maßgabe der H^+-Ionen-Konzentration. Alle drei Zyklen, die sich im Tubulus-Epithel abspielen, müssen jedoch außer dem Na^+-Ion auch das HCO_3^--Ion an das Blut abgeben können. Dies ist nur möglich, wenn in der Lunge das CO_2 aus dem HCO_3^- eliminiert wird. Das übrigbleibende OH^--Ion verbindet sich mit dem vorhandenen H^+-Ion zu einem H_2O-Molekül.
Um das Säure-Basen-Gleichgewicht aufrechtzuerhalten, sind die Nieren und die Lungen aufeinander angewiesen und aufeinander abgestimmt. Die Lungen fangen durch CO_2-Abgabe und Kopplung von H^+ an OH^- zu H_2O plötzliche Schwankungen der H^+-Ionen-Konzentration auf. Dieser Mechanismus spielt während und kurz nach der Anaesthesie eine wichtige Rolle. Die Nieren haben die Möglichkeit, H^+-Ionen ohne Mithilfe von CO_2 zu eliminieren, nämlich durch Bindung an Ammoniak und alkalisches Phosphat. Dies geschieht so lange, wie diese Stoffe zur Verfügung stehen.
Der doppelte Kreislauf, in dem das H_2CO_3 mit dem Enzym *Carboanhydrase* einen zentralen Platz einnimmt, ist in den Abb. 135 und 136 schematisch dargestellt.
Die absoluten Mengen der Moleküle, wie sie in dem Schema angegeben sind, demonstrieren nur die Zunahme oder den Verlust der Bestandteile und haben weiter keine Bedeutung.

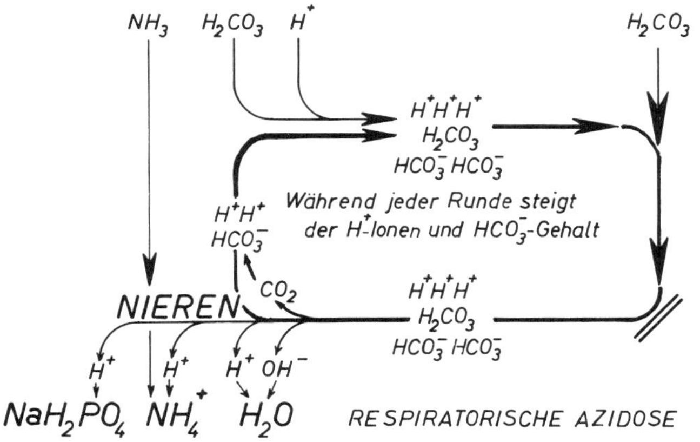

RESPIRATORISCHE AZIDOSE

Die Entfernung des CO_2 in den Lungen, wobei das neutrale H_2O zurückbleibt, ist jetzt unmöglich. Der Überschuß von H_2CO_3 hat auch einen Überschuß von HCO_3^- und von H^+-Ionen zur Folge. Letztere sind die Übeltäter und sollen jetzt durch die Nieren unschädlich gemacht werden.

Die Hilfstruppen: Na_2HPO_4 und NH_3 werden eingeschaltet, und die H^+-Ionen werden versteckt in NaH_2PO_4 (ausgetauscht gegen Na^+) und NH_4^+ (einfach aufgenommen) ausgeschieden. Außerdem findet auch Kopplung der H^+-Ionen an OH^- statt zu H_2O. Das benötigte OH^- muß aber geliefert werden durch die Spaltung des HCO_3^-: $HCO_3^- \rightarrow OH^- + CO_2$. Das CO_2 muß notwendigerweise wieder an das Blut abgegeben werden.

Der ansteigende CO_2-Gehalt im Blut stellt schließlich dem Transport eine Grenze: Im Gewebe steigt der CO_2-Gehalt immer mehr an, bis hierdurch der Stoffwechsel gelähmt wird.

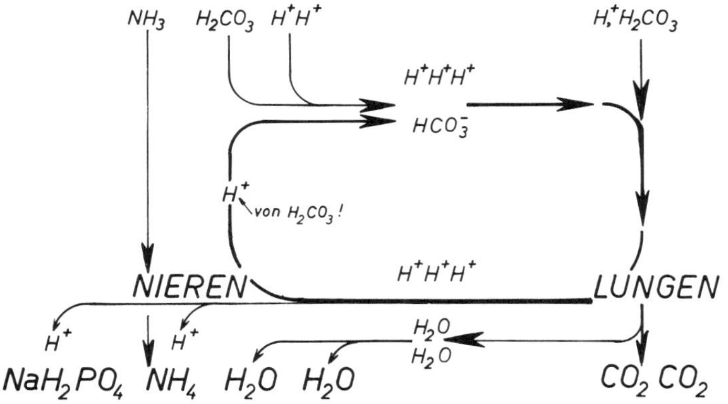

METABOLISCHE AZIDOSE

Die Nieren arbeiten langsam und auf Kosten des $Na_2PO_4^-$ und NH_3-Vorrats. Zunahme des letzteren bedeutet Eiweißabbau. Die Lungen kommen zu Hilfe: durch Abrauchen von viel CO_2 stehen extra OH^--Ionen zur Verfügung, welche die H^+-Ionen zu H_2O binden. Dies geht aber auf Kosten des HCO_3^--Vorrats ($HCO_3^- - CO_2 \rightarrow OH^-$), und außerdem bleiben die H^+-Ionen des ursprünglichen H_2CO_3 noch im Blut ($H_2CO_3 \rightarrow HCO_3^- + H^+$). Darum wird $NaHCO_3$-Lösung verabreicht: sie liefert HCO_3^--Ionen ohne H^+-Ionen.

Abb. 137

Anaesthesie und Nierenfunktion

Einfluß auf die Nierenfunktion

Betrachten wir die beiden getrennten Funktionen der Niere, Filtration im Glomerulum und Resorption sowie Stoffwechsel im Tubulus-System, dann muß der Einfluß der Anaesthesie auch für jede Funktion getrennt betrachtet werden.

Einfluß auf die Filtration

Die Filtration ist abhängig von der Durchblutung und dem Blutdruck. Bei niedrigem Blutdruck nimmt die Filtration ab, um bei einem arteriellen Blutdruck unter 50 Torr ganz aufzuhören. Die Membran der Glomerulumkapsel ist sehr empfindlich gegen Schädigungen durch toxische Stoffe und Sauerstoffmangel. Niedriger Blutdruck und Sauerstoffmangel zusammen (Schock) können die Glomerulumfunktion irreversibel schädigen.
Die Verringerung des Blutstromes durch die Nieren während der Anaesthesie wird teilweise verursacht durch das verringerte Herzzeitvolumen bzw. auch durch Verengung der zuführenden Arterien infolge eines erhöhten Adrenalin-Gehaltes im Blut.
Erhöhte Adrenalinspiegel finden sich vor allem bei Äther- und Cyclopropannarkose und sind bei Halothananaesthesie selten.
Niedriger Blutdruck, infolge medikamentöser Ganglienblockade, ist weniger gefährlich, weil durch Abnahme der Gefäßverengung, die über Hemmung des sympathischen Nervensystems hervorgerufen wird, der Blutstrom durch die Nieren größer werden muß. Die untere Grenze für einen absichtlich durch ganglienblockierende Mittel erniedrigten Blutdruck sollte mit 70 Torr angesetzt werden. Es gibt keinen Grund anzunehmen, daß dann bei dieser Methode Gefahr für die Nierenfunktion besteht.
Wenn der Blutstrom durch die Nieren länger als 30 Minuten vollständig unterbrochen wird – wie es bei Gefäßoperationen manchmal vorkommt –, werden sicher irreparable Schäden am Glomerulum- und Tubulus-System auftreten. Im allgemeinen wird die Durchblutung der Nieren solange wie möglich gesichert, und zwar weitgehend unabhängig von der Durchblutung in anderen Teilen des Körpers. Die Nieren sind in dieser Hinsicht unabhängiger, was bei einem Organ verständlich ist, das eine so lebenswichtige Bedeutung hat.
In Übereinstimmung damit steht die Tatsache, daß blutdruckerhöhende Mittel wenig Einfluß auf die Nierendurchströmung haben, mit Ausnahme von *Noradrenalin,* das eine Verengung der Nierengefäße verursacht.

Einfluß auf das Tubulus-System (Stoffwechsel und Resorption)

Da das Tubulus-System einen aktiven Stoffwechsel hat, ist hier ein hemmender Effekt von Narkosemitteln zu erwarten. Es zeigt sich jedoch, daß andere Faktoren, wie der Einfluß des Blutdruckes und die Hypophysen-Wirkung viel tiefer eingreifen und die direkte Wirkung von Narkosemitteln überschatten.
Eine Ausnahme bildet *Methoxyfluran* (Penthrane), das gelegentlich eine vorübergehende Verringerung des Resorptionsmechanismus verursacht. Der Patient verliert dann große Mengen Wasser und wird gefährdet, wenn das Wasser nicht rechtzeitig auf intravenösem Wege ersetzt wird.

Einfluß der Hypophyse

Ausgelöst durch Blutdruckabfall oder auch durch „Streß-Faktoren" (Schmerz, Angst) wird vermehrt ADH (antidiuretisches Hormon) durch die Hypophyse an das Blut abgegeben. Dadurch wird mehr Wasser durch die Tubuli resorbiert und so weniger Urin mit einer jedoch höheren Konzentration produziert. Vor allem bei sehr oberflächlicher Anaesthesie kann dadurch die Urinproduktion erheblich absinken.
In den ersten postoperativen Tagen kann der Urin kleine Mengen Eiweiß, auch eine größere Anzahl Zellen und selbst Erythrozyten enthalten. Dies weist also auf eine Schädigung der Glomerulum-Membran hin. Die Ursache ist noch unbekannt.

Einfluß der Nierenfunktion auf den Verlauf der Anaesthesie

Die Niere kann körperfremde Stoffe ausscheiden.
Von den Inhalationsnarkotika (Äther, Halothan usw.) wird ein kleiner Teil über die Nieren ausgeschieden. Dieser Ausscheidungsweg ist jedoch im Vergleich mit der Elimination durch die Lungen unbedeutend. Die Halogenkohlenwasserstoffe (Halothan, Trilen und Penthrane) werden im Körper zum Teil zu weniger flüchtigen Stoffen abgebaut (z. B. Trichloressigsäure). Es ist denkbar, daß diese chlorhaltigen Bruchstücke das Tubulus-Epithel schädigen. Der schon besprochene Einfluß von Penthran auf das Resorptionsvermögen der Tubuli deutet in diese Richtung.
Bei einer schlechten Nierenfunktion, damit ist vor allem eine ungenügende Urinproduktion durch ungenügende Filtration gemeint, kann man eine verlängerte Wirkung von solchen Stoffen erwarten, die zum größten Teil durch den Urin aus dem Körper entfernt werden.

Relaxantien

Gallamin (Flaxedil) wird fast unverändert durch die Nieren ausgeschieden. Daher wird seine Wirkungsdauer durch eine verminderte Nierenfunktion beeinflußt.
Von *Curare* (d-Tubocurarin) werden 80% unverändert durch die Nieren und ein kleiner Teil über die Galle ausgeschieden. Bei schlechter Nierenfunktion nimmt die Ausscheidung über die Gallenwege zu, und zwar bis zu 40%. Diese Ausweichmöglichkeit gibt es für die Ausscheidung von Flaxedil nicht.
Der Ausscheidungsweg von *Alloferin* und *Pavulon* (Pancuronium) ist noch nicht völlig aufgeklärt.
Zusammenfassend kann folgendes gesagt werden:
Bei schlechter Nierenfunktion: kein Gallamin als Relaxans.
Bei schlechter Nieren- und Leberfunktion: kein Gallamin und kein Curare, kein Alloferin und Pavulon (?).
Als Ersatz bleibt dann Succinylcholin übrig. Da bei schlechter Leberfunktion die Plasma-Cholinesterase, die das Succinylcholin abbaut, auch erniedrigt sein kann, ist eine vorsichtige Dosierung erforderlich. Eventuell kann Mylaxen verwendet werden, um die erforderliche Menge Succinylcholin zu reduzieren.

Barbitursäure-Verbindungen

Obwohl die kurzdauernde Wirkung der in der Anaesthesie verwendeten Barbitursäure-Verbindungen auf einen schnellen Bindungsvorgang zurückzuführen ist – Aufnahme im Fettgewebe und Bindung an Bluteiweiße –, beruht die endgültige Elimination auf dem Abbau in der Leber und der Ausscheidung der dann unwirksamen (?) Bestandteile über die Nieren! Für die langwirkenden Barbitursäure-Verbindungen (Luminal, Veronal usw.) steht nur der letzte Weg offen. Bei einer schlechten Nierenfunktion muß mit einer verzögerten Ausscheidung und mit einem verhältnismäßig starken Effekt bei wiederholter Verabreichung gerechnet werden.

Morphinartige Stoffe

Der Abbau dieser Stoffe findet in der Leber statt, wo ein großer Teil an die Glucuronsäure gebunden und dann über die Nieren ausgeschieden wird (ca. 90%). Bei schlechter Nierenfunktion wird die Konzentration der Abbauprodukte im Blut zunehmen und dadurch die Entgiftung durch die Leber hemmen. Vorsichtige Dosierung ist vor allem in der postoperativen Phase bei wiederholter Verabreichung (Kumulation) geboten.

Neuroleptika

Insbesondere werden bestimmte Phenothiazin-Verbindungen (Phenergan, Atosil usw.) und Butyrphenone (Droperidol und Haloperidol) in der Anaesthesie verwendet. Diese Stoffe werden zu ca. 10% unverändert über die Nieren langsam ausgeschieden. Ein großer Teil häuft sich in der Leber an und wird dort abgebaut. Von einer verlängerten Wirkungsdauer durch eine schlechte Nierenfunktion ist nichts bekannt.

Flüssigkeitstherapie und Elektrolyt-Gleichgewicht

Jede Anaesthesie – mit Ausnahme spezieller Techniken – hat eine Dämpfung der Aktivität des sympathischen Nervensystems und einen Blutdruckabfall zur Folge. Wenn wir annehmen, daß diese Blutdrucksenkung vor allem durch einen verringerten Tonus der Blutgefäße im „Niederdruck-Gebiet“ und durch eine Ansammlung des Blutvorrates in diesem Gebiet verursacht wird, dann kann die Blutdrucksenkung durch intravenöse Verabreichung von Flüssigkeit während oder kurz nach der Einleitung der Narkose aufgefangen werden. Man kann erwarten, daß in der postoperativen Phase nach Wiederherstellung des Gleichgewichtes diese zusätzlich verabreichte Flüssigkeitsmenge über die Nieren ausgeschieden wird.

Bei reduzierter Nierenfuktion geschieht dies nicht, und es besteht die Gefahr einer Überfüllung des dann kleiner gewordenen Gefäßbettes. Besonders bei Patienten mit hohem Blutdruck sieht man oft einen starken Blutdruckabfall während der Narkoseeinleitung, und man neigt dazu, diesen Druckabfall durch die intravenöse Verabreichung von Flüssigkeit aufzufangen. Gerade bei diesen Patienten besteht die Gefahr, daß, infolge der Zunahme der Aktivität des sympathischen Nervensystems, nach der Operation eine relative Überfüllung des Gefäßbettes zur Überlastung des Herzens und Lungenödem führt.

Bei schlechter Nierenfunktion muß man mit der intravenösen Verabreichung von Flüssigkeit während der Anaesthesie sehr sparsam sein.

Bezüglich des Elektrolyt-Gleichgewichtes ist für die Anaesthesie vor allem die Konzentration der Kalium-Ionen von Belang.

Eine zu niedrige Kalium-Konzentration kommt vor bei Patienten, die mit Diuretika behandelt wurden (Lasix), welche einen großen Verlust an Kalium hervorrufen. Auch bei Auszehrung oder nach Operationen mit großen Gewebsverletzungen, vor allem bei älteren Patienten, kann eine negative Kalium-Bilanz zu einem erniedrigten Kalium-Gehalt im Plasma führen (niedriger als 3 mval/1).

Die Folgen sind eine stärkere und längerdauernde Wirkung von muskelerschlaffenden Mitteln (cave: postoperative Phase!) und Muskelschwäche, die auch den Herzmuskel betreffen kann.

Eine zu hohe Kalium-Konzentration ist bei einer schlechten Nierenfunktion zu erwarten, die sowohl die Glomerulum- als auch die Tubulus-Funktion betreffen kann. Meistens ist gleichzeitig die Harnstoffkonzentration im Blut erhöht. Eine zu hohe Kalium-Konzentration schädigt vor allem die Herzfunktion, wobei sowohl verzögerte Repolarisation, als auch Rhythmusstörungen auftreten können. Es besteht sogar die Gefahr eines Herzstillstandes, insbesondere wenn auch noch auf andere Weise der Herzrhythmus gestört wird, z. B. durch Verabreichung von Succinylcholin.

Bei hoher Kalium-Konzentration im Blut kein Succinylcholin verwenden.

Auch die Verabreichung von *Digitalis* kann bei einer zu hohen Kalium-Konzentration Komplikationen verursachen: die hemmende Wirkung von Digitalis auf die Reizleitung wird verstärkt, während die spontane Depolarisation im Herzmuskel (Extrasystolie) gefördert werden kann. (Noch gefährlicher ist aber eine Digitalisgabe bei Vorliegen einer Hypokaliämie!).

Bei hoher Kalium-Konzentration mit intravenöser Verabreichung von Digitalis vorsichtig sein.

Die Konzentration der *Natrium-Ionen* steht direkt unter dem Einfluß der Nierenfunktion und der regulierenden Wirkung des *Aldosterons.*

Eine zu niedrige Natrium-Konzentration verursacht vor allem Muskelschwäche (auch des Herzmuskels). Sie kann bei extremen Flüssigkeitsverlust über die Nieren und Schweißdrüsen entstehen, verbunden mit ungenügender Resorption von Natrium durch das Tubulus-Epithel und Natrium-Verlust mit dem ausgeschiedenen Schweiß. Gleichzeitig kann die Natrium-Zufuhr über die Nahrung ungenügend sein, bzw. es wurde zuviel Wasser über die Infusion verabreicht: z. B. Glukose-Lösungen!

Eine zu hohe Natrium-Konzentration kann bei Austrocknung des Körpers (extremer Wasserverlust) verbunden mit einer ungenügenden Wasseraufnahme erwartet werden. Dieser Zustand kommt selten vor, kann aber bei hohem Fieber (Flüssigkeitsverlust) sowie bei kleinen Kindern und bei bewußtlosen Patienten auftreten. In beiden Fällen wird das Durstgefühl, als erstes Symptom für einen Wassermangel, unzureichend bzw. überhaupt nicht bemerkt.

Was die *Wasserbilanz* anbelangt, die die Konzentration aller Elektrolyte beeinflußt, muß damit gerechnet werden, daß infolge einer Operation, vor allem bei oberflächlicher Anaesthesie und schmerzhaften Eingriffen (Ziehen an Bauchfell oder Eingeweide usw.), die Hypophyse in zunehmendem Maße ADH ausscheidet und die Nieren die Wasserausscheidung verringern. Besonders nach langen Operationen, bei denen fortwährend intravenös Flüssigkeit verabreicht wurde, kann durch Ansammlung des zugeführten Wassers eine Plasmaverdünnung mit einer zu niedrigen Natrium-Konzentration auftreten. Muskelschwäche, Ruhelosigkeit und Verwirrtheit nach dem Aufwachen können darauf hindeuten. Mit einer reinen Wasserintoxikation muß man rechnen, wenn bei der Flüssigkeitstherapie zuviel Glukoselösung und zu wenig NaCl-Lösung verwendet wird. Um eine Störung der Wasserbilanz festzustellen, sind der Hämoglobingehalt und der Hämatokritwert (Hb oberhalb 17 g%, Ht über 50%) ein gewisser Hinweis.

KAPITEL 14

LEBERFUNKTION UND ANAESTHESIE

Die Leber ist das wichtigste Organ für die Umwandlung schädlicher und für den Körper unbrauchbarer Stoffe in solche Verbindungen, die durch die Nieren ausgeschieden werden können. Außerdem liefert sie Enzyme, die im Körper bei dem Abbau von Stoffen eine Rolle spielen. Daher liegt es auf der Hand, daß eine reduzierte Leberfunktion die Anaesthesie beeinflussen kann. Es wird auch verständlich, daß bestimmte Stoffe die Leber schädigen und für eine schon kranke Leber sogar sehr gefährlich sein können.

Es hat sich gezeigt, daß die Leber über große Reserven verfügt, so daß selbst bei einer ernsthaften Leberfunktionsstörung die Entgiftung der bei der Anaesthesie verabreichten Stoffe kaum verzögert wird. Die möglicherweise leberschädigende Wirkung dieser Stoffe hängt jedoch mehr von einer ausreichenden Blut- und Sauerstoffversorgung der Leber ab, als von der Art der Stoffe selbst. Eine Ausnahme bilden die halogenhaltigen Pharmaka, vor allem Chlorverbindungen, die tatsächlich toxisch für die Leber sein können, aber dann hauptsächlich in Verbindung mit Sauerstoffmangel und ungenügender Blutversorgung.

Die Durchblutung und Sauerstoffversorgung der Leber

Die Leber wird auf zwei Wegen mit Blut versorgt:

1. Zu 20% über die Leberschlagader (Arteria hepatica) (sauerstoffreich)
2. zu 80% über die Pfortader aus den Venen der Baucheingeweide (sauerstoffarm, 70%ige Sauerstoffsättigung).

Bei allgemeinem Sauerstoffmangel (Hypoxämie) wird sowohl das Blut aus der Leberarterie als auch aus den Venen weniger Sauerstoff enthalten. Bei zu niedrigem Blutdruck wird die Durchblutung zwar über beide Wege abnehmen, vor allem wird aber die Pfortader betroffen sein. Bei zu niedrigem Blutdruck kommt es nämlich über das sympathische Nervensystem zu einer Verengung solcher Blutgefäße, die nicht direkt lebenswichtige Organe versorgen, also die Haut und Eingeweide. Der Blutstrom durch die Eingeweide, das sogenannte Splanchnikus-Gebiet, steht dann praktisch still; als Folge kommt die Blutzufuhr in die Leber über die Pfortader ebenfalls zum Erliegen.

Niedriger Blutdruck und Hypoxämie machen die Leber für jede toxische Schädigung empfindlich und hemmen ihre normale Funktion. Bei gestörter Leberfunktion, z. B. infolge Stauungsikterus, Hepatitis, toxischer Schädigung, Zirrhose, ist es wichtig, die Leber vor der Operation in den bestmöglichen Zustand zu bringen. Das kann geschehen durch Zufuhr von Kohlenhydraten, am besten in Form von *Lävulose* oder *Invertzucker,* Wiederherstellung der eventuell gestörten Elektrolytbilanz und/oder des gestörten Säure-Basen-Gleichgewichtes und schließlich durch die Behandlung eines eventuellen Flüssigkeits- und/oder Eiweißmangels.

Während der Anaesthesie kommt es darauf an, für eine ausreichende Durchblutung zu sorgen, d. h. einen Blutdruckabfall zu vermeiden und Blutverluste rechtzeitig zu ersetzen, sowie für eine ausreichende Oxygenierung des Blutes zu sorgen. Wenn diese Bedingungen

erfüllt sind, wird die Leber durch die Anaesthesie nicht geschädigt, vorausgesetzt, daß keine Halogen-Kohlenwasserstoffe (Halothan, Penthran, Trilen, Chloroform) verabreicht werden. Wohl muß bei einer ernsthaften Leberfunktionsstörung mit der Tatsache gerechnet werden, daß die Entgiftung und der Abbau langsamer verlaufen und die Wirksamkeit der verabreichten Stoffe verlängert sein kann. D. h. also, daß man vorsichtig dosieren und vor allem mit einer kleinen Dosis beginnen und ihren Effekt beurteilen muß.
Einige Tatsachen sollten gesondert beachtet werden:

Relaxantien

Curare

Bei Gelbsucht oder länger bestehender Leberfunktionsstörung ist der Delta-Globulingehalt des Plasma-Eiweißes erhöht. Gerade an dieses Globulin wird ein großer Teil des Curare und ähnliche Präparate gebunden. Meistens zeigt sich dann auch, daß in diesem Fall eine höhere Curare-Dosis benötigt wird.

Succinylcholin

Das Enzym Plasma-Esterase (Plasma-Cholinesterase), das nicht nur Succinylcholin, sondern auch andere Ester abbaut, wird in der Leber produziert. Bei einer kranken Leber kann also der Gehalt an Plasma-Cholinesterase niedriger sein und der Abbau von Succinylcholin dadurch verzögert werden.

Barbiturate

Die kurze Wirkung der in der Anaesthesie verwendeten Stoffe beruht überwiegend auf der Verteilung der Stoffe im Körper und Bindung an Plasma-Eiweiße (vor allem an Albumin). Eine verminderte Leberfunktion hat kaum einen Einfluß, und Barbiturate in normaler Dosierung sind für die Leber nicht schädlich.

Morphinartige Stoffe

Hier gelten dieselben Überlegungen wie bei den Barbitursäure-Verbindungen.

Äther, Cyclopropan

Beide Stoffe verursachen eine Adrenalin-Ausschüttung ins Blut. Dadurch wird Glykogen aus der Leber in Glukose umgewandelt und an das Blut abgegeben. Die Leber verliert einen großen Teil des Glykogen-Vorrates und kann dann durch eventuelle andere toxische Einflüsse gefährdet werden. Außerdem wird die Blutzufuhr über die Pfortader durch Gefäßverengung gedrosselt.

Halogen-Kohlenwasserstoffe

Von Chloroform ist ein direkter schädigender Effekt auf die Leber bekannt, dieser aber auch wieder vor allem in Kombination mit Sauerstoffmangel und niedrigem Blutdruck. Für Halothan und Penthran gilt dasselbe, wenn auch in geringerem Maße. Die nach Halothan-Anaesthesie manchmal auftretende, gefährliche Lebererkrankung beruht auf einer anderen noch nicht ganz geklärten Ursache, wobei wohl eine Sensibilisierung durch vorangegangene Halothan-Narkosen eine Rolle spielt.

Trotzdem ist es vernünftig, bei einer gestörten Leberfunktion die Verabreichung von Halogen-Kohlenwasserstoffen zu vermeiden.

CO_2

Ein zu hoher CO_2-Gehalt im Blut stellt für die Nebennieren einen Reiz dar, Adrenalin auszuscheiden. Die Folgen sind ein erhöhter Blutdruck, aber auch eine Verengung der Gefäße im Splanchnikus-Gebiet (Eingeweide) und daher eine verringerte Durchblutung der Leber über die Pfortader. Außerdem wird durch Adrenalin Glykogen in der Leber in Glukose umgesetzt: die Leber verliert Glykogen.

Schock, Hypovolämie, blutdruckerhöhende Stoffe

Außer der insgesamt verringerten Durchblutung spielt hier vor allem die extreme Gefäßverengung in den Gebieten außerhalb des Herzens und des Gehirns eine Rolle: der Blutstrom durch die Eingeweide steht praktisch still und die Leberdurchblutung sistiert. Der Stoffwechsel in der Leber ist dann stark eingeschränkt, also auch die Entgiftungsfunktion und die Verbrennung von Milchsäure, die unter diesen pathologischen Umständen in großen Mengen im Blut vorkommt.

Schlußfolgerung

Bei einer Leberkrankheit und unzureichender Leberfunktion muß für einen ausreichend hohen Blutdruck, ausreichende Durchblutung und optimalen O_2-Gehalt im arteriellen Blut gesorgt werden. Die Beatmung muß einen normalen CO_2-Partialdruck im arteriellen Blut gewährleisten. Halogen-haltige Stoffe müssen vermieden werden.
Die Dosierung von pharmakologisch wirksamen Stoffen muß in Hinblick auf eine evtl. Wirkungsverlängerung vorsichtig erfolgen. Diese Kriterien gelten auch für die postoperative Phase.

KAPITEL 15

FLÜSSIGKEITS- UND ELEKTROLYTHAUSHALT*

Physiologie

Der Körper besteht beim Neugeborenen zu etwa 80% und beim Erwachsenen zu etwa 55% aus Wasser. Dieses Wasser befindet sich zum Teil innerhalb der Zellen (intrazelluläre Flüssigkeit) und zum Teil außerhalb der Zellen (extrazelluläre Flüssigkeit). Die extrazelluläre Flüssigkeit läßt sich wieder unterteilen in die in den Blutgefäßen befindliche (intravasale) Flüssigkeit und die außerhalb der Zellen befindliche Gewebeflüssigkeit (interstitielle Flüssigkeit) (Abb. 138).

Im gesamten Körperwasser befinden sich gelöste Salze, die zum größten Teil als Ionen vorliegen und deshalb auch Elektrolyte genannt werden. Außerdem enthält die Körperflüssigkeit noch Glukose, Eiweiß sowie Abbauprodukte oder Nahrungsbestandteile, die sich auf dem Wege in oder aus den Organen, z. B. Darm, Niere, Leber, Drüsen, Muskeln, befinden. In der Körperflüssigkeit befinden sich also alle Stoffe, die für ihren Transport auf das Blut angewiesen sind.

Für einen ungestörten Stoffwechsel ist es notwendig, daß die Zusammensetzung des Blutes so konstant wie möglich bleibt. Das bezieht sich insbesondere auf den Gehalt an Elektrolyten, den osmotischen sowie den kolloid-osmotischen Druck, den Glukose- sowie den Eiweißgehalt.

Da fortwährend Wasser verlorengeht (z. B. über Niere, Darm, über die Haut durch Schweißbildung und über die Lunge durch die Atmung) und dabei auch gleichzeitig Elektrolyte verlorengehen, muß dieser Verlust laufend ersetzt werden. Unter normalen Umständen verliert der Körper weder Glukose noch Eiweiß. Die Abbauprodukte des Eiweiß (in Form von Harnstoff und Harnsäure) werden jedoch ausgeschieden.

Die Regelung des osmotischen Druckes, der vor allem durch die Natrium-Ionenkonzentration bestimmt wird, wurde bei der Nierenfunktion, die Regelung des Säuregrades bei der Behandlung des Säure-Basen-Gleichgewichtes besprochen. Der kolloid-osmotische Druck verringert sich durch übernormal großen Eiweißverlust (z. B. bei Nierenerkrankungen, bösartigen Erkrankungen und bei jeder Form der Auszehrung) oder bei ungenügender Eiweißzufuhr (z. B. postoperativ oder bei schweren Hungerzuständen). Die Veränderungen des kolloid-osmotischen Druckes treten in der Regel nicht kurzfristig, sondern über eine längere Zeitperiode auf.

---

* Der Name Elektrolyte ist entstanden aus dem Wort Elektrolyse. Elektrolyse ist die Trennung von Stoffen durch elektrischen Strom. Sie ist eine häufig verwendete Methode, um Elemente (insbesondere Metalle) in reinem Zustand aus Salzen zu gewinnen. Bringt man in eine Salzlösung die beiden Pole einer Gleichstromquelle (der negative Pol ist die Kathode und der positive Pol die Anode), so fließt ein Elektronenstrom von der Kathode zur Anode. Ebenso werden alle anderen negativ geladenen Teilchen (Ionen) zum positiven Pol (Anode) fließen und schließlich an der Anode hängenbleiben. Positiv geladene Ionen verhalten sich gerade umgekehrt, streben zum negativen Pol (Kathode) und bleiben dort hängen. Wegen dieses Verhaltens werden positive Ionen Kationen genannt, d. h. sie wandern zur negativen Kathode. Entsprechend nennt man negativ geladene Ionen Anionen, da sie zur positiven Anode streben. Da diese Vorgänge nur mit solchen Stoffen ablaufen, die in Ionen dissoziieren, nennt man diese Stoffe Elektrolyte.

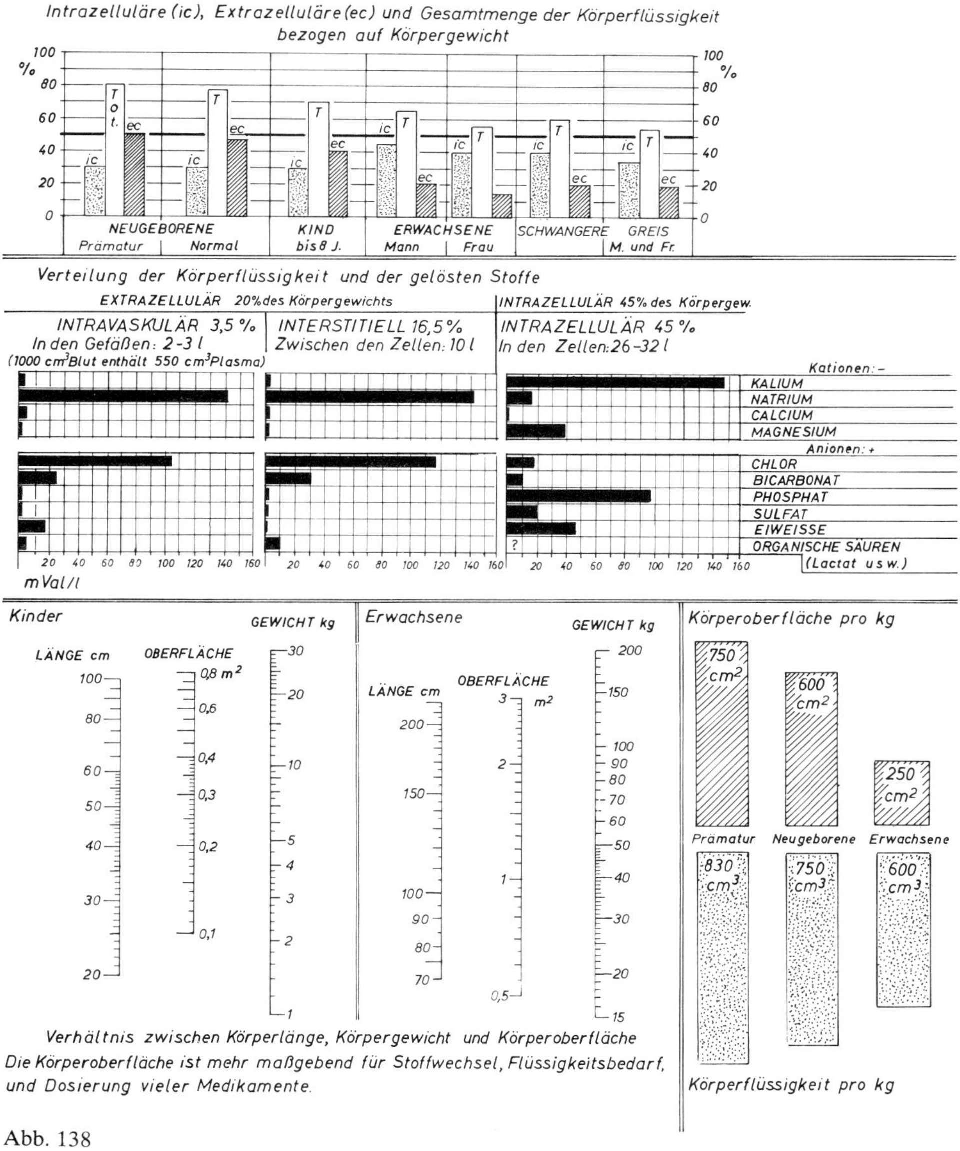

Abb. 138

Die Bedeutung des kolloid-osmotischen Druckes wird in Abb. 139 erklärt. Die Zufuhr von Elektrolyten und Nahrungsstoffen aus dem Blut in die Zellen geschieht durch Diffusion, in dem die mit Elektrolyten und Glukose beladene Körperflüssigkeit durch die Kapillarwand diffundiert. Die Diffusion erfolgt in Richtung eines Druckgradienten, der dadurch entsteht, daß der Blutdruck im arteriellen Teil der Kapillare höher ist als die Summe der Drucke im Gewebe und des kolloid-osmotischen Drucks des Plasmas. Der kolloid-osmotische Druck des Plasmas hat die Aufgabe, Flüssigkeit innerhalb der Kapillaren zu halten.

Der Blutdruck im arteriellen Teil der Kapillare beträgt nur etwa 32 Torr und nimmt im Verlauf der Kapillare ab, um an ihrem venösen Ende nur noch etwa 20 Torr zu betragen. Der kolloid-osmotische Druck des Plasmas in der Kapillare steigt zunächst an, weil Wasser aus der

Kapillare entweicht. Auf der venösen Seite der Kapillare liegt der kolloid-osmotische Druck in der Kapillare höher als der Blutdruck, und deshalb wird Wasser aus dem Interstitium in die Kapillare zurückresorbiert.

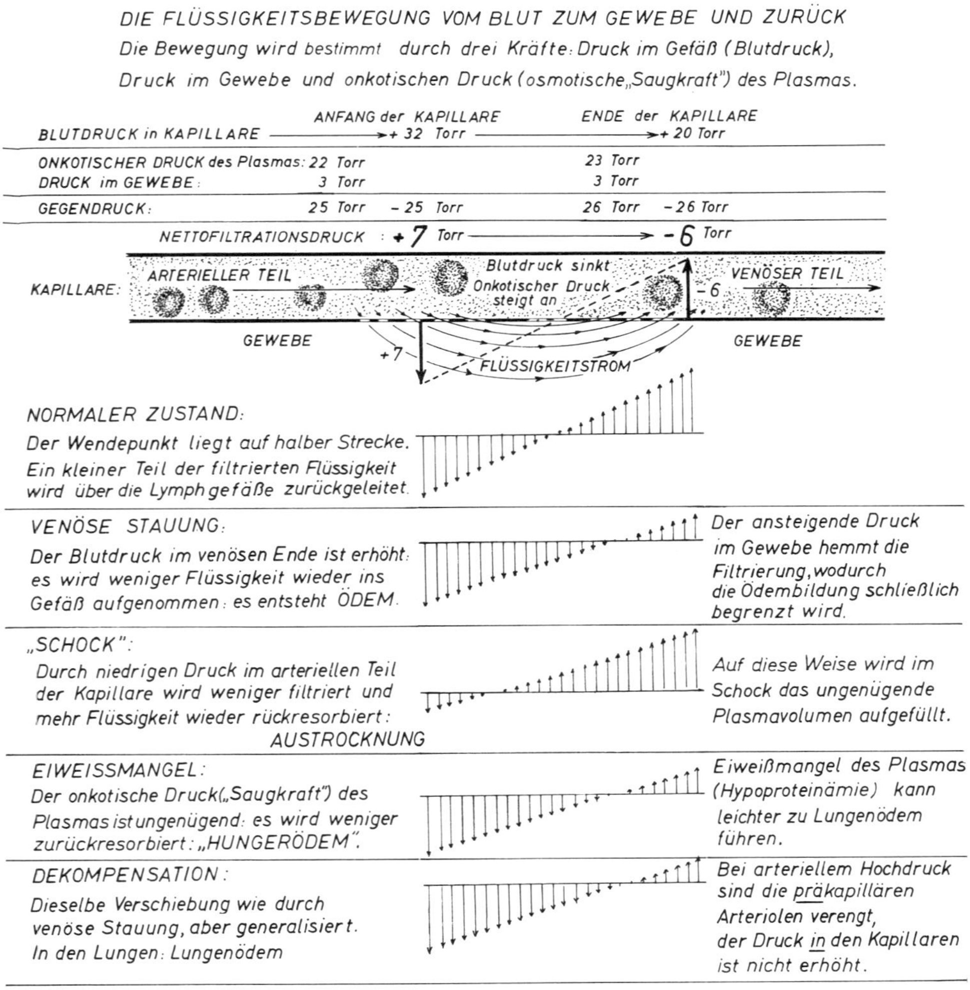

Abb. 139

Dieser Wasseraustausch unterliegt den Veränderungen des Blutdruckes in den Kapillaren und des kolloid-osmotischen Druckes. Wird dieser erniedrigt, z. B. durch Eiweißverlust oder durch einen „Blutersatz" mit Glukose oder Salzlösungen, dann kann die interstitielle Flüssigkeit nicht in die Kapillare zurückgesaugt werden, und es entsteht eine Flüssigkeitsansammlung im Interstitium: ein Ödem (Abb. 139).

In der postoperativen Periode kommt es häufig zu einem Verlust an Elektrolyten, der nicht durch Nahrungsaufnahme ausgeglichen werden kann. Außerdem besteht häufig eine Störung des Säure-Basen-Gleichgewichtes. Die beiden erwähnten Störungen werden zusätzlich noch durch Veränderungen im Wasserhaushalt beeinflußt.

Unter normalen Umständen sind Wasserbedarf und Wasserverlust gleich groß. Für den Erwachsenen lassen sich die folgenden Richtwerte angeben:

Wasserzufuhr	
Wasser aus der Nahrung	1000 ml
Wasser aus Getränken	1500 ml
Wasser aus dem Stoffwechsel (u. a. aus Glukose)	300 ml
Gesamtmenge	2800 ml

Wasserverlust	
Urin	1500 ml
Stuhlgang	100 ml
Atmung	500 ml
Schwitzen, Verdampfen	700 ml
Gesamtmenge	2800 ml

Störungen des Gleichgewichts

Wasser und Natrium

Gleichzeitiger Mangel an Wasser und Natrium

Dieser Zustand wird isotone Dehydratation genannt; es besteht ein Mangel an isotoner Salzlösung. Hierbei ist besonders die extrazelluläre Flüssigkeit verringert, also ist auch die intravasale Flüssigkeit zu $^1/_4$ beteiligt. Der Natriumgehalt im Plasma kann normal sein, der Hämatokritwert jedoch (das ist der prozentuale Anteil der Blutkörperchen an der gesamten Blutflüssigkeit) ist hoch (höher als 50%).
Der Verlust von 2 l extrazellulärer Flüssigkeit bei einem Erwachsenen macht sich klinisch durch Müdigkeit, erhöhte Pulsfrequenz und Kollapsneigung bemerkbar. Der Blutdruck ist bei diesen Patienten im Liegen unauffällig. Bei Verlust von mehr als 4 l wird der Patient apathisch, der Blutdruck sinkt, es treten Bewußtseinsstörungen auf, und der Patient kann in einen ausgesprochenen Schockzustand gelangen.
Ursache: Verlust von Magen- und Darmsäften (Erbrechen, Durchfall, Drainagen, Fisteln, Ileus und Peritonitis, Behandlung mit Diuretika). Behandlung: intravenöse Verabreichung von Natriumchlorid-Lösung 0,9%ig; zusätzlich muß der Gehalt an Kalium-Ionen kontrolliert und eventuell korrigiert werden.

Wassermangel

Hypertone Dehydratation. Durch den reinen Wasserverlust steigt die Konzentration der Elektrolyte und Eiweiße und damit auch der osmotische Druck an. Der Kreislauf zeigt erst bei Verlust von mehr als 7 l Veränderungen. Bei Verlust von etwa 2 l tritt Durst auf, und die Urinproduktion wird eingeschränkt. Klinisch weisen die Patienten eine trockene Haut und Schleimhaut und eine zunehmende Schwäche auf. Bei Verlust von mehr als 4 l bleiben auch Hautfalten stehen. Sowohl der Hämatokritwert als auch der Natriumgehalt im Blut sind erhöht. Ursachen: ungenügende Wasserzufuhr (schwerkranke und bewußtlose Patienten), Wasserverlust durch hohes Fieber, starkes Schwitzen, ungenügende Wasserrückresorption der Nieren (Niereninsuffizienz). Überreichliche Zufuhr von Natriumchlorid-Lösung, wobei das Wasser der Lösung über die Haut und die Lunge ausgeschieden wird, das Salz jedoch zurückbleibt und zur hypertonen Dehydratation führen kann.

Mangel an Natrium (Mangel an Natriumchlorid)

Hypotone Dehydratation entsteht infolge Verlust von Salzen durch Fisteln am Magen-Darm-Kanal und wenn der Ersatz des Flüssigkeitsverlustes nur mit elektrolytfreier Lösung, wie z. B. Glukoselösung, durchgeführt wird. Neben dem Natrium-Verlust besteht gleichzeitig auch ein

(Alle Angaben beziehen sich auf den gesunden Erwachsenen)

TÄGLICHER WASSERBEDARF (DURCHSCHNITTLICH 1500 cm³ pro m² KÖRPEROBERFLÄCHE)

ALTER		KÖRPEROBERFL.	cm³/kg KÖRPERGEW.	ALTER		KÖRPEROBERFL	cm³/kg KÖRPERGEW.
3 Tage	300 cm³	0,20 m²	90	2 JAHRE	800 cm³	0,53 m²	120
10 " "	330 "	0,22 "	135	4 "	1000 "	0,67	105
1 Monat	375 "	0,25 "	145	6 "	1200 "	0,80	95
3 " "	435 "	0,29 "	150 ± 10%	10 "	1625 "	1,00	80 ± 10%
6 " "	510 "	0,34 "	140	14 "	2250 "	1,50	55
12 " "	690 "	0,46 "	130	18 "	2700 "	1,80	45

ELEKTROLYTE usw., TAGESBEDARF (m Val)

	pro m² KÖRPEROBERFLÄCHE			pro kg KÖRPERGEWICHT	DURCHSCHNITTLICH für KÖRPERGEW.			
	MINIMAL	DURCHSCHNITT	MAXIMAL	(Durchschnitt)	10 kg	30 kg	50 kg	80 kg
WASSER (cm³)	700	1250	2700	45	1200	2000	2500	2800
NATRIUM	10	40	250	1.	10	30	50	80
KALIUM	10	28	250	0,7	6	18	30	50
CALCIUM	20	33	50	0,8	20 !	40 !	50	70
MAGNESIUM	30	50	80	2,5	30	90	150	200
CHLOR	10	40	250	1.	10	30	50	80
PHOSPHOR	10	35	60	0,8	15 !	25 !	40	60
EIWEISS (g)	20	40		1.	20	50	60	70
KALORIEN		1000		25	500	1200	1500	1800

VERTEILUNG DER ELEKTROLYTE mVal!

	EXTRAZELLULÄR					INTRAZELLULÄR		IM GANZEN KÖRPER (70 kg)	
	INTRAVASKULÄR		INTERSTITIUM						
	PLASMA	TOTAL	FLÜSSIGKEIT	KNOCHEN	TOTAL	mVal/l	TOTAL	mVal	mVal/kg
KALIUM	4	12	50	330	400	150	4300	4700	68
NATRIUM	142	500	700	1000	2350	33	950	3300	48
CALCIUM	5	15	40	70 000	70 050	6	180	70 250	1000
MAGNESIUM	3	9	30	920	960	38	1140	2100	30
CHLOR	112	340	1120	980	2440	22	660	3100	44
BICARBONAT	24	72	240	?	300 ?	12	360	660	9 ?
PHOSPHAT	2	6	20	174	200	82	2460	2660	38
SULFAT	1	3	10	?	100 ?	22	660	760 ?	10 ?
ORG. SÄUREN + EIWEISSE	15	45	1	10 ?	60	45	1350	1400	20

ELEKTROLYTE IM HARN

	DURCHSCHNITTLICHE KONZENTRATION mVal/l	VERLUST pro TAG HARNPRODUKTION 1500 cm³	NORMALE HARNPRODUKTION ALTER	pro TAG cm³	ANORMALE VERLUSTE durch Drainage usw.	cm³ pro TAG
KALIUM	80	120 mVal	2 TAGE	45		
NATRIUM	90	130	10	200	SPEICHEL	1500
CALCIUM	8	12	60	350	MAGENSAFT	2500
MAGNESIUM	12	18	1 JAHR	450	GALLE, PANKREAS	1200
AMMONIUM, NH_4^+	55	80	3	550	DÜNNDARM	3000
			5	650		
CHLOR	90	135	8	800	DURCHFALL	3000
PHOSPHAT	35	53	14	1100	ILEUS	5000
SULFAT	60	90	18	1300	PERITONITIS	4000
ORG. ANIONEN	40	60	Bemerkung: Das Konzentrationsvermögen der Nieren entwickelt sich nach dem 2. Lebensjahr.		Bem.: Diese Zahlen sind nur Leitzahlen.	

Abb. 140

Mangel an Kalium- und Phosphat-Ionen. Neben einer gestörten Nierenfunktion können auch Diuretika zu einem Salzverlust und so zu einer Wasservergiftung führen. Das extrazelluläre Flüssigkeitsvolumen nimmt ab, und die Zellen nehmen entsprechend ihrem höheren kolloid-osmotischen Druck Wasser auf. Es kommt zum Zellödem. Neben einer Blutdrucksenkung beobachtet man bei solchen Patienten Bewußtseinseintrübungen und gelegentliche Muskelkrämpfe. *Es besteht kein Durstgefühl.* Im Urin dieser Patienten finden sich praktisch keine Elektrolyte, insbesondere kein Natrium und kein Chlor. Der Patient hat einen hohen Hämatokritwert und einen niedrigen Natriumgehalt im Blut.
Ursachen: übermäßiges Schwitzen (in den Tropen), übermäßige Zufuhr von elektrolytfreien Lösungen, Niereninsuffizienz, Diuretika, Flüssigkeitsverlust aus dem Darm, z. B. starker Durchfall, Dysenterie. Behandlung: Zufuhr von Natrium in Form hypertoner Natriumchlorid-Lösungen, falls möglich auch orale Zufuhr von Salz. Zu beachten ist auch hier der Kaliumgehalt, der meistens mitkorrigiert werden muß.

Gleichzeitiger Überschuß von Natrium und Wasser

Die isotone Hyperhydratation ist meist die Folge einer überschießenden Zufuhr von physiologischer Kochsalzlösung, wie sie bei Ersatz von Blut- oder Plasmaverlusten auftreten kann. Der kolloid-osmotische Druck wird durch die Zufuhr erniedrigt, und es können Ödeme auftreten. Der gesamte extrazelluläre Raum wird überfüllt. Behandlung: Entwässern mit osmotischen Diuretika (z. B. Mannit 20%ig).

Wasserüberschuß

Hypotone Hyperhydratation ist meistens die Folge einer ausschließlichen Verabreichung von Zuckerlösungen als Infusion. Der osmotische Druck sinkt, und die Zellen schwellen durch Wasseraufnahme an. Der gleiche Zustand kann auftreten durch Wasserretention, die unter dem Einfluß von ADH (z. B. nach Operationen), bei Nebennierenerkrankungen sowie bei ungenügender Nierenfunktion oder nach strenger salzloser Diät bei gleichzeitiger reichlicher Flüssigkeitszufuhr zustandekommt. Die Patienten sind apathisch, klagen über Übelkeit, Schwäche und Kopfschmerzen. Es können Muskelkrämpfe und generalisierte Krämpfe sowie Bewußtlosigkeit auftreten. Behandlung: Wasserzufuhr einschränken. Wasserausscheidung mit osmotischen Diuretika (Mannit) anregen.

Natriumüberschuß

Hypertone Hyperhydratation. Die Ursache für diesen Zustand ist die überproportionale Zufuhr von Salz, insbesondere Natrium, oder eine ungenügende Ausscheidung von Natrium durch die Nieren. Hierbei nimmt die extrazelluläre Flüssigkeit zu, der osmotische Druck ist erhöht. Der Urin ist hochkonzentriert (hohes spezifisches Gewicht). Der Patient klagt über einen trockenen Mund, und es treten Ödeme auf.
Behandlung: Intravenöse Gabe von 5%iger Glukose-Lösung sowie salzfreie Ernährung.

Kalium

In der normalen Nahrung ist mehr Kalium enthalten, als der Körper braucht. Über den Darm werden pro Tag ca. 3 g aufgenommen. Aus diesem Grunde kann es in der Regel nicht zu einer Überdosierung von Kalium durch orale Zufuhr kommen. Bei Kalium-Mangel in der Nahrung tritt jedoch innerhalb weniger Tage ein Kalium-Mangel des Körpers auf, da die Nieren nicht in der Lage sind, das gesamte Kalium aus dem Primärharn zurückzugewinnen. Bei normaler Urinproduktion tritt trotz Kalium-Mangel im Blut ein täglicher Verlust von etwa 25 mval auf. Das entspricht fast 2 g Kaliumchlorid. Bei ungenügender Urinproduktion wird zu wenig Kalium ausgeschieden und der Kalium-Gehalt im Blut steigt an. Die Kalium-Ausscheidung wird durch ACTH aus der Hypophyse, durch Cortison und durch Aldosteron gefördert. Die Zellen können ihre hohe intrazelluläre Kalium-Konzentration nur unter Energieverbrauch aufrechterhalten. Eine Zellschädigung durch mechanische, thermische Ursachen oder durch Sauerstoffmangel führt zu einem Verlust von Kalium aus der Zelle in das Blut. Die Austrocknung führt ebenfalls zum Kalium-Verlust, weil die Zellen beim Verlust von intrazellulärem Wasser auch Kalium verlieren.

Mangel an Kalium (Hypokaliämie) im Blut

Die Konzentration des Kaliums im Blut (normal 3,5–4,5 mval/l) ist noch kein Maßstab für einen eventuellen Kalium-Mangel in der Zelle. Wenn jedoch über mehrere Tage ein zu niedriger Kalium-Spiegel im Blut besteht, muß auch mit einem intrazellulären Kalium-Mangel gerechnet werden: Es muß dann mehr Kalium zugeführt werden als zum Ausgleich des Kalium-Mangels der extrazellulären Flüssigkeit notwendig wäre. Ursache: Unterernährung über einen größeren Zeitraum, Auszehrung, lange Infusionstherapie ohne Kaliumzufuhr, erhöhter Verlust von Kalium durch Magenfistel, Duodenum- und Ileum-Fistel, Darmkrankheiten, Colitis ulcerosa, Mißbrauch von Laxantien, Nebennierenerkrankungen, Cortison-Therapie, Niereninsuffizienz, große Operationen mit starker Gewebstraumatisierung, längerer Streß, Entwässerung mit Diuretika. Symptome: Muskelschwäche, EKG-Veränderungen, Herzrhythmusstörungen. Im Urin finden sich weniger als 20 mval Kalium pro Tag. Bei einem niedrigen Kalium-Gehalt ist das Herz gegenüber Digitalis besonders empfindlich. Behandlung: Zufuhr von Kalium oral oder entsprechend langsam parenteral. Die Verabreichung mit der Nahrung ist ungefährlicher.

Überschuß an Kalium (Hyperkaliämie) im Blut

Eine akut auftretende Hyperkaliämie wird meist verursacht durch Gewebshypoxie und ist verbunden mit einem erniedrigten pH. Eine langsam zunehmende Hyperkaliämie tritt auf bei Niereninsuffizienz, meist verbunden mit Urämie, und nach Transfusion von überalterten Blutkonserven. Symptome: taubes oder kribbelndes Gefühl in den Lippen (Parästhesie), ansonsten ganz ähnliche Symptome wie bei der Hypokaliämie: allgemeine Schwäche, Bewußtseinstrübung, spontane Muskelkontraktionen. Bemerkung: Eine hartnäckig anhaltende Hyperkaliämie deutet meistens auf eine ungenügende Nierenfunktion hin. Behandlung: Verringerung oder Unterbrechung der Kalium-Zufuhr, in schweren Fällen Dialyse. Bei akuter Hyperkaliämie im Zusammenhang mit einer Azidose kann die Infusion von Glukose und Insulin den Kalium-Spiegel senken, da die Zellen unter dem Einfluß von Insulin die Glukose und damit gleichzeitig Kalium-Ionen aufnehmen. Die Bekämpfung der metabolischen Azidose durch Verabreichung von Natriumbikarbonat läßt auch den Kalium-Gehalt im Blut sinken.

Calcium

Mangel an Calcium im Blut (Hypokalzämie)

Sie kommt vor bei Rachitis, Vitamin-D-Mangel, Darmkrankheiten mit Fettdurchfall, Knochenkrankheiten und ungenügender Arbeit der Nebenschilddrüsen. Letzteres tritt bei der unbeabsichtigten Entfernung des Nebenschilddrüsengewebes bei Struma- oder Nebenschilddrüsenoperationen auf. Symptome: Tetanie, Muskelkrämpfe, EKG-Veränderung. Eine akut auftretende Hypokalzämie kann verursacht werden, wenn in kurzer Zeit viel Citrat-Transfusionsblut verabreicht wird. Behandlung: Nebenschilddrüsenhormon, Calciumchlorid oder Calciumglukonat intravenös (Vorsicht, wenn auch Digitalis gegeben wird).

Überschuß an Calcium im Blut (Hyperkalzämie)

Diese tritt bei bestimmten Knochenerkrankungen und bei Überfunktion der Nebenschilddrüse (Hyperparathyreoidismus) auf. Das akute Auftreten einer Hyperkalzämie ist sehr selten.

Bestimmung des Wasserbedarfs und Elektrolytbedarfs bei gestörtem Gleichgewicht

Es handelt sich hierbei um Stoffe, die sowohl im Blut als auch in der übrigen extrazellulären Flüssigkeit sowie in den Zellen vorkommen. Von Bedeutung ist hier die Gesamtmenge an Wasser, denn wäre sie erhöht, dann erschiene der Natrium-Gehalt relativ zu niedrig. Das Blut wäre dann verdünnt. Umgekehrt würde ein starker Wasserverlust zu einem erhöhten Natrium-Gehalt im Plasma führen. Solange kein Blutverlust stattgefunden hat, ist der Hämatokritwert ein guter Parameter für den Wassergehalt.

Natrium

Unter der Annahme eines normalen Wasserhaushaltes gilt für Natrium folgendes: Das Natrium befindet sich zum größten Teil in der extrazellulären Flüssigkeit. Beim erwachsenen Menschen beträgt diese 20% des Körpergewichtes (s. Abb. 138). Hat ein Erwachsener einen Natrium-Gehalt im Plasma, der um 10 mval/l zu niedrig ist, dann ergibt sich der totale Natrium-Mangel bei einem Körpergewicht von 70 kg wie folgt:
$0{,}2 \times 70 \times 10$ mval = 140 mval.
1 l 0,9%iger NaCl-lösung enthalten 155 mval Natrium und würden ausreichend den errechneten Mangel auffüllen.

Kalium

Die Abschätzung eines Kalium-Defizits ist erheblich schwieriger, da Kalium vor allem intrazellulär vorkommt. Tritt ein Kalium-Verlust im Plasma ein, so wird dieser aus dem intrazellulären Kalium-Vorrat aufgefüllt, wobei dieser Vorgang jedoch relativ langsam vor sich geht. Besteht ein Kalium-Defizit über mehr als 24 Stunden, dann muß damit gerechnet werden, daß auch in der intrazellulären Flüssigkeit ein Kalium-Defizit vorliegt. Bei der Korrektur muß nun berücksichtigt werden, daß sich das Kalium-Defizit auf das gesamte Körperwasser (extra- und intrazelluläre Flüssigkeit) bezieht. Zusätzlich ist zu beachten, daß der Plasma-Kalium-Gehalt vom pH abhängig ist. Bei azidotischer Stoffwechsellage, z. B. infolge von Sauerstoffmangel, ist der Kalium-Gehalt des Serums meistens erhöht. Beispiel (Erwachsener, 70 kg): Der

Gehalt an Kalium im Plasma betrage 2 mval/l. Im Plasma besteht somit ein Mangel von 2,5 mval/l (4,5–2). Für die extrazelluläre Flüssigkeit (20% des Körpergewichtes) sind dann erforderlich: 0,2 × 70 × 2,5 mval = 35 mval Kalium-Ionen. Für die intrazelluläre Flüssigkeit sind außerdem erforderlich: 0,45 × 70 × 2,5 mval = 78 mval Kalium-Ionen. Das gesamte Defizit beträgt also 35 + 78 = 113 mval Kalium-Ionen. Das entspricht ca. 9 g Kaliumchlorid. Aus Sicherheitsgründen nimmt man nicht 65% des Körpergewichtes als Ausgangspunkt, sondern 50%. Außerdem muß der Kalium-Mangel langsam aufgefüllt werden, da die Aufnahme durch die Zellen langsam geschieht und bei zu schnellem Ausgleich die Kalium-Konzentration in der extrazellulären Flüssigkeit zu hoch werden könnte.

Calcium

Ebenso wie beim Kalium haben wir es beim Calcium mit einer relativ geringen Konzentration im Plasma zu tun, der ein großer Calcium-Vorrat in den Knochen gegenübersteht. Wichtig ist außerdem nicht der totale Calcium-Gehalt des Plasmas, sondern die freie, nicht an Eiweiß gebundene ionisierte Calcium-Menge. Aus diesen Gründen ist die Berechnung eines Calcium-Defizites sehr unsicher. Da das Calcium Einfluß auf die Muskel- und Herzarbeit sowie auf die Depolarisation jeder erregbaren Zelle hat, wird der Spiegel vom Körper sehr konstant gehalten und darf auch nur langsam und wenig geändert werden. Aus diesem Grunde muß Calcium besonders langsam injiziert werden. Häufige Calcium-Bestimmungen im Serum sind bei parenteraler Zufuhr unumgänglich.

Natriumbikarbonat

Das HCO_3^--Ion kommt sowohl intra- als auch extrazellulär vor. Bei der Korrektur von Mangelzuständen muß deshalb auch die intrazelluläre Flüssigkeit in die Berechnungen mit einbezogen werden. Im Gegensatz zu Natrium, Kalium und Calcium verändert sich die HCO_3^--Konzentration fortwährend mit dem pH und dem pCO_2. Zur Bestimmung dieser Konzentration hat man sich deshalb auf den Standard-Bikarbonatwert[1] geeinigt. Die Nieren können das Säure-Basen-Gleichgewicht korrigieren, in dem sie mehr oder weniger HCO_3^- ausscheiden. Bei einer zu schnellen Verabreichung von Natriumbikarbonat würde die vorübergehende Alkalose im Blut (zunächst noch nicht in den Zellen) zu einer verstärkten Bikarbonat-Ausscheidung führen. Bei einem Mangel von Bikarbonat können wir, um den gesamten Mangel abzuschätzen, von 50% des Körpergewichtes ausgehen. Ist der Standard-Bikarbonat-Gehalt im Plasma um 10 mval zu niedrig, dann hat ein Mensch mit 70 kg Körpergewicht einen Mangel von 35 × 10 = 350 mval Bikarbonat-Ionen. Dies entspricht 700 ml einer 4,2%igen oder 350 ml einer 8,4%igen Natrium-Bikarbonat-Lösung. Wie bei allen Korrekturen sollte auch hier die Zufuhr langsam erfolgen, damit sich das Bikarbonat gleichmäßig im Körper und in den Zellen verteilen kann. Außerdem müssen die Lungen das entstehende CO_2 abatmen können. Die Einlaufzeit von 500 ml 4,2%iger Bikarbonat-Lösung soll in der Regel mindestens 1 Stunde betragen, es sei denn, eine schwere Azidose – wie nach einem Herzstillstand – erfordert eine sofortige Korrektur. Die hier angegebene Schätzung eines eventuellen Natriumbikarbonat-Mangels und der zur Substitution benötigten Mengen enthalten viele Fehlermöglichkeiten. Aus diesem Grunde ist es sicherer, jede Korrektur langsam durchzuführen und sie durch zwischenzeitliche Kontrolluntersuchungen zu überwachen. Diese Vorsichtsmaßnahmen gelten vor allen Dingen bei der Verabreichung von Kalium

---

[1] Definition des Standard-Bikarbonats = HCO_3^--Gehalt bei voller O_2-Sättigung des Blutes, pCO_2 von 40 Torr und 37°C.

und Bikarbonat. Die vorgeschlagenen Faustregeln sind nachstehend noch einmal verkürzt aufgeführt. Sie gehen alle von der Annahme aus, daß keine Blutverdünnung stattgefunden hat.

Natrium

0,2 × kg Körpergewicht × Mangel an mval/l.

Kalium

0,5 × kg Körpergewicht × Mangel an mval/l
(langsam, häufige zwischenzeitliche Kontrollen. Normaler pH wird vorausgesetzt.)

Calcium

Calcium-Spiegel im Plasma ist maßgebend, jedoch auch vom pH unabhängig. Eine Zufuhr ist notwendig, wenn der halbe Normalwert im Serum unterschritten wird oder wenn Symptome (Tetanie) auftreten. Vorsicht bei digitalisierten Patienten.

Natriumbikarbonat

0,5 × kg Körpergewicht × Mangel an mval/l Standard-Bikarbonat. Langsam zuführen. Effekt ist abhängig von der Atmung. Zwischenzeitliche Bestimmung der Bikarbonat-Konzentration im Plasma sollte durchgeführt werden, wenn die Zufuhr mehr als 5 mval/kg beträgt.

Elektrolyt-Lösungen und andere Infusionsflüssigkeiten

Im Prinzip sind die Lösungen isoton. Hypertone Lösungen sollten nur langsam in ein großes Blutgefäß oder besser durch einen zentralen Venenkatheter verabreicht werden (Tabelle 16).

Tabelle 16

Flüssigkeit	Indikation	Bemerkungen
Zuckerlösungen		Enthalten keine Elektrolyte, jedes Gramm Zucker liefert 0,5 ml Wasser.
Glukose 5% (Dextrose) isoton	Reiner Wassermangel, Austrocknung; nicht bei Schock, Überfüllung, Lungenödem.	Verabreichung bedeutet Gabe von Wasser und Kalorien (4 kal/g Zucker) und Verlust an Elektrolyten bzw. Verdünnung des Plasmas.
Glukose 10–20% hyperton	Infusion zur Ernährung.	Beigabe von 5 mg Heparin pro 500 ml verringert Gefahr der Thrombose.
Fruktose 5–20% (Lävulose) anstelle von Glukose	Vor allem zur Ernährung, Leberkrankheiten, metabolische Azidose, Diabetes.	Fruktose braucht kein Insulin zur Verbrennung, wird durch die Leber schnell zu Glykogen aufgebaut und läßt weniger Milchsäure entstehen.
Invertzucker 20%	Ernährung. Spaltet sich in Glukose und Fruktose	
Sorbit 10–20%, 40%	Ernährung. Wird durch die Leber umgebaut zu Fruktose. Osmodiurese.	6wertiger Zuckeralkohol. Stabiler, wenn kombiniert mit anderen Nahrungsstoffen (Eiweiße, Fette). 40% Lösung wirkt stark diuretisch: der Zucker gelangt in den Urin und zieht Wasser mit sich.
Xylit 10%	Wie Sorbit: Ernährung.	

Tabelle 16. (Fortsetzung)

Flüssigkeit	Indikation	Bemerkungen
Mannit 10–20%	Osmodiurese. Rechtzeitig Elektrolyte beigeben. 6wertigen Zukkeralkohol 50–100 g pro Tag (500–1000 ml 10%). Nicht bei akuten Tubulusschäden und Hypovolämie.	Mannitol führt zur Ausscheidung von Wasser und Elektrolyten! Als Osmodiuretikum besser als Harnstoff.
Elektrolyt-Lösungen Natriumchlorid (NaCl) 0,9%, isoton	Als erste Auffüllung bei Blutverlust oder ungenügender Füllung der Blutgefäße, nicht geeignet als kontinuierliche Infusion während und nach der Operation.	NaCl 0,9% enthält 155 mval/l, also mehr als im Plasma. Während der Operation halten die Nieren Na^+ zurück: es droht ein zu hoher Na^+-Gehalt, Wasseransammlung und Überfüllung.
Glukose 2,5% NaCl 0,45% isoton	Geeignet als Standardinfusion während und nach der Operation. Andere Elektrolyte (K^+, Ca^{++}) können hinzugefügt werden.	Frühzeitig Kalium auffüllen und bei langer Dauer (vor allem nach Blutverlust) Plasmaersatz hinzufügen.
Ringers-Lösung Hartman's-Lösung und andere enthalten: Na^+, K^+, Ca^{++}, Mg^{++}, Glukose, Cl^-, Laktat	Zufuhr von Flüssigkeit und Elektrolyten im Verhältnis wie im Plasma. Bei vorheriger normaler Elektrolyt-Balance und ungestörter Nierenfunktion. Nützlich bei Flüssigkeitsverlust aus Eingeweiden.	Es sind viele Varianten möglich. Bei ungenügender Nahrungsaufnahme wird Verlust von Elektrolyten gedeckt. Deckt nicht den Verlust von Eiweißen (Stickstoff) und Mangel an Kalorien.
Natriumbikarbonat $NaHCO_3$ isoton 1,2% hyperton 5% molare Lösung 8,4%	Korrektur von metabolischer Azidose bei ungestörter Lungenfunktion. Leider wird gleichzeitig viel Na^+ gegeben.	Die hypertone Lösung sollte bevorzugt werden, da mit ihr weniger Wasser gegeben wird. 8,4% Lösung langsam verabreichen!
Kaliumchlorid (KCl) 1 g/10 ml = 10%	Kaliummangel, immer verdünnen mit anderen Infusionen! 1 g KCl = 13 mval.	Vorsichtig in Kombination mit Digitalis! Langsam oder stark verdünnt verabreichen!
Calciumchlorid ($CaCl_2$) 1 g/10 ml 10% Calciumglukonat 1 g = 2 mval	Bei Hypokalzämie, Transfusion von viel Zitratblut in kurzer Zeit. Wie $CaCl_2$. Herzschwäche und Hypotonie bei (durch) Hyperkaliämie, nach Herzstillstand.	Vorsicht in Kombination mit Digitalis! Gefahr von Extrasystolen! Langsam verabreichen!

Infusionsflüssigkeiten für spezielle Zwecke (Tabelle 17)

Tabelle 17

Flüssigkeit	Indikation	Bemerkungen
Harnstoff 30%	Osmotherapie, vor allem Neurologie und Neurochirurgie: Senken des Gehirndruckes durch Entziehen von Wasser. Max. 1 g/kg Körpergewicht pro Tag. Nicht bei: ungenügender Nierenfunktion, ungenügender Leberfunktion, Gehirnblutung und	Außer starker osmotischer Diurese verursacht Harnstoff vor allem Wasserentzug aus dem Gehirn, weil es nicht in das Gehirngewebe eindringt (passiert nicht die Blut-Gehirn-Barriere). Wirkung ca. 12 Std. Lösung muß frisch sein. Bei älteren Patienten nicht über Bein-Infusion!

Tabelle 17. (Fortsetzung)

Flüssigkeit	Indikation	Bemerkungen
	Trauma und wenn nicht operiert werden kann (Gefahr einer Blutung!)	Gefahr einer Thrombose!
Plasmaersatzmittel enthalten große Moleküle, wodurch der kolloidosmotische Druck ungefähr gleich dem des Plasmas ist.		
Auf Gelatinebasis:		
Haemaccel (Hoechst) Plasmagel (Braun)	Blutverlust, Plasmaverlust, Schock, akute Hypovolämie. Nicht bei Herzinfarkt, Lungenembolie, Fettembolie, nicht gleichzeitig mit Zitratblut.	Plasmaersatzmittel auf Gelatinebasis wirken kürzer, haben keinen Einfluß auf die Blutgerinnung und werden nicht gespeichert. Mittl. Mol.-Gewicht 35000. 3% Lösung ist isoton. Meistens sind Elektrolyte zugesetzt (Na^+, K^+, Ca^{++} und Cl^-).
Auf Dextranbasis:		
Macrodex 6%	Indikation wie bei Haemaccel. Wegen Nierenbelastung Höchstdosis beachten!	Zuckerpolymere. Werden kaum abgebaut. Mittl. Mol.-Gew. 60000. 90% werden in 10 Tagen über die Nieren ausgeschieden, nach 24 Stunden sind noch 60% vorhanden. Dextran bindet Wasser (21 ml/g) und wirkt dadurch weniger diuretisch. In letzterer Zeit sind gelegentliche Unverträglichkeitserscheinungen (Histaminfreisetzung, Urtikaria und sogar anaphylaktische Schockzustände) nach Dextrangabe beobachtet worden.
Rheomacrodex 10%	Besserer Anti-Sludge-Effekt (beugt dem Zusammenkleben von Zellen in Kapillaren vor). Wirkt stärker aber kürzer.	Mittl. Mol.-Gew. 40000.
Tham (Tris) (Tris-Hydroxymethyl-Amino-Methan) 300 mMol/l in Glukose 5%. Es gibt Lösungen mit Elektrolyten, darin Laktat als Anion.	Metabolische und respiratorische Azidose. Dosierung: 20–60 ml/kg Körpergewicht alle 24 Std. Durchschnittlich 1000 ml (300 mMol) pro Tag für Erwachsene. Max. 500 ml pro Stunde als Anfang! ml 0,3 mol. Tham = neg. Base Excess × kg KG	Amino-Alkohol. 300 mMol/l: pH 10,2. Starker Puffer für H^+-Ionen und CO_2. Verteilt sich innerhalb 6 Std. über alle Körperflüssigkeiten. Wirkt auch innerhalb der Zellen! Enthält kein Natrium. Muß über die Nieren ausgeschieden werden. Wirkt stark diuretisch (Kaliumverlust). Erzeugt Hypoglykämie: darum mit Glukose verabreichen!

Anmerkung: Atmung genau überwachen: Diese kann plötzlich aussetzen! Möglichkeit zur Beatmung muß vorhanden sein! Nicht bei schlechter Nierenfunktion!

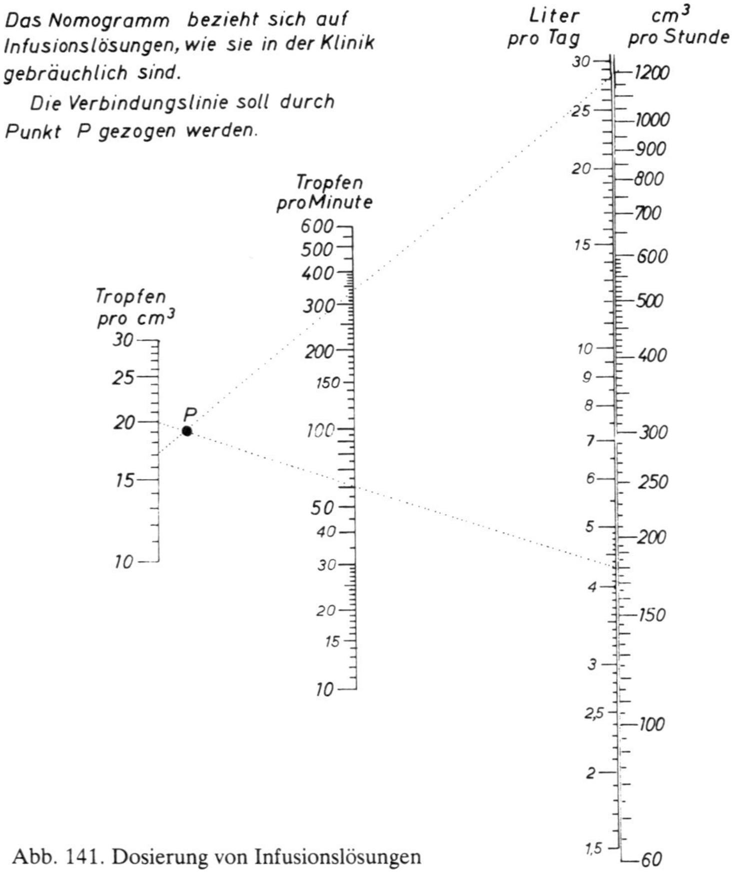

Abb. 141. Dosierung von Infusionslösungen

KAPITEL 16

DER ENERGIEHAUSHALT DES ORGANISMUS

Energiegewinnung

Der Glukosestoffwechsel

Zur Erhaltung des Lebens ist Energie für folgende Prozesse erforderlich:

1. Wärmeproduktion zur Erhaltung der Körpertemperatur.
2. Arbeit infolge Muskeltätigkeit.
3. Stoffwechsel: Aufbau und Abbau von Nährstoffen, Aufrechterhaltung bestimmter Ionenkonzentrationen verbunden mit elektrischen Potentialunterschieden.

Die erforderliche Energie entsteht, indem aus verschiedenen Nährstoffen die Elemente Kohlenstoff (C) und Wasserstoff (H) freigesetzt und durch den eingeatmeten Sauerstoff zu CO_2 und H_2O oxydiert werden.

Die hieraus gewonnene Energie wird auf zweierlei Art genutzt:

a) Die bei der Oxydation entstandene Wärmeenergie erhält die Körpertemperatur auf einem bestimmten Niveau, wobei das Temperaturzentrum im verlängerten Mark (Medulla oblongata) die Temperatur durch eine Reihe von Maßnahmen möglichst konstant erhält (Schwitzen und Erweiterung der Hautgefäße bei zu hoher Temperatur, Frieren bei zu niedriger Temperatur). Diese Wärmeproduktion beansprucht 90% der gesamten Energieproduktion; sie wird in Kalorien gemessen.

b) Die Energie wird weiter genutzt um an eine Eiweiß-Zuckerverbindung, das Adenosin-Molekül, 1, 2 oder 3 Phosphationen zu binden; hierdurch entstehen Adenosinmonophosphat bzw. Adenosindiphosphat oder Adenosintriphosphat (AMP, ADP und ATP). Für diesen Aufbau werden nur 10% der Energie benötigt. Diese Phosphatverbindungen stellen die direkte Energiequelle dar für chemische und elektrische Prozesse im Organismus wie Muskelkontraktion, Reizübertragung in den Nerven, Aufbau von komplizierten Verbindungen aus einfachen Bausteinen usw.
Die Energie wird freigegeben, wenn ATP eine oder mehrere Phosphatgruppen verliert und in ADP oder AMP übergeht. Die Nutzung der freigegebenen Energie ist bislang nicht genau bekannt. Der Vorrat an ATP in einem Muskel oder in einer Drüse stellt eine Energiequelle dar, die für bestimmte Reaktionen sofort frei verfügbar ist. Der Wiederaufbau von AMP und ADP zu ATP bezieht erneut seine Energie aus den Oxydationsprozessen durch Bindung von Sauerstoff an Kohlenstoff und Wasserstoff (vgl. auch Kap. 10 und Abb. 120).

Der „Brennstoff", der für die Oxydation durch Sauerstoff zur Verfügung steht, kommt aus der Nahrung; er liegt in folgenden Formen vor:

1. Kohlenhydrate	$(CH_2O)_n$: z. B. Zucker und Mehl pflanzlichen Ursprungs und Glykogen aus Fleisch (Muskeln). Energieertrag: 4,1 cal/g.
2. Fette	sowohl tierischer als auch pflanzlicher Herkunft. Energieertrag: 9,2 cal/g.
3. Eiweiße	sowohl tierischer als auch pflanzlicher Herkunft. Energieertrag: 4,1 cal/g.

Die großen Moleküle dieser Substanzen können nicht ohne weiteres verbrannt werden, sondern werden vorher zu einer Verbindung mit nur 3 Kohlenstoffatomen abgebaut. Diese

Verbindungen gehen schließlich in einen Kreislauf von Abbauprozessen ein, die als Endergebnis die Verbindung (Oxydation) von Wasserstoff mit Sauerstoff zur Folge hat: Dieser Abbauprozeß wird Tricarbonsäure-Zyklus oder – nach dem Entdecker – Krebs-Zyklus genannt. Gebräuchlich ist auch der Ausdruck Zitronensäure-Zyklus, da der Abbau mit der Bereitstellung von Zitronensäure beginnt, zumindest, wenn Kohlenhydrate abgebaut werden. Beim Abbau von Fetten und Eiweißen erfolgt der Eintritt in den Kreislauf über andere Substanzen (Abb. 142). Bei der Bereitstellung des „Brennstoffs" ist der Organismus nicht ausschließlich auf Nahrung angewiesen; er kann auch auf den Vorrat im eigenen Organismus zurückgreifen, im wesentlichen auf den Vorrat an Fett. Ein Abbau des Eiweißvorrates bedeutet Verlust von kostbaren Enzymen und Muskelgewebe; Abbau des Kohlenhydratvorrates bedeutet Verlust an Glykogen in Leber und Muskel, d. h. Verlust von Brennstoff für den Sofortbedarf.

Grundstoffe für die Energie-Produktion

Die drei Bestandteile in der Nahrung: Kohlenhydrate, Eiweiße und Fette können alle als Brennstoff für die Energie dienen. Sie können aber auch ineinander umgesetzt werden, nachdem die ursprünglichen Stoffe zu der einfachen Verbindung Essigsäure abgebaut worden sind. Diese Essigsäure verbindet sich mit einem Enzym (Coenzym A) zu Acetyl – Coenzym A, das als Baustein für den Aufbau von körpereigenen Fetten, Eiweißen und Kohlenhydraten dient.

Bei dem Abbau großer Moleküle zu kleineren werden geringe Mengen Energie freigesetzt; die meiste Energie liefert jedoch die Oxydation von Kohlenstoff und Wasserstoff durch Sauerstoff, wobei CO_2 und H_2O gebildet werden. Dabei liefert die Oxydation von Wasserstoff ca. 4mal so viel Energie wie die Oxydation von Kohlenstoff. Vergleicht man die Energiegewinnung aus Kohlenhydraten, Eiweißen und Fetten, so zeigt sich, daß Fett pro Gramm 2mal soviel Energie liefert. Das beruht darauf, daß die langen Fettsäureketten wesentlich mehr oxydierbare Wasserstoffatome enthalten. In den Kohlenhydraten sind durch Oxydation bereits viele Sauerstoffatome vorhanden. Die Aminosäuren, aus denen die Eiweiße bestehen, enthalten Wasserstoffatome in der NH_2-Gruppe, die sich nicht oxydieren lassen.

Obwohl 90% der Energieproduktion in Form von Wärme bereitgestellt wird, ist die Produktion der übrigen 10% von größerer Bedeutung: diese 10% sorgen für den Aufbau der energiereichen Verbindung ATP; die hierfür erforderliche Energie wird durch Oxydation von Wasserstoff gewonnen.

Die Wasserstoffatome stammen aus größeren Molekülen, die in einem zyklischen Stoffwechselprozeß stufenweise abgebaut werden. Dieser sog. Krebs-Zyklus ist der wichtigste Energieproduzent (Abb. 142).

Kohlenhydrate

Die Kohlenhydrate werden durch Pflanzen aus CO_2 und H_2O zu (CH_2O) und O_2 aufgebaut. Die CH_2-Gruppen reihen sich aneinander: $(CH_2O) \times 3$ zu Triosen, $(CH_2O) \times 4$ zu Tetrosen, $\times$ 5 zu Pentosen und schließlich $(CH_2O) \times 6$ zu Hexosen.

Die am häufigsten vorkommenden Hexosen $(C_6H_{12}O_6)$ sind ***Glukose, Fruktose und Galaktose.***

Die Zucker können sich wie Alkohole verhalten und tragen außerdem oft eine Aldehyd-Gruppe (die sog. Aldosen, wie Glukose) oder eine Keto-Gruppe (die sog. Ketosen, wie Fruktose).

Die Kohlenhydrate bilden den eigentlichen Brennstoff für die Energieproduktion, obwohl

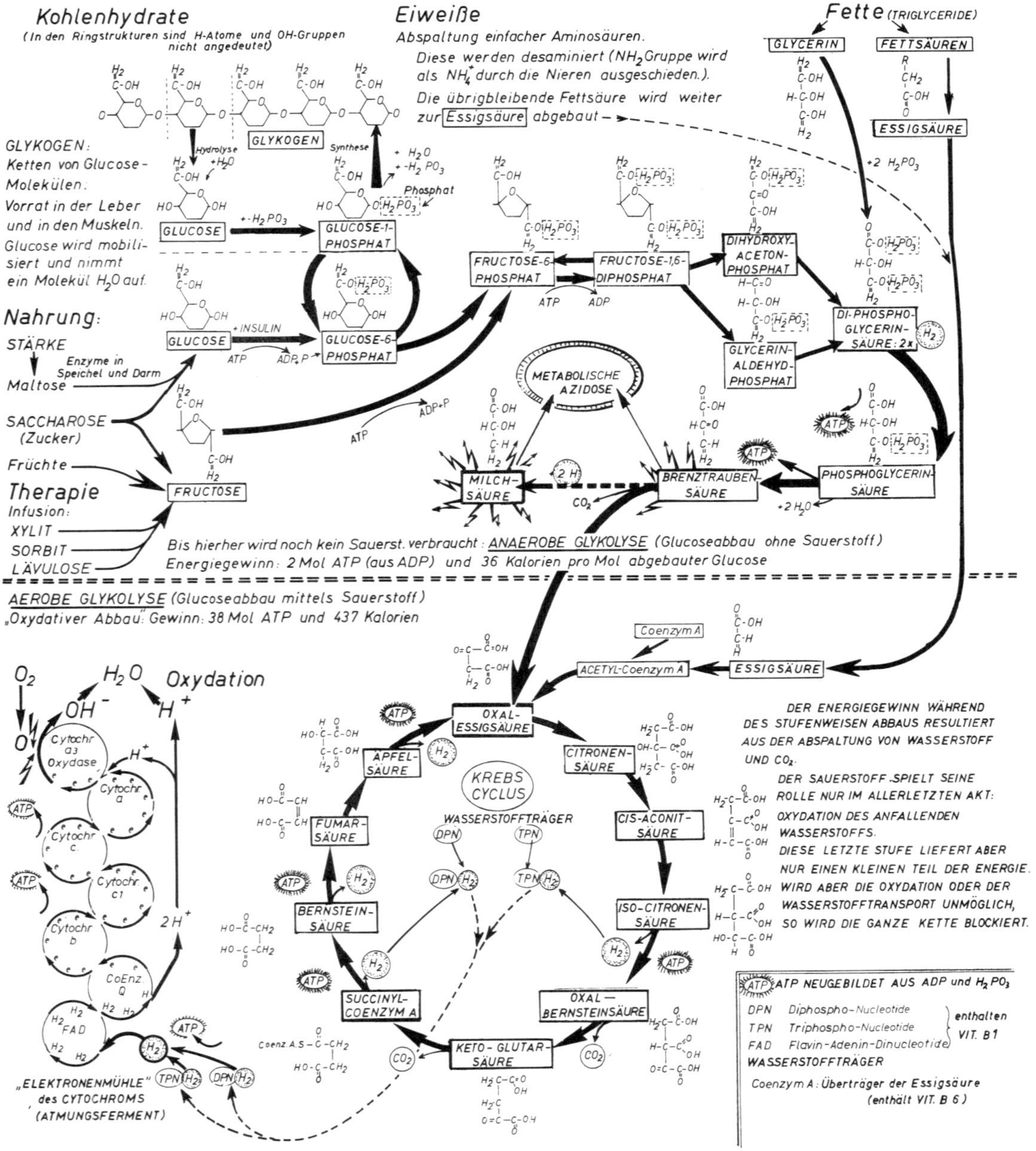

Abb. 142. Die Energieproduktion durch Abbau von Fett, Eiweiß und Kohlehydrat

einige Zucker in Verbindung mit Aminosäuren auch als Bestandteile von Zellen und Zellkernen vorkommen.

Der Brennstoffvorrat bei den Pflanzen ist die Stärke, die aus Ketten von Glukose-Molekülen besteht. Die Stärke in der Nahrung wird durch Enzyme im Speichel (Amylasen) zu kleineren Molekülen und schließlich zu Glukose abgebaut. Unter dem Einfluß von Insulin wird die Glukose dann an ein Phosphat-Ion gebunden (Glukose-6-Phosphat) und in der Leber und im

Muskel zu Glykogen aufgebaut, als Kohlenhydratvorrat bei Mensch und Tier. Das Phosphat-Ion wird dabei wieder freigegeben, außerdem wird beim Aufbau des Glykogens aus den Glukosemolekülen Wasser gebildet.

Der Abbau der Kohlenhydrate zu Wasser (H_2O) und Kohlendioxyd (CO_2) verläuft in zwei Phasen:

1. Aus dem Speicherprodukt Glykogen in Muskeln und Leber werden die einzelnen Glukosemoleküle freigesetzt. Die Glukose wird dann stufenweise zu Brenztraubensäure abgebaut, die noch drei Kohlenstoffatome enthält. Dieser Vorgang ist die *anaerobe Phase* der *Glykolyse,* der Abbau von Glukose ohne Sauerstoff, also ohne Oxydation. Der Abbau geschieht stets durch An- und Abkoppelung einer Phosphatgruppe ($-H_2PO_3$), wobei ATP die Phosphatgruppe und die Energie für die Verbindung liefert.
   Diese Phase enthält einige Besonderheiten:
   Die durch Spaltung von Glykogen (Glykogenolyse) entstandene Glukose wird an Phosphat zu Glukose-1-Phosphat gebunden und dann in Glukose-6-Phosphat umgewandelt. Die aus der Nahrung stammende, im Blut zirkulierende Glukose wird jedoch sofort zu Glukose-6-Phosphat umgesetzt. Für diese Umwandlung ebenso wie für den Aufbau von Glukose zu Glykogen ist Insulin erforderlich. Die folgende Substanz, *Fruktose-6-Phosphat,* kann sowohl aus Glukose-6-Phosphat (mit Insulin) oder direkt aus Fruktose (ohne Insulin) gebildet werden. Für Abbau und Verbrennung von Xylit, Sorbit und Fruktose ist also kein Insulin erforderlich!
2. Der weitere Abbau der Brenztraubensäure ist der wichtigste Prozeß, da hierbei durch wiederholte Abspaltung von Wasserstoffatomen und deren Bindung an Sauerstoff (Oxydation) der größte Energieertrag geliefert wird. Es ist dies die *aerobe Phase* des Glukosestoffwechsels. Der oxydative Abbau ist ein zyklischer Stoffwechselprozeß (Krebs-Zyklus), bei dem Brenztraubensäure nach der Abspaltung von einem Molekül CO_2 und unter Mitwirkung von Co-Enzym A an Oxalessigsäure gebunden und zu Zitronensäure aufgebaut wird.
   Die Zitronensäure wird nun stufenweise abgebaut, bis Oxalessigsäure entsteht; diese nimmt nun ihrerseits einen weiteren Brenztraubensäurerest auf und wird zu Zitronensäure kondensiert. Die während des Zyklus abgespaltenen H-Atome werden vorübergehend durch „Wasserstoffträger", wie Di-Phospho-Nukleotid (DPN) und Tri-Phospho-Nukleotid (TPN), aufgenommen. Das H-Atom aus diesen Wasserstoffträgern wird an ein anderes Enzym (FADN) und schließlich an eine Kette von Enzymen, die sog. *Cytochrome,* weitergegeben. Die Zytochrome haben die Aufgabe, Wasserstoff und Sauerstoff zu verbinden, wobei OH^-(Hydroxyl-Ion) und H^+ (Proton) entstehen, die zu H_2O vereinigt werden. Die eigentliche Oxydation, die Bindung an Sauerstoff, findet also erst in der allerletzten Phase des Stoffwechselvorganges statt.

Grundstoffe zur Energieproduktion im Organismus

Kohlenhydrate: $(CH_2O)_n$

Durch Pflanzen gebildet aus CO_2 und H_2O: $CO_2 + H_2O \rightarrow CH_2O + O_2$ mit Hilfe von Chlorophyll und Energie aus Sonnenlicht. CH_2O-Gruppen reihen sich aneinander zu Triosen, Tetrosen, Pentosen und Hexosen mit 3, 4, 5 oder 6 CH_2O-Gruppen z. B. $(CH_2O)_6$.
Zucker mit 5 oder 6 C-Atomen (Pentosen und Hexosen) haben eine Ringstruktur.

Das Zuckermolekül enthält eine Alkoholgruppe:
$-C=H_2$ und an anderer Stelle außerdem eine Aldehydgruppe (Aldosen)
|
OH
oder eine Ketongruppe (Ketosen).

Beispiel:
GLUCOSE ($C_6H_{12}O_6$)
(Aldose)

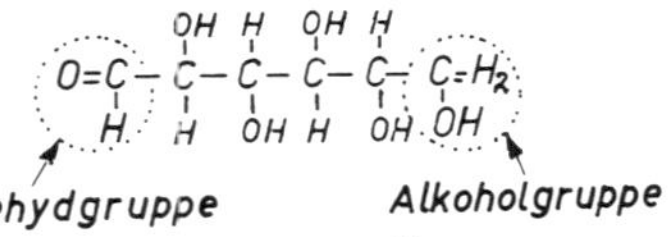

RINGFORM:

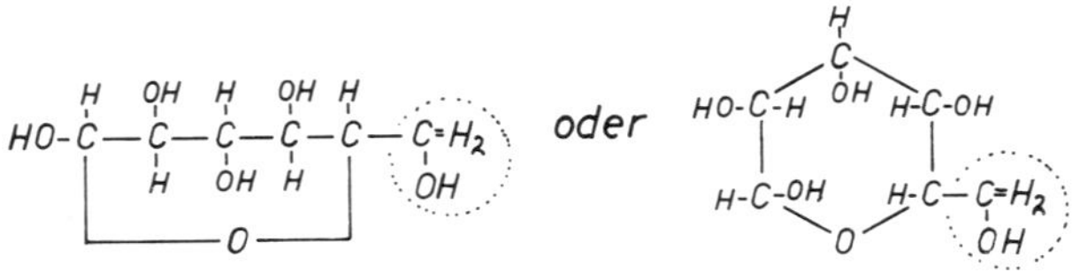

Beispiel:
FRUCTOSE ($C_6H_{12}O_6$)
(Ketose)

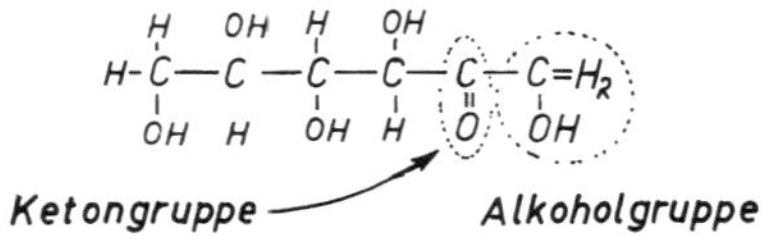

RINGFORM:

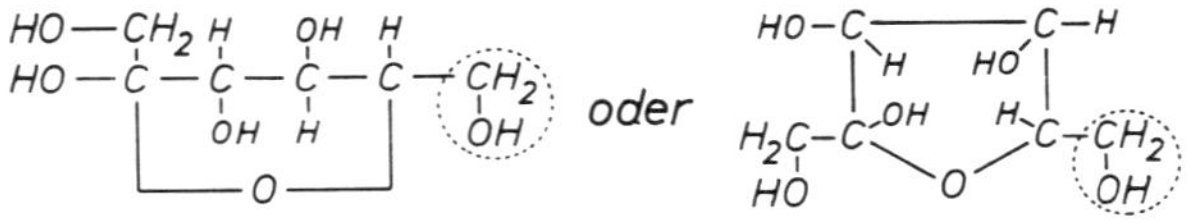

Einfache Hexosen (Monosaccharide) können sich miteinander verbinden zu Disacchariden (2 Hexosen) und Polysacchariden:

Disaccharide: Saccharose (gewöhnlicher Zucker) besteht aus 1 Molekül Glukose und 1 Molekül Fruktose
Laktose (Milchsäure) besteht aus 1 Molekül Glukose und 1 Molekül Galaktose
Maltose (Malzzucker) besteht aus 1 Molekül Glukose und 1 Molekül Glukose
} Hexosen

Polysaccharide: Ketten von mehr als 10 aneinandergebundenen Monosacchariden, hauptsächlich Glukose.

Glykogen: aufgebaut aus Glukose mit verzweigten Ketten; Brennstoffvorrat in Leber und Muskeln.

Stärke: (Amylose und Amylopectin) Brennstoffvorrat der Pflanzen.

Zellulose: (Besteht aus Glukosen, nicht verwertbar für den Menschen) bildet das Skelett der Pflanzen.

Chitin: Hautpanzer und Skelett der Insekten und Weichtiere.

Chondroitin: (Enthält auch Schwefel) Baustein des Knorpels.

Dextran: (durch Bakterien gebildete verzweigte Glukoseketten) verwendet als Plasmaersatz.

Heparin: Zur Hemmung der Blutgerinnung, Vorkommen in der Lunge und den Darmschleimhäuten der Rinder.

Hyaluronsäure: Bildet zusammen mit der interstitiellen Flüssigkeit eine gallertartige Masse zwischen den Zellen.

Weitere für den Stoffwechsel wichtige Kohlenhydrate:

Triosen: Glycerinaldehyd (Aldose) 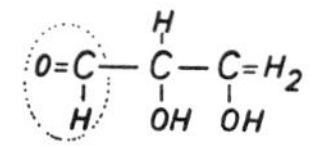

Viele Triosen (mit Phosphat) sind Zwischenprodukte beim Abbau und Aufbau der Kohlenhydrate.

Dihydroxyaceton (Ketose) 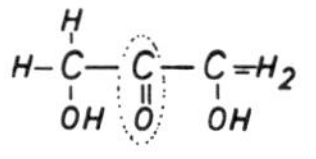

Tetrosen: Desoxyribose (Bestandteile von Nukleotiden: Baustein des Zellkernes.)
Pentosen: Ribose (Bestandteile von Nukleotiden: Baustein des Zellkernes.)
Oxydierte Hexosen:
Ascorbinsäure (Vit. C) sowie Glukuronsäure (wichtig bei der Entgiftung: Stoffe werden an Glukuronsäure gebunden und als „Glukuronide" ausgeschieden).
Zuckeralkohole:

Glycerin: 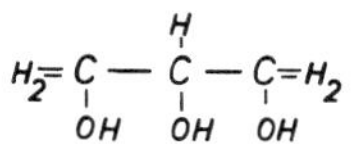

(Dreiwertiger Alkohol; bildet mit Fettsäuren Ester: Fette)

Xylit: 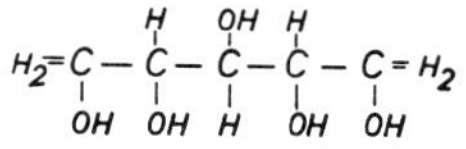

wird in Infusionen anstelle von Glukose verwendet.

Sorbit: 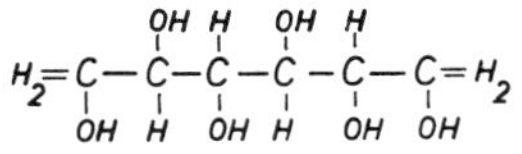

wird in Infusionen anstelle von Glukose verwendet.

Mannit: Wirkt als Infusion wie ein Diuretikum (Entwässerungsmittel).
Glykoside: Großmolekulare Stoffe, die, gemeinsam mit Eiweiß, Zuckermoleküle enthalten: Nukleoside (Zellkernsubstanz), Zerebroside (im Gehirn), Ganglioside (in Ganglien).
Aufbau und Abbau der Kohlenhydrate geschieht meistens durch Kopplung an Phosphat ($-\ H_2PO_3$) mit Hilfe von ATP oder ADP.
Isomere: Es gibt verschiedene Zucker (z. B. $C_6H_{12}O_6$, Hexosen), die sich bei gleicher Gesamtformel durch räumliches Vertauschen von H-Atomen oder OH-Gruppen unterscheiden. Manche Zucker sind „optisch aktiv", d. h. drehen polarisierte Lichtschwingungen in eine bestimmte Richtung (Dextrosen sind z. B. „rechtsdrehend", Lävulosen „linksdrehend").

Fette (Lipide)

Praktisch alle Fette, die zur Energieproduktion oder als Brennstoffvorrat dienen, sind Ester des Glycerins mit höheren Fettsäuren (Fettsäuren mit langen Ketten).

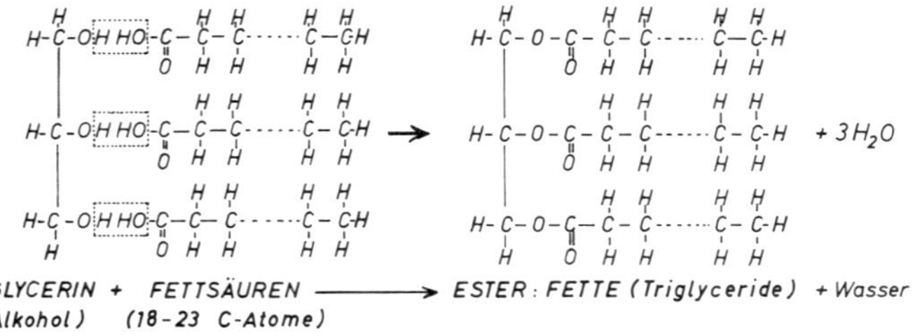

Die 3 Fettsäuren können wechseln bzw. können auch ungesättigt sein. Im tierischen bzw. menschlichen Fett kommen u. a. vor:

Essigsäure: $CH_3-\underset{\underset{O}{\|}}{C}-OH$ (Baustein für die höheren Fettsäuren)

Myristinsäure: $C_{14}H_{28}O_2$
Palmitinsäure: $C_{16}H_{32}O_2$
Stearinsäure: $C_{18}H_{36}O_2$
Oleinsäure: $C_{18}H_{34}O_2$ (ungesättigt)

4ufbau der Fette geschieht mit Glycerin und Essigsäure als Bausteinen und ATP als giequelle nach folgendem Schema:

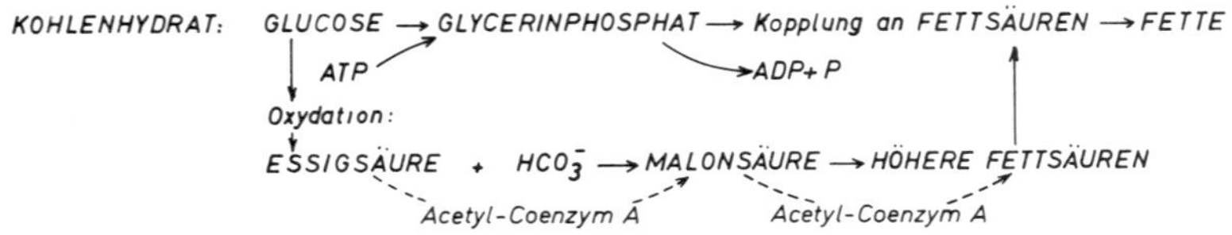

Andere fettähnliche Stoffe (nicht als Energeivorrat):
Phospholipide (Phosphatide), phosphorhaltige Fette, vor allem im Nervengewebe (Sphingomyelin, Zerebroside, Lecithin usw.) und in der Zellmembran.
Cholesterol: Aufgebaut aus ringförmigen Verbindungen. Grundlage für Steroide (Bausteine für Hormone).

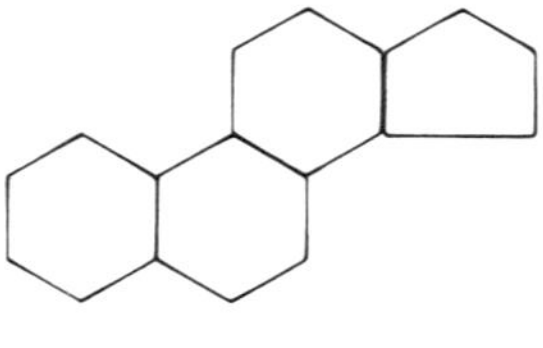

Ringstruktur der Steroide

Der Abbau von Fetten zu Brennstoff erfolgt durch Abspaltung von Glycerin und danach durch schrittweisen Abbau der Fettsäuren. Dabei werden jeweils 2 C-Atome in Form von Essigsäure gebunden an Coenzym A: Acetyl – Co-Enzym A. Der Essigsäurerest (Acetat) dient so als Baustein für Glukose, für Aminosäuren, neue Fettsäuren oder als Brennstoff in dem Tricarbonsäure-Zyklus. Bei dieser Oxydation entsteht fast ebensoviel Energie wie bei der weiteren Verbrennung im Krebs-Zyklus, darum liefert Fett als Brennstoff doppelt soviel Energie (Kalorien) wie Kohlehydrate oder Eiweiß.

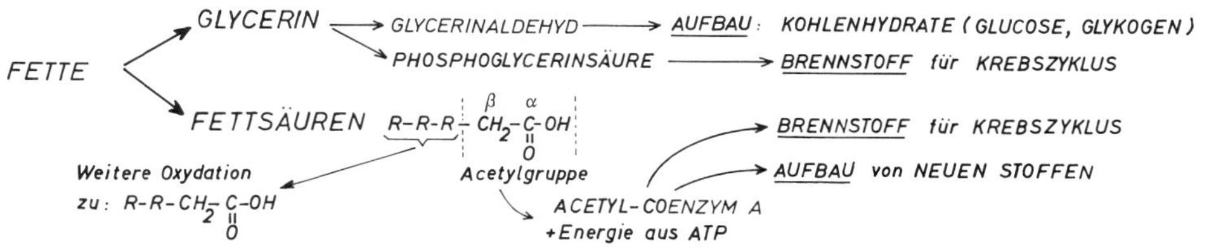

DAS COENZYM A IST WIE EIN HAUSIERER MIT DER ACETYLGRUPPE IM RUCKSACK.
(Meistens braucht er einen Schnaps (ATP), um damit etwas Schönes zu machen!)

Eiweiße (Proteine)

Eiweiße bestehen aus Aminosäuren, die über eine Peptidbindung zu großen Eiweißmolekülen aufgebaut werden; von den zahlreichen Aminosäuren kann der Körper nur wenige selbst herstellen, wie

Glycin: $CH_2 - C - OH$ (Aminoessigsäure)

Aminogruppe: NH_2 (am CH_2), O (doppelt gebunden am C)

Das Enzym Transaminase bewirkt das An- und Abkoppeln der NH_2-Gruppe (Aminogruppe).

Nach dem Abkoppeln der Aminogruppe (Desaminierung) kann die Restsäure in Glukose umgesetzt, zu höheren Fettsäuren und Fett aufgebaut werden oder als Brennstoff im Tricarbonsäure-Zyklus dienen.

Die Aminogruppe wird als NH_3 (Ammoniak) an H_2CO_3 gebunden:

$$2NH_3 + \underset{\text{Kohlensäure}}{HO-\overset{\displaystyle O}{\overset{\|}{C}}-OH} \rightarrow \underset{\text{Harnstoff}}{H_2N-\overset{\displaystyle O}{\overset{\|}{C}}-NH_2} + 2\,H_2O$$

Fette, Eiweiße und Kohlenhydrate können jeweils ineinander umgewandelt werden durch Abbau zu und Aufbau aus Acetyl-Coenzym A.

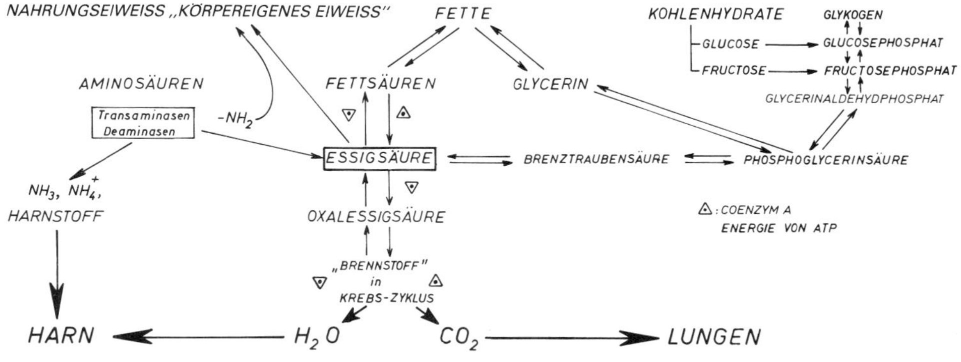

GRIECHISCHES ALPHABET

kl. BUCHSTABE	gr. BUCHSTABE	NAME	AUSSPRACHE	
α	Α	ἄλφα	alfa	á, à
β	Β	βῆτα	bèta	b
γ	Γ	γάμμα	gamma	g
δ	Λ	δέλτα	delta	d
ε	Ε	ἐψιλόν	epsilon	é, è
ϝ	F	ϝαῦ	wau	w
ζ	Ζ	ζῆτα	dzèta	dz
η	Η	ἦτα	èta	è (wie „Leben")
ϑ	Θ	ϑῆτα	thèta	th
ι	Ι	ἰῶτα	iota	i
κ	Κ	κάππα	kappa	k
λ	Λ	λάμβδα	lambda	l
μ	Μ	μῦ	mu	m
ν	Ν	νῦ	nu	n
ξ	Ξ	ξῖ	xi	x
ο	Ο	ὀμικρόν	omikron	ó, ò
π	Π	πῖ	pi	p
ῥ	Ρ	ῥῶ	ro	r (rh)
σ, ς	Σ	σίγμα	sigma	s (ς am Ende eines Wortes)
τ	Τ	ταῦ	tau	t
υ	Υ	ὖψιλόν	upsilon	u
φ	Φ	φῖ	fi	ph
χ	Χ	χῖ	chi	ch
ψ	Ψ	ψῖ	psi	ps
ω	Ω	ὠμέγα	omega	oo

„γ" vor γ, κ, χ und ξ hat einen ‚n' Klang
γάγγλιον: ganglion

Abb. 143 „ʽ"-Akzent über einem Vokal gibt den „h"-Klang: ἅλ = „hal"; ῥω = rhoo

SACHVERZEICHNIS

M Daunderer, N. Weger
Erste Hilfe bei Vergiftungen
Ratgeber für Laien und Ärzte
12 Abbildungen. VII, 180 Seiten. 1975
DM 18,80; US $ 7.80 (Mengenpreis: ab 20 Expl. 20% Rabatt)
ISBN 3-540-07071-0

H. A. Baar, H. U. Gerbershagen
Schmerz – Schmerzkrankheit – Schmerzklinik
16 Abbildungen. VIII, 80 Seiten. 1974. (Ein Kliniktaschenbuch)
DM 12,80; US $ 5.30. ISBN 3-540-06553-9

H. Faß
Lehrbuch der Chirurgie
Für Unterricht und Praxis in der Krankenpflege
Unter Mitarbeit von C. Simon-Oppermann
3., korrigierte Auflage. 127 Abbildungen. XVIII, 441 Seiten. 1976
Gebunden DM 38,–; US $ 15.60 (Mengenpreis: ab 20 Expl. 20% Rabatt)
ISBN 3-540-07714-6

F. Freuler, U. Wiedmer, D. Bianchini
Gipsfibel 1
Geläufige Fixationen und Extensionen bei Verletzungen im Erwachsenenalter
Mit einem Vorwort von B. G. Weber
42 Abbildungen in 155 Teildarstellungen. XII, 110 Seiten. 1975
(Ein Kliniktaschenbuch). DM 19,80; US $ 8.20
ISBN 3-540-06922-4

U. Wiedmer, F. Freuler, D. Bianchini
Gipsfibel 2
Geläufige Fixationen und Extensionen bei Verletzungen im Kindesalter
Mit einem Vorwort von B. G. Weber
55 Abbildungen (in 198 Teildarstellungen). XII, 152 Seiten. 1976
(Ein Kliniktaschenbuch). DM 24,60; US $ 10.10
ISBN 3-540-07521-6

M. Körner
Der plötzliche Herzstillstand
Akuter Herz- und Kreislaufstillstand
18 Abbildungen. XII, 113 Seiten. 1967. (Heidelberger Taschenbücher, Band 24). DM 12,80; US $ 5.30. ISBN 3-540-03870-1

F. W. Ahnefeld
Sekunden entscheiden – Lebensrettende Sofortmaßnahmen
63 Abbildungen. VII, 84 Seiten. 1967. (Heidelberger Taschenbücher, Band 32). DM 12,80; US $ 5.30 (Mengenpreis: ab 20 Expl. 20% Rabatt)
ISBN 3-540-03873-6

Preisänderungen vorbehalten

Springer-Verlag
Berlin Heidelberg New York